Bernard Asbell · Die Pille

Bernard Asbell

Die Pille

und wie sie die
Welt veränderte

Verlag Antje Kunstmann

Aus dem Englischen von
Thomas Lindquist

1. Auflage 1996
Für die deutsche Ausgabe bearbeitet

Die Originalausgabe erschien unter dem Titel
The Pill. A Biography of the Drug that changed the world
bei Random House, New York
Umschlaggestaltung: Michel Keller
Satz: Amann, Aichstetten
Druck und Bindung: Pustet, Regensburg
ISBN 3-88897-164-0

Für Jodi und Jean

Inhalt

Buch IV

Anhang

Prolog

STIMMEN

Ein Brief an Margaret Sanger

Englishtown, N. J.
5. Januar 1925

Liebe Mrs. Sanger,
habe Ihre Broschüre über Familienplanung erhalten. Bin dreißig Jahre alt, seit 14 Jahren verheiratet und habe 11 Kinder, das älteste 13 und das jüngste ein Jahr. Ich habe Nieren- und Herzleiden, und jedes meiner Kinder ist unterentwickelt und wir sind sehr arm. Nun, Mrs. Sanger, können Sie mir helfen. Ich bin ein paar Wochen überfällig und weiß nicht wie ich weitermachen soll. Bin so in Sorge und habe mich ausgeweint und kann nicht so weitermachen. Ich weiß, es wird mir wie meiner armen Schwester gehen, die verrückt geworden ist und starb. Mein Doktor sagt ich werde verrückt, wenn ich dieses behalte, aber ich kann nichts dafür und der Doktor will nichts für mich tun. Oh, Mrs. Sanger, könnte ich Ihnen all die schrecklichen Dinge erzählen, die ich mit meinen Geburten und Kindern durchgemacht habe. Sie würden wissen warum ich lieber sterben würde als noch eins haben. Bitte helfen Sie mir dies eine Mal, und ich bin wieder okay. Bitte, ich flehe Sie an. Bitte, niemand wird es wissen, und ich werde froh sein und möchte alles für Sie und Ihr gutes Werk tun. Bitte, bitte, nur diesmal. Ärzte sind Männer und haben nie ein Baby

gekriegt, darum haben sie kein Mitleid mit einer armen kranken Mutter. Sie sind Mutter und wissen es, darum bitte haben Sie Mitleid und helfen mir. Bitte, bitte.

Hochachtungsvoll
Ihre J. M.

P. S. Bitte sagen Sie mir, wie ich die Pessarkappe aus Gummi kriegen kann. Nicht mal die Ärzte hier wissen etwas darüber, so sagen sie mir.

Noch ein Brief an M. Sanger:

Bronx, N. Y.
31. Oktober '32

Liebe gnädige Frau,
in Beantwortung Ihres letzten Schreibens weiß ich, daß Sie mich für eine sehr dumme Frau halten werden, wenn ich Ihnen den Grund verrate, warum ich nicht wieder in die Klinik gekommen bin. Die Sache ist die: Ich habe die Methode noch nicht angewendet. Die ersten Male, als ich es einzuführen versuchte, machte ich es irgendwie falsch. Und mein Mann wurde so wütend und ungeduldig, daß ich beschloß, es nicht anzuwenden. Natürlich ist das dumm von mir... Da ich nicht der Natur gehorche, bin ich sehr nervös. Weil auch mein Mann keine Geduld mehr mit mir hat. Natürlich weiß ich in meinem Herzen, daß er recht hat, aber ich habe acht Kinder innerhalb von zwölf Jahren geboren und die Angst, es noch einmal durchzumachen, läßt mir das Blut in den Adern gefrieren. Weil mir sehr viel daran liegt, den Kindern die richtige Erziehung und Umgebung anzubieten, aber wenn wir in drei Zimmern zusammengepfercht sind und uns alle in einer kleinen Küche drängen, ist es genug, um verrückt zu werden. Und auch wenn ich dieses Verhütungsmittel anwenden würde, hätte ich diese totale Angst in mir. Ich hätte trotzdem das Gefühl, daß ich ihm sage: »Sei vorsichtig, bist du fertig usw.« Bitte, haben Sie Geduld mit mir und sagen Sie nicht, daß ich eine Närrin bin. Ich weiß, ich benehme mich dumm, aber ich will noch einmal versuchen, ob ich es einführen kann, und wenn ich

nicht kann, komme ich wieder in die Klinik. Aber es ist für mich schwer, weil die größeren Kinder in die Schule gehen und ich die drei kleineren zu Hause lassen muß.

Mit vorzüglicher Hochachtung
(M. P. M.)

Erinnerungen aus einem 1990 geführten Gespräch mit Rick Parsons, einem pensionierten über achtzigjährigen Tischler in England:

Nachdem ich (in den 20er Jahren) mein Elternhaus verlassen hatte ... wurde ich Lehrling bei einem Verwandten, der Möbel baute, in einem Teil von London, wo all die Mietskasernen waren. Die Leute waren sehr, sehr arm, und die Frauen trugen alte, abgetretene Schuhe und Strümpfe, die ihnen um die Knöchel hingen, und alte Kleider und bekamen fast jedes Jahr ein Kind. Marie Stopes hatte einen Laden eröffnet, so eine trostlose Bude in einem der leeren Geschäfte am Ende der Straße, und ich erinnere mich, wie diese Frauen dort Schlange standen, bis aufgemacht wurde, und hineingingen, um Informationen, Zäpfchen, Verhüterkäppchen und solche Sachen zu kriegen. Sie war wirklich eine Pionierin, aber sie wurde dauernd angefeindet in der Zeitung, in der Kirche, überall. Sie wurde oft vor Gericht verklagt. Es ist unglaublich, daß ich in meinen über siebzig Lebensjahren solch eine Veränderung miterlebt habe ... Mit einundzwanzig habe ich meine Frau geheiratet. Als ich heiratete, war es das erste Mal, daß wir Sex miteinander hatten. Wir waren oft sehr nah dran gewesen. Die Beeinflussung durch die Kirche und die Leute in der Umgebung war so stark, daß sie alle natürlichen Gefühle erdrückte, und das hat sich, glaub ich, schrecklich auf unsere Entwicklung ausgewirkt. Wir waren fürchterlichen Versuchungen ausgesetzt, weil meine Frau von zu Hause fort war und ich ihr ein Zimmer besorgt hatte und auch ein Zimmer hatte. Das war in Somerstown. Sie hatte keinerlei Ausbildung, also mußte ich sie unterstützen. Ich ging immer zum Essen hin, darum waren wir oft ganz allein in einem Zimmer zusammen, und so ging das ein paar

Monate, bis sie mir schließlich sagte, weil die wirtschaftliche Lage so schlecht war, würden wir uns finanziell besser stehen, wenn wir heiraten und zusammen in einem Zimmer wohnen könnten. Was wir auch taten, nicht wahr. Aber während der ganzen Zeit, wie gesagt, und obwohl wir oft sehr, sehr nah daran waren – wir fummelten herum und, äh, fummelten richtig: Ich hab den Ausdruck vergessen, wie wir das damals nannten –, haben wir nie wirklich den Akt vollzogen.

Teilweise war es ihre Angst vor dem Schwangerwerden. Und teilweise war es die Furcht, wie man von dem geringen Lohn leben sollte, den man bekam. Es war auch Angst davor, was die Leute sagen würden. Die armen Teufel in der Nachbarschaft, die der Versuchung zum Opfer fielen, man schaute sie an wie halbe Verbrecher.

Wenn es eine unerwünschte Schwangerschaft gab, na, dann wurden die Leute das entweder los und zerstörten dabei ihre Gesundheit, oder sie bekamen es, arm wie sie waren. Es gab verschiedene Arten, wie man versuchen konnte, es loszuwerden. Die erste war, Glaubersalz mit Gin zu trinken. Darum wahrscheinlich war Gin als »Schrecken der Mütter« bekannt. Man trank das Zeug und setzte sich in ein Sitzbad. Neun von zehn Leuten hatten damals kein Bad, also holte man die Wanne vom Haken an der Wand in der Küche und schickte die Kinder hinaus. Da saß die Frau drin und goß dauernd heißes Wasser nach und konnte nur hoffen. Und dann gab es natürlich alle möglichen Abtreiberinnen auf Hinterhöfen, und wenn sie erwischt wurden, kriegten sie meist sehr, sehr schwere Strafen, aber irgendwie, glaube ich, versuchten sie ein soziales Werk zu tun. Es kostete was, aber sie nahmen doch sehr wenig Geld für das, was sie taten. Wirklich tragisch. Die Frauen waren so unwissend, daß sie mehr Schaden anrichteten, als zu helfen. Da bin ich mir sicher.

Es gab eine Menge Todesfälle. Ich selbst habe so einen Fall erlebt. Ich war beim Militär, und genau an dem Tag, als ich auf Urlaub nach Hause fahren sollte, bekam ich ein Telegramm, und es war so unbeholfen ausgedrückt, und ich glaubte, da steht: Meine Frau ist tot. Als ich nach Hause kam, stellte ich fest, daß sie am Leben war, aber sie war gerade von der Beerdigung ihrer Schwester zurück. Ihre Schwester war schwanger geworden und war auf Drängen ihres Ehemannes zu einer Abtreiberin gegangen, die irgendwo in der Nähe wohnte, und die Sache war schiefgegangen, und sie bekam Peritonitis, und man konnte sie nicht mehr retten. Sie hatte sich ganz schwarz verfärbt, sagte ihr Vater.

Bald darauf wurde meine Frau schwanger. Ich war schon seit neun Monaten arbeitslos. In dieser Zeit hatte ich buchstäblich unsere Betten ins Pfandhaus getragen, auch die Nähmaschine, die ich ihr so stolz gekauft hatte, Teppiche und solche Dinge. Ich hatte einen Packen Pfandscheine, dick wie ein Kartenspiel, über fünfzig. Es war klar, daß wir uns kein Kind leisten konnten und etwas tun mußten, was ich, äh, selbst machte. Ich will nicht beschreiben, wie das ging, aber ich war schlau genug, um zu wissen, daß Sauberkeit das Wichtigste war, und ich band mir sogar ein Taschentuch vor den Mund. Gleich danach, als bei meiner Frau die Blutung einsetzte, lief ich zum nächsten Doktor hinüber. Das war ein junger Kerl, den ich noch nie gesehen hatte. Er fragte mich aus, alle Einzelheiten, wie ich's gemacht hatte, und sah mir ernst in die Augen. Dann sagte er: »Na, wissen Sie, eigentlich müßte ich das den Behörden melden. Aber ich will es behandeln wie einen normalen Unfall. Und kein Wort mehr darüber.« Sie hatte furchtbar Angst. Ich hielt sie in meinen Armen, während er sie dort unten untersuchte, und ich erinnere mich, wie er zu ihr sagte: »Er kümmert sich gut um Sie, nicht wahr?« Und sie sagte: »Ja.«

Nach ein paar Stunden kam er wieder, und nachdem die Nachgeburt gekommen war, versicherte er mir, daß alles draußen sei und daß er ein Medikament herüberschicken würde. Ich fragte: »Was schulde ich Ihnen?« Ich hatte einen Kloß im Hals, weil ich keinen Penny besaß. Er sagte: »Das macht sieben Shilling, sechs Pence.« Ich sagte: »Tut mir furchtbar leid, aber im Moment hab ich's nicht. Ich werde es heute abend bringen.« Sobald ich konnte, lief ich ins Pfandhaus und trug meinen Abrichthobel hin, ein ganz wichtiges Werkzeug für mich, eines der letzten, die ich noch hatte. Ich versetzte den Hobel für sieben Shilling, sechs Pence, und brachte ihm das Geld.

Angst beherrschte damals die ganze Arbeiterklasse, auf diese und

jene Art. Meine früheste Erinnerung aus der Kindheit ist die Liebe, die meine Eltern mir gaben, und dann, als immer mehr Kinder kamen, war es die Angst. Mein Vater gab mir das Gefühl, daß es meine Pflicht sei, mich um meine Geschwister zu kümmern. So paßte ich auf, mit dieser furchtbaren Mischung aus Angst und Verantwortung.
Und diese Angst war es auch, die mich davon abhielt, es vor der Ehe zu vollziehen. Es hatte nichts mit anständig bleiben zu tun, sondern mit bloßer Angst.

Butuan City, Agusan, Philippinen
7. September 1951

Liebe Mrs. Sanger,
... nachdem ich (einen Artikel aus Readers' Digest) gelesen und alles verstanden habe, fasse ich mir ein Herz, direkt an Sie persönlich zu schreiben. Ich weiß, sie sind den Müttern vom Himmel geschickt, eine Antwort auf die Gebete aller Eltern.
Mrs. Sanger, ich bin Mutter von fünf Kindern und Krankenschwester von Beruf ... für fünfhundert Schüler und fünfzehn Mitglieder des Lehrkörpers, auch ihre Familien. Außerdem gebe ich in neun Schulklassen Gesundheitserziehung. In meinem Land steht zur Zeit die Erwachsenenbildung im Vordergrund, und neben meinen Pflichten in der Schule halte ich Vorträge über Gesundheit, Hygiene, pränatale und postnatale Versorgung, Säuglingspflege usw. Auch bin ich verpflichtet, soziale Probleme zu melden und Lösungen vorzuschlagen. Außerhalb des Ausbildungswesens sind die Erwachsenen bei uns oft uninformiert ...
Manchmal werde ich auch gebeten, das Geheimnis zu verraten. Ungewollte Kinder sind ein Hauptproblem unserer Gesellschaft. Die Familien haben hier durchschnittlich sieben Kinder. Viele haben sogar vierzehn oder fünfzehn. Ich selbst stamme aus einer Familie mit vierzehn Kindern, mein Mann aus einer mit dreizehn. Von meinen Geschwistern sind noch sieben am Leben, bei meinem Mann sind es nur drei. Unsere Brüder und Schwestern sind alle gestorben, bevor sie einen Monat alt wurden. Meine Mutter kam jedes Jahr

nieder und war vorzeitig alt, verbraucht und zerbrochen. Mein Fall ist der gleiche. Obwohl ich Krankenschwester bin, weiß ich nicht, was ich tun soll. Bei uns gibt es keine Familienberatungsstellen und keine Liga. Mir ist es immer peinlich, wenn jemand mich nach dem Geheimnis fragt. Ich habe es mit Orthoginol, Gummikappen, Rhythmusmethode und Diaphragma versucht, aber bei mir hat es nichts genützt. Ich versuchte selbst einen Abgang einzuleiten, aber es klappte nicht. Ich muß für fünfzig Pesos zu einer Quacksalberin und Abtreiberin gehen, und wäre ich keine Krankenschwester, mein Leben wäre vielleicht schon vorbei. Aber sehen Sie, Mrs. Sanger, ich frage mich, warum ich die Schwangerschaft mehr fürchte als den Tod. Noch einmal ein Kind zu haben, würde bedeuten, ein Jahr Arbeit zu verlieren und mehrere Jahre zu altern. Manchmal fürchte ich, mein Mann wird mich verlassen, da ich ihm keine volle Befriedigung bieten kann. Ich kann nicht anders, als seine Annäherung zu meiden.
Bei meiner Arbeit in der Erwachsenenbildung habe ich festgestellt, daß siebzig Prozent aller Eheprobleme dieselben sind wie die meinen. Darum, Madam, habe ich gewagt, Ihnen zu schreiben. Bitte, helfen Sie uns. Ach, wie glücklich wäre ich, könnte ich mich direkt um Aufklärung und Anleitung an Sie wenden. Aber ich will mich mit dem begnügen, was Sie mir per Post zukommen lassen können, und sehe Ihrer Antwort entgegen.

Mit freundlichen Grüßen

(R. R. S.)

Aus einem 1990 aufgezeichneten Gespräch mit Dilys Cossey, die Ende der fünfziger Jahre in London eine Annonce im New Statesman *las, durch die eine Sekretärin für einen Familienplanungsverband gesucht wurde. »Das ist ein Job, der getan werden muß«, sagte sie und verdingte sich für zwei Pfund pro Woche. Dreißig Jahre später, als Vorsitzende der United Kingdom's Family Planning Association, zieht sie Bilanz über den tiefgreifenden Wandel, den sie in dieser Zeit miterlebte:*

Anfang der 1960er Jahre, als die Pille kam, war sie ein Geschenk des Himmels, ja, absolut ein Geschenk des Himmels. Dies macht den großen Unterschied zwischen der heutigen Generation und der Zeit damals, als ich zwanzig war. Für uns gab es keine Pille. Wir konnten nichts machen. Wenn dein Freund kein Kondom hatte, mußtest du dich darauf verlassen, daß er aufpaßte. Was das bedeutet, wissen wir ja.

Dann kam die Pille, und man sprach über Verhütung. Man konnte buchstäblich in Gesellschaft darüber sprechen. Man konnte zu jemandem sagen: »Welche Pille nehmen Sie?« Wohingegen man doch nicht sagen konnte: »Welche Sorte Scheidenpessar verwenden Sie?« Es kam daher, daß man die Pille in den Mund steckte. Sie hatte nichts mit den Genitalien zu tun. Sie hatte eigentlich gar nichts mit Sex zu tun.

Wir wußten, wir waren geschützt, solange wir die Pille nahmen. Nahm eine Frau die Pille, dann konnte sie selbst entscheiden, ob und wann sie damit Sex haben wollte. Sie konnte entscheiden, wann sie Kinder haben wollte oder ob sie keine haben wollte.

Für manche Leute war das natürlich tief beängstigend, und es war eine Revolution. Plötzlich gab es Frauen, die ihre Sexualität ausleben konnten, wie sie wollten. Das war etwas, was ich – und viele andere – nicht begreifen konnten. Das ist also eigentlich der Grund, glaube ich, warum die Pille auch heute noch eine schlechte Presse hat. Etwa, wenn wir in der Zeitung lesen, daß die Pille gefährlich oder krebserzeugend sei – alles in großen Schlagzeilen. Aber sehen Sie mal, wie viele Frauen sind glücklich, weil sie die Pille nehmen, weil ihr Leben sich verändert hat.

Ich glaube, die Pille hat auch bei manchen Feministinnen eine schlechte Presse. Anfangs wurde die Pille von allen als Rettung begrüßt, als das ein und alles. Dann erkannte man natürlich, daß die Dosierung falsch war, daß Menschen daran gestorben waren. Und daß sie die Frau für den Mann »verfügbar« machte, so daß »Männer es mit den Frauen treiben konnten, wann immer sie wollten«. Was aber nicht berücksichtigt, finde ich, daß Frauen sich endlich selbst entscheiden konnten. Sie konnten doch immer noch nein sagen.

Kürzlich las ich das Buch einer amerikanischen Feministin aus der 60er Generation. Anfangs, so schreibt sie, habe sie die Pille unbesehen geschluckt, aber jetzt sei sie entschieden dagegen. Sie habe erkannt, sagt sie, daß sie sich damit nur für die Männer verfügbar machte. Na, wissen Sie, ich finde, es kommt immer auf die Frau selber an.

Buch I

Eine Kopfgeburt?

Der Sieg hat hundert Väter,
doch die Niederlage ist ein Waisenkind.
Graf Galeazzo Ciano,
Tagebuch, 9. September 1942

In einem Supermarkt in einem Viertel der Universitätsstadt, in der ich lebe, sehe ich manchmal einen Mann zur Kasse schlurfen, kahlköpfig, zierlich, vom Alter gebeugt, doch mit lebhaften Gesten. In der Hand trägt er eine Einkaufstüte mit den wenigen Dingen, die ein Alleinstehender für seine Mahlzeit braucht. Sein dunkelbraunes Jackett paßt nicht zu seiner schwarzen Hose, und ein nachdenkliches Augenpaar schießt wachsame Blicke hierhin und dorthin, als ob er von einem rastlosen Hunger nach irgend etwas getrieben wäre. Ich schaue mich in der riesigen Kaufhalle um und frage mich, ob einer der jungen Studenten und Professoren und Mitbürger aus der Stadt, die hier einkaufen, sich vorstellen kann, wie sehr dieser Greis von 92 Jahren unser aller persönliches Leben verändert und daran mitgewirkt hat, die Moralvorstellungen und das Sexualverhalten in den meisten Ländern der Erde umzugestalten. Weil Russell E. Marker allein lebt und es meidet, Bekanntschaften zu pflegen, wissen erstaunlich wenige in unserer Stadt, wer er ist oder was er geleistet hat. Wenn sein Name fällt, kramen diejenigen, die von ihm gehört haben, meist zerstreut im Fundus ihrer Erinnerungen und sagen: »Ah, Marker. Ist das nicht der, den man den Vater der Pille nennt?«

Ja, so nennen ihn viele, aber das ist nur die halbe Wahrheit. Vor fünfzig Jahren machte Marker, ein Chemiker, der nie einen Doktortitel erwarb, und dessen Name über einen kleinen Kreis von Wissenschaftlern hinaus kaum bekannt wurde, eine Nachtfahrt in einem klapperigen Bus – dorthin, wo eine kleine Brücke einen trägen Fluß in einer tropischen Wildnis Mexikos überspannt. Aus dem dürren Boden dort grub er Wagenladungen voll stinkender dicker Wurzeln aus und karrte sie fort, bis fünfzig Tonnen dieses erdverschmierten Gestrüpps auf einem Haufen hinter dem Töpferschuppen lagen, den er als primitives Labor angemietet hatte. In wochenlanger einsamer und schweißtreibender Plackerei gewann Marker aus diesen Wurzeln eine sirupartige Flüssigkeit. Diese Substanz sollte dann auf allerhand Umwegen zu einer jener Erfindungen führen, die das Leben in diesem Jahrhundert verändert haben. Ohne seine Entdeckung und seine Arbeit wäre die empfängnisverhütende Pille, wie wir sie kennen, niemals entstanden.

Russell Marker hat die Pille nicht erfunden. Dies hat er immer wieder klarzustellen versucht, aber seine Dementis machen wenig Eindruck auf jene, die über ihn reden. Wiederholt hat er betont, daß er bei seinen Forschungen nie an das Ziel der Empfängnisverhütung gedacht habe. Vielmehr suchte er etwas viel Einfacheres: die kostengünstige Herstellung einer Substanz aus der damals neuen Gruppe der Steroide. Wie in vielen der großen Detektivgeschichten der Wissenschaft hat Marker ohne jede Absicht, eine soziale Revolution zu entfesseln, auf dem Weg zu einem anderen Ziel etwas entdeckt, das jemand anderem den Schlüssel zu etwas wiederum anderem lieferte, wobei jedes der angestrebten Ziele auf diesem Weg bescheidener und weit weniger ehrgeizig war als der endgültige Durchbruch.

Der Gedanke an eine Pille zur Empfängnisverhütung war auch einem anderen ehrgeizigen Wissenschaftler völlig fremd, nämlich dem jungen Carl Djerassi, der bald darauf den Schlüssel zu einem Rätsel finden sollte, das den nächsten, entscheidenden Schritt auf dem Weg zu einer chemischen Geburtenregelung einleitete. Aber obwohl auch er manchmal als »Vater der Pille« bezeichnet wird, hat Djerassi wie Marker immer wieder erklärt, daß er nicht im Traum an Verhütung als Ziel seiner Arbeit dachte.

Fremd war die Idee auch einem gewissen Frank B. Colton, angestellt bei einem pharmazeutischen Betrieb in Chicago, der das nämliche Rätsel wie Djerassi löste, auf beinah identische Weise und beinah zur gleichen Zeit.

Die empfängnisverhütende Pille war eine ungeplante Geburt – zumindest was die Wissenschaftler betraf, die meist als ihre Väter genannt werden –, und ihr Leben war voller Überraschungen. Unter vielen, von ihren Schöpfern niemals vorhergesehenen Begleitumständen ist einer besonders bemerkenswert: Will man dieses ungewöhnliche Präparat von Tausenden anderer Tinkturen, Pulver, Kapseln, Suppositorien, Tabletten und Patentmittel unterscheiden, wie sie überall in den Apotheken verkauft werden, so braucht man das Wort »*die* Pille« nur mit entsprechender Betonung auszusprechen.
In den vergangenen dreißig Jahren haben mehr Menschen die Pille geschluckt als jedes andere von Ärzten verschriebene Medikament auf der Welt. Ihre Konsumentinnen zählen nach Abermillionen, und sie haben bis heute Hunderte von Milliarden Tabletten eingenommen. Die eifrigen Konsumentinnen sind aber in der Regel ganz gesund. Die meisten nehmen die Pille nicht zur Heilung oder Vorbeugung einer Krankheit. Die Pille, so sagte jemand, »ist das erste Medikament, das ausschließlich zu sozialen und nicht therapeutischen Zwecken entwickelt wurde«.
Vollends verwirrend erscheint die kurze und dennoch verzweigte Geschichte der Pille, wenn wir die widersprüchlichste Frage ihrer Existenz zu beantworten suchen: Wer hat das Ding ins Leben gerufen? Und *warum*?
In den 60er Jahren, dem ersten Lebensjahrzehnt der Pille, kam die eindeutigste Antwort aus dem Lager der Religion: Die Pille sei vom Teufel ersonnen, um dem Laster Vorschub zu leisten.
Im zweiten Jahrzehnt, nachdem die Pille sich rasch zu einem ungeheuer einträglichen Geschäft entwickelt hatte, zeigten sich auch unübersehbare medizinische Nebenwirkungen, die eine neue Erklärung ihrer Existenz herausforderten: Die Pille sei eine von profitgierigen Pharmakonzernen unter Mitwirkung willfähriger Ärzte angezettelte

Verschwörung. Doch ein Rückblick zeigt die Problematik: Denn als die pharmazeutischen Unternehmen erstmals mit der Aussicht auf eine empfängnisverhütende Pille konfrontiert waren, wollte niemand etwas damit zu tun haben. Außerdem konnten sich die führenden Männer dieser Unternehmen (ja, fast ausschließlich Männer) nicht vorstellen, daß viele Frauen sich bereitfinden würden, ein chemisches Präparat zu schlucken, um keine Kinder zu bekommen. Dann aber wagte es eine Firma nach der anderen, die Pille auf den Markt zu werfen, und zum Glück entdeckten sie bald, wie die Dosierung der Wirkstoffe sich herabsetzen ließ, so daß frühere Nebenwirkungen weitgehend ausblieben.

Und im kürzlich vollendeten dritten Jahrzehnt ihres Lebens stieß die Pille auf einen Widerstand, der nun doch überraschte. Viele Töchter der post-60er Frauenbewegung, beinah genauso alt wie die Pille selbst, warfen jetzt die Frage auf, wieso es eigentlich der Frau überlassen bleibe, exotische Präparate zu schlucken und gesundheitliche Risiken auf sich zu nehmen. Warum machten sich die großen Männer der Wissenschaft, die sich so eifrig für eine chemische »Befreiung« der Frauen einsetzten, nicht die Mühe, eine Pille *für Männer* zu erfinden?

Gute Fragen jedenfalls, die noch niemand zufriedenstellend beantwortet hat; aber auch sie gehen von falschen Voraussetzungen aus. Die empfängnisverhütende Pille war nicht die Vision eines Mannes oder von Männern überhaupt, auch wenn die öffentliche Meinung zumindest fünf Wissenschaftler als »Vater der Pille« bezeichnet hat. Selbst jener »Vater«, der am ehesten einen begründeten Anspruch auf eine *geplante* Vaterschaft an der Pille erheben könnte, ein Mann namens Gregory Pincus, dachte nicht daran, ein empfängnisverhütendes Medikament zu erfinden – bis das Vorhaben ihm von zwei Frauen angetragen wurde, die eine klare Vorstellung dessen hatten, was sie wollten, nämlich ein »perfektes Verhütungsmittel«, und die gutes Geld auf den Tisch legten, um es produzieren zu lassen.

Diese Frauen »können allein als die unbestreitbaren Mütter der Pille gelten«, behauptet Loretta McLaughlin, die Biographin eines fünften, häufig genannten »Vaters«, des Harvard-Professors für Gynäkologie, John Rock. »Kaum hatten die beiden Frauen bei der Inszenierung der Pillen-Saga die Bühne betreten, übernahmen sie die Regie. Sie gaben den hervorragenden männlichen Wissenschaftlern, die bei der Entwicklung die Hauptrollen spielten, buchstäblich den Auftrag, für sie ein oral anwendbares Verhütungsmittel zu finden oder herzustellen. Was diese Frauen sich erwarteten, war eine Pille wie Aspirin, die preisgünstig, einfach anzuwenden und in unbegrenzter Menge vorhanden wäre. Und sie trieben die von ihnen beauftragten Männer zur Eile an.«

Eine dieser Frauen hatte ihr persönliches Anliegen ein Leben lang in einem öffentlichen Kreuzzug verfochten. Die andere lebte und wirkte lieber im verborgenen.

Schon im Alter von vierunddreißig hatte Margaret Sanger den radikalen Ausdruck »Geburtenkontrolle« geprägt, der damals die Gemüter erhitzte, und bald darauf die International Planned Parenthood Federation gegründet. In den 50er Jahren, gerade einundsiebzig und ungebrochen kampflustig, verbündete Sanger sich mit der fünfundsiebzigjährigen Katharine McCormick, und gemeinsam beschlossen sie, die Wissenschaft für ihre kühne Suche nach einem Verhütungsmittel einzuspannen, das man schlucken konnte. Zehn Jahre nachdem dieses kleine Wunderwerk der Technologie in Auftrag gegeben war, ging es tatsächlich in die Produktion. Es wurde in der Praxis auf seine Wirksamkeit und Unschädlichkeit getestet und erhielt seine staatliche Zulassung. In der Folge sollte es das menschliche Verhalten von Grund auf verändern.

Millionen begrüßen die Pillen heute als einen Segen, während andere, die ebenfalls nach Millionen zählen, sie als sündig oder als Zeitbombe noch unbekannter Krebsgefahren empfinden. An der Wende zu einem neuen Jahrhundert spaltet die winzige Pille immer noch Religionen, medizinische Schulen und Fraktionen des feministischen Lagers. Die Pille hat die römisch-katholische Kirche in ihren seit Galilei bedrohlichsten Konflikt mit der Wissenschaft getrieben und ihrer Hierarchie die peinlichste Niederlage bereitet. Auf die Pille, vor allem, führen manche die sexuelle Revolution der 60er Jahre zurück, obwohl dieses Urteil mitnichten gesichert ist. Mehr als andere Ein-

flüsse hat wohl die Pille dazu beigetragen, das Feld für spätere, juristische wie moralische Gefechte abzustecken, bei denen es um die Abtreibung ging: Gefechte jedenfalls, die noch lange immer wieder aufflammen werden.
Und die Pille hat das geplante Ziel erreicht, das Streben nach sexueller Lust von der Furcht vor Schwangerschaft zu befreien. Aber ob geplant oder nicht, sie hat noch weit mehr bewirkt. Die Pille hat für jeden von uns, für Männer wie Frauen und jeden persönlich, eine neue Ära der Herrschaft über unseren Körper und uns selbst eingeläutet. Als erstes *organisches* Verhütungsmittel hat sie die normale Funktionsweise des gesunden menschlichen Körpers verändert. Sie öffnete das Tor zu einer Ära der Bio-Intervention, die uns bereits über die Regulierung des menschlichen Fortpflanzungssystems hinausführt. Über die Medizin hinaus führt sie uns schließlich zu der Möglichkeit, andere Körperfunktionen und sogar unsere körperliche Erscheinung genetisch zu verändern. Die Geschichte der Pille – der wissenschaftlichen Anstrengungen zu ihrer Entwicklung wie ihrer gesellschaftlichen Auswirkungen – kann mithelfen, die weitreichenden Konsequenzen dessen zu ermessen, wozu wir in naher Zukunft fähig sein werden.
Schon können wir das Kind einer Mutter zur Welt bringen, die ihren Leib zur Verfügung stellt, während eine andere das Ei zur Befruchtung liefert. Wir nähern uns rasch dem Zeitpunkt, da Väter überflüssig sein werden: Gebraucht wird anscheinend nur ihr Sperma in einer Plastikphiole. Da wir nun auch das Geschlecht eines Kindes vor der Geburt feststellen können – wie weit ist es dann bis zur Wahl des Geschlechts? Werden die Menschen fähig sein, diesem Geschenk der Wissenschaft zu widerstehen? Werden sie überhaupt wollen? Und wie schnell wird uns die neuentdeckte Möglichkeit, unsere Gene zu spalten und anders zu arrangieren – gewissermaßen die Neuerfindung des Menschen als Spezies –, exotische Optionen eröffnen und mithin soziale, religiöse und ethische Krisen, Konflikte und Prüfungen heraufbeschwören, die heute noch ganz unvorstellbar sind?

Als jener Moment, da die Pille als Idee Gestalt annahm, gilt gemeinhin eine Dinnerparty, die irgendwann 1951 in New York stattfand und zu der Margaret Sanger geladen hatte. Ihre Gäste waren der Gynäkologe Abraham Stone, ein Mitstreiter für das Anliegen der Geburtenregelung seit den 20er Jahren, und Dr. Gregory Pincus aus Shrewsbury, Massachusetts, ein in wissenschaftlichen Kreisen nicht eben unbekannter Forscher. Pincus, die weltweit oberste Autorität für den weiblichen Beitrag zur Fortpflanzung, die Eizelle, war die Befruchtung von Kanincheneiern im Reagenzglas gelungen, und die Eier hatten angefangen, sich zu teilen wie im Uterus. Seine Freunde nannten den Vorgang »Pincogenese«. Keinem gelang es, das Experiment unabhängig zu wiederholen – eine Grundvoraussetzung, um die Stichhaltigkeit einer wissenschaftlichen Behauptung zu untermauern. (In ein noch zweifelhafteres Licht – als eine Art »Frankenstein Amerikas« – geriet Pincus, als der Druckfehlerteufel in einem Bericht über das Kaninchen-Experiment ein entscheidendes Wörtchen unterschlug: »Dr. Pincus betonte ausdrücklich, er habe *(nicht)* die Absicht, diese Experimente fortzuführen, um herauszufinden, ob menschliche Babys im Reagenzglas erzeugt werden können.«) Pincus hatte mittlerweile ein kleines, um seine Existenz ringendes Forschungslabor gegründet – das klangvoll als »Worcester Foundation for Experimental Biology« firmierte.

Wie so häufig in historischen Augenblicken, war sich keiner der Dinner-Gäste der vollen Bedeutung dessen bewußt, was sie taten. Keiner von ihnen schrieb seine Eindrücke in einer Notiz, einem Tagebuch oder in einem erhaltengebliebenen Brief nieder. Darum wissen wir nicht, wann genau das schicksalhafte Treffen stattfand; obgleich alle, die dem Ereignis nachgespürt haben, einhellig der Meinung sind, daß es im Januar oder Februar 1951 gewesen sein muß. Auch weiß niemand genau, wo es stattgefunden hat. Manche früheren Autoren meinten, es müsse in Margaret Sangers New Yorker Appartement gewesen sein. Das Fatale ist, daß sie damals, 1951, keine Wohnung in New York hatte. Vielleicht war es im Waldorf-Astoria, wo Sanger meist abstieg, wenn sie ihr Haus in Tucson, Arizona, verließ und in New York weilte, oder vielleicht im Carlyle Hotel, wo sie manchmal

ein Appartement bewohnte, das die reiche Schwiegermutter ihres Sohnes dort unterhielt.
Das Treffen, wo immer es stattgefunden haben mag, war offenbar angeregt worden durch einen Brief, den Sanger kurz vorher von Katharine McCormick erhalten hatte, der Schwiegertochter jenes Cyrus McCormick, der den mechanischen Mähdrescher erfand. Mrs. McCormick war, mit den Worten des Harvard-Gynäkologen John Rock, »reich wie Krösus. Ihr Vermögen war unermeßlich. Ihr Anwalt sagte mir einmal, sie könne nicht mal die Zinseszinsen ihrer Einnahmen ausgeben. Sie baute Studentenheime, sie baute Kirchen, sie baute Krankenhäuser. Und sie war überzeugte Verfechterin der Geburtenregelung. So war es unvermeidlich, daß Mrs. Sanger mit ihr in Verbindung trat.«
Tatsächlich war es McCormick gewesen, die den Kontakt zu Sanger suchte. Die Wege der beiden Frauen hatten sich im Lauf der Jahre immer wieder gekreuzt, doch im Oktober 1950 schrieb McCormick einen folgenschweren Brief an Sanger, um »zwei Fragen anzuschneiden, die mich dieser Tage sehr beschäftigen: a) Wo wird, *Ihrer* Meinung nach, finanzielle Hilfe für die Bewegung zur Geburtenkontrolle am dringendsten benötigt? Und b) Wie sind gegenwärtig die Aussichten für eine weitere wissenschaftliche Forschung auf dem Gebiet der Geburtenkontrolle? Und mit Forschung meine ich die Erforschung von Verhütungsmitteln.«
Sanger zögerte nicht mit ihrer Antwort und schrieb einen Brief, der ihre zahlreichen Verehrer verunsichern könnte: »Ich bin der Meinung, daß die Welt, und mithin unsere ganze Zivilisation, in den nächsten fünfundzwanzig Jahren von der Existenz eines einfachen, billigen und sicheren Verhütungsmitteln abhängig sein wird, das in Slums, Urwaldregionen und bei völlig unwissenden Bevölkerungsschichten eingesetzt werden könnte. Auch meine ich, daß heute ein staatliches Sterilisationsprogramm für gewisse, erblich belastete Teile unserer Bevölkerung dringend erforderlich ist, die zur Fortpflanzung ermutigt werden, während sie aussterben würden, wenn der Staat sie nicht durchfütterte.«
Sanger schlug für den Anfang einen Forschungsetat von 25.000 Dol-

lar vor, eindeutig bestimmt für Arbeiten zur Geburtenkontrolle. Dieser Etat sollte auf fünf oder sechs Universitäten verteilt werden, wie sie meinte, »bei uns, in England oder in Deutschland«. (Deutschland so bald nach dem Zweiten Weltkrieg? Wegen der Erfahrungen mit der Sterilisierung »unwerten Lebens«?) Sanger ließ sich bald überreden, die Sterilisierung »erblich belasteter Bevölkerungsteile« aus ihren Verlautbarungen zu streichen.

Jetzt, im Gespräch mit ihren Dinner-Gästen, wählte sie den richtigen Moment, um Pincus anzusehen und die Frage des Abends zu stellen: Was würde es kosten, die Wissenschaft für die Suche nach einer perfekten Lösung für das Problem der Empfängnisverhütung einzuspannen?

Seine Antwort, wenn auch nicht überliefert, muß sie ermutigt haben. Denn bald darauf besuchten Sanger und ihre Freundin Katharine McCormick Pincus in seinem Labor, in einem alten Backsteinkasten an einer gewundenen, von Bäumen gesäumten Allee in Shrewsbury, einem Vorort von Worcester.

Sie bildeten ein gegensätzliches Trio. Pincus, mit dichtem, bereits ergrauendem Schopf und stechendem, von grimmigen Brauen überschattetem Blick, war beinah die Karikatur des bösen, zynischen Wissenschaftlers – aber dem widersprachen sein herzlicher Ausdruck mitfühlender Aufmerksamkeit und eine Neigung zu in sich gekehrtem Grübeln, die seine russisch-jüdische Herkunft verriet. Abgesehen von diesen leuchtenden schwarzen Augen, trug er eine Überlegenheit zur Schau, die an Arroganz grenzte. Ein junger Wissenschaftler, der dem berühmten Endokrinologen auf einem Kongreß in Paris begegnete, hat Pincus anschaulich geschildert. So erinnert sich Etienne-Emile Baulieu, der eines Tages die Abtreibungspille RU 486 erfinden sollte: »Wir alle drängten in den Saal, um einen Blick auf ihn zu werfen ... Pincus nickte nur mit seinem an Einstein erinnernden Haupt. Seine dichten, buschigen Brauen zogen sich stirnrunzelnd zusammen. Er war nicht groß, aber hoch aufgerichtet stand er da, ohne Notiz von seiner Umgebung zu nehmen. Ein lässiges Händeschütteln hie und da, und dann war er verschwunden.«

Wäre Pincus nicht Sanger und McCormick schon bei anderer Gelegenheit begegnet, er hätte sie leicht, wie ein Kollege es tat, verwechseln und die knapp einsachtzig große Frau mit soldatisch straffen Schultern, breitkrempigem Hut und knöchellangem Matronenrock für Margaret Sanger halten können, diese in lebenslangem Kampf gehärtete Radikale. Doch es war Katharine McCormick, deren Geschmack in Modefragen vor fast einem halben Jahrhundert stehengeblieben war, 1904, dem Jahr ihrer Heirat. Pincus wußte, daß sie kurz vor ihrer Eheschließung als eine der ersten Frauen in den USA ihren Abschluß in Biologie am Massachusetts Institute of Technology gemacht hatte, auch wenn sie ihre Ausbildung niemals beruflich nutzte. Die Besucherin neben ihr, mit der elegant zurückhaltenden Aura von Reichtum, war diejenige, die sich in ihrem Leben aus Niederungen der Armut, ja der Schmach, emporgekämpft hatte. Margaret Sanger war zierlich, kaum einssechzig groß, mit einer eindrucksvollen kastanienbraunen Haarpracht, die auch Schattierungen von Grau eingestand, einem verhaltenen Blick aus weit auseinanderliegenden Augen, einer gedämpften Stimme, die den Zuhörer zwang näherzutreten. »Doch wehe demjenigen«, warnte Mabel Dodge, eine Verbündete aus frühen Tagen des Feldzugs für die Geburtenkontrolle und Gastgeberin eines berühmten New Yorker Salons, »der sich durch diese äußere Beherrschtheit verleiten ließ, den ungeheuren Kampfgeist zu verkennen, die unerschöpfliche Energie und gnadenlose Triebkraft, die sich dahinter verbargen.«

Konnten Pincus und seine Mitarbeiter, so fragten die Damen abermals, ein physiologisches Verhütungsmittel herstellen – nicht nur eine physische Schranke zwischen Sperm und Ovum –, das sicher und *bald* verfügbar wäre?

Was, erkundigte sich Pincus, verständen sie unter »bald«?

Wir sehen förmlich, wie McCormick in Sangers Richtung nickt: in den nächsten Jahren.

Pincus, sich windend: Ja, vermutlich wäre es zu schaffen, aber niemand könne es garantieren.

Ob er dennoch annähernde Garantien abgeben könne, falls ihm angemessene Mittel für Laborpersonal, für Materialien, für das Sammeln

und Überprüfen aller einschlägigen Informationsquellen aus der wissenschaftlichen Literatur zugesichert würden?
Pincus, der berühmt war für sein Karteikarten-Gedächtnis und seinen unerbittlich ordnenden Verstand und bei seinen Mitarbeitern in dem Ruf stand, Kriminalromane in aberwitzigem Tempo – jede Nacht einen – zu verschlingen, überschlug kurz die Möglichkeiten und äußerte dann die Vermutung, daß die perfekte Lösung für Sangers »perfektes Verhütungsmittel« wahrscheinlich in der intelligenten Nutzung eines Hormons zu suchen sei. Dummerweise wußte er auch von den schier unüberwindlichen Hindernissen, die diesen Weg zur Perfektion blockierten. Wenn viele Frauen solch ein Präparat anwenden sollten – wo wäre dieses Hormon in entsprechenden Mengen zu finden, zu einem Preis, den zumindest die Wohlhabenderen aufbringen könnten? Und in welcher Form sollten die Frauen es anwenden? Genau dies herauszufinden, so drängte Sanger, hoffe sie Pincus' Interesse zu gewinnen.
Und ungerührt setzte Mrs. McCormick hinzu, sie sei bereit, Geld auszugeben, um dies herauszufinden – und zwar möglichst bald.
Der Vorschlag hatte etwas von einer verlockend glücklichen Fügung. Damals, 1951, war es Pincus' größte Sorge, seine »Worcester Foundation for Experimental Biology« finanziell über Wasser zu halten.
Garantien. Ein schwerwiegendes Wort, wandte Pincus ein. Doch ja, er halte es für möglich.
Ob er sich und seine Stiftung dafür einsetzen würde, falls er das Geld bekäme?
Pincus erwiderte: Ja, das würde er.
Und dann ein Kreuzfeuer unbequemer Fragen: Was würde es kosten? Wann könnte er anfangen? Wann würde er liefern?
In der Wissenschaft, verwahrte sich Pincus, laufen die Dinge anders.
In ihrem langen Leben hatte McCormick gelernt, daß die Dinge im menschlichen Leben meist *so* und nicht anders laufen. Sie drängte auf eine zeitliche Schätzung.
Wie seine Witwe sich Jahre später erinnert, gab sich Pincus geschlagen und schätzte: »Aus der Luft gegriffen, würde ich sagen, 125.000 Dollar, für den Anfang.«

Mrs. McCormick zog ein Scheckbuch aus ihrer Handtasche. Während sie eine Anweisung über 40.000 Dollar ausschrieb, erklärte sie: »Wir sind am Ende des Fiskaljahres. Ich muß mit meinem Finanzberater sprechen, und dann bekommen Sie den Rest.«
Er bekam das Geld, und in den folgenden Jahren sollten Mrs. McCormicks Investitionen auf zwei Millionen Dollar anwachsen.

Spurensuche

Früher war die Religion stark und die Wissenschaft schwach,
und die Menschen verwechselten Magie mit Medizin;
heute ist die Wissenschaft stark und die Magie schwach,
und die Menschen verwechseln Medizin mit Religion.
Thomas Szasz, The Second Sin, 1973

Nachdem Margaret Sanger Pincus vor die Herausforderung gestellt hatte, das »perfekte Verhütungsmittel« zu finden, schickte er seinen Verstand auf Spurensuche. Es war eine schwache Fährte von Experimenten zu einem Thema, das die Wissenschaft noch niemals einer aufmerksameren Beachtung gewürdigt hatte: das weibliche Fortpflanzungssystem. So gut wie nichts war über dieses System bekannt, zumindest nichts, was heute als wissenschaftliche Erkenntnis annehmbar wäre, bis in den 1840er Jahren zwei wißbegierige Männer, Theodor Bischoff in Deutschland und Felix Pouchet in Frankreich, beinah gleichzeitig herausfanden, daß die Ovarien spontan in regelmäßigen Abständen ein Ei hervorbringen. Der große Fortschritt dieser Entdeckung ging mit einem großen Irrtum einher. Beide Forscher vermuteten, daß der Eisprung zum Zeitpunkt der Menstruation stattfinde, und folgerten daraus, daß die Frauen zu diesem Moment des Zyklus am fruchtbarsten und zwischen den beiden Zeitpunkten am wenigsten fruchtbar wären.

Bis zu dieser Entdeckung wurde die Rolle der Frau bei der Empfängnis seit jeher als eine passive gesehen. Die Frau nahm den männlichen »Keim« in sich auf und bot ihm ein warmes, behagliches Nest, wo er heranwachsen konnte, bis er als menschliches Wesen ausschlüpfte. Der Mann war es, der Leben erzeugte. Die Frau stellte lediglich ein Bett bereit, in dem es sich entwickeln konnte. Diese Ansicht ging auf das Jahr 1677 zurück, als ein Holländer namens Leeuwenhoek entdeckte, daß »kleine Tierchen« unter seinem Mikroskop schwammen – in jener Substanz, die er *semine masculine* nannte.

Mitglieder der Royal Society in London argwöhnten, daß diese kleinen Wesen an der Entstehung einer Schwangerschaft beteiligt wären, aber niemand konnte sich vorstellen, auf welche Weise. Leeuwenhoek unterbreitete die Details seiner Befunde einem Sekretär der Gesellschaft – zwar mit demselben Gefühl der Peinlichkeit und Scham, das zum Teil bis heute für die Scheu der ärztlichen Zunft bezeichnend ist, die undelikaten Realitäten des Geschlechtlichen zu erörtern. »Und im Falle Eure Lordschaft diese Dinge für widerwärtig oder gar anstößig in den Augen der Gebildeten halten sollten, bitte ich eindringlich, diese als private Mitteilungen zu betrachten und sie zu veröffentlichen oder zu unterdrücken, wie immer Eure Lordschaft zu urteilen belieben.« (Eine Engländerin jener Zeit war auf schlichte und ursprüngliche Art der Wissenschaft einen Schritt voraus. In einer Vaterschaftsklage behauptete sie, empfangen zu haben, indem sie »das Sperma oder den Samenfluß eines Mannes aufnahm, der das Bad mit ihr teilte«.)

Die erste moderne Untersuchung über den weiblichen Anteil an der Fortpflanzung stammt von einem Gynäkologen in Wien, Emil Knauer, der 1890 etwas Merkwürdiges unternahm. Knauer öffnete den Unterleib einiger geschlechtsreifer Nagetiere und löste vorsichtig ihre Eierstöcke heraus. Diese winzigen Organe pflanzte er anderen, noch nicht geschlechtsreifen oder sterilisierten Weibchen ein. Bei den unentwickelten Weibchen sprossen bald ein Gesäuge und andere Merkmale der Geschlechtsreife. Knauer hatte mit dieser Folge gerechnet, doch was die Erklärung betraf, blieb er auf Mutmaßungen angewiesen. Diese »feminisierenden Veränderungen«, vermutete er vorsichtig, gingen anscheinend von einem »Fruchtbarkeitsferment« aus, das durch ein unbekanntes Sekret der Eierstöcke angeregt wurde. Andere Forscher fanden bald eine plausible Erklärung. Sie erkannten, daß tierische Drüsen eine Vielzahl von chemischen Stoffen produzieren, die durch den Blutkreislauf zu bestimmten anderen Organen transportiert werden. Wie Botschafter beauftragen diese chemischen Stoffe offenbar die Zielorgane, bestimmte Effekte hervorzubringen. 1905 waren diese Botenstoffe bereits in so großer Zahl nachgewiesen, daß sie einen Sammelnamen verdienten. Man nannte sie *Hormone,* abgeleitet von dem griechischen Wort für »veranlassen« oder »Aktivität anregen«.

Bis zur nächsten Erkenntnis über den weiblichen Fortpflanzungsapparat mußten einunddreißig Jahre vergehen, bis 1931, als wiederum einem Österreicher, Ludwig Haberlandt in Innsbruck, eine Transplantation gelang. Er nahm den Eierstock einer trächtigen Ratte und pflanzte ihn einer Ratte ein, die nicht trächtig war. Beim Empfängertier setzte daraufhin sofort der Eisprung aus. Wie Knauers Entdeckung bedurfte auch Haberlandts Experiment einer Erklärung. Waren Knauers und Haberlandts Laborzaubereien jeweils das Werk dieser geheimnisvollen Hormone? Und woher wußte ein bestimmtes Organ, welchen Hormonen es gehorchen sollte und welchen nicht? Wie entschlüsselte es ihre Botschaften?

1928, sieben Jahre nach Haberlandts Veröffentlichung, waren zwei Amerikaner, George W. Corner Jr. und Willard M. Allen von der University of Rochester, tiefer in die Materie eingedrungen. Zum ersten Mal schilderten sie den komplizierten Vorgang, wie der weibliche Fortpflanzungsapparat eine Eizelle, ein Ovum, ausstößt und sich dann anschickt, ein neues hervorzubringen. Wenn das eine freigesetzt ist, so fanden sie heraus, hinterläßt es ein leeres Beutelchen, das Follikel. Nach dem Ausstoßen der Eizelle bildet das Follikel sich zu einem winzigen Gefäß um, genannt *Corpus luteum* oder »Gelbkörper«. Dieser Gelbkörper beginnt alsbald geringe Mengen eines Sekrets zu produzieren, eines Hormons, das wohl Knauers »Fruchtbarkeitsferment« zu erklären vermochte. Corner und Allen erkannten, welche Bedeutung dem neuentdeckten Hormon für den Fruchtbarkeitszyklus zukommt: Nach dem Eisprung beschleunigt das Corpus luteum seine normale Produktion jenes Hormons, und solange es dieses in erhöhter Quantität ausstößt, reifen keine neuen

Eier heran. Aus den lateinischen Wörtern *pro* (zugunsten) und *gestare* (gebären) bildeten Corner und Allen den Namen für das von ihnen nachgewiesene Hormon: Progesteron.

Ein Jahr später, 1929, berichtete Edward Doisy von der Washington University in St. Louis, daß die »feminisierenden Veränderungen«, die Knauer entdeckt hatte, nicht der Wirkung des Progesteron zugeschrieben werden konnten. In den Follikeln der Eierstöcke von Schweinen hatte Doisy eine andere Flüssigkeit isoliert und junge Ratten damit behandelt. Die Ratten reiften praktisch vor seinen Augen heran und entwickelten bald auch Anzeichen von Brunst. Den Namen dieses neuen Hormons setzte Doisy aus dem griechischen *oistros* (Raserei, heftiges Begehren) und dem Wort *gennein* (zeugen) zusammen und nannte es Östrogen.

In der Zwischenzeit hatte Philip E. Smith von der Columbia University festgestellt, daß die männlichen und weiblichen Keimdrüsen durch die von ihnen produzierten Hormone keine direkten Befehle an andere Organe geben. Vielmehr tragen die Hormone ihre Botschaften zur Schaltzentrale aller Körperfunktionen, dem Gehirn. Dieses Steuerzentrum schickt dann seine eigenen hormonellen Botschaften aus.

Allmählich wurde ein kompliziertes System kommunikativer Rückkoppelungen sichtbar. Der Menstruationszyklus beginnt mit einem geringen Ausstoß an Progesteron und Östrogen in den Ovarien. Der niedrige Östrogenspiegel »befiehlt« der Hypophyse, das follikelstimulierende Hormon (FSH) zu produzieren. Das Follikel beginnt dann mehr Östrogen auszustoßen. Der steigende Östrogenspiegel regt die Hypophyse an, das luteinisierende Hormon (LH) zu produzieren. Während sich nun der Ausstoß dieser drei Hormone – Östrogen, FSH und LH – bis zu einem gewissen Quantum steigert, wird ein einzelnes, mittlerweile herangereiftes Ei ausgestoßen. Das leere Follikel wird anschließend durch das LH zum Corpus luteum umgebildet. Daraufhin beginnt das Corpus luteum, vermehrt Progesteron zu produzieren, während die Ovarien weiterhin Östrogen ausstoßen. Nach vierzehn Tagen erreichen beide Hormone einen Grad der Sättigung, und ihre Produktion hört praktisch auf. Das ganze System weiblicher Geschlechtshormone scheint stillzustehen. Die zarte Auskleidung der

Gebärmutter schrumpft und zerfällt, löst sich auf und wird durch das Menstruationsblut fortgespült. Der nunmehr niedrige Östrogenspiegel gibt der Hirnanhangdrüse, der Hypophyse, das Signal, den Zyklus erneut zu beginnen.

Wie aber, wenn eine kräftige und energische Samenzelle sich ins Spiel gebracht und das Ovum befruchtet hat? Diese erfüllte Eizelle, ein *Conceptus*, würde das wohlbereitete, weiche Bett der Gebärmutter erreichen, und es würde ein ganz anderes Szenario abrollen. Das Corpus luteum würde, statt sich aufzulösen, weiterhin Progesteron in den Kreislauf pumpen.

Die wenigen Wissenschaftler, die sich für diese Dinge interessierten, kamen lange Zeit nicht dahinter, wie der ununterbrochene Nachschub an Progesteron den lebhaften Rückkopplungszyklus ausgesandter Botschaften unterbrechen sollte. Doch Haberlandts Entdeckung von 1921 löste endlich das Rätsel: Ein weiblicher Organismus, der ein befruchtetes Ei enthält, unterbricht die Ovulation, weil die Natur zu vermeiden trachtet, daß eine Schwangerschaft die andere überlagert. So einfach!

1937 steuerte die Wissenschaft noch ein subtiles, aber höchst bedeutsames Faktum bei. An der University of Pennsylvania gelangten drei Forscher, A.W. Makepeace, G.L. Weinstein und M.H. Friedman, zu der Überzeugung, Schwangerschaft sei womöglich nicht die einzige Ursache für das hormonelle Signal, eine neue Schwangerschaft zu blockieren. Vielleicht ließ der Körper sich dazu verleiten, Schwangerschaft zu signalisieren, auch wenn keine vorlag. Die Forscher beschlossen, ihre Idee an Kaninchen zu testen, weil das weibliche Kaninchen, im Unterschied zu anderen Säugetieren, keinen festen Ovulationszyklus hat. Der Eisprung wird durch die Ejakulation des Männchens stimuliert. Etwa zehn Stunden nach der Paarung tritt beim Weibchen die Eizelle aus, um von dem harrenden warmen Samen umspült und befruchtet zu werden. Die Forscher warteten also in ihrem Labor auf die Kopulation der Kaninchen, und dann impften sie das Weibchen bald nach Beginn dieser zehnstündigen »Halteperiode« mit Progesteron. Der Eisprung blieb natürlich aus. Wie die Wissenschaftler vermutet hatten, schickte das Progesteron ein Signal

– ein falsches Signal – aus, als ob das Kaninchenweibchen bereits trächtig, ein neues Ovum daher nicht erwünscht wäre.
Im selben Jahr beobachtete Raphael Kurzrok, Gynäkologe an der Columbia University, ein weiteres »falsches Signal« der Schwangerschaft. Dieses war aber nicht durch Manipulation im Labor ausgelöst, sondern von der Natur selbst erfunden. Solange nämlich eine Frau ihr Baby an der Brust stillt, tut ihr Organismus so, als sei sie schwanger, bis ihr Säugling nicht mehr ausschließlich auf Muttermilch angewiesen ist. Kurzrok veröffentlichte daraufhin eine interessante Spekulation: »Wenn es möglich wäre, solche Zyklen vorsätzlich auszulösen, dann hätten wir eine sichere Methode der Verhütung.«
Er war jedoch nicht der erste, der solche ungewöhnlichen Ideen äußerte. Schon 1930 hatte Haberlandt in einem wissenschaftlichen Essay den – wie Science-fiction anmutenden – Gedanken vorgetragen, daß ein Extrakt aus den Ovarien trächtiger Säugetiere auch beim Menschen angewandt werden könnte, um Empfängnis zu verhüten; vielleicht wäre es sogar möglich, daß Frauen diesen Extrakt in irgendeiner Form zu sich nähmen, um eine Schwangerschaft zu vermeiden. Haberlandts Überlegungen fanden aber bei anderen Forschern kein Echo.
1945 veröffentlichte Fuller Albright, Endokrinologe am Harvard and Massachusetts General Hospital, einen Aufsatz, in dem er den Begriff »Geburtenregelung durch Hormonbehandlung« prägte. Rückblickend wurden seine Überlegungen als »Albrights Prophezeiung« bekannt.

> Nachdem es möglich ist, Schwangerschaft durch Verhinderung des Eisprungs zu verhüten, könnte man dieses Prinzip auch für die Geburtenregelung nutzbar machen. Wenn eine Frau zum Beispiel täglich ein Milligramm Diäthylstilbesterol (synthetisches Östrogen) nähme, und zwar vom ersten Tag ihrer Periode an, und dies sechs Wochen lang, so würde sie während dieser Frist kein befruchtungsfähiges Ei hervorbringen. Wollte sie die Verhütung weiter fortsetzen, so könnte sie weitere Dosen Stilbesterol nehmen und zwischendurch Progesteron, um die Menstruation auszulösen. Man könnte also mit beiden Medikamenten jonglieren

und damit erreichen, daß die Regelblutung an einem weniger ungelegenen Tag eintritt.

Albright hatte seine Prophezeiung mit knappen Worten und größter Vorsicht formuliert – in einem Aufsatz, der vorwiegend Menstruationsbeschwerden zum Thema hatte. Über Methoden der Geburtenregelung zu spekulieren, und sei es im Rahmen der wissenschaftlichen Debatte, war 1945 für einen Harvard-Professor politisch zu gefährlich. Nach den Gesetzen von Massachusetts stellte es den Tatbestand einer kriminellen Handlung dar und konnte mit Gefängnis geahndet werden. Ein Jahr vorher, 1944, hatten die Wähler von Massachusetts einen Vorschlag abgelehnt, das Verbot von Informationen zur Empfängnisverhütung zu lockern.
Mit der Entdeckung jener »falschen Schwangerschaftsbotschaften« hatten Makepeace, Weinstein und Friedmann offenbar darauf aufmerksam gemacht, daß Progesteron, das »Schwangerschaftshormon«, zugleich als »empfängnisverhütendes Hormon« wirksam war. Damals aber, 1937 (oder 1945), stieß ein Forscher, dem es eingefallen wäre, menschliche Schwangerschaft durch eine Umkehrung der normalen Wirkungsweise des Schwangerschaftshormons zu verhindern, auf einen unüberwindlichen Widerstand. Zu der Zeit, als Makepeace seine Experimente anstellte, war es nicht einmal möglich, Progesteron in ausreichender Menge von Menschen oder Säugetieren zu gewinnen, um auch nur einen Bruchteil der Frauen zu behandeln, die zu Fehlgeburten neigten oder an ernsteren Menstruationsbeschwerden litten. Die Knappheit des Mittels trieb seinen Marktpreis in astronomische Höhe, und niemand hätte es gewagt, auch nur ein Quentchen der wertvollen Substanz für einen so verruchten Zweck wie die Verhütung von Schwangerschaften zu vergeuden.
Jetzt aber, 1951, sah sich Gregory Pincus nach seinem Gespräch mit Sanger und McCormick veranlaßt, eingehender die Details und Konsequenzen einer Entdeckung zu studieren, die einem weitgehend unbekannten, als Exzentriker verrufenen Chemiker vor einiger Zeit gelungen war. Pincus wußte, daß Russell Markers Arbeiten ihm einen Schlüssel liefern würden.

Zwei Mütter

In diesem Lande scheint die Idee, daß es ganz der eigenen Kontrolle und Verantwortung unterliegt, ob jemand eine Familie hat oder nicht, und wie groß diese sein soll, nicht in die Köpfe der Menschen einzugehen. Man könnte glauben, Kinder regneten vom Himmel auf die Eltern herab, ohne daß diese im mindesten daran beteiligt wären.

Notes on the Population Question, von »Anti-Marcus« (vermutlich John Stuart Mill), London, 1841

Wer glaubt, die Pille sei ein Produkt, das nur dem Intellekt ihrer beiden Mütter entsprungen ist, unterschätzt die Kräfte, die diese Geburt vorantrieben. Die Idee wurzelte tief in den leidvollen Lebensgeschichten dieser Frauen.

Als Margaret Louise Sanger 1879 in Corning, New York, geboren wurde, einem verrußten Zentrum von Eisenbahnbau und Glasindustrie, hatte ihre Mutter, Anne Purcell Higgins, bereits fünf Kinder zur Welt gebracht und lag mit Tuberkulose darnieder. Nach Margarets Geburt bekam Mutter Higgins, eine gebrechliche, ausgezehrte und meist bettlägerige Frau, noch fünf Babys und erlitt sieben Fehlgeburten, bis sie am Karfreitag 1899 im Alter von fünfzig Jahren ihrer Schwindsucht erlag. Beim Begräbnis in der katholischen St. Mary's Church, dem an der First Street gelegenen Dreh- und Angelpunkt der irischen Gemeinde von Corning, trat die neunzehnjährige Margaret mutig ihrem Vater entgegen. Michael Hennessy Higgins, in den Bierhallen der Stadt besser bekannt als »Granit«-Higgins, war ein philosophisch veranlagter Rebell, ein kirchenlästernder, Suff und Schwermut liebender Auswanderer von der irischen Hunger-Insel, der manchmal, solange es Arbeit gab, als frei-

beruflicher Steinmetz die Engel und Heiligenfiguren auf den katholischen Gräbern des Hope Cemetery von Cornings ziselierte.
Vor dem Sarg der Mutter, so will es eine Familienlegende, brüskierte Margaret ihren Vater mit dem Vorwurf: »Das hast *du* getan. Mutter ist an zu vielen Geburten gestorben.«
Die Higgins-Sprößlinge, aufgewachsen in einer trostlosen Folge von ofenbeheizten Hütten am Ostrand der Stadt, »wußten nicht, wo wir hingehörten«, wie Margaret später schreiben sollte. »Alles, was wir uns wünschten, war verboten. Unsere Kindheit war eine einzige Sehnsucht nach Dingen, die uns stets verwehrt waren. Wir fühlten uns allen gegenüber unterlegen, Lehrern, Erwachsenen, einfach allen.«
In den Augen der jungen Margaret bedeutete übermäßiger Kindersegen für die Familien nur »Armut, Plackerei, Arbeitslosigkeit, Trunksucht, Grausamkeit, Gewalt und Gefängnis«. In ihrer Jugend sah sie das gute Leben, das die Familien der Bosse der Glas- und Eisenbahnwerke von Corning führten, in ihrem privilegierten Viertel »The Hill«, das buchstäblich auf St. Mary's Church hinabschaute. »Sie hatten eigene Häuser. Die Mütter wirkten frisch und jung und hatten Zeit genug, abends mit ihren Männern auf dem Rasen Krokett zu spielen. Sie waren modisch und elegant und dufteten nach Parfüm. Die Kinder an ihrer Hand, wenn sie die feinen Läden der Stadt frequentierten, schienen sich ihres Daseinsrechts so sicher. Der Unterschied zwischen einer glücklichen oder unglücklichen Kindheit war für mich keine Frage von Arm und Reich, sondern ein Unterschied zwischen großen und kleinen Familien. Oft beobachtete ich diese Kinder beim Spielen, wenn ich im Vorbeigehen durch die Gartenpforte spähte.«
Endlich frei von der Bürde, ihre Mutter durch die letzten Stadien der Krankheit zu pflegen, sah sich Margaret zunehmend bevormundet vom Vater, der sich »plötzlich aus einem liebenden und besorgten Ernährer in einen fürchterlichen Despoten verwandelt hatte«. Vor allem litt sie unter der Art, wie er ihren Umgang mit jungen Männern ihrer Bekanntschaft zu kontrollieren versuchte. Nie sollte sie vergessen, wie er ihr einmal, als sie nach der vom Vater festgesetzten

Zeit am Abend nach Hause kam, die Tür vor der Nase zuschlug und verriegelte. Eine unterschwellige, jedoch tiefer verwurzelte Angst vor diesem Mann bezeichnet sie in ihrer Autobiographie – merkwürdig unvollständig – als »meine einzige Erinnerung an sexuelles Erwachen, an eine Bewußtheit von Sexualität«. Sie war noch ein Kind, als sie eines Abends mit Fieber zu Bett lang und ihr Vater ins Zimmer trat, wie er es manchmal tat, um mit ihr zu schwatzen. Er war schläfrig, vielleicht auch betrunken, und schlief anscheinend ein. »Ich hörte keuchende Atemzüge neben mir. Es war Vater. Ich war entsetzt. Ich wollte nach Mutter schreien und sie bitten, zu kommen und ihn fortzubringen ... Ich durchlebte Qualen der Angst ... Ich war wie versteinert ... Ich fror und fing an zu zittern. Schwärze und Licht flackerten durch mein Gehirn, und dann fiel ich und fiel – und wußte nichts mehr.«

Solche angstvollen Erinnerungen, für sich allein genommen, geben ein falsches Bild von dem starken Einfluß, den der Vater auf Margarets Entwicklung hatte. Sie bewunderte Michael Higgins für seinen Mut und seinen Witz, seine Abenteuerlust und Aufsässigkeit, von der sie später sagen sollte: »Es war die Quelle, aus der ich trank. Keinem Herrn untertan und jeder religiösen Anbetung abhold, predigte Michael jedem, der es hören wollte, frei und unermüdlich von den Vorzügen des Sozialismus und Feminismus; er las *Progress and Poverty* von Henry George und rezitierte irische Dichtung. Und er ermahnte Margaret, das geistig aufgeweckteste seiner Kinder, ihr Gefühl stets der Macht der Vernunft unterzuordnen. »Mir wurde klar«, schrieb sie später, »daß zwei Ichs in mir wohnten: das eine, denkende Ich, und das andere, launenhafte und gefühlvolle, von dem ich mich manchmal zu stark beeinflussen ließ; es bestand die Gefahr, daß dieses letztere Ich die Führung übernahm, und so stellte ich mir die Aufgabe, die beiden zu vereinigen, indem ich mich den verschiedensten Prüfungen unterwarf, um das geistige Ich zu stärken.«

Auch machte Michael seine Tochter mit der Faszination und heimlichen Lust an gesellschaftlicher Ächtung bekannt, als er nämlich, zusammen mit einem katholischen Priester, einen Saal in Corning anmietete und eines seiner Idole, den religiösen Freidenker Robert

Ingersoll, zu einem Vortrag einlud. Als der Priester erfuhr, welch ein verruchter Ketzer der Redner sei, verbarrikadierte er buchstäblich die Einlaßtür. Als Michael, seine Tochter Margaret an der Hand, mit Ingersoll vor dem Lokal eintraf, bombardierten »Rowdys« ihn mit »Tomaten, Äpfeln und Kohlstrünken«, wie sie sich später erinnern sollte. Die kleine Margaret fand Vergnügen an ihrer neuen Wichtigkeit. »Danach waren wir (die Higgins-Brut) als Kinder des Teufels verschrien. Auf dem Schulweg rief man uns Schimpfwörter nach, man streckte uns die Zunge heraus und schnitt Grimassen. Schon in zarter Jugend war uns der Stempel der Ächtung aufgedrückt: Keine Marmorengel wurden mehr für die katholischen Friedhöfe in Auftrag gegeben, und während Vaters Einkünfte schwanden, wuchs die Familie.«

Noch bevor die Mutter starb, trat Margaret in eine von Nonnen geführte methodistische Internatsschule ein, das Claverack College in den Catskills, auf halbem Weg zwischen New York City und der Heimatstadt. Ihre zwei älteren Schwestern, Mary und Nan, steuerten von ihren mageren Gehältern den größeren Teil des Schulgelds bei. Und Margaret half in der Küche des Internats, um den Rest der 255 Dollar Jahresgebühren aufzubringen. Sie hatte die Absicht, eines Tages in Cornell Medizin zu studieren, entschloß sich dann aber zu einer Ausbildung als Krankenschwester. Während der ersten zwei Jahre am Claverack College holte sich Margaret ebenfalls einen tuberkulösen Infekt, der sie die nächsten zwanzig Jahre schwächen und einmal sogar an den Rand des Todes bringen sollte.

Kurz nach dem Tod der Mutter ging Margaret von Corning weg, um nie wieder dorthin zurückzukehren. Wenn sie in späteren Jahren, auf ihren Reisen als Propagandistin ihrer Sache, auf Zügen der New York Central durch Corning rollte, zog sie die Vorhänge vors Fenster, um »ein Gefühl körperlicher Übelkeit zu vermeiden«, wie sie ihrer Familie erzählte. Die Abneigung war eine gegenseitige, wie Dick Peer, der selbstberufene Stadthistoriker und einstige Zeitungsredakteur erzählt: »Im geselligen Gespräch vermeiden die Katholiken von Corning bis auf den heutigen Tag, die Namen zweier ihrer Mitbürger zu erwähnen. Der eine ist Ed Davis, Henker im Staat

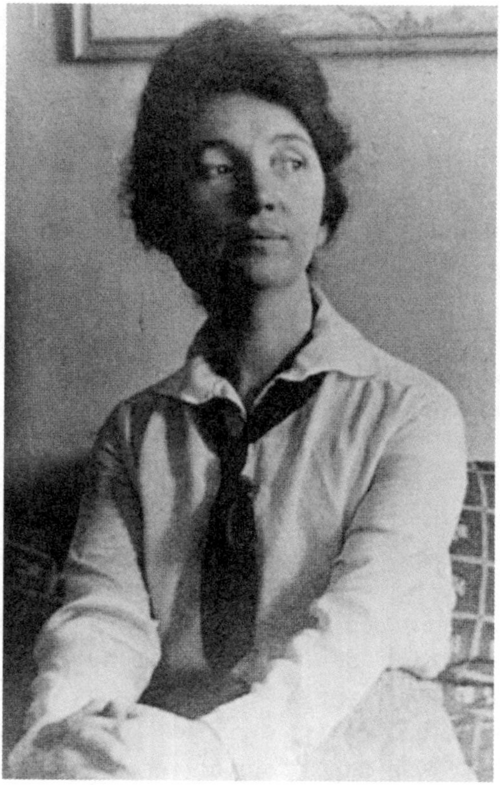

Margaret Sanger, 1916, im Alter von dreißig Jahren

New York, der den elektrischen Stuhl erfand. Die andere ist Margaret Sanger.«

Nachdem sie einmal über Corning hinausgeblickt hatte, so schreibt sie, »wünschte ich mir eine Welt voller Aktivität. Ich sehnte mich nach Romantik und Tanz, Verliebtheit und Erfahrungen.« Sie bewarb sich an einer Schauspielschule in New York, war aber nicht bereit, auf dem Formular die Maße ihrer Beine anzugeben, und verzichtete somit auf die Chance einer Schauspielkarriere.

Zum Abschluß ihrer Schwesternausbildung ließ Margaret Higgins sich an die Augen- und Ohrenklinik von Manhattan versetzen. Ihr

Lehrbuch aus jener Zeit, das sie aufbewahrt hat, zeigt keinerlei Unterstreichungen im Text – bis auf das Kapitel über Geburtshilfe, wo fast jeder Satz unterstrichen ist.
Margaret fand keinen Geschmack an dem obersten Ziel, das ihre Mitschülerinnen anzustreben schienen. »Der Gedanke an Heirat kam dem Selbstmord gleich.« Dieses Urteil wurde bald abgeschwächt. Bei einer Tanzveranstaltung in der Klinik lernte sie William Sanger kennen, einen jungen Architekten und Maler. Am nächsten Morgen um 7 Uhr 30, nach ihrer Nachtschicht, holte er sie an der Treppe zum Krankenhaus ab – auch am folgenden und übernächsten Morgen. Sie hatte tatsächlich »Romantik und Tanz und Verliebtheit« gefunden, wie sie es sich ersehnt hatte. Sechs Monate später, als Margarets Dienstplan einmal eine zweistündige Pause vorsah, liefen die beiden zu einem Pfarrer, der die Trauung vornahm. Und rechtzeitig war Margaret wieder im Dienst. Drei Merkmale von Rebellion zeigte diese Eheschließung, die Michael Higgins gefallen mußten. Erstens und zweitens hatte eine katholische Braut einen jüdischen Mann geheiratet und ihr Gelübte vor einem protestantischen Pfarrer abgelegt. Und drittens mußte die zweiundzwanzigjährige Braut ihre Hochzeit geheimhalten, weil Krankenschwestern in Ausbildung eine Eheschließung verboten war.
Wenige Monate später erwartete Margaret ihr erstes Kind, einen Sohn, der Stuart getauft wurde. Ihr tuberkulöser Infekt hatte sich verschlimmert. Ein Jahr später baute das junge Paar, nach Williams Plänen, ein eigenes Haus in Hastings am Hudson River. 1908 bekam Stuart einen Bruder, Grant, und im folgenden Jahr kam Peggy zur Welt, ein Mädchen, das Margaret sich gewünscht hatte. Auch Margaret Sanger hatte nun das kleinbürgerliche Glück gefunden, als Hausfrau im schmucken Eigenheim auf dem Hügel, mit geplätteten Kleidern, die nach Parfüm dufteten. Auch wenn sie mit ihrem Mann nicht Krokett spielte, besuchte sie Bridge-Partys und Damenkränzchen und lernte die Kunst, in den eleganten Geschäften Manhattans einkaufen zu gehen. Doch schon nach wenigen Jahren mußte sie sagen: »Dieser stille Rückzug in eine domestizierte Häuslichkeit, im beschaulichen Städtchen am Fluß, grenzte an Stagnation.« Stagnation schien sich auch in ihrer Ehe breitzumachen.

1911 gaben die Sangers das geordnete Leben in Hastings auf, um sich ins bunte Leben der Künstler- und Intellektuellenkreise und politischen Zirkel im Greenwich Village zu stürzen. Das junge Paar mietete eine Wohung »weit draußen« an der 135th Street, verbrachte aber die glücklichsten und angeregtesten Studen *downtown* in den Speicherräumen des liberalen Clubs an der MacDougal Street und in Polly Hallidays Kneipe unten im Ergeschoß. In diesen Kreisen einer künstlerischen und politisch radikalen Bohème, mit denen William befreundet war, genoß Margaret faszinierende Gespräche mit Eugene V. Debs, dem Helden der Sozialisten; oder John Reed, dem leninistischen Journalisten, der einst an der Kremlmauer sein Grab finden sollte; und Emma Goldman, der sozialistischen Agitatorin für die Rechte der Frauen, die seit 1900 die revolutionäre Idee einer »freiwilligen Mutterschaft« propagierte. Die Sangers besuchten jetzt regelmäßig den eleganten und unbequemen Salon von Mabel Dodge, Nummer 23 an der Fifth Avenue, wo sie Big Bill Haywood lauschten, der sich für die Industrial Workers of the World (IWW) – die »Wobblies« – stark machte, Walter Lippmann die explosiven neuen Ideen Sigmund Freuds erläuterte und Will Durant über die neuerdings von Havellock Ellis und Richard von Krafft-Ebbing angeführte sexuelle Befreiung referierte.
Bill Sanger war seit langem Mitglied der Sozialistischen Partei, und jetzt engagierte sich auch Margaret, besonders von Emma Goldman inspiriert, für die politische Arbeit. »Beinah unversehens wird man zur ›Genossin‹«, schrieb sie triumphierend in einem Brief.
Margaret arbeitete im Frauenkomitee der Socialist Party mit und wurde am 31. Oktober 1911 einstimmig zur Organisationsleiterin gewählt. Zu ihren Aufgaben gehörte es, die Anwerbung von Frauen zu überwachen, die Propaganda für Sozialimus und Frauenwahlrecht zu koordinieren sowie Kurse in Staatsbürgerkunde für Immigrantinnen einzurichten. Bald aber war Margaret unzufrieden mit dem Standpunkt der Suffragetten, die lediglich politische Rechte für Frauen verlangten. Was sie wollte, war ökonomische, soziale und geistige Freiheit. Was not tat, fand Margaret, war die »direkte Aktion«, wie die Anarchisten und die IWW sie praktizierten, nicht die »politische Aktion« der Sozialisten.

1912 beteiligte sie sich an einem Streik der IWW in den Textilfabriken von Lawrence, Massachusetts, und half die Kinder der Streikenden zu betreuen. Zurück in New York, bewies Margaret erstmals ihr Talent im hämmernden Jargon des Klassenkampfes. In *The Call*, einem in New York erscheinenden Blatt der Sozialisten, schrieb sie: »In Lawrence hat der Kapitalismus seine despotischen und mordgierigen Zähne gezeigt.« Sie bedauerte die jungen Soldaten, die zur Bewachung der bestreikten Fabriken abkommandiert worden waren, und erklärte: »Es ist an der Zeit, diese Jungen aufzuklären, sie daran zu erinnern, welcher Klasse sie angehören. Haben sie dies erkannt, dann werden sie nicht mehr bereit sein, ihre arbeitenden Brüder zu ermorden und sich als Söldlinge des Profitsystems herzugeben, das seine Existenz auf das Blut der hungernden Arbeiter gründet.« Als die Wobblies in den Werken von Paterson, New Jersey, einen Streik organisierten, reihte sie sich unter die Streikposten ein.

Was Margaret später als ihr »großes Erwachen« bezeichnen sollte, war ihr Schritt vom klassenkämpferischen Radikalismus mit seinen ökonomischen Zielen zu einer völlig neuen Sicht der Geschlechterbeziehungen und der Bedeutung von Sexualität. Den Anstoß dazu hatte eine Vortragsreihe Sigmund Freuds an der Clark University in Worcester, Massachusetts, gegeben. Mit frischem Eifer studierte sie nun die Schriften von Havelock Ellis, dem britischen Pionier einer Psychologie des Geschlechtslebens, vor allem aber von Ellen Key, der schwedischen Feministin, die Margaret anregte, traditionelle Auffassungen von Ehe und Weiblichkeit in Frage zu stellen. Key hatte kühn erklärt, daß Moral etwas Subjektives sei, eine Sache der persönlichen Entscheidung. Was die Ehe heilig und dauerhaft mache, sagte Key, seien nicht Gesetz und Tradition, sondern nur die geschlechtliche Liebe. Wenn eine Frau keine sexuelle Befriedigung in der Ehe finde (und schon die bloße Idee, eine Frau dürfe Befriedigung erwarten, galt als ketzerisch), habe solche Lustverweigerung Vorrang vor allen Fragen des Eherechts und rechtfertige die Auflösung der Ehe. Nur das individuelle Begehren sei heilig, betonte Key, und die Befriedigung des inneren Selbst habe Anspruch auf freie Entwicklung und Verwirklichung.

Tief aufgewühlt schrieb Sanger 1940 in ihr Tagebuch: »Wie gerne lasse ich mich von Gefühlen mitreißen, von romantischer Liebe, schwankend wie ein Baum in wechselnden Winden, der dennoch fest verwurzelt steht.« Sie verwarf »das christliche, demokratische, asketische Ideal« und pries vielmehr »das Leben in seiner Fülle, in allem Schönen, Hohen und Wagemutigen«. In Umkehrung ihrer Worte, die sie einst ihrem Tagebuch anvertraute, als sie ihr »denkendes Ich« höher wertete als ihr »launisches und emotionales« Selbst, erklärte sie nun: »Jene, die ihr Begehren unterdrücken, tun dies, weil das Begehren schwach genug ist, sich unterdrücken zu lassen. Vernunft usurpiert seinen Platz und beherrscht die Schwachen und Zögernden, und das unterdrückte Begehren wird immer passiver, bis es nur noch ein Schatten seiner selbst ist.« Die Vernunft sei äußerlich, ein Resultat früherer Irrtümer. »Das Gefühl aber drängt von innen hervor, ohne Rücksicht auf Furcht oder Konsequenzen.«

Margarets Radikalismus brachte sie ihrem Vater näher, aber es paßte ihm nicht, daß sich der Schwerpunkt ihres Interesses vom Sozialismus zur Rolle der Sexualität im Leben der Frauen verschoben hatte. »Margaret«, fragte er einmal, »hast du denn wirklich kein anderes Gesprächsthema als das Schlafzimmer?«

Bei ihren Hausbesuchen als Krankenschwester im New Yorker Sozialdienst hatte Sanger meist obstetrische Fälle zu versorgen. Selten waren es Notfälle, und so blieb ihr genügend Zeit, sich um ihre Kinder zu kümmern.

Vor allem die Arbeit an der Lower East Side beeindruckte sie. »Jenseits der Fourteenth Street war mir, als atmete ich eine andere Luft, als sei ich in einem anderen Land, einer anderen Welt.« Der Zehnte Bezirk war Neu-Israel, wo 76.000 Juden sich in 1.179 Mietshäusern drängten; der »blutige« Sechste war Klein-Italien. Mehr als 508.000 Seelen hausten auf kaum einer Quadratmeile unterhalb der Fourteenth Street und östlich vom Broadway. »Diese unterdrückten und verlassenen Schichten blieben selbst für die Religion und die organisierte Wohltätigkeit unerreichbar«, schrieb sie später. »Keine Gewerkschaft, keine Kirche, nicht einmal die Heilsarmee drang dorthin vor.«

Die Lower East Side weckte auch Sangers Sinn für die Probleme unwissender Immigranten-Mütter, die keine Ahnung von körperlicher Hygiene hatten und folglich für die Geißeln der Syphilis und Gonorrhöe anfällig waren. 1912 schrieb Sanger für *The Call* eine Artikelreihe über Geschlechtskrankheiten und Frauenhygiene, als sei dieses sozialistische Parteiblatt ein direkter Draht zu den ungebildeten Massen. »Was jedes Mädchen wissen sollte« war der Titel ihrer Serie. Ihre offene Sprache erregte Anstoß bei der Postbehörde, die *The Call* vom Vertrieb ausschloß. Die Redaktion stellte die Serie ein, rächte sich aber an der Post, indem sie folgendes spöttische Diagramm einrückte:

WAS JEDES MÄDCHEN WISSEN SOLLTE
N
I
C
H
T
S
LAUT VERORDNUNG DER POSTBEHÖRDE

Als Krankenschwester sah Sanger viele Frauen als Opfer solcher Unwissenheit: Vor allem aber brannte sich die Tragödie einer jungen Slumbewohnerin ihrem Gewissen ein. Sadie Sachs war eine zierliche Frau von fünfundzwanzig Jahren und Mutter von drei Kindern. Ihre Vorfahren waren aus Rußland eingewanderte Juden. Ihr Ehemann Jake, Lastwagenfahrer, fand sie eines drückendheißen Tages im Juli 1912 auf dem Küchenboden ihrer beengten Mietwohnung an der Grand Street liegen, bewußtlos und blutend. Sie hatte versucht, selbst eine Abtreibung einzuleiten. Tagelang bemühten sich der Arzt und Sanger, die diesen Fall routinemäßig übernommen hatte, die Sepsis unter Kontrolle zu bringen, die das Leben der Frau bedrohte. Als der Kampf gewonnen war, flehte Mrs. Sachs: »Doktor, was kann ich tun, um keine Kinder mehr zu bekommen?«

Der Arzt war kein verständnisloser Mann, schrieb Sanger später,

»aber solche Vorfälle waren ihm so vertraut, daß er längst jedes Feingefühl verloren hatte, das er einmal gehabt haben mochte.« Vielleicht um die eigene Hoffnungslosigkeit zu verbergen, griff er nach Hut und Tasche und meinte schroff: »Sagen Sie Jake, er soll auf dem Dachboden schlafen.«

Sanger mußte ihre Empörung niederringen. Aber auch sie wußte nicht, was sie der Frau raten sollte. Andere Frauen wie Sadie hatten sie angefleht, ihnen zu sagen, was sie tun könnten, um keine Kinder mehr zu bekommen. »Verraten Sie mir das Geheimnis – sagen Sie mir doch, was die reichen Frauen tun«, pflegten sie zu betteln. Die junge Krankenschwester mußte gestehen, daß auch sie kein »Geheimnis« kenne. Eine Frau bot ihr sogar Geld. Die Schwester wußte, daß nur Ärzte »qualifiziert« waren, über Scheidenpessare und dergleichen zu sprechen. Sie wußte, daß die meisten armen Frauen der Arbeiterklasse sich keinen Arztbesuch leisten konnten und daß sie, falls sie doch hingingen, zu verschämt waren, um Fragen zu stellen. Und wenn sie doch fragten, waren die meisten Ärzte zu arrogant und verlegen, um ihnen Auskunft zu geben. Sie wußte auch, daß die meisten Ehemänner »Gummis« ablehnten. Während die junge Frau versuchte, ihr ein paar Münzen in die Hand zu drücken, bekannte sie: »Aber das ist alles, was ich habe.«

Drei Monate später wurde Sanger zur selben Adresse gerufen. Diesmal war Sadie Sachs zu einer Fünf-Dollar-Abtreiberin gegangen. Zehn Minuten nach Sangers Eintreffen war Sadie Sachs tot. Es war nicht der erste Todesfall dieser Art, von dem die Schwester erfahren hatte. Schätzungen sprachen von 100.000 illegalen Abtreibungen pro Jahr allein in New York, und Gott allein mochte wissen, wie viele davon zum Tod führten – der fälschlich anderen Ursachen zugeschrieben wurde. Doch dieser Fall sollte ihre Einstellung für immer verändern:

> Ich lief und lief durch die stillen Straßen ... Aus meinem Fenster sah ich hinaus auf die trüben Lichter der Stadt. All das Leid und der Schmerz stürmten auf mich ein, wie ein Film, der mit photographischer Klarheit vor meinen Augen abrollte. Frauen, die sich

in Wehen bäumten, um Babys zur Welt zu bringen, die Babys selbst nackt und hungrig und gegen die Kälte in Zeitungspapier gewickelt. Sechsjährige Kinder mit bleichen, runzeligen Gesichtern, greisenhaft in ihrem unsäglichen Elend, in graue, stinkende Kellerräume gepfercht, auf Steinfliesen kauernd, mit ihren mageren Händchen alte Lappen sortierend, Lampenschirme und künstliche Blumen anfertigend. Weiße Särge, schwarze Särge und immer wieder Särge, in unendlicher Prozession. Die Szenen häuften sich, und ich konnte es nicht mehr ertragen.

Wie ich dort stand, graute der Morgen. Die Sonne ging auf und warf ihr Licht auf die Dächer der Häuser. Auch in meinem Leben war ein neuer Tag angebrochen ... Ich war entschlossen, die Wurzeln des Übels zu erkennen und etwas zu tun, um das Schicksal der Mütter zu verändern, deren Elend zum Himmel schrie.

Später schrieb sie über all die Sadies dieser Welt: »Noch immer sehe ich sie vor mir, diese armen, schwachen, zerbrechlichen und verwüsteten Frauen, alle Jahre wieder schwanger, wie automatische Brutmaschinen ... Ich kam zu der unumstößlichen Erkenntnis, daß meine Arbeit als Krankenschwester und meine Tätigkeit im Sozialdienst ausschließlich palliativer Natur waren – und folglich vergeblich und nutzlos, das Elend zu lindern, das ich überall sah.«

Sanger quittierte den Schwesterndienst und widmete sich »fast ein Jahr«, wie sie in ihren Memoiren schreibt, dem Studium all dessen, was sie in der Library of Congress, in der Bibliothek der New Yorker Medizin-Akademie und in der Bostoner Stadtbibliothek über Empfängnisverhütung finden konnte. Schließlich ging sie 1913 nach Frankreich, um »zuverlässige« Informationen über die Kontrazeption zu finden. »Sie kann nicht sehr sorgfältig nachgeforscht haben«, vermutet David Kennedy, einer ihrer Biographen, und liefert damit einen weiteren Beweis für Sangers ewige Neigung, die »Fakten« zu frisieren, um ihre Lebensgeschichte dem Bild anzugleichen, das sie von sich entwerfen wollte. Kennedy betont, daß schon 1898, also mindestens vierzehn Jahre vor ihren Forschungen, im *Index Catalogue of the Surgeon General's Office*, dem Gesamtverzeichnis aller in Amerika erhältlichen medizinischen Literatur, beinah zwei volle Seiten mit Hinweisen auf Angaben zur Empfängnisverhütung gefüllt waren. Ausführlich schilderten diese Schriften die Anwendung von Kondomen, Vaginalduschen, Suppositorien, Tampons und des Okklusivpessars, genannt »Sicherheitskapsel«.

»Indem sie Geburtenkontrolle als Neuerung hinstellte, die sie persönlich aus Frankreich importiert habe«, spottet Kennedy,

> »unterschlug sie offenbar ein paar historische Fakten: nämlich, daß die Verhütung bereits im 19. Jahrhundert in bestimmten sozialen Schichten Amerikas verbreitet war; und daß die Ärzte sehr wohl Kenntnisse von Verhütungsmethoden hatten, die sie allerdings nicht weitergaben ... Mrs. Sanger verbreitete gerne das Märchen ihrer jahrelangen fruchtlosen Suche, um ihre Position gegenüber der Zunft der Ärzte aufzuwerten, die ihren laienhaften Führungsanspruch auf medizinischem Gebiet bestritten. Wenn sie behauptet, die Ärzte hätten vor ihren Nachforschungen in Frankreich nichts über die Methoden der Empfängnisverhütung gewußt, so bot dies Sanger die Möglichkeit, ihre Legitimität gegenüber dem ärztlichen Stand zu behaupten.«

Wenn Margaret Sanger, nun dreiunddreißig geworden, von radikaler Arbeiterpolitik zum Feldzug für die Kontrazeption überwechselte, so war dies kein glatter Tausch einer Welt gegen die andere, zumal in der politischen Atmosphäre des damaligen Europa. Im selben Jahr, 1913, riefen Rosa Luxemburg in Deutschland und Anatole France in Frankreich die Arbeiterinnen zu einem Gebärstreik auf. Wenn Arbeiterinnen sich weigerten, Kinder zu gebären, so argumentierten die radikalen Theoretiker, könnten sie mithelfen, die Räder des Kapitalismus zum Stillstand zu bringen. Doch die Radikalen propagierten keine Empfängnisverhütung.

Sanger suchte nach eigenen Wegen, das Althergebrachte anzugreifen. »›Tugend‹, ›Ehe‹, ›Achtbarkeit‹«, grübelte sie im Tagebuch, nach ihrer Rückkehr aus Paris, »ist alles dasselbe. Wie selbstherrlich und wie dreist ist die heutige Gesellschaft, die es wagt, Frauen und junge

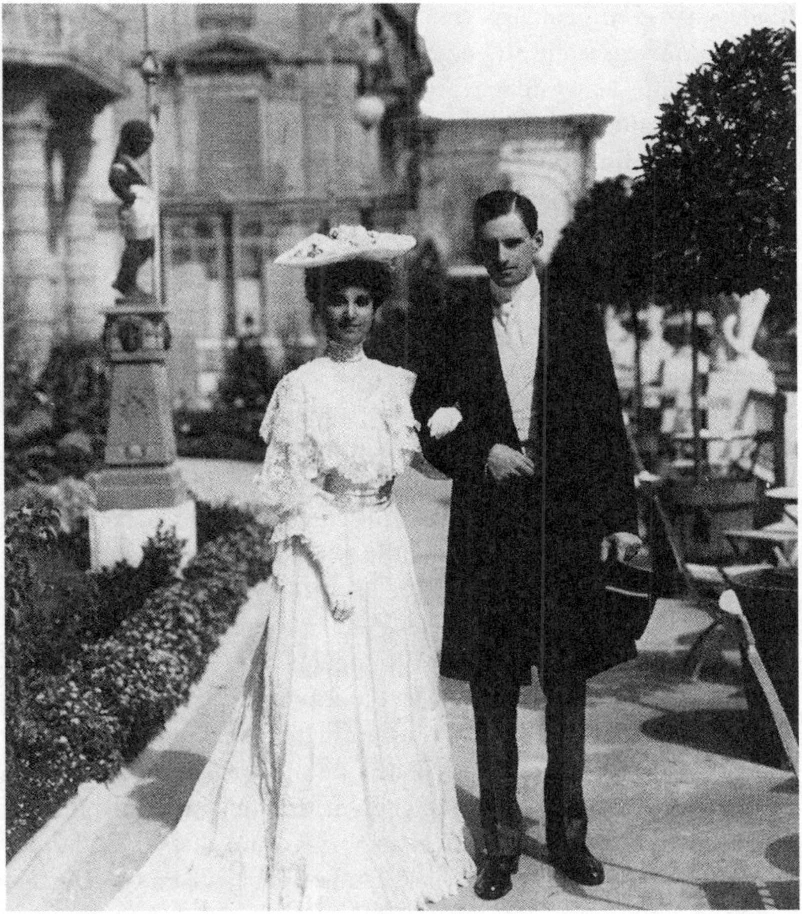

Katharine Dexter und der Millionenerbe Stanley McCormick, den sie 1904 im Château de Prangins bei Genf heiratete

Mädchen ins Haus einzusperren, weil ein Mädchen sich über die Konvention hinwegsetzen und dem Sehnen ihrer Natur folgen könnte. Sie wird dafür ausgestoßen. All das erbärmliche Treiben dieser Gesellschaft ist nichts als Heuchelei ... Man sollte sich völlig abwenden oder den Mut finden, sie furchtbar zu schockieren.«

Auch Katharine Dexter aus Dexter, Michigan, und später Chicago verliebte sich – ähnlich wie Margaret Higgins aus Corning – in einen Künstler. Sogar die Hochzeitstermine lagen nahe beieinander – Margaret heiratete 1902, Katharine 1904. Damit aber enden alle Ähnlichkeiten.

Statt ihre Hochzeitsfeier in eine zweistündige Mittagspause zu quetschen, gab Katharine ihr Jawort im prächtigen Château de Prangins in Genf, das ihrer Mutter gehörte und einst für Joseph Bonaparte erbaut worden war. Wochenlang hatten Hochzeitsgäste die Passagierlisten transatlantischer Luxus-Liner gefüllt. Die Kosten für das rauschende Fest waren für Katharines Mutter kaum der Rede wert. Josephine Moore Dexter, einst Lehrerin aus West Springfield, Massachusetts, hatte gerade das unermeßliche Vermögen ihres Gatten geerbt. Und Wirt Dexter war ein Mann großer Unternehmungen gewesen, einer Dynastie großer Unternehmer entstammend. Als Anwalt hatte er in Chicago nach der Brandkatastrophe führend am Wiederaufbau der Stadt mitgewirkt. Sein Vater war einer der Gründer der University of Michigan gewesen. Die Dexters gehörten zum ältesten Adel der Neuen Welt, seit 1642 nachgewiesen, und Generationen von Dexters hatten in ununterbrochener Folge die Schulen von Harvard bevölkert. Katharines Urgroßvater, ein Führer der Föderalisten in Massachusetts, war Stammitglied des Senats der Vereinigten Staaten. Er legte sein Amt erst nieder, als der zweite Präsident der jungen Nation, John Adams, ihn zum Kriegsminister und dann zum Finanzminister berief.

Die Frauen der Dexters waren stets angehalten, sich nicht nur als Lady, sondern auch in »praktischen Werken« auszuzeichnen. Katharines wache Intelligenz prädestinierte sie für ein Studium am College, gewiß mit höheren Zielen als einer standesgemäßen Hochzeit.

Als sie ihre Liebe zur Biologie entdeckte, ermutigte ihr Vater sie, am Massachusetts Institute of Technology zu studieren, als eine der ersten Frauen überhaupt. 1904 machte sie ihren Magister mit einer naturwissenschaftlichen Arbeit zum Thema: »Erschöpfung des Herzmuskels bei Reptilien«.
Wenn ihre Mutter eine »gute Partie« gemacht hatte, so machte Katharine, nur Wochen nach der Magisterprüfung, eine noch bessere. Ihr Auserwählter, ein Tennisstar an der Uni Princeton, wo er 1895 promovierte, war Stanley McCormick, jüngster Sohn jenes Cyrus McCormick, der den mechanischen Mähdrescher erfunden und das Imperium der International Harvester Company aufgebaut hatte. Vater McCormick war 1884 gestorben, und natürlich rückte der junge Stanley automatisch in die Unternehmensleitung nach. Er bewies sogar echtes Führungstalent und bekleidete bald einen Posten an der Spitze. Als er auch noch mit seiner Malerei Anerkennung fand, schien dem begabten jungen Paar eine glänzende Zukunft sicher.
Die prächtige Hochzeit lag keine zwei Jahre zurück, als der vielversprechende Mann mit verwirrenden Symptomen der Schizophrenie zusammenbrach. Die Ärzte, und auch seine Frau, sahen darin das Werk eines angeborenen Leidens, das nun plötzlich ausgebrochen sei. Immerhin folgte man damals noch der Mendelschen Theorie, daß Geisteskrankheit vererbt würde. Bald wurde der junge Gatte entmündigt und für unheilbar krank erklärt.
Katharine zog sich nun aus den glänzenden gesellschaftlichen Kreisen zurück, die ihre angestammte Umgebung gewesen waren, und begann ein Leben beinahe nonnenhafter Abgeschiedenheit. Sommers brachte sie ihren kranken Mann auf das Schweizer Schloß ihrer Mutter, und die Winter verbrachten sie im Stadthaus ihrer Mutter an der Bostoner Commonwealth Avenue. Dann baute Katharine sich ein Märchenschloß in den Küstenhügeln bei Santa Barbara, Californien. Sie nannte es Riven Rock, und um ihrem Mann ein Leben in Schönheit und Frieden zu sichern, verpflichtete sie vierzig Gärtner zur Pflege der Anlagen und sechs Musiker, die ihm vorspielten.
Seine Krankheit und seine Anfälle von Demenz ließen bei Katharine den Entschluß reifen, niemals eigene Kinder zu haben. Was diese

lebenspraktische und emotionale Entsagung sie kostete, zeigte sich in der Leidenschaft, mit der sie fortan, ein halbes Jahrhundert ihres restlichen Lebens, für die Suche nach einem »perfekten« Verhütungsmittel eintrat.
Schon im Jahre 1909, als Stanley entmündigt wurde, waren die Nachlaßverwalter des Cyrus McCormick-Vermögens von der Sorge geplagt, daß treuhänderisch verwaltete Stiftungsmittel wie ein breiter Strom einem verrückten Erben zufließen könnten. Um Katharines Verfügung über das Geld einzuschränken, setzten sie durch, daß sie bei finanziellen Entscheidungen stets die Genehmigung der Gerichte einholen mußte.
Zur selben Zeit, als Margaret Sanger die bürgerliche Beschaulichkeit der Vororte gegen das aufregende Leben in Greenwich Village eintauschte, suchte sich auch Katharine McCormick ein radikales Ventil für ihre Energien. Sie verschrieb sich der Bewegung für das Frauenstimmrecht.
McCormick sprach beim Bedford Common, der ersten öffentlichen Demonstration für das Frauenstimmrecht in Massachusetts. Sie sagte 1911 vor einem Parlamentsausschuß ihres Staates aus und arbeitete mit Carrie Chapman Catt zusammen für die National American Woman Suffrage Association, der sie als Schatzmeisterin und Vizepräsidentin diente. Als dem *Woman's Journal*, dem Sprachrohr der Suffragetten, das Geld ausging, spendete McCormick 6.000 Dollar, um das Erscheinen zu sichern. Die Aktivistinnen damals waren nicht aufzuhalten. Als ihnen verboten war, am Strand von Nantasket zu demonstrieren, wateten sie mit ihrem Transparent VOTES FOR WOMEN ins Wasser hinaus und sprachen vom Meer aus zu den Frauen am Ufer.

Für Margaret Sanger hatte der Kampf für das Frauenstimmrecht seine Attraktion verloren. Ihre neuen Freunde, Marxisten und Anarchisten, die sie in Greenwich Village kennengelernt hatte, wandten sich ab und meinten, das Stimmrecht sei ohne Bedeutung für die Befreiung der Arbeiterklasse von ihren kapitalistischen Unterdrückern. Aber nach ihrer Rückkehr in die Staaten setzte sie sich in weiterem

Sinn, über die Frage des Stimmrechts hinaus, für die Sache der Frauen ein. Im März 1914 begründete Sanger eine kleine Zeitschrift, *Woman Rebel*, die nur bis Oktober erscheinen konnte. Das Impressum der ersten Ausgabe verkündete: »Keine Götter, keine Herren« – eine Parole der IWW. In einem namentlich gezeichneten Artikel forderte sie die Frauen auf, die ganze Welt mit einem trotzigen »Schert euch zum Teufel« herauszufordern; sich zu einem Ideal zu bekennen; sich in Wort und Tat gegen die Konvention aufzulehnen. *Woman Rebel*, so hoffte Sanger, würde »die Arbeiterinnen zu eigenem Denken anregen, zur Entwicklung einer bewußten Kämpfernatur«. Bislang, so sagte sie, waren die Frauen versklavt »durch die Maschine, durch Lohndrückerei, durch bürgerliche Moral, durch Sitten, Gesetze und abergläubische Vorstellungen ... *Woman Rebel* hat auch die Absicht, sich für die Empfängnisverhütung einzusetzen und einschlägige Informationen in den Spalten dieser Zeitschrift zu verbreiten.«

In einem anderen Artikel der ersten Ausgabe trat sie ebenfalls für Geburtenregelung ein – gewissermaßen für einen »Gebärstreik« –, um die Kapitalistenklasse das Fürchten zu lehren. Später präzisierte sie sieben Bedingungen, unter denen Verhütung praktiziert werden sollte: wenn einer der Gatten eine übertragbare Krankheit hat; wenn die Frau vorübergehend an einer Lungen-, Herz- oder Nierenkrankheit leidet, deren Heilung durch die Schwangerschaft verzögert werden könnte; wenn eine Frau körperlich untauglich ist, Kinder auszutragen; wenn Eltern bereits behinderte Kinder haben; wenn beide Eltern minderjährig sind; wenn ihr Einkommen unzureichend ist; und während des ersten Jahres der Ehe. Keiner dieser Artikel erklärte aber, wie Empfängnisverhütung zu bewerkstelligen sei.

Ihre Leserinnen fand die Zeitschrift vorwiegend durch die kleinen, aber militanten Ortsgruppen der IWW. Emma Goldman nahm Exemplare mit auf Vortragsreisen, verteilte fünfzig in Minneapolis und fünfhundert in Los Angeles. Die April-Nummer beschimpfte John D. Rockefeller als »finstere Plutokratenseele, deren schlaffe, kraftlose Hände kein anderes Banner hochhalten als das der Habgier«. Arbeiterinnen und Arbeiter würden niemals die Freiheit erlangen, »solange es ein Privateigentum gibt, das allen Männern und Frauen den freien Zugang zu den Möglichkeiten des Lebens verwehrt ... Alle müssen gemeinsam alles besitzen ... das heißt, gemeinschaftlich.« Die Ehe, »der verwerflichste Einfluß dieser Gesellschaftsordnung«, sei ein Ausdruck der Eigentumsverhältnisse, der die Frauen in Sklaverei halte. Die sozialistische Revolution müsse die Ehe in eine freiwillige Gemeinschaft verwandeln.

Als regelmäßige Leserin eines anderen radikalen Blättchens, *The Masses*, kannte Sanger gewiß auch Max Eastmans Kritik an ihrer Position: »*Woman Rebel* verfällt in jenen höchst unfeministischen Fehler, empört aufzuschreien, wo eine ruhige und beherrschte Aussage unerläßlich ist.« Wegen ihrer »anmaßenden Radikalität und hochtrabenden Revolte um der Revolte willen werden jene, die sich zur Vernunft bekennen, kaum geneigt sein, diese Zeitschrift zu lesen«.

Woman Rebel gab niemals genaue Anweisungen zur Empfängnisverhütung, aber der Postmaster von New York City erklärte dennoch schon Anfang 1914, daß ausreichend Anlaß bestünde, die Zeitschrift nach Abschnitt 211 des Criminal Code der Vereinigten Staaten vom Postvertrieb auszuschließen. Dieser Abschnitt 211 war Teil des berüchtigten Comstock Law, das 1873 nach einer bemerkenswert lautstarken Kampagne Anthony Comstocks und seiner »Society for the Suppression of Vice« (Gesellschaft zur Unterdrückung des Lasters) durchgepeitscht worden war. Es verbot den »Vertrieb, Transport oder Import von obszönem, unzüchtigem oder schlüpfrigem Material«, ohne jedoch Anhaltspunkte zur Beurteilung solcher Vergehen zu bieten. Insbesondere galt das Verbot auch für Präparate und Informationen zur »Verhütung von Schwangerschaft«. Ein Verstoß gegen diese Vorschriften wurde Sanger und ihrer Zeitschrift nicht direkt angelastet, aber die Postverwaltung wollte nichts verbreiten, was ihre Zensoren beanstandet hatten.

Die April-Nummer konnte Sanger ungehindert herausbringen, doch die Ausgaben vom Mai, Juli, August, September und Oktober wurden von der Zensur nacheinander als »ungeeignet für den Postvertrieb« abgelehnt. (Die Juni-Ausgabe, die nicht beanstandet wurde, setzte ein

historisches Zeichen. Darin benutzte Margaret Sanger zum erstenmal den Ausdruck »Geburtenkontrolle«.)
Im August 1914 erschienen zwei Bundespolizisten vor Sangers Tür, um ihr eine Anklage wegen neun Verfehlungen gegen das Comstock Law zu überreichen. Statt einzelne Fälle von Propaganda für die Empfängnisverhütung zu belegen, faßte das Justizministerium sie alle unter dem verschwommenen Tatbestand der »Unzucht« zusammen. Im Fall einer Verurteilung war eine Gefängnisstrafe von bis zu 45 Jahren möglich. Dies stellte Sanger vor eine quälende politische Frage. Sollte sie es auf einen Prozeß ankommen lassen, bei einer Anklage, die einen wirklichen Sieg ausschloß? Selbst wenn sie vom Vorwurf der Verbreitung obszöner Schriften freigesprochen würde, was bei dem damals herrschenden Klima unwahrscheinlich schien, würde ein solcher Sieg noch lange nicht das Recht bestätigen, sich frei zum Thema der Geburtenkontrolle zu äußern.
Zu ihrer großen Enttäuschung waren die Sozialisten nicht bereit, sie zahlreich zu unterstützen. Die meisten Feministinnen interessierten sich mehr für das Stimmrecht der Frauen. Solche politischen Sorgen wirkten sich auch belastend auf ihre Ehe aus. Sanger traf eine schicksalhafte Entscheidung: Sie beschloß, außer Landes zu gehen und die Kinder bei ihrem Mann zurückzulassen, ohne klare Vorstellung, wann eine Rückkehr möglich wäre.
Als erstes nahm sie den Nachtzug nach Montreal. Unter der falschen Identität einer »Bertha Watson« schiffte sie sich dann an Bord des Dampfers »Virginian« nach Liverpool ein, wo eine Schwester von ihr lebte. Es war eine gefährliche Überfahrt. In Europa war vor drei Monaten der Krieg ausgebrochen, und das Schiff führte Munition als Fracht. Emotional suchte sie Zuflucht bei ihrem Tagebuch und äußerte ihre neuen Einsichten über die Stellung der Frau in der Ehe, insbesondere über die ihre in ihrer eigenen Ehe: »Derselbe Mann, der seine liberalen Ideen hinausposaunt und sich für fortschrittlich hält, findet die servile Unterwerfung seiner Frau besonders weiblich und charmant ... Eifersüchtig hütet er sie als seinen Besitz, wie ein Priester, der die jungen Ideen sorgsam im Auge behält und zurechtstutzt, um sie für immer im sicheren Hort der Kirche zu halten.«

Kurz nach der Ankunft in Liverpool wurde Sanger, durch Vermittlung ihrer sozialistischen und anarchistischen Freunde in New York, von Mrs. und Mrs. Charles V. Drysdale zum Tee empfangen, die als Führer der Neo-Malthusian League in England den Kampf gegen eine Übervölkerung der Welt propagierten. »Am vereinbarten Nachmittag«, notierte Drysdales Sekretär, »sahen wir mit Neugier, aber auch einiger Bangigkeit dem Besuch der ›Rebellin‹ entgegen, aber wie überrascht waren wir von der artigen und zurückhaltenden, in jeder Hinsicht charmanten jungen Frau, die um vier Uhr an die Tür klopfte.« Im Rückblick auf diese Zusammenkunft, bei der sie den Drysdales von ihrer Verfolgung durch das Comstock-Gesetz berichtet und deren Beifall für ihren Mut genossen hatte, sollte Sanger eines Tages schreiben: »Dieser Nachmittag war einer der zauberhaftesten und ermutigendsten in meinem Leben.«

Die Drysdales gaben ihr auch den Rat, sich im British Museum von London über den Malthusianismus kundig zu machen, über seine Konflikte mit der sozialistischen Theorie und seinen Zusammenhang mit Fragen der Geburtenkontrolle. Dieser Weg führte sie bald zum Tee bei Havelock Ellis in Brixton, dem weltbekannten Autor der siebenbändigen *Sexualpsychologischen Studien*. Groß und hager, mit langer, gepflegter weißer Mähne und Schnurrbart, war er eine eindrucksvolle Erscheinung. Ellis war »fasziniert von der Geschichte der jungen Frau, ihrem Mut und ihrer Hingabe an ein Ideal, ihrer feurigen Begeisterung, ihrer Vitalität und Schönheit«, wie einer seiner Biographen schrieb. »Noch nie im Leben war er so rasch und unbedingt von einer Frau eingenommen gewesen.« Sanger verließ ihn mit dem Gefühl, einen Freund gewonnen zu haben, für den sie, wie sie später schrieb, »eine Verehrung und Zuneigung empfand, die mit den Jahren noch stärker wurde«. Ihr hatte sich eine »bislang ungeahnte Welt eröffnet«.

Ellis und die Drysdales meinten, daß Margarets New Yorker Radikalismus bislang zu richtungslos, zu unstrukturiert gewesen sei. Sie empfahlen ihr, sich einzig auf die Frage der Geburtenregelung zu beschränken und »die Verdammung von Kapital, Kirche und Ehe« anderen zu überlassen, die bereit wären, sich mit mehr Zorn und fuchtelnden Tiraden und weniger Erfolg zu begnügen. »Ihre Zeitschrift, *Woman Rebel,* habe ich aufmerksam gelesen«, schrieb Ellis ihr. »Wissen Sie, ich finde Sie großartig. Ich bin nicht immer mit Ihren Attacken einverstanden, aber wenn Sie ins Detail gehen, kann ich stets zustimmen ... Es ist allerdings nicht nötig, unbesonnen mit dem Kopf gegen Mauern anzurennen, denn keine einzelne Rebellin, und auch nicht viele Rebellinnen, können das Gesetz mit Gewalt abschaffen.« Gesetze zu verändern »braucht noch mehr *Klugheit* als Kraft«. Ellis und Sanger trafen sich bald täglich im Lesesaal des British Museum. Er stellte Literatur für sie zusammen, zitierte die Werke anderer über Geburtenregelung und beantwortete wie ein Lehrer ihre Fragen. Sie studierte die frühen Bevölkerungstheorien von Malthus, John Stuart Mill und Robert Owen. Er machte sie mit Theorien zur Verbesserung der menschlichen Spezies durch selektive Zuchtwahl und Eugenik bekannt und mit der angeblich »wissenschaftlichen Zuchtwahl« der amerikanischen Oneida Community. Auch empfahl er Sanger ein Buch, das ihr Leben zutiefst beeinflussen sollte, *Elements of Social Science* von George Drysdale, dem Bruder von Charles, der sie bei ihrer Ankunft in England empfangen hatte. Er war überzeugt, daß nur eine künstliche Empfängnisverhütung die Liebe unter den Menschen dieser Welt mehren könne. So war George Drysdale vermutlich der erste, der den Versuch unternahm, Wissenschaft mit der Liebe der Geschlechter zu verbinden.

Bald entwickelte sich eine leidenschaftliche Liebesbeziehung zwischen Sanger und ihrem Mentor Ellis, ein romantischer Höhepunkt, einzigartig in ihrer lebenslangen Folge von Affären, deren Zahl Margaret Lampe, Sangers Enkelin und spätere Reisegefährtin, auf gut hundert beziffert. Die Beziehung war um so bemerkenswerter, als Ellis unter sexueller Dysfunktion litt. Zwar hielt er treu an seiner Ehe fest, doch seine Frau war lesbisch veranlagt, und meist lebten sie in getrennten Wohnungen.

Im Januar 1915 schickte Charles Drysdale Sanger mit einem Empfehlungsbrief an Dr. Johannes Rutgers, den Leiter der staatlichen Beratungsklinik für Geburtenkontrolle in Den Haag, Holland. Dr. Rutgers versuchte sie von ihrer – in der Broschüre *Family Limitation* vertre-

tenen – Überzeugung abzubringen, daß Frauen sich in Methoden der Empfängnisverhütung »gegenseitig unterweisen« könnten und daß sie ihre Kenntnisse gar aus Propagandaschriften schöpfen könnten. Geburtenregelung sei mehr als eine Frage von Aufklärung und Unterweisung, betonte er. Jede Frau müsse ärztlich untersucht und individuell auf die Anwendung eines Pessars oder Scheidenrings vorbereitet werden, den damals modernsten Verhütungsmitteln. Verhütung sei eine Sache des Arztes. Sanger ließ sich zu diesem Grundsatz bekehren und beeinflußte entsprechend die künftige Entwicklung der Bewegung für Geburtenkontrolle.
Zu Hause in New York war der Konflikt mit dem Gesetz inzwischen eskaliert. Ein Mann stand eines Tages vor William Sangers Tür, stellte sich vor als Mr. Heller, Anhänger der Geburtenkontrolle, und bat um ein Exemplar von *Family Limitation*. Er sagte, er brauche die Broschüre für die Agitation unter den Armen, mit denen er arbeite. Anstandslos kam Sanger seiner Bitte nach und ließ sich den Kaufpreis des Heftes bezahlen. Einen Monat später tauchte Anthony Comstock persönlich bei Sanger auf und verhaftete ihn wegen Verbreitung »öbszöner, unzüchtiger, schmutziger, unanständiger und ekelerregender« Schriften. Tatsächlich war Comstocks Absicht, wie viele glaubten, Margaret Sanger zur Rückkehr in die Vereinigten Staaten zu zwingen, um ihr den Prozeß zu machen.
William Sanger verzichtete auf einen Anwalt und erklärte vor Gericht: »Angeklagt ist hier das Gesetz, nicht ich.« Der Richter sah es anders. Er bezeichnete Sanger als eine »Gefahr für die Gesellschaft« und stellte ihm frei, eine Buße von 150 Dollar zu entrichten oder dreißig Tage Haft abzusitzen. Unerschrocken, wie er schon seine Verteidigung selbst übernommen hatte, erwiderte Sanger: »Lieber gehe ich für meine Überzeugung ins Gefängnis, als frei zu sein um den Preis meiner männlichen Würde und meiner Selbstachtung.«
Seine Entscheidung, die in Wahrheit die Kinder der Sangers zu Waisen zu machen drohte, zwang Margaret nun, nach Amerika zurückzukehren und selbst eine Verhaftung zu riskieren. In einem Brief an ihre Schwester Nan beklagte sich Margaret, daß »Bill überhaupt in meine Arbeit hineingezogen wurde, und natürlich wird dadurch alles

noch schwerer für mich und uns alle«. Ohne der Gefahr feindlicher U-Boote zu achten, stach sie von Bordeaux aus in See.
Vier Wochen nach Margarets Rückkehr in die Staaten starb ihre kleine Tochter Peggy an Lungenentzündung. Trauer und Schuldgefühle bedrückten die Mutter. Bereits geschwächt von ihrer Tuberkulose, hatte sie täglich fast vierzig Grad Fieber, was Margaret in einen leichten Nervenzusammenbruch trieb, ausgelöst, wie ihr Arzt Morris Kahn notierte, »durch übermäßige seelische und körperliche Belastung«.
Bald aber war sie wieder ausreichend bei Kräften, um ihren Prozeß durchzustehen und ihre Verteidigung selbst zu übernehmen, wie ihr Mann es getan hatte. Sie hoffte darauf, daß sie als Märtyrerin ihrer Sache andere dazu gewinnen könnte, sie zu unterstützen. Ihre Freunde waren besorgt, sie könne sich aus emotionalem Überschwang zu falschen Entscheidungen hinreißen lassen. Verfechter der freien Rede und sogar Juristen aus ihrem Freundeskreis drängten sie, sich schuldig zu bekennen und eine gewiß nur geringe Strafe zu akzeptieren, was ihr die Fortsetzung ihrer Arbeit ermöglichen würde. Aber sie weigerte sich und schrieb an Freundinnen und Genossen: »In dieser Sache geht es nicht nur um einen Irrtum, wobei es gleich wäre, ob man ins Gefängnis kommt oder nicht. Es geht vielmehr darum, ... das Anliegen der Geburtenkontrolle aus der Gosse der Obszönität in das Licht menschlicher Vernunft zu erheben.«
Aus England schrieben Sangers neue Freunde, unter ihnen der Romancier H. G. Wells und Marie Stopes, die berühmte Verfasserin des Sex-Ratgebers *Ideal Marriage*, persönliche Briefe an Präsident Woodrow und drängten ihn, sich für sie einzusetzen. Vielleicht hatte dies Einfluß auf die Überraschung, die der 18. Februar 1916 im Gerichtssaal brachte. Der Staatsanwalt beantragte – nach dem Grundsatz *nolle prosequi* – die Einstellung des Verfahrens, ohne Sanger von der Anklage freizusprechen.
Im März 1915, als Margaret noch im Exil war, hatte sich in New York eine Gruppe von Mitstreitern zusammengefunden, um die National Birth Control League zu begründen (eine Vorläuferin der International Planned Parenthood Federation). Die Gründer waren überwie-

gend gebildete und wohlhabende Reformer und keine Revolutionäre. Obwohl man jetzt öffentlich über Verhütung sprechen konnte, sogar in der Presse, mußte Caroline Nelson, eine Radikale unter den Gründern der Liga, im Juni an Margaret Sanger schreiben, daß es »beinah unmöglich ist, die Arbeiter zu gewinnen«. Weder »die Arbeiter« noch unsere »höchst gelehrten Radikalen« könnten ohne »Kichern und Erröten« über das Thema sprechen. Folglich »besteht unsere Liga hier überwiegend aus Akademikern ..., ohne wirkliche Beteiligung der Arbeiterschaft ... Nach Lage der Dinge wird sie lediglich eine Art Modeerscheinung bleiben. Dies sind Leute, die keine Aufklärung brauchen, sie nie gebraucht haben, aber wie wir die Arbeiter erreichen sollen, ist ein Problem, das mir keine Ruhe läßt.«

Während Margaret ihre Aktivitäten landesweit ausdehnte und ihre Berühmtheit zunahm, ging es mit ihrer Ehe bergab. Nachdem sie seit 1914 von William Sanger getrennt gelebt hatte, ließ sie sich 1920 von ihm scheiden.

Bald sollte sie sich auch von ihren radikalen Genossen verabschieden, aber diese Trennung verlief in weniger geordneten Bahnen. 1916 brachte sie eine neue Zeitschrift heraus, *Birth Control Review*, und zwar in Partnerschaft mit Frederick A. Blossom, einem Sozialisten aus Cleveland, der sich später zum Wobbly wandelte. Als Geschäftsführer und Herausgeber verkaufte er persönlich die erste Nummer bei einer Solidaritätskundgebung für Sanger, die am 29. Januar 1917, kurz vor ihrem Prozeß, in der Carnegie Hall stattfand. Inzwischen hatte sie mit der National Birth Control League gebrochen, die sich in erster Linie für die Verabschiedung von Gesetzen zur Freigabe der Geburtenkontrolle einsetzte. Sanger forderte hingegen, die Massen zu direkter Aktion aufzurufen, zum Verstoß gegen Gesetze, um eine Veränderung zu erzwingen. Später sollte sie ihren Standpunkt ändern und gesetzliche Initiativen nachsichtiger beurteilen.

Im Frühjahr 1917 verschwand ihr Mitarbeiter plötzlich aus der Redaktion der *Birth Control Review*, unter Mitnahme der dürftigen Kasse, aller Kontobücher, einiger Büromöbel und – am schlimmsten – der Abonnentenliste. Womöglich war der Bruch durch Sangers veränderte Einstellung zu legislativen Vorstößen beschleunigt worden.

Noch wahrscheinlicher lag es daran, daß beide sich leidenschaftlich um Einfluß auf die Bewegung für die Geburtenkontrolle bemühten und einander als hemmende Rivalen empfanden. Als kein Appell an Blossoms Vernunft fruchtete, trug Sanger ihre Klage zum Staatsanwalt.

Dieser Schritt vollendete den Bruch mit ihren Freunden im linken Lager, mochten diese noch soviel Verständnis für ihre Lage aufbringen. Sie hatten Margaret beschworen, die Untersuchung des Falles einem Ausschuß der Sozialistischen Partei zu überlassen, aber sie weigerte sich. Ein führendes Parteimitglied erklärte: »Bestehen bleibt die unbestreitbare Tatsache, daß Mrs. Sanger eine außenstehende Behörde – den kapitalistischen Staatsanwalt – herangezogen hat, um einen Genossen anzugreifen und vielleicht sogar ins Gefängnis zu bringen. In dieser Hinsicht hat sie sich schuldig gemacht. Wir waren bereit, sie auszuschließen, und haben es tatsächlich getan.«

Der Bruch gab ihr offenbar die Freiheit, einem pauschalen Radikalismus zu entsagen und sich ganz auf das Ziel der Geburtenkontrolle zu beschränken, wie Havelock Ellis und ihre englischen Freunde ihr geraten hatten. Sie schloß Frieden mit der National Birth Control League und begann die Reichen, Eleganten und Mächtigen zu hofieren. Ihr Publikum und ihr Einfluß nahmen rasch zu.

Auch wenn ihr das Märyrerschicksal einer Verurteilung vor Gericht verwehrt blieb, zog Margaret Sanger im Frühjahr 1916 auf eine landesweite Vortragstournee, die ihr Gelegenheit gab, systematisch an ihrem persönlichen Stil des Auftretens vor den Massen zu arbeiten. In St. Louis wurde nach Boykottdrohungen von katholischer Seite der Saal gesperrt, in dem sie sprechen sollte. Sanger erinnerte sich an das erregende Gefühl, nachdem ihr Vater jenen katholischen Priester brüskiert hatte, und genoß diesen Widerstand. »Als Propagandistin sehe ich einen ungeheuren Vorteil in einem Sprechverbot. Wohl knebelt es mich, aber Millionen anderer werden über mich und die Sache sprechen, für die ich lebe.« In Portland, Oregon, wurde sie verhaftet, aber sofort wieder freigelassen. Bei einer späteren Tour wurde die Menschenmenge, die sich zu einer Kundgebung für Geburtenkontrolle vor der New Yorker Town Hall drängte, auf Verlangen des Erzbischofs Patrick Hayes ausgeschlossen. »Kinder werden vom Himmel geschickt, weil Gott es so will«, verkündete der Erzbischof, und jeder Versuch, die zunehmende Bevölkerungsflut einzudämmen, sei »satanisch«. Als Sanger das Wort ergreifen wollte, wurde sie verhaftet. In Boston drohten die Behörden, jede Versammlung zu schließen, bei der sie auftrat. Als die Stadt einen Rückzieher machte und sie im Ford Hall Forum sprechen ließ, marschierte Sanger mit einem Knebel im Mund auf das Podium. Arthur M. Schlesinger Jr., der Harvard-Historiker, verlas vor begeistertem Publikum ihren vorbereiteten Text. Überall, wo sie auf ihrer Reise 1916 sprach – in Chicago, St. Louis, Detroit, Los Angeles, San Francisco, Portland –, wiederholte sie die Geschichte der Sadie Sachs, prangerte die Gefahren der Abtreibung an, plädierte für eine neue Moral und forderte Freiheit für die Frauen. Trotz solcher Triumphe war es für Sanger ein Greuel, vor Menschenmassen zu sprechen. Den bombastischen Stil jener radikalen Redner, die früher ihr Vorbild gewesen waren, lehnte sie ab und verpflichtete einen Sprachtrainer, der ihr beibringen sollte, ihren Tonfall zu mäßigen. Sanger lernte ihre vorformulierten Reden auswendig und trug sie mit inzwischen sanfterer Stimme immer wieder vor.

»Sie dachte zurück an die Suffragetten mit ihren abstoßend schrillen Stimmen und ihren plumpen Gewändern und ihrem Lärm. So wollte sie niemals sein«, erinnert sich Margaret Lampe. »In Chicago sollte sie eine Rede halten, und irgend jemand sprach die einführenden Worte mit so dröhnender Stimme, daß die Leute in den vorderen Reihen abwehrend die Hände reckten und die Leute im Hintergrund wegen des Echos nichts hörten. Alle fühlten sich unbehaglich, und niemand verstand, was dieser Mann sagte. Sie wollte es anders machen. Sie kleidete sich immer sehr schlicht, damit ihre Kleidung und Gestik nicht von ihrer Botschaft ablenkten. Sie sagte auch, sie wolle stets weiblich wirken, damenhaft und zurückhaltend, niemals so schön, daß Frauen sie ablehnten, aber doch attraktiv genug, damit Männer bereit wären, Geld zu spenden. Solche Geschichten erzählte sie mir. Sie sagte auch: ›Vielleicht gerätst du in deinem Leben in eine Lage, wo du die einzige Frau in einer Gruppe von vielen, vielen Männern bist. Ich möchte dir einen Rat geben, den ich selbst lernen

mußte. Vermeide es, in den ersten zwanzig Minuten der Versammlung das Wort zu ergreifen. Dann stelle die brisanteste Frage zum Thema. Wenn du das Gefühl hast, daß die Debatte ihren Höhepunkt überschritten hat, stelle in drei Minuten, oder noch kürzer, deinen Standpunkt dar. Wenn du spürst, daß die Debatte sich zum Ende neigt, faß deinen Standpunkt in einer Minute oder noch kürzer zusammen. Dann sage nichts mehr.‹ Es ist die wirksamste Taktik der Diskussion, und ich habe sie mein ganzes Leben lang befolgt.
Als sie, ohne ein Studium der Medizin, um das Vertrauen der Ärzte warb, ging sie hin und sagte ihnen: ›Ich brauche Ihre Hilfe. Mein Problem ist folgendes. Können Sie mir helfen? Könnten Sie mir dies oder das erklären?‹ Bald fraßen die Leute ihr aus der Hand. Wäre sie hingegangen und hätte zu ihnen gesagt: ›Dies und das müssen Sie für mich tun‹, dann wäre nichts passiert. Solche Geschichten also erzählte sie mir.«
Sanger kehrte von ihrer ersten Vortragsreise nach New York zurück und war entschlossen, in ihrer Arbeit eine neue, noch ehrgeizigere Phase anzusteuern. Nach ihrem Besuch bei Dr. Rutgers in Holland hatte sie aus England an Freunde in Amerika geschrieben: »Kliniken, so lautet die Parole.«
Jetzt sollte sie Konvention und Gesetze ganz direkt und praktisch herausfordern. Sie wollte eine Klinik für Geburtenkontrolle eröffnen.

Ein Ladenlokal in Brooklyn

Niemals galt es, gegen dümmere, blindere Vorurteile anzufechten, nicht mal in der Sache des Volkes gegen das Gottesgnadentum der Könige, auch nicht in der Sache des gleichen Stimmrechts oder in den Kämpfen für die Freiheit.

Pearl Buck zum 21. Jahrestag des Birth Control Movement

Eines Tages im Herbst 1916 wanderten Margaret Sanger, ihre Schwester Ethel Byrne, von Beruf Krankenschwester wie Margaret, und ihre Freundin Fania Mindell in strömendem Regen durch die von Einwanderern wimmelnden Straßen in Brownsville, einem Stadtteil von Brooklyn. Was sie dort suchten, waren preiswerte Mieträume für die erste Geburtenkontroll-Klinik in Amerika.

Sie fanden zwei Zimmer im Haus 46 der Amboy Street, nicht weit von der Pitkin Avenue, die ein verständnisvoller Landlord, ein gewisser Mr. Rabinowitz, ihnen für fünfzig Dollar im Monat vermietete. Rabinowitz selbst kalkte die Wände schneeweiß und sagte stolz: »So sieht's eher nach Krankenhaus aus.« Dann liefen die drei in den Mietskasernen und Unterkünften der Nachbarschaft von Tür zu Tür und verbreiteten die Nachricht von ihrer neuen Dienstleistung. Statt sie willkommen zu heißen, traten Fremde ihnen barsch entgegen: »Kommen Sie nicht herein.« »Wir brauchen hier keine Schwierigkeiten.« »Gehen Sie weg.« Unerschrocken verteilten die Schwestern fünftausend Handzettel, die auf englisch, jiddisch und italienisch verkündeten:

Mütter! Könnt ihr euch eine große Familie leisten?
Wollt ihr noch mehr Kinder kriegen?
Wenn nicht, wieso kriegt ihr sie dann?

NICHT TÖTEN, NICHT LEBEN VERWEIGERN, SONDERN VERHÜTEN

Ausgebildete Krankenschwestern informieren sicher und gefahrlos …
Sagt es Freundinnen und Nachbarinnen. Alle Mütter willkommen.
Eine Schutzgebühr von 10 Cent gibt jeder Mutter das Recht auf Information.

Ob jemand kommen würde?
Am Morgen des 16. Oktober 1916, dem geplanten Eröffnungstag, spähte Ethel Byrne aus dem Fenster und rief staunend Margaret herbei. Sanger erinnert sich in ihren Memoiren:

> Fast bis zur Straßenecke standen sie Schlange, ohne Hut und Schal, mit geröteten Händen die schrundigen Händchen ihrer Kinder umklammernd. Den ganzen Tag und weit bis in den Abend kamen sie in zunehmender Zahl, weit über hundert am Tag der Eröffnung. Jüdinnen, Protestantinnen und Katholikinnen kamen bei uns zur Beichte.
> Tag für Tag war das kleine Wartezimmer überfüllt. Frauen kamen vom äußersten Ende Long Islands (wo die Presse die Nachricht verbreitet hatte), aus Connecticut, Massachusetts, Pennsylvania, New Jersey. Sie kamen, um das »Geheimnis« zu erfahren, das, wie sie glaubten, ein Vorrecht der Reichen sei und den Armen verweigert würde …
> Es waren tragische Geschichten, die diese Frauen erzählten. Eine hatte fünfzehn Kinder geboren. Sechs waren noch am Leben. »Ich bin siebendunddreißig Jahre. Sehen Sie mich an, ich könnte fünfzig sein!« Eine andere, Mutter von acht Kindern, war ungewollt wieder schwanger. Dabei hatte sie schon zwei Abtreibungen und

viele Fehlgeburten hinter sich. Ausgezehrt von der Hausarbeit und der Ausbeutung in einer Hutmacherei, restlos fertig mit den Nerven, schrie sie hysterisch: »Helfen Sie mir, sonst zerbreche ich heute abend ein Glas und schlucke die Scherben!«
Ich tröstete sie, so gut ich konnte. Aber ich konnte nichts tun, um die Schwangerschaft abzubrechen. Wir glauben an Geburtenkontrolle, nicht an Abtreibung.

Am zehnten Tag schob sich eine Frau mit strengem Gesicht durch die Reihen im Wartezimmer und verkündete: »Ich bin Polizistin. Margaret Sanger, Sie sind verhaftet.«
»Sie sind keine Frau!« soll Sanger sie angeschrien haben. »Sie sind eine Verräterin ihres Geschlechts.«
Sofort tauchten drei Zivilpolizisten von der Sitte auf und trieben die Patientinnen im Wartezimmer zusammen – wie Insassinnen eines Bordells. Frauen kreischten vor Angst, ihre Kinder begannen zu weinen. Bei der Razzia wurden Schubladen aufgerissen und ausgekippt, es wurden Krankenblätter beschlagnahmt sowie Kondome, Pessare und Aufklärungsschriften der Klinik.
»Es dauerte eine halbe Stunde, bis ich die Männer überreden konnte, die armen Mütter freizulassen«, schrieb Sanger.

Mittlerweile hatte der Vorfall wahre Menschenmassen auf den Straßen zusammengezogen. Zeitungsreporter und Photographen standen in der Menge. Weißglühend vor Zorn, weigerte ich mich, in den Streifenwagen zu steigen. Ich bestand darauf, die Meile bis zum Gericht zu Fuß zu gehen, und marschierte vor dem Kommando her, gefolgt von der Menge.
Über Nacht blieb ich im Gefängnis an der Raymond Street, in einer so schmutzigen Zelle, daß ich es niemals vergessen werde. Die Matratzen waren fleckig und stanken. Ich hüllte mich in meinen Mantel, verscheuchte die Kakerlaken und kreischte, als eine Ratte über den Boden huschte. Bis zum folgenden Nachmittag dauerte es, meine Kaution festzusetzen. Als ich aus dem Gefängnis trat, sah ich die Frau, die angedroht hatte,

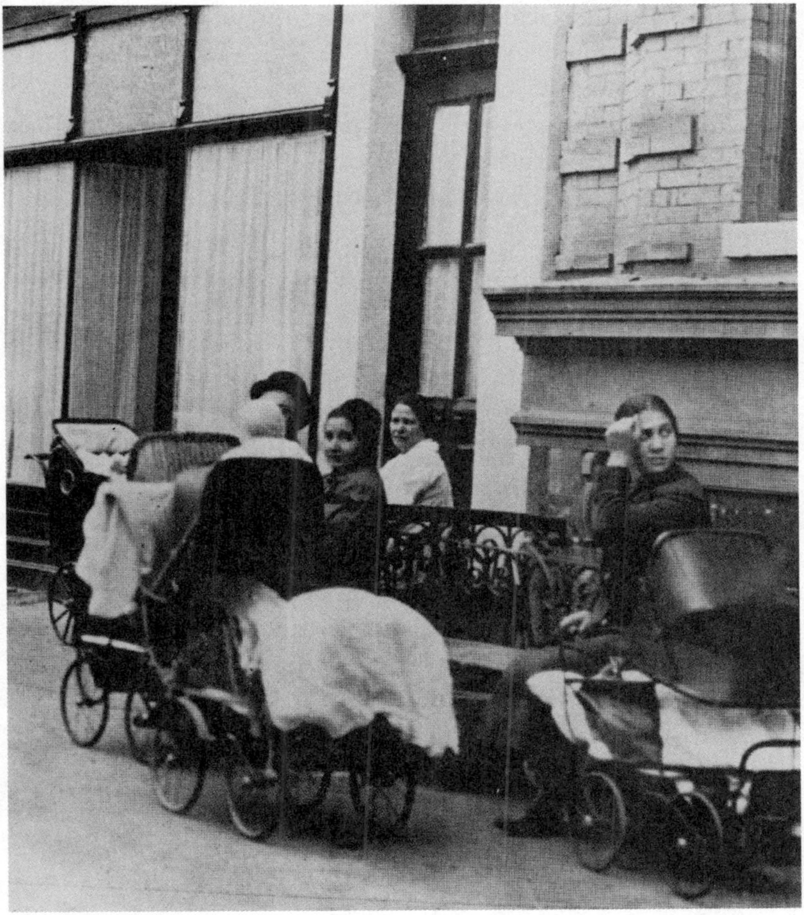

Wartende Frauen vor Amerikas erster Geburtenkontroll-Klinik, die Margaret Sanger und ihre Schwester Ethel Byrne 1916 eröffneten

Glasscherben zu schlucken. Sie hatte die ganze Zeit dort gewartet.

Ich kehrte sofort zurück und eröffnete wieder die Klinik, doch jetzt wurde Rabinowitz von der Polizei gezwungen, die Kündigung auszusprechen – mit der Begründung, unsere Klinik sei ein »öffentliches Ärgernis«. Und wieder wurde ich verhaftet.

Der Staatsanwalt erhob Anklage gegen die Krankenschwestern aufgrund Abschnitt 1142 des New Yorker Strafgesetzes: gegen Sanger und Byrne wegen illegaler Verbreitung von Informationen zur Empfängnisverhütung; gegen Mindell wegen des Vertriebs »obszöner« Literatur und öffentlicher Propaganda für die Geburtenkontrolle.

Vor Gericht geriet Ethel Byrne, falls ihre Verurteilung nicht im voraus beschlossene Sache war, durch die überraschende Verteidigungstaktik ihres Anwalt ernstlich in Gefahr. Dieser Abschnitt 1142 sei verfassungswidrig, sagte er, denn er verweigere einer Frau »ihr unveräußerliches Recht auf Genuß des Geschlechtsverkehrs, sofern der Akt nicht in der Weise ausgeführt wird, daß eine Zeugung einziger Zweck der Übung ist. Dies ist eindeutig eine Beeinträchtigung ihrer freien Gewissensentscheidung und ihres Strebens nach Glück.«

Was das Gericht noch tiefer schockierte, war die Behauptung des Anwalts, daß dieses Recht »Ehepaaren, aber auch Einzelpersonen zusteht«.

Am 4. Januar 1917, auf den Ethels Prozeß anberaumt war, holten fünfzig Frauen, viele von ihnen »von gesellschaftlich prominentem Rang«, wie die *New York Times* schrieb, Margaret zu einem Frühstück ins Vanderbildt Hotel und zogen anschließend mit ihr auf die Zuschauerbänke des Gerichtssaals.

Der Aufmarsch konnte nicht verhindern, daß Ethel zu dreißig Tagen auf Blackwell's Island verurteilt wurde.

Ethel Byrne beherrschte vier Tage lang die Titelseiten der Zeitungen, indem sie erklärte, daß sie wie die Suffragetten in England weder essen noch trinken, sich nicht waschen und auch nicht arbeiten würde, solange sie im Gefängnis wäre. Zeitungsreporter berichteten, wie sie von Gefängniswärtern mit warmer Milch, Branntwein und Eiern ernährt wurde – durch einen Schlauch in der Kehle. Erst ein Wiederaufflackern des deutschen U-Bootkriegs verdrängte Ethels Hungerstreik von den Titelseiten. Ein Leitartikel der *New York Times* orakelte ahnungsvoll: »Wer wird die Jugend des Jahres 1967 glauben machen, daß 1917 eine Frau für das, was Mrs. Byrne tat, ins Gefängnis ging?«

Ein paar Tage nach Byrnes Verurteilung wurde auch Sanger vor Gericht gestellt.

»Eine nach der anderen traten die Mütter aus Brownsville in den Zeugenstand«, berichtet Margaret Sanger ausführlich, in wörtlicher Rede, vom Verhör durch den Staatsanwalt.

»Haben Sie Mrs. Sanger schon einmal gesehen?«

»Ja. In der Klinik.«

»Warum sind Sie hingegangen?«

»Um sie zu fragen, wie man Kinder verhindern kann.«

»Und, bekamen Sie diese Information?«

»Ja, Gott sei Dank. Es war wirklich ein guter Rat.«

Der Richter, der einen öffentlichen Tumult vermeiden wollte, bot Sanger die Freiheit – für das bloße Versprechen, nicht wieder gegen das Gesetz zu verstoßen.

Sanger erwiderte, sie habe mit voller Absicht das Gesetz gebrochen. Mit ihrem Prozeß wolle sie einen Präzedenzfall schaffen. Sie könne »das Recht in seiner gegenwärtigen Form nicht respektieren«. Die Option einer Geldbuße lehnte Sanger ab, und man verurteilte sie zu dreißig Tagen im Zuchthaus von Queens County auf Long Island. Auch sie trat in den Hungerstreik.

»Irgendwie hatten die Gefangenen – Prostituierte, Gaunerinnen und Taschendiebinnen – von mir und der Geburtenkontrolle gehört«, schrieb Sanger. »Eine bat mich, sie über sexuelle Hygiene aufzuklären.« Sanger bat um Erlaubnis, die Frauen zu einem kleinen Kurs zu versammeln, aber die Aufseherin meinte: »Ach was, die wissen sowieso schon genug.« Doch Sanger gab nicht auf, konnte ihren Kopf durchsetzen und begann sogar, etliche der Frauen im Lesen und Schreiben zu unterrichten. Als sie nach Absitzen ihrer dreißig Tage vor das Gefängnistor trat, empfing sie der Jubel der Genossinnen, die die *Marseillaise* sangen.

Schließlich geriet ihr Prozeß dennoch zu einem Präzedenzfall. Durch mehrere Instanzen legte sie Berufung ein, ohne eine Aufhebung des Urteils zu erreichen. Doch Richter Frederick Crane, Beisitzer eines einstimmig urteilenden New Yorker Appellationsgerichts, fand eine zulässige Ausnahme von jenem Artikel, der die Empfängnisverhütung verbot, und legte die Vorschrift weit aus. Bislang hätten die Ärzte den Gesetzestext, der eine Ausnahmeregelung »zur Heilung und Vorbeugung von Krankheit« vorsah, so aufgefaßt, als beträfe er nur Geschlechtskrankheiten. Ohne zu ahnen, daß er damit die Pille und die chemische Geburtenregelung um mehr als ein halbes Jahrhundert vorwegnahm, schrieb Richter Crane: »Diese Ausnahme zugunsten der Ärzte gestattet nicht, sittenwidrige Ratschläge an Patienten zu erteilen, ungeachtet ihres Gesundheitszustands, aber sie ist weit genug, um den Arzt zu schützen, der guten Glaubens einer verheirateten Person solche Hilfe und Beratung bietet, um Krankheit zu heilen oder vorzubeugen. ›Krankheit‹ aber definiert Websters Lexikon als eine ›Veränderung im Zustand des Körpers oder seiner Organe, welche die Ausübung der Lebensfunktionen stört oder unterbricht und Schmerz und Leiden zu verursachen droht; vgl. Leiden, Übel, Störung‹.«

Sei's drum. Wenn der Richter Schwangerschaft als Krankheit bezeichnete, um deren Verhütung zu rechtfertigen, wollte Sanger nicht widersprechen.

Im Gefolge solcher advokatischen Winkelzüge war zwischen Margaret und Ethel ein wahrer Dampfkessel an familiären Spannungen hochgekocht.

Margaret hat es Ethels Tochter Olive gestanden, die in ihren unveröffentlichten Higginsschen Familienerinnerungen ausführlich darüber berichtet. Margaret sei eifersüchtig gewesen auf Ethels sanfte braune Augen, auf ihr kastanienbraunes Haar – zumal ihre Mutter die jüngste Tochter so offensichtlich bevorzugte.

Olive schreibt:

> Eine weitere Verstimmung zwischen den Schwestern ergab sich aus einem Vorfall, kurz nach Margarets eiliger Rückkehr aus England, um ihrer Tochter Peggy nahe zu sein, die schwer krank ge-

worden war. Peggy stieß ihre Mutter vor den Kopf, als sie sagte: »Tante Ethel soll mich halten, nicht du.« Margaret war am Boden zerstört, obwohl sie doch wußte, daß eine Abwesenheit von zwei Jahren für so ein kleines Kind eine lange Leere bedeutet. Nach Jahren erzählte sie mir, sie sei über Peggys Ablehnung nie hinweggekommen. Es war schlimmer für sie als der Tod. Beide Schwestern neigten ja zu Dramatik, und sie waren egoistisch. In ihrer Kindheit hatten sie wenig Gelegenheit gehabt, sich individuell zu entfalten, und es gab allzu viele Gemeinsamkeiten. Beide waren weder gute Ehefrauen noch gute Mütter. Die Ehe war für sie eine Einschränkung ihres persönlichen Lebens, und ihre Kinder empfanden sie nicht nur als gelegentliches Glück, sondern auch als Last. Letztere ertrugen sie mit Hilfe von Internatsschulen, ersteres genossen sie gern in den Sommerferien.

Die Tatsache, daß die rebellischen Higgins-Schwestern, Ethel und Margaret, ihre Kinder mehr oder minder im Stich ließen, ist wohl nicht zu leugnen. Verwirrender ist aber, daß sie manchmal auch bereit waren, sie genau jenen Situationen auszusetzen, die sie selbst verabscheuten und flohen. Als Olive zehn Jahre alt war, steckte Ethel sie in eine Klosterschule in Rochester, offenbar eine der konservativsten, während sie selbst das Leben im Kreis ihrer interessanten politischen Freunde im Village genoß. Olives unveröffentlichte Memoiren zeigen, wie paradox die Higgins-Frauen manchmal ihre Mutterrolle verstanden:

> Einmal sollte meine Tante Margaret vor einer Frauengruppe in Rochester sprechen. Sie wußte, daß ich dort im Internat war, und so rief sie an, um zu sagen, daß sie zu Besuch kommen wolle. Daraufhin brach die Hölle los. Zuerst wurde ihr der Zutritt in diese Welt hinter Klostermauern verboten. Margaret war aber nicht umsonst eine Kämpferin für die politischen Rechte der Frauen. Sie drohte gleich mit der Polizei und wollte das Kloster wegen gewaltsamer Entführung verklagen. Schließlich wurde die Sache dem Bischof vorgetragen, der widerwillig zustimmte, sie dürfe mich im

Beisein der Mutter Oberin sprechen. Ich hatte Margaret nur zweimal im Leben gesehen und war nicht sehr begeistert von ihrem Besuch. Ich schämte mich und fürchtete, dieser Wirbel könnte mir noch mehr Schwierigkeiten bereiten.

Als ich aber ins Büro der Oberin trat, begrüßte mich die freundlichste, zauberhafteste Frau mit zärtlichen Küssen und Komplimenten, verlor kein Wort über den ganzen Wirbel, sondern gab mir die Liebe und Herzlichkeit, die ich so bitter benötigte. Sie war fröhlich und hübsch und sah wie ein Filmstar aus, fand ich. Sie erzählte von meinen Onkeln und Tanten und sagte, daß meine Mutter mich liebte und glücklich sehen wollte. Sie sagte, ich solle ihr schreiben, falls ich etwas brauchte. Am Ende schenkte sie mir zehn Dollar und eine Schachtel Bonbons. Aber sie schenkte mir auch das Gefühl, jemand zu sein, nicht nur ein Kind, das niemand wollte.

Die Eifersucht der Schwestern, die zu den Spannungen zwischen Margaret und Ethel beitrug, äußerte sich nicht nur in familiären, sondern später auch in politischen Formen. Olives Bericht von »Ethels Fehde mit Margaret« schildert Ethels Erlebnisse vor Gericht und im Gefängnis aus einem ganz anderen Blickwinkel als Margarets »autorisierte« Version:

In der Frühzeit der Geburtenkontroll-Bewegung standen sie sich sehr nahe. Sie arbeiteten Hand in Hand und eröffneten zusammen die erste Beratungsklinik für Geburtenkontrolle. Als Ethel mit ihrem berühmten Hungerstreik in den Mittelpunkt des öffentlichen Interesses rückte, versuchte Margaret, dem zuständigen Richter einen Handel vorzuschlagen: Falls er Ethel aus dem Gefängnis entließ, sollte sie nichts mehr mit der Geburtenkontrolle zu tun haben. Ethel war wütend über das Ansinnen und wollte weitermachen wie bisher. Margaret weigerte sich. Ethel glaubte anscheinend, wie sie oft sagte, daß Margaret sie auf diesem Umweg nur loswerden wollte, weil Margaret, nachdem sie die besseren Kreise vom Central Park für die Bewegung gewonnen hatte, nichts mehr von den Leuten im Village wissen wollte, die doch alles in Gang gebracht hatten. Vielleicht war etwas Wahres dran. Diese Leute aus dem Village machten große Worte und hatten wenig Geld. Margaret wußte aber, woher der Erfolg kam – vom Geld und von den Leuten, die es hatten.

Margaret Lampe, die Enkelin Sangers, erzählte mir weitere Episoden, die von der Rivalität zwischen den Schwestern sprechen: »Jahrelang waren sie einander böse. Angefangen hatte es mit Ethels Hungerstreik im Gefängnis. Mimi (Lampes Kosename für Sanger) beanspruchte das Verdienst, als erste mit dem Fasten im Gefängnis angefangen zu haben, für *sich selbst*, als Teil *ihres* glanzvollen Bildes. Ich besitze einen Brief von Margaret an Ethel, von dem niemand weiß, und darin bittet sie Ethel, wenn möglich zu vergessen, daß sie – Ethel – überhaupt im Gefängnis gehungert hat. Hollywood wolle vielleicht einen Film über ihr Leben drehen, schreibt sie, und sie wolle dies alles als *ihre* Story darstellen, nicht die ihrer Schwester. Ethel wies Mimis Geschichtsfälschung zurück und meinte, sie solle sich an die Wahrheit halten. Überhaupt war Ethel in diesen Dingen ehrlicher und direkter. Wußten Sie übrigens, daß Margaret ihr Geburtsdatum gefälscht hat? Sie war am 14. September 1879 geboren, aber fast überall ist jetzt 1889 eingetragen. Das war Ethels Geburtsjahr. Sie übernahm einfach das Geburtsjahr ihrer jüngeren Schwester. Sogar die Eintragung in der Familienbibel hat sie verändert. Diese Bibel liegt jetzt in der Bibliothek des Smith College. Die Tinte, mit der sie das fälschte, ist jetzt verblaßt, und man sieht wieder die ursprüngliche Schrift. [Ein Blick in die beim Smith College verwahrte Bibel zeigt, daß Margaret tatsächlich das jüngere Datum über den ursprünglichen Eintrag ihrer Mutter geschrieben hat. Ihre Änderung ist mit der Zeit verblichen, und nun treten die ursprünglichen Schriftzüge deutlich hervor. Die eigenmächtige Änderung wird auch durch einen handschriftlichen Eintrag in das Einwohnerregister von 1880 in Steuben County, New York, bestätigt.]
Sie war sehr eitel. Als sie älter wurde, vergaß sie manchmal, was sie alles erfunden hatte, und manche der wahren Geschichten kamen

zum Vorschein. So war sie eben. Sie erzählte Lügengeschichten über ihre Herkunft, weil sie sich ihrer schämte. Sie schämte sich, wie armselig alles war, und wollte ein vorteilhafteres Bild von sich zeichnen. Sie schämte sich auch für die Berufe, die ihre Schwestern und Brüder ausübten. Ihre ältere Schwester Mary war Dienstmädchen bei den reichen Abbotts in Corning, und sie war eine so demütige, stille Frau, daß sie einmal, als sie Blinddarmentzündung hatte, keinem etwas sagte. Sie wollte niemanden belästigen und starb einfach. Eine andere Schwester, Nan, ging zur Sekte der Christlichen Wissenschaft. Ein Bruder von ihr war Preisboxer. Ein anderer ging zur Marine. [Auch für ihren Vater schämte sich Margaret anscheinend. In ihrer Autobiographie »verbesserte« sie seine Geschichte. Im Bürgerkrieg sei Michael Higgins, schreibt sie, mit General Shermans Truppen in Georgia einmarschiert und für Tapferkeit ausgezeichnet worden. Tatsächlich diente er aber, unauffällig, beim 12. New Yorker Regiment am Bachelor's Creek in North Carolina und war dann rätselhafterweise bis Ende des Krieges als vermißt gemeldet.] Wirklich stolz war sie nur auf ihren Bruder Bob Higgins, der Football Coach an der Penn State University war. Ethel war das jüngste der Mädchen, und sie war die totale Aufrührerin. Sie war Kommunistin. Nicht Sozialistin, wie Margaret, sondern Kommunistin. Ende der zwanziger Jahre abonnierte sie den *Daily Worker*!
Margaret war der komplizierteste Mensch, dem ich je begegnet bin. Zu ihren Enkelkindern war sie sehr lieb und herzlich. Aber sie war auch unzuverlässig. Oft versprach sie etwas, und dann verschwand sie einfach, ohne daß etwas passierte.« Ob Margaret Lampe sie trotzdem geliebt hat? »Oja. Ich habe sie sehr geliebt. Voll und ganz. Sie bewunderte mich, und ich bewunderte sie. Sie war die faszinierendste Frau, die ich in meinem Leben getroffen habe. Sie brachte mir alles bei – über Politik, und wie man Menschen beurteilt, Probleme betrachtet. Ihretwegen habe ich in meinem Leben die interessantesten Dinge getan.«
Margarets gespannte, von Rivalität gekennzeichnete Beziehung zu Ethel verband die beiden Schwestern, trotz aller Doppelspiele und Verdrehungen, für lange Jahre. Viele Sommer verbrachten sie in be-

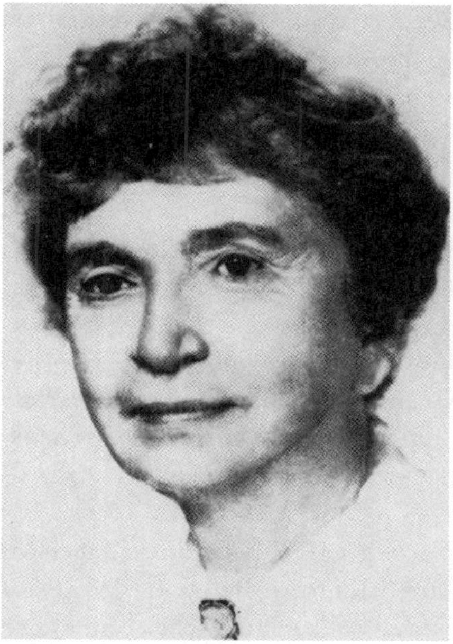

Margaret Sanger

nachbarten Hütten in Truro, auf Cape Cod, einer beliebten Kolonie der Freidenker und Radikalen. In New York hatte Margaret eine Wohnung im zweiten Stock eines alten Braunsandsteinhauses, in der 246 West Fourteenth Street am Ostrand von Greenwich Village. Es waren große Zimmer mit hohen Decken. Die Küche war eine umgebaute Garderobe, komplett mit Spülstein und kleinem Gaskocher. Die Badewanne versteckte sich hinter einem großen Paravant neben der Küche. Ein Bad zu nehmen, war eine langwierige Angelegenheit. Man mußte das Wasser auf dem Küchenherd erhitzen und eimerweise in die Wanne kippen. Die Toilette teilte sie sich mit den Bewohnern der vorderen Wohnung.

Schließlich zog Ethel in Margarets Wohnung ein, zusammen mit ihrem Liebhaber Robert Parker, einem Schriftsteller und Redakteur. Rob hatte einen verkümmerten Arm und ein verkrüppeltes Bein, Folgen der Kinderlähmung in jungen Jahren. Er spielte auch in Margaret Sangers Leben eine wichtige Rolle, als Ghostwriter ihrer Autobiographie – und mithin als Komplize all der Verbesserungen und Schönfärbereien an ihrem Selbstportrait, das sie der Nachwelt hinterlassen wollte. »Jahre später«, so schreibt Ethels Tochter Olive in ihren unveröffentlichten Erinnerungen, »erzählte mir Tante Margaret Sanger, daß Rob und Ethel geheiratet hätten. Meine Mutter lachte nur über das Gerücht und meinte, Margaret sei ja bekannt dafür, wie sie Dinge ›schönfärbte‹, die sie für skandalträchtig hielt und die ihr vielleicht peinlich waren.«

Nach der langen Zusammenarbeit an dem autobiographischen Buchprojekt bedankte sich Margaret bei Parker mit einem Obstkorb zu Weihnachten. »Rob hatte sich wohl etwas Wertbeständigeres als diese fruchtige Aufmerksamkeit erwartet«, erinnert sich Olive. »Er stand vor uns, hielt das peinliche Geschenk hoch und sagte: ›Genau das, was ich mir gewünscht habe.‹«

Nach ihrer Schwester rückte auch Margaret in das Gefängnis ein, um ihre Strafe abzusitzen. In der Zelle fand sie Zeit, über ihre Zukunft nachzudenken, und schrieb an Ethel: »Ich sollte in den Westen gehen und einen reichen Witwer finden.«

1922 hatte sie J. Noah H. Slee gefunden, den Präsidenten einer Ölgesellschaft. Er war begeisterter Anhänger der Geburtenkontrolle und zwanzig Jahre älter als sie. Für Margaret verließ er seine Frau, und nun begleitete er sie überall, suchte ihre Gesellschaft, und schließlich fanden sie zu einander. Ein ungewöhnlicher Ehevertrag, inspiriert durch das Leben von Havelock und Edith Ellis, war Margarets Triumph. Wie die Freunde in England lebten Sanger und Slee in getrennten Wohnungen, die sie allerdings später in einem Haus zusammenlegten. Jeder der beiden Gatten, so schrieben sie fest, sollte unbehelligt seinen Geschäften nachgehen, ohne Einmischung des anderen, es sei denn auf ausdrücklichen Wunsch. Falls beide zu tun hatten, mußten sie sich mit Nachrichten durch die jeweilige Sekretärin begnügen. Die Braut sollte ihren Namen aus erster Ehe behalten, der ja inzwischen zum Markenzeichen ihrer Aktivitäten geworden war. Und ein letzter Tusch: Die Hochzeit wurde zwei Jahre lang geheimgehalten – aus Gründen, die unausgesprochen blieben.

Margaret Lampe schildert ihren Stiefgroßvater als einen warmherzigen, liebevollen Holländer, der Margaret Sanger bedingungslos ergeben war. Im Familienkreis erzählte J. Noah Slee, Margaret sei das »wunderbarste sexuelle Erlebnis seines Lebens gewesen«. Von 1921 bis 1926 war er der größte Geldgeber für die Birth Control League und spendete mehr als 56.000 Dollar.

1926 hatte die Liga 37.800 Mitglieder gewonnen, die meist aus den besseren Kreisen stammten, wo Sanger ihre neuen politischen Freunde fand. Laut einer Umfrage war das typische Mitglied ein protestantischer weißer Amerikaner der zweiten Generation, mit einem überdurchschnittlichen Einkommen – 3.000 Dollar pro Jahr – und einer besseren Ausbildung, als die meisten Amerikaner sie hatten. (Das Diaphragma, von der Liga vorwiegend als Verhütungsmittel empfohlen und im Gespräch noch nicht salonfähig, erhielt so den Spitznamen »uppity-cuppity«, Feine-Leute-Käppchen.) Kein Wunder also, daß die Mitglieder der Liga sich vorwiegend in New York konzentrierten, während der Rest sich auf die urbanisierten Gegenden von Illinois, Ohio, Kalifornien, Michigan und Texas verteilte.

Im selben Jahr, 1926, fuhr Sanger nach Europa, um eine Welt-Bevölkerungskonferenz vorzubereiten, zu der sie vor allem berühmte Wissenschaftler versammelte. Mit dem Gewicht prominenter Namen gedachte sie den Völkerbund zu beeindrucken und Zustimmung für die Notwendigkeit der Geburtenkontrolle als Lösung für eine drohende Übervölkerung der Welt zu finden.

Das Thema der Konferenz – die Übervölkerung der Welt – bezeichnete einen Wandel in Sangers Agitation für die Geburtenkontrolle. Jetzt ging es ihr nicht mehr darum, überlastete Mütter vor zuviel Kindersegen zu retten; auch nicht darum, die Freuden des Sex von der Angst vor Schwangerschaft zu trennen. Sie hatte begriffen, welchen politischen Vorteil ihr die Ansichten ihrer neomalthusianischen Freunde in England boten. Ihre neue Anhängerschaft, die Gebildeten, Reichen und Mächtigen, war wohl eher bereit, ein hochgesinntes und unpersönliches Anliegen wie die Abwehr weltweiter sozialer Probleme zu akzeptieren als jenen peinlichen Gegenstand der Sexualität. Mit der Betonung des Themas Bevölkerungsexplosion war die Bewegung zumindest von einem Tabu befreit.

Doch Sangers neue Respektabilität zeigte auch manche Kratzer. Bei der Eröffnung der Welt-Bevölkerungskonferenz, 1927, brach zwischen Katholiken und anderen Delegierten ein Streit darüber aus, ob Sangers Name auf dem Programmzettel der Konferenz genannt werden dürfe – obwohl ihr Mann diese weitgehend finanziert hatte. Und ihre Gegner konnten sogar verhindern, daß sie als Referentin zum Thema Empfängnisverhütung erwähnt wurde.

Ein Jahr später, auf dem Höhepunkt eines mit gegenseitigen Beschuldigungen und Anwürfen geführten Machtgerangels zwischen Sanger und den neuen Führern der Liga für Geburtenkontrolle, trat Sanger als deren Präsidentin zurück. Damit endete auch Noah Slees finanzielle Unterstützung, und bereits in den 30er Jahren hatte die Organisation merklich an Mitgliederzahl und Einfluß verloren.

Während Sanger noch immer eine umstrittene Persönlichkeit war, lockerte sich das Klima der Repression im Zusammenhang mit der Geburtenkontrolle. Ein erstes Zeichen dafür, daß die Ära Comstock in den Vereinigten Staaten zu Ende ging, war die Kontroverse um ein neu in Japan entwickeltes Pessar, das Margaret Sanger per Post bestellt hatte – mit der Bitte, die Sendung an ihre Freundin Dr. Hannah Stone zu adressieren. Das Päckchen wurde vom amerikanischen Zoll beschlagnahmt, als »unzüchtiges Material« im Sinne des Comstock Law. Der Prozeß um dieses »berühmteste Pessar der Welt«, wie Spötter sagten, wälzte sich als Klage der Vereinigten Staaten versus *Ein Päckchen* durch die Instanzen der Justiz. Schließlich schmetterte der Bezirksrichter Grover Moscowitz die Staatsklage ab und ordnete die Auslieferung des Päckchens an. Im folgenden Jahr, 1937, verkündete Roosevelts Justizminister Homer Cummings, daß die Regierung nicht die Absicht habe, in dieser Sache den Obersten Gerichtshof anzurufen. Jetzt stand die Post unwiderruflich für den Versand von Verhütungsmitteln offen. Die American Medical Association erkannte im selben Jahr die Geburtenregelung als legitimen Bestandteil der ärztlichen Tätigkeit an. Mit dem Segen ihrer Standesvertretung bekannten sich die Ärzte, denen mitunter blinder Herdentrieb vorgeworfen wird, in geschlossener Front zur Geburtenverhütung, zumindest verbal. In einer Umfrage, die Dr. Alan F. Guttmacher von der

Johns Hopkins Universität 1944 unter den Ärzten Amerikas durchführte, befürworteten 97,8 Prozent die Geburtenkontrolle, »zur Sicherung der Gesundheit von Mutter und Kind«, 79,4 Prozent waren »aus wirtschaftlichen Gründen« dafür, und 86,5 Prozent befürworteten sie als Mittel, um größere Abstände zwischen den Geburten einzuhalten. Bei der bekannten Scheu der Ärzte, mit ihren Patienten über Sex zu sprechen und ein so peinliches Thema wie die Empfängnisverhütung zu erörtern, überraschte es doch, daß 72 Prozent der Praktiker meinten, die Familienplanung käme der Harmonie in der Ehe zugute.

Die regionalen Birth Control-Ligen, fast alle durch Sangers Arbeit inspiriert oder selbst von ihr aufgebaut, schlossen sich schließlich zur Planned Parenthood Federation of America zusammen, die 1951, im Jahr der schicksalhaften Begegnung zwischen Sanger und Pincus, landesweit 200 Beratungskliniken unterhielt. Die PPFA bildete wiederum den Kern der International Planned Parenthood Federation, zu deren erster Präsidentin Sanger dann gewählt wurde.

So wurde Margaret Sanger offiziell zu einer Figur des Weltgeschehens, die sich der Aufgabe verpflichtet fühlte, den Hunger dieser Welt nach Informationen über die Geburtenkontrolle zu stillen. Wie gewaltig diese Aufgabe war, läßt sich heute kaum noch ermessen. Ihrer mangelhaft ausgerüsteten kleinen Truppe standen in geschlossener Formation die organisierten Religionen gegenüber, die kulturellen Traditionen und, vielleicht am hartnäckigsten, die tief verwurzelte Unwissenheit der Massen. Auf ihrer Seite stand allerdings eine mächtige Kraft, die alle nationalen und religiösen Grenzen überwand – nämlich die alte, leidenschaftliche Wißbegier aller Frauen dieser Welt, das »Geheimnis« zu erfahren.

Sogar gebildete Frauen der Oberschicht suchten nach solchen Informationen. In England hat Dilys Cossey, Vorsitzende der Family Planning Association, ihre eigene Geschichte von jugendlicher Unschuld in sexuellen Dingen erzählt. »Ich erinnere mich, wie ich als junge Frau an der Universität studierte und wir alle eines Abends in einem Hörsaal versammelt wurden, und dann kam diese, diese wirklich schreckliche Ärztin, die auf uns einredete. Ich weiß nicht mehr, was sie uns sagen wollte, aber ich glaube, es hatte etwas mit der Entwicklung des Foetus im Mutterleib zu tun, und wir spotteten alle über sie, weil sie uns eigentlich nur sagen wollte: *Werdet nicht schwanger*! Aber sie sagte uns nicht, *wie* man's nicht werden sollte. Es war ungeheuerlich. Als ich zur Schule ging, erinnere ich mich, hatten wir eine sehr tapfere Biologielehrerin, die uns die Fakten des Lebens erklärte. Wir waren Anfang der fünften Klasse und hatten Doppelstunden in Biologie, und da waren all diese Zeichnungen an der Tafel. Wir hörten etwas von Penis und Vagina, und wir sperrten alle Augen und Ohren auf. Aber zumindest hatten wir einige klare Informationen.«

Eine organisierte Aufklärung über Empfängnisverhütung gab es seit 1916, als Margaret Sanger ihre erste Beratungsklinik in New York eröffnete. Bald wurde auch in London eine solche Klinik aufgemacht, von Marie Stopes, die beiderseits des Atlantiks durch ihr bahnbrechendes Buch *Married Love* berühmt geworden war. Das Buch löste 1918 einen öffentlichen Skandal aus und wurde zum sensationellen Renner, mit sechs ausverkauften Auflagen im ersten Jahr und schließlich über einer Million Exemplaren in einem guten Dutzend Sprachen. Marie Stopes war ursprünglich studierte Paläontologin. Nachdem sie die Annullierung ihrer Ehe mit einem impotenten Mann durchgesetzt hatte, beschloß sie, als Schriftstellerin dafür zu sorgen, daß keine Frau mehr, wie sie, unter Unwissenheit und Hemmungen in sexuellen Dingen leiden sollte. Ein typisches Beispiel für ihren blumigen Stil ist ihre Schilderung des Orgasmus: »Dieses fast ohnmächtige Gefühl des Fließens, das den Geist in diesem unendlichen Augenblick überwältigt, da die Ekstase ihren Gipfel erreicht, zieht das ganze Wesen von Mann und Frau in seine brennenden Fluten.« Ihre eher klinisch trockenen Beschreibungen koitaler Positionen und Techniken gehörten aber zehn Jahre später bereits zum Standardrepertoire aller Eheratgeber.

»Als Pionierin war sie phantastisch«, meint Nancy Raphael, eine der Mitbegründerinnen der Family Planning Association in London. »Eine Bewegung zu organisieren, hatte sie aber kein Talent. Eher war sie so etwas wie eine Künstlerin, kein Verstandesmensch, sondern fast eine Hexe, mit ihren strahlenden blauen Augen. Sie ging voran, brachte die Dinge in Fluß. Vor dem Zweiten Weltkrieg zielte unsere Arbeit in London darauf ab, die Gesundheitsbehörden für die Einrichtung von Familienberatungsstellen zu gewinnen. Aber wir mußten bald einsehen, daß es aussichtlos war. Die Öffentlichkeit war noch nicht bereit, so etwas zu akzeptieren. Also mußten wir selbst die ersten Kliniken gründen.

Bald mußten wir auch feststellen, daß eine Organisation mit dem Namen ›National Birth Control Association‹ doppelt unpopulär war. Es war nicht ratsam, von Geburtenkontrolle zu sprechen. Das waren unanständige Worte. Damals, Ende der dreißiger Jahre, gab es in diesem Land einen hysterischen Rummel um die Bevölkerungszahlen, die rückläufig waren. Vielleicht hing es damit zusammen, daß Krieg bevorstand. Also war es ein phantastischer Schachzug, als Margaret Pyke und andere sich das Wort ›Familienplanung‹ einfallen ließen. Klingt heute ganz normal, wie ein Begriff der Umgangssprache. War es aber damals nicht. Wir haben das Wort erfunden. Und dies hat unser Bild in der Öffentlichkeit, glaube ich, zum Positiven verändert. Den Leuten bei der Planung ihrer Familie zu helfen, das war eine gute Sache.«

»Für manche Frauen war es undenkbar, in unsere Klinik zu kommen«, fügt Dr. Faith Spicer hinzu, eine der ersten für die Familienberatung tätigen Ärztinnen. »Die Ehemänner drohten ihnen Prügel an, falls sie es wagten. Ich erinnere mich an eine schrecklich nette Dame, die zu mir sagte: ›Er würde mich totschlagen, wenn er wüßte, daß ich hier bin. Aber er ist ein guter Kerl, immerhin verlangt er's nur jeden zweiten Freitag von mir.‹ Tja, wirklich, sie war nichts als ein williges Gefäß für den Kerl. Damals, glaube ich, dachten nur wenige Frauen an die Möglichkeit, selbst Spaß an der Sache zu haben. In unserer Klinik war immer ein großer Andrang. Reihenweise saßen die Frauen da und warteten. Dann kam eine Krankenschwester herein und rief: ›Los, Mädels, die Hosen runter, die Strümpfe ausziehen!‹ Wir arbeiteten damals hinter Wandschirmen, eine Frau in diesem Zimmer, die andere im nächsten. Heute, wo alles anders ist, kann man sich so etwas gar nicht mehr vorstellen.«

Lady Helen Brook spinnt die Erinnerung weiter: »Viele Patientinnen kamen von Kings Cross oder Euston herüber, aus diesen Gegenden, und einmal bin ich hingegangen, um selbst zu sehen, aus welchen Verhältnissen sie kamen. Ich wollte mich selbst überzeugen, wie das war. In diesen Vierteln hing ein fürchterlicher Geruch von Armut in der Luft. Diese schrecklichen dunklen Abtritte, diese finsteren Hinterhöfe. Und wir in der Klinik sagten zu diesen Frauen: ›Wenn ihr die Kappe einsetzen wollt, macht ihr's folgendermaßen: einfach das Bein auf den Rand der Badewanne und das Ding reingeschoben. Wenn dann der Mann um sechs Uhr nach Hause kommt, könnt ihr den Rest des Abends beruhigt sein.‹ Wie aber, wenn sie *gar keine* Badewanne hatten? Das mußten wir bei unserer Umfrage in Islington feststellen. Sie hatten Glück, wenn sie einmal pro Woche in die öffentliche Badeanstalt gehen konnten. Und die Männer, sie benahmen sich grauenhaft. Die Kerle behaupteten, sie fänden keine richtige Befriedigung, wenn die Frau die Kappe benutzte. Sie packten das Ding und warfen es ins Feuer – und dann kam die Frau wieder zu uns, in Tränen aufgelöst, und wir mußten ihr eine neue anpassen.
Bei den Interviews mit unseren Klientinnen mußten wir auch bald feststellen, daß Fragen nach religiösen Dingen zwecklos waren. Da kommt eine Jüdin herein und sagt: ›Glauben Sie, ich bin sündig?‹ Als nächste kommt eine Katholikin herein und sagt: ›Glauben Sie, ich bin sündig?‹ Na, ich muß sagen, sie machten sich allerhand Sorgen um ihre Sünden.«
Und Dr. Sylvia Dawkins fügt hinzu: »Wir stellten so die allgemeinen ärztlichen Fragen, Dauer der Ehe, wie viele Kinder, welche Methoden die Leute anwandten, falls überhaupt ..., und soweit, so gut. Dann aber kam diese Frau, die mir sagte: ›Ich habe meinem Alten gesagt, er soll bei den Jungs im Zimmer schlafen, aber er kommt immer wieder angekrochen. Ach, dieser alte Kriecher.‹ Manchmal fragte ich die Frauen: ›Spüren Sie Lust dabei? Macht es Ihnen selbst Spaß?‹ Ich hütete mich, das Wort Orgasmus zu gebrauchen, das hätten sie nicht verstanden. Manchmal redeten sie vom ›Kommen‹; aber viele fürchteten, daß dadurch die Wahrscheinlichkeit einer Schwangerschaft erhöht würde, und darum hielten sie sich zurück und unterdrückten es.

Die Kappe ermöglichte es den Frauen, ihren Körper zu akzeptieren, ihre Vagina und die empfindlichen Stellen kennenzulernen. Bedenken Sie, es war ihnen ja verboten worden, sich zu berühren. Das war Sünde. Und jetzt sagten wir ihnen, daß sie sich berühren sollten. Vor so etwas hatten sie Angst. Mutter hatte ja immer gesagt: ›Faß dich nur nicht an.‹ Nun sagten wir ihnen: ›Ihr *müßt* euch anfassen.‹ Das hat manchen die Augen geöffnet.«

Lange bevor so etwas wie eine organisierte Bewegung für die Geburtenkontrolle denkbar war, hatte Katharine McCormick, Sangers spätere Partnerin, deren Ehemann so plötzlich und tragisch verrückt geworden war, angefangen, die Wissenschaft zu unterstützen. Sie investierte große Summen in die neuropsychiatrische Forschung und stiftete 1927 einen eigenen Lehrstuhl für Endokrinologie an der Harvard Medical School. Dabei mußte sie sich die Empfänger ihrer wohltätigen Spenden sorgfältig aussuchen, denn solange ihr Mann am Leben war, mußte sie alle ihre Ausgaben durch das Vormundschaftsgericht von Chicago genehmigen lassen. Solange McCormick bei der neuropsychiatrischen Forschung blieb, die immerhin etwas mit der Krankheit ihres Mannes zu tun hatte, wurden die Gelder anstandslos bewilligt. Aber erst nach seinem Tod sollte sie die uneingeschränkte Verfügung über sein Vermögen erlangen und damit tun können, was sie wollte.
Auch die Planned Parenthood Federation bedachte McCormick mit Spenden, aber sie überwies nur kleine, unauffällige Summen, denn immerhin dienten sie einem »anstößigen« Zweck: der Forschung auf dem Gebiet der Empfängnisverhütung.
Durch ihr Interesse an diesen Dingen hatte McCormick bereits 1917 Margaret Sanger kennengelernt, und 1927 überließ sie ihr das Château de Prangins in der Schweiz, einst Schauplatz ihrer Hochzeitsfeier, für einen prächtigen Empfang der dreihundert Delegierten zu jener von Sanger einberufenen Welt-Bevölkerungskonferenz. Auch McCormick gehörte in den 1920er Jahren zu den Sympathisantinnen der Geburtenkontrolle, die auf Europareisen regelmäßig Pessare in die Vereinigten Staaten schmuggelten, um Sangers Beratungsklinik

zu versorgen. McCormicks Engagement für das Frauenstimmrecht hielt die beiden Frauen ein wenig auf Abstand. Aber seit 1928 begannen sie gelegentlich Briefe zu wechseln, in denen sie auch die Hoffnung aussprachen, eines Tages gemeinsam, aus beiderseitigem Interesse, an einem bedeutenden Durchbruch auf dem Gebiet der Geburtenkontrolle mitzuwirken.

Stanley McCormick starb 1947. Katharine, mittlerweile einundsiebzig, mußte sich vor Gericht mit den Anwälten anderer Aspiranten auf das Erbe herumschlagen, um die alleinige Verfügung über den Nachlaß ihres Gatten zu erlangen. Es sollten fünf Jahre vergehen, bis sie den Sieg davontrug. Im Besitz aller Vollmachten, verkaufte sie sogleich fünf Liegenschaften Stanleys, darunter auch das Schloß Riven Rock bei Santa Barbara in Kalifornien, um ihre Erbschaftssteuer zu entrichten und ihre gewaltigen Kosten zu reduzieren. Endlich sah sie die Freiheit gekommen, ihre Zeit und ihr Geld für die Dinge einzusetzen, die ihr am Herzen lagen. Und im Oktober 1950 endlich schrieb sie jenen Brief an Margaret Sanger, um »zwei Fragen anzuschneiden, die mich dieser Tage sehr beschäftigen«: nämlich nach dem gegenwärtigen Stand der Forschung auf dem Gebiet der Empfängnisverhütung und danach, wo der größte Bedarf an finanzieller Unterstützung für solche Forschungen lag.

So kam es 1951 zu Sangers Dinner-Einladung an Gregory Pincus, und später zu Katharine McCormicks Besuch bei dessen Worcester Foundation for Experimental Biology.

Die Biologie der Fortpflanzung war wohl ein Forschungsgegenstand dieses Instituts, das stets mit finanziellen Schwierigkeiten zu kämpfen hatte, doch die Empfängnisverhütung spielte dabei keine große Rolle. Wohl hatte Pincus kleinere Summen von der Planned Parenthood Federation bezogen, für Forschungen, die sich mit der Entwicklung der befruchteten Eizelle im Mutterleib befaßten. Es war aber nur ein Bruchteil der Summen, die nötig gewesen wären, um konzentriert auf das Ziel einer hormonellen Geburtenregelung hinzuarbeiten.

Sanger wußte natürlich, wo solche Mittel aufzutreiben waren, und wie sie Pincus auf die richtige Fährte setzen konnte. Im März 1952

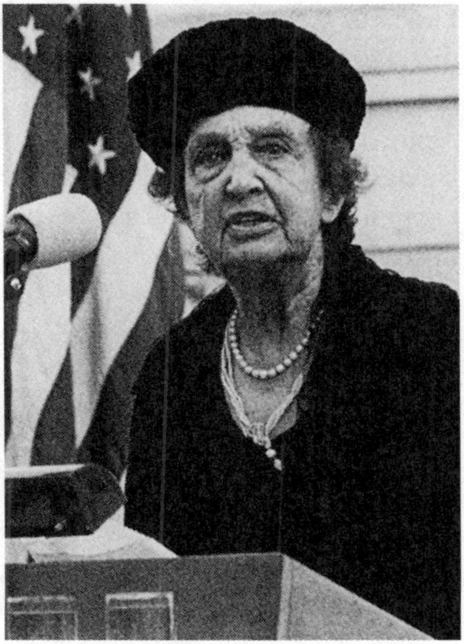

Katharine McCormick im Alter von achtundachtzig Jahren

schrieb sie McCormick einen Brief und berichtete ihr über Pincus' Arbeiten für die Federation. Im Mai verlegte McCormick ihren Wohnsitz in ihr Haus in Boston – und Worcester war nicht weit. Nach jenem spontan ausgestellten Scheck (die Ausrede, das »Ende des Fiskaljahres« abwarten zu müssen, bezog sich wohl auf die Frist, die sie brauchte, um Vollmacht über das Geld ihres verstorbenen Mannes zu erhalten) sollte sich McCormick immer stärker engagieren. Ihr Leben lang stiftete sie jährlich Summen zwischen 150.000 und 180.000 Dollar für die Worcester Foundation und bedachte das Institut in ihrem Testament mit einer Million. So ebnete sie mit ihrem Geld der Pille den Weg. Kein einziger staatlicher Dollar hat zur Entwicklung dessen beigetragen, was man mit Recht als die revolutionärste pharmazeutische Erfindung dieses Jahrhunderts bezeichnen darf.
Der Enthusiasmus der beiden alten Feministinnen für ein Verhütungsmittel, das »wie ein Aspirin zu schlucken« wäre, fand keine Gegenliebe bei der Gesellschaft für Familienplanung in New York. Vor allem Sanger war empört, weil es der Organisation offenbar in erster

Linie auf die 15 Prozent aller Spendenmittel ankam, aus denen sie ihre Zentrale finanzierte. Sanger ärgerte sich auch über das kühle Desinteresse, das PPFA-Direktor William Vogt für Pincus' Arbeit zeigte. Er hielt es nicht einmal für nötig, einen Besuch in Worcester zu machen. Wenn sie in der New Yorker Zentrale anrief, hörte sie nur »zusammenhangloses Geschwätz« statt visionärer Pläne. Und McCormick berichtete ihr brieflich, wie brüskiert und enttäuscht sie sich gefühlt habe, als Paul Henshaw, der Teilzeitbeauftragte für Wissenschaft in der Zentrale, sich gerade einmal »erbot, mir die Büros zu zeigen, die – wie Mr. Vogt meinte – zu eng geworden wären. Sah mir also zwei oder drei kleine Zimmer an, wurde zwei Bürodamen vorgestellt und verabschiedete mich dann ... Mir scheint, daß niemand dort ... wirklich daran interessiert ist, ein orales Verhütungsmittel zu finden, und daß es ein Fehler von mir war, dies einmal anzunehmen.« Und so geschah es, daß Anfang der 50er Jahre zwei eminent politisch engagierte Frauen selbst einen Wissenschaftler beauftragten, dieses perfekte Verhütungsmittel, das sie sich vorstellten, aus dem Hut zu zaubern. Weder Margaret Sanger noch Katharine McCormick hatten eine Ahnung, wo Pincus mit der Suche beginnen sollte. Er aber kannte die Stelle, wo er anfangen mußte. Es gab einen Mann, der zuletzt in oder bei Mexico City gemeldet gewesen und seither spurlos aus der Welt der Wissenschaft verschwunden war, und diesen Mann wollte Pincus jetzt finden.

Warten

Vergib mir, o Herr, meine kleinen Scherze mit Dir,
und ich vergebe Dir Deinen großen Scherz mit mir.
Robert Frost

Schon lange bevor Margaret Sanger ihren Vater am Sarg ihrer Mutter brüskiert hatte, hatten Frauen nach einem Mittel gesucht, das ihnen selbst die Entscheidung überließ, schwanger zu werden oder nicht. Nicht erst seit hundert oder zweihundert Jahren, sondern seit Menschengedenken suchten Frauen nach einem Ausweg vor dem großen Streich, den das Schicksal ihnen spielte: der stets drohenden Konsequenz ihrer natürlichen Veranlagung, Kinder zu gebären, gleich ob eine Frau dies zu einem bestimmten Zeitpunkt ihres Lebens wünschte oder nicht.

Bevor es Wissenschaft gab, gab es Magie, die – oft im Gewand der Religion – wir nur so weit zurückverfolgen können, wie Schriftzeichen sich auf Papier erhalten haben.

Plinius (23–79 n. Chr.), der im alten Rom seine *Naturalis historia* verfaßte, wußte als Antwort auf jenes zeitlose Sehnen nur die erste dem Menschen bekannte, ebenso zuverlässige wie beharrlich abgelehnte Methode der Empfängnisverhütung: nämlich völlige Enthaltsamkeit. Zumindest für Männer garantierte er ein sicheres Mittel, sie anzuwenden: »Wenn ein Mann sein Wasser auf den Urin einer Hündin abschlägt, so wird er Abscheu empfinden vor dem Beischlaf.« Dreizehn Jahrhunderte später verschrieb Ibn al Baytar muslimischen Frauen ein ähnliches Rezept: »Eine Frau, die ihren Urin in den Urin eines Wolfes mischt, wird kein Kind mehr empfangen.« Der griechische Arzt Dioskurides empfahl im 1. Jahrhundert n. Chr. als Verhütungsmittel: »Das Menstruationsblut einer Frau vermag eine Empfängnis zu verhüten, falls beide sich damit einreiben.«

Die Rezepturen waren ebenso einfallsreich wie abstoßend. Im 6. Jahrhundert n. Chr. empfahl der gelehrte Arzt Aetius von Amida in seiner Zusammenfassung des damaligen Heilwissens, *Iatrica*, die Frau solle sich Katzenleber in einer Phiole an den linken Fuß binden oder aber die Hoden eines Katers in einem Schlauch am Nabel tragen. Andere Ratschläge waren, den Zahn eines Kindes als Amulett über dem Anus zu tragen oder die Samenkapseln des Bilsenkrauts, eingeweicht in die Milch einer Stute, die ein Maultierfohlen säugt, und eingewickelt in Hirschleder, am linken Arm zu befestigen und besonders darauf zu achten, daß sie das Palliativ nicht fallen lasse.

Albertus Magnus, der im 13. Jahrhundert als Bischof in Italien wirkte und zwei Enzyklopädien verfaßte, war auch der Lehrer des hl. Thomas von Aquin, auf den das katholische Dogma von der sündhaften Empfängnis zurückgeht. Bevor auch Albert sich dieser asketischen Strömung anschloß, wußte er manchen Rat, wie eine Schwangerschaft sich zeitweilig oder gar auf Dauer vermeiden ließe. »Die Weisen des Altertums sagten, daß eine Frau, die sich den Finger sowie den Anus eines toten Feten an den Hals hängt, kein Kind empfangen wird, solange diese sich dort befinden. Auch wird gesagt, man solle einem weiblichen Wiesel das Bein abschneiden, das Tier aber leben lassen und dieses Bein einer Frau an den Hals binden, und sie wird nicht empfangen, solange sie es dort trägt; wenn sie es aber abnimmt, wird sie schwanger werden. Wenn man die zwei Testikel von einem Wiesel nimmt und sie einhüllt in einen Lappen und am Schenkel einer Frau befestigt, die auch den Knochen eines Wiesels am Leibe trägt, so wird sie kein Kind empfangen.«

Im Mittelalter empfahl eine Legende den Frauen Europas, dreimal einem Frosch in das Maul zu spucken, um eine Schwangerschaft zu

vermeiden. Ein anderer Ratschlag war so schlicht wie einfach zu befolgen: Die betreffende Frau brauchte nur an das Grab ihrer Schwester zu treten und dreimal auszurufen: »Ich will kein Kind mehr.«
Die marokkanische Volksmedizin kannte da eine kompliziertere Variante, die Westermarck in *Ritual and Belief in Morocco* überliefert: Eine Frau, die nicht schwanger werden wolle, solle nach einem Begräbnis, wenn alle anderen Trauergäste gegangen sind, auf dem Friedhof verweilen und »dreimal über das Grab hinwegschreiten; doch alle Schritte müssen in die gleiche Richtung getan werden, denn ein Schritt rückwärts würde die Wirkung der früheren Schritte aufheben«. Es gab auch die Vorstellung, daß das Wasser, mit dem ein Leichnam gewaschen wurde, eine Frau unfruchtbar mache, wenn sie es trank.
Wenn bei den mittelalterlichen Serben eine Frau auf dem Weg zu ihrer Hochzeit so etwas wie Familienplanung im Sinn hatte, brauchte sie nur zu überlegen, wie viele Jahre sie von Kindersegen verschont bleiben wollte; den Rest der Fahrt in der Kutsche sollte sie sich auf die nämliche Zahl von Fingern setzen. Falls diese meist zuverlässige Methode einmal versagte, sollte sie dieselbe Zahl von Fingern ins Badewasser ihres ersten Kindes tauchen.

Seit unvordenklichen Zeiten haben Frauen und Männer, die selbst den Zeitpunkt einer Schwangerschaft bestimmen wollten, nach Mitteln gesucht, die zuverlässiger wären als Magie. Einige der ältesten Rezepte sind von dem chinesischen Kaiser Shen Nung überliefert, der von 2737 bis 2696 v. Chr. gelebt haben soll. Nun war seit jeher die größte Sorge chinesicher Männer, nach Möglichkeit Söhne zu zeugen. (Daher die einfachste Art der »Verhütung« unerwünschten Nachwuchses in China und anderen fernöstlichen Kulturen: Mädchen nach der Geburt zu töten.) Der beste Weg zu mehr Söhnen führte natürlich über mehr Schwangerschaften. Weil damals die Ansicht herrschte, daß der Samenvorrat eines Mannes begrenzt sei und die *Yin*-Essenz der Frau (ihr Vaginalsekret) die *Yang*-Essenz des Mannes (seinen Samen) stärke, suchten die Männer paradoxerweise die Wahrscheinlichkeit einer Schwangerschaft zu erhöhen, indem sie

diese erst einmal verhinderten: Schlief ein Mann mit möglichst vielen Frauen, *ohne zu ejakulieren,* so stärkte dies die Kraft seines Samens.
In einer Handschrift aus der Zeit der Ming-Dynastie ist der »Lebensstrom« abgebildet, der aus der Praxis der zurückgehaltenen Ejakulation hervorgeht. Über das Rückenmark wandert der Samen des Mannes zurück zum Gehirn. Solch eine Rückkehr der Lebenskraft könne der Mann erzielen, indem er kurz vor einem Erguß seine Hoden umklammere. Eine anderes Rezept des Kaisers Shen Nung verlangte von Männern, »tausendmal mit den Zähnen zu knirschen und neunmal nach jeder Folge von neun Streichen innezuhalten« und sich dabei vorzustellen, daß die Frau furchtbar häßlich sei. (Oder aber, der Mann legte den Finger auf seinen *P'ing*-Punkt, knapp oberhalb seiner rechten Brustwarze.) Verschiedene Richtungen des Buddhismus und Hinduismus lehrten, ein Mann könne sich mit der Gottheit vereinigen, wenn er seinen Samen, statt ihn zu vergeuden, zum Gehirn zurückkehren ließ.
Die Technik der zurückgehaltenen Ejakulation bezeichnen wir heute als *Koitus reservatus* – nicht zu verwechseln mit dem *Koitus interruptus* oder Rückzug vor der Ejakulation.
Diese bekannteste und altehrwürdigste aller Verhütungstechniken ist schon in der Bibel erwähnt und noch heute weit verbreitet. Der erste Anhänger dieser Praxis war bekanntlich Onan, den sein Problem zum Sünder machte: »Da sprach Juda zu Onan: Gehe zu deines toten Bruders Weib und nimm sie zur Ehe, daß du deinem Bruder Samen erweckest. Da aber Onan wußte, daß der Same sein eigen nicht sein sollte, wenn er einging zu seines Bruders Weib, ließ er's auf die Erde fallen und verderbte es, auf daß er seinem Bruder nicht Samen gäbe. Da gefiel dem Herrn übel, was er tat, und er tötete ihn auch.«
Was aber war in Gottes Augen daran so übel? Die seit Jahrhunderten geläufige Erklärung, von Thomas von Aquin als erstem in Umlauf gebracht, besagt, solches »Fallenlassen« des Samens sei Masturbation. In seiner *Summa contra gentiles* schreibt Thomas: »Es ist wider das Heil des Menschen, den Samen auf solche Weise zu entleeren, daß keine Zeugung erfolgen kann; wenn dies mit Absicht geschieht, muß

es eine Sünde genannt werden.« Jahrhundertelang verurteilten denn auch Rabbiner den Rückzug als ein »Pflügen im Garten und Säen auf dem Dunghaufen«.

Erst viel später setzte sich die Erkenntnis durch, daß eine Schwangerschaft die Gesundheit einer Frau gefährden konnte. Rabbiner und Kleriker mäßigten ihre Verdammungsurteile und duldeten schließlich den »Rückzug« oder erlaubten es, mit dem plastischen Wort des Rabbi Elieser, »innen zu dreschen und außen zu worfeln«.

Robert Dale Owen, der in New Harmony, Indiana, eine »Ideale Gemeinschaft« gegründet hatte, veröffentlichte 1831 seine *Moral Physiology* und empfahl freimütig eine Begrenzung der Kinderzahl mittels Rückzugpraxis und Vaginalschwamm. Er wußte allerdings, daß er sich den »Zorn der Selbstgerechten« zuziehen würde, die »Mißverständnisse der Heuchler«, sogar den »Tadel der ehrlichen, aber voreingenommenen Leute«. Er sollte recht behalten. Ein Redakteur aus Boston empörte sich gegen sein »schmutziges, widerliches und obszönes Buch, voll von Aussagen, die sogar für Bewohnerinnen eines Bordells eine Schande wären«.

Der Rückzug als Verhütungstechnik blieb allerdings unbefriedigend, nicht nur für jene, die ihn praktizierten. George Drysdale, der schon im England des 19. Jahrhunderts eine Geburtenkontrolle befürwortet hatte und dessen Schriften auch Margaret Sanger beeinflußten, führte »nervöse Störungen«, »sexuelle Entkräftung« und »Blutandrang« bei Männern auf diesen Usus zurück. Eliza Duffey, eine Zeitgenossin Drysdales in Amerika, behauptete, der Koitus interruptus könne Entzündungen, Krebs und Geschwüre an der Gebärmutter verursachen. Der Mediziner David Booth forderte 1906 eine Patientin auf, ihre Gefühle nach dem Koitus interruptus zu schildern. Sie fühle sich, sagte sie, »als ob sie niesen müsse und nicht könne«.

Zurückhaltung und Rückzug verlangen dem Mann einige Disziplin und Verantwortung ab. Doch seit Jahrhunderten galt die Suche einem probaten Mittel, das der Frau die Verantwortung überlassen sollte.

Hippokrates (460–377 v. Chr.), der berühmteste Arzt der Antike, schrieb in *Das Wesen der Frauen*: »Wenn eine Frau nicht empfangen will, mache sie es sich zur Gewohnheit, nach dem Beischlaf den Samen herausfallen zu lassen, so sie dies wünscht.« Soranus aus Ephesus, der 98 bis 138 n. Chr. als Arzt in Rom wirkte und sein medizinisches Wissen in vierzig Abhandlungen hinterließ, gab in seiner Schrift *Über Frauenkrankheiten* konkrete klinische Anweisungen: »Die Frau soll in dem Augenblick des Koitus, da der Mann seinen Samen ausstößt, den Atem anhalten und ihren Körper zurückziehen, so daß der Same nicht in den *Os uteri* eindringen kann; dann soll sie aufstehen, eine hockende Stellung einnehmen und sich zwingen zu niesen.«

Ein Jahrtausend später wiederholte Rhases (Abu Bekr al-Rasi), der bedeutendste und gelehrteste aller islamischen Ärzte, den Ratschlag des Soranus mit mehr Bestimmtheit: »Sogleich nach der Ejakulation sollen beide sich trennen, die Frau soll abrupt aufstehen, mehrmals niesen, durch die Nase ausatmen und mit lauter Stimme schreien. Auch soll sie sieben oder neun Schritte heftig rückwärts springen.« Desgleichen empfahl er der Frau, mit dem Daumen auf ihren Nabel zu drücken, um den Samen aus der Scheide auszustoßen.

Viele Jahrhunderte lang haben gelehrte Ärzte und Hebammen die Frauen tatsächlich getäuscht: Sie rieten ihnen, den Beischlaf auf den Menstruationszyklus abzustimmen – eine Frühform der »vatikanischen« Rhythmusmethode, allerdings gerade verkehrtherum. Seit den Schriften des großen Soranus im 2. Jahrhundert wurden die Frauen auf diese Weise geradezu in die sichere Schwangerschaft getrieben, denn er empfahl ihnen: »In Fällen, wo es ratsam erscheint, eine Empfängnis zu vermeiden, sollten die Leute sich des Verkehrs enthalten ... genau in der Zeit vor und nach der Periode.«

Im alten China schrieb Tung Hsuan, allerdings nur im Blick auf die Männer, in seinen *Erzählungen aus dem Schlafzimmer*: »Jeder Mann, der sich Kinder wünscht, sollte warten, bis die Frau ihre Menstruationsblutung gehabt hat. Wenn er ihr dann am ersten oder dritten Tag danach beiwohnt, wird er einen Sohn bekommen. Am vierten oder fünften Tag danach wird er ein Mädchen zeugen. Nach dem fünften Tag ist der Samenerguß während des Beischlafs nur eine Verschwendung des Samens, die keinem Zweck dient.«

Außer Magie, Kindermord und zeitlichen Rechnereien haben die Menschen auch physische Schranken zur Verhütung einer Empfängnis entdeckt. Das *Pessar*, das, möglicherweise auch unter Verwendung spermizider Chemikalien, in die Vagina eingeführt wird, um zu verhindern, daß das Sperma die Eizelle erreicht, war schon bei Naturvölkern und in der Antike bekannt. Frauen vom Stamm der Atchinesen auf Sumatra kneteten einfache Pfropfen aus dort vorkommenden Pflanzen – als hätten sie chemische Kenntnisse gehabt. Wie wir heute wissen, waren die verwendeten Pflanzen reich an Gerbsäure, die eine keimtötende Wirkung hat. Dies war also eine Vorform der modernen Methode von Pessar und Gel. Ähnliche Säuren erklären möglicherweise auch die Wirkung des – 1850 v. Chr. von den Ägyptern auf Papyrus verewigten – Rezepts zur Herstellung von Pessaren aus getrocknetem Kameldung; ein Rezept, das auch den Griechen im dritten Jahrhundert v. Chr. bekannt war. Auf einem anderen Papyrus, 1550 v. Chr. datiert, ist die Empfehlung festgehalten, Akazientriebe (Gummi arabikum) mit Honig und feuchter Watte vermischt in die Scheide einzuführen. Die Sprossen des Akazienstrauchs setzen bei Fermentierung Milchsäure frei, die auch in heutigen Verhütungsgelen enthalten ist.
Ein anderer Stamm auf Sumatra, die Karo-Battak, erfanden kleine Opiumkugeln als Zeugungsschranke. Bei Eingeborenen in Westafrika wurden zerriebene Wurzeln verwendet, bei Stämmen Zentralafrikas zerhacktes Gras und zerpflückte Lappen. Auf den Osterinseln führten sich die Frauen Büschel von Seetang ein. Mit Mull vermischt, bildete dies offenbar eine wirksame physische Barriere.
Giacomo Casanova (1725–1798) erzählt in seiner *Geschichte meines Lebens*, daß er den Damen seines Herzens mitunter kostbare kleine Goldkugeln in die Vagina einführte. Sie wogen genau sechzig Gramm, hatten einen Durchmesser von 18 Millimetern und waren bei einem Goldschmied in Genf zum horrenden Preis von sechs Quadrupeln das Stück zu beziehen. Auch einen Vorläufer des modernen Portiopessars hatte Casanova erfunden. Er schnitt eine Zitrone entzwei und preßte den Saft aus, nicht etwa wegen der spermiziden Eigenschaften der Säure, sondern um die Schalen als Diaphragma zu benutzen.

Um 1830 hatte ein Deutscher, Dr. Friedrich Wilde, eine kleine Kappe erfunden, die exakt auf den Muttermund paßte und dort belassen wurde, bis die Monatsblutung der Betreffenden bevorstand. Das Wilde-Käppchen wurde nicht sehr populär, aber ein halbes Jahrhundert später gab es ein größeres Exemplar, wie wir es heute als Pessar kennen. Auch dieses hatte ein Deutscher erfunden, Dr. Wilhelm Mensinga, aber bekannt wurde es erst ab 1882, als Aletta Jacobs es in der ersten Verhütungsklinik der Welt, in Holland, einführte. Daher hieß es bei den Engländern *Dutch Cap*, Holländerkappe.
Das erste amerikanische Pessar wurde von J. B. Beers am 28. August 1846 unter der Nummer 4729 als Patent angemeldet. Laut Patentschrift handelte es sich um eine Vorrichtung zur Empfängnisverhütung, einen »gebogenen Ring, über ein Federgelenk mit einem Griff verbunden«. Das technikfreundliche 19. Jahrhundert war so einfallsreich bei der Suche nach einem funktionierenden Schutz vor Empfängnis, daß ein früher Medizinkritiker, W. D. Buck, schon 1866 »solche massierten Angriffe auf den Uterus« beklagte. »In den *Transactions of the National Medical Association* sind für das Jahr 1864 allein 123 Arten von Pessaren aufgelistet, in jeder Spielart, von simplen Pfropfen bis zu raffinierten Apparaturen, die nur mit komplizierten Ringsystemen funktionieren. Die Skizzen sehen aus wie Pläne von Turbinenrädern ... Pessare können nützlich sein, so meine ich, doch es gibt mehr davon als nötig. Es ist empörend, daß der Schoß unserer Frauen mit solchem Schnickschnack angefüllt wird, wie ein chinesischer Souvenirladen.«

Aristoteles hat wohl als erster eine Empfängnisverhütung mit Hilfe chemischer Substanzen empfohlen, die in der Natur vorkommen. In seiner *Historia animalium* gab er den Rat, wenn eine Frau Schwangerschaft vermeiden wolle, dann solle sie »jenen Teil der Gebärmutter, auf den der Samen fällt, mit Zedernöl einreiben, oder mit Bleisalbe, oder mit in Öl aufgelöstem Weihrauch«. Plinius rät in seiner *Naturalis historia* zur Anwendung natürlicher Substanzen, um Schwangerschaft zu verhüten. Allerdings seien sie nicht anzuwenden, um den männlichen Samen abzutöten oder die Fruchtbarkeit der

Frau zu blockieren, sondern um Abscheu vor dem Geschlechtsverkehr zu wecken – ein Motiv, das mit der Ausbreitung des Christentums seine Befürworter fand. Plinius beruft sich auf Osthanes und schreibt, daß eine Frau, »die ihre Lenden mit dem Blut von Zecken einreibt, die aus dem Fell eines wilden schwarzen Stiers geklaubt wurden, eine tiefe Abneigung gegen den Geschlechtsverkehr fassen« wird.

Im 4. Jahrhundert n. Chr. war es ein griechischer Arzt, der zum erstenmal den Männern empfahl, chemische Substanzen anzuwenden. Oribasius schreibt in seiner Sammlung medizinischer Schriften *(Synagoge iatrike)*: »Wenn der Mann vor dem Beischlaf etwas unternehmen will, um eine Empfängnis zu verhüten, so reibe er sein männliches Glied mit dem Saft des Hahnenkopf ein.« Wenn es aber für solche Verhütungsmethoden zu spät war, lag die Verantwortung wieder bei der Frau: »Nach dem Beischlaf können die Blüten der Kohlpflanze verhindern, daß der Same haftet.«

Im 6. Jahrhundert war es wieder ein Grieche, Aetius von Amida, der den Männern empfahl, ihren Penis mit adstringierenden Lösungen einzureiben, zum Beispiel mit Alaun oder dem mit Essig versetzten Saft von Granatäpfeln oder Galläpfeln. Auch mag »der Mann sein Geschlechtsteil mit Salzlake waschen, und er wird keine Frucht davontragen«.

Der Essig, den Aetius in seinem Rezept empfahl, sollte viel später als wirksames Spermizid zu Ehren kommen. Dreizehn Jahrhunderte vergingen, bis er als Vaginalspülung wiederentdeckt und vor allem bei den Franzosen gebräuchlich wurde.

Die islamischen Ärzte waren überaus einfallsreich im Zusammenstellen von Rezepturen aus natürlichen Substanzen. So verschrieb Rhases im 9. Jahrhundert mindestens siebzehn solcher Verhütungsmittel, die Ingredienzen enthielten wie Kohl, Teer, Ochsengalle, tierisches Ohrenschmalz oder Kalk. Im 11. Jahrhundert empfahl Avicenna den Frauen, »sorgfältig Pech in die Scheide zu streichen und auch das Glied des Mannes damit einzureiben«.

Lange bevor Margaret Sanger von einem Verhütungsmittel träumte, das »wie Aspirin zu schlucken« wäre, gab es Verhütungsmittel, die in der Natur zu finden und oral einzunehmen waren. Manchmal waren es einfache Dinge wie Tees oder Aufgüsse. Plinius, immer ein Anwalt der Enthaltsamkeit, kannte auch Tränke, die es den Frauen ermöglichen sollten, »ihre Lust zu zügeln, indem sie sich einen Aufguß aus Weidenblättern brauen«. Den Männern empfahl er: »Ein wirksames Mittel ist zu gewinnen aus den Krallen des Luchs, die zusammen mit der Haut des Tieres zu Asche verbrannt werden. Diese Asche, einem Trank beigegeben, hat die Wirkung, widrige Gelüste der Männer zu mäßigen.« Wenn aber »widrige Gelüste« eine Frau bedrängten, sollte sie einen Aufguß aus Pfefferminze und Petersilie trinken, der den empfangenen Samen »gerinnen« ließe.

Sechzig Jahre vor Russell Marker wußte ein gewisser D. Blyth, mit einer ärztlichen Expedition der britischen Regierung um 1880 nach Fidschi entsandt, von einem beliebten Verhütungsmittel, das dort auf den Inseln aus Wurzeln und Baumrinde zubereitet wurde. »Die Frauen von Fidschi haben eine entschiedene Abneigung gegen allzu viele Kinder. Sie schämen sich zu häufiger Schwangerschaften, weil sie überzeugt sind, daß zu viele Kinder sie zum Gespött der Gemeinschaft machen. Um Schwangerschaft zu vermeiden, bereiten die Frauen ein Mittel aus Blättern und Wurzeln des Roqa- und des Samalo-Baumes, wobei sie die Wurzeln entrinden und schaben. Schnitzel und Blätter werden in kaltem Wasser eingeweicht, das die Frau nach dem Abgießen trinkt.« In neuerer Zeit, 1927, berichtete der Anthropologe Pitt Rivers von Missionaren, die von den australasischen Inseln zurückkehrten und dort erlebt hatten, wie ein »geheimnisvolles Verhütungsmittel von unverheirateten Mädchen verwendet wurde. Sie nahmen Kräuter und Wurzeln von dort verbreiteten Pflanzen, die sie mit allen möglichen magischen Substanzen vermischten, wie Spinneneiern, Schlangenhäuten usw. Daraus brauten sich die Mädchen einen Aufguß, den sie in eben dieser Absicht tranken. Ich selbst habe solche Rezepte von melanesischen und Papua-Zauberern und von alten Frauen gesammelt.«

In alten Zeiten glaubte man auch, ein oral anzuwendendes Mittel zur

Empfängnisverhütung aus dem bescheidenen Maultier gewinnen zu können, dem Abkömmling einer Pferdestute und eines Eselshengstes, der bekanntlich steril ist. So empfahl Dioskurides, die Nieren des Maultiers zu verzehren. Solanus dagegen, skeptisch wie immer, beließ es bei einer Andeutung, daß »manche glauben«, die Gebärmutter eines weiblichen Maultiers würde der Frau, die sie verzehrt, Unfruchtbarkeit bescheren. Eindeutiger drückte sich Aetius aus: »Die Hoden kastrierter Maultiere, zu Asche verbrannt und in einem Sud von Weidenblättern aufgelöst, verhüten die Zeugung.« Dies war natürlich ein Ratschlag an die Adresse der Männer. Den Frauen empfahl er »einen Aufguß aus Weidenrinde mit Honig darin, um den bitteren Geschmack zu mildern«.
Ein chinesischer Ratgeber aus dem 7. Jahrhundert n. Chr., die *Tausend goldenen Rezepte*, gab Frauen den Rat: »Mische Quecksilber in Öl und erhitze dies einen Tag lang in einem Tiegel. Nimm davon ein Korn von der Größe eines Jujuba-Samens auf nüchternen Magen. Dies wird dich für immer vor Schwangerschaft bewahren.«

Seit Menschen ihre Hoffnung auf orale Verhütungsmittel setzten, versuchten sie es – gleichsam in Vorwegnahme späterer Erkenntnisse – mit Tränken, die Metallspuren in gelöster Form enthielten. Soranus berichtet im 2. Jahrhundert, in seiner Schrift *Über Frauenkrankheiten*, von einem weitverbreiteten Glauben, daß »Wasser aus dem Bottich, in welchem der Schmied das glühende Eisen löscht, Unfruchtbarkeit bewirkt, wenn es regelmäßig getrunken wird«. Im 6. Jahrhundert gab Aetius von Amida präzisere Anweisungen: »Kupferwasser, in dem das Erz gelöscht wurde, verhütet Empfängnis, wenn Frauen es regelmäßig, und insbesondere nach der Menstruation trinken.« An diese Wirkung glaubte man noch im 13. Jahrhundert, denn Arnaldus von Villanova, der in Paris, Rom und Barcelona als Arzt praktizierte, erklärt: »Wenn eine Frau drei Tage nacheinander morgens zwei *Minas* von dem Wasser trinkt, in dem der Schmied seine Zangen löscht, wird sie für immer unfruchtbar bleiben.« Sechshundert Jahre später, 1886, berichtet ein Dr. Fossil, daß Frauen im Osten Österreichs, um Schwangerschaft zu verhüten, nach ihrer Regelblutung von dem Löschwasser der Schmiede tranken. Noch 1914 gab ein besorgter Zeuge in England der National Birth Rate Commission zu Protokoll, daß die Arbeiterfrauen von Sally Oak, nicht weit von den Eisenhütten Birminghams entfernt, »Wasser trinken, in welchem sie Kupfermünzen kochten«.

Anscheinend hatten die Frauen einen Sachverhalt entdeckt, der erst in neuerer Zeit wissenschaftliche Bestätigung gefunden hat. Kupfer ist nämlich der aktive Wirkstoff, der in modernen Intrauterinpessaren verwendet wird.

Das uralte Streben, Sex von der Schwangerschaft zu trennen, ist mit der Erfindung des Kondoms, so könnte man sagen, in sein modernes Stadium eingetreten.

Die zotige britische Klatschpostille *The Tatler* informierte 1709 ihre geschätzten Leser, daß es ein Stammgast in Will's Kaffeehaus gewesen sei, der eine sinnreiche Vorrichtung erfand, um Männer vor den Folgen ihrer Lust zu bewahren: »Ein Gentleman, der in jenem Hause verkehrt ..., hat sich jüngst den Neid der Ärzteschaft zugezogen. Mit seiner Erfindung einer Maschine, welche die Folgen amouröser Abenteuer abzuwenden vermag, hat er viel Sorgfalt und Eifer darauf verwandt, die Erwähnung seines Names zu einer Schande zu machen. Weil dieses ehrenwerte Mitglied des Commonwealth«, so das Klatschblatt weiter, »seiner Maschine seinen eigenen Namen gegeben hat, wäre es anrüchig, hier mehr von ihm zu berichten.«

Die Legende besagt, es habe sich bei diesem »ehrenwerten Gentleman« um jenen Dr. Condom gehandelt, der König Karl II. als Leibarzt diente und den Auftrag hatte, die illegitime Nachkommenschaft seines Herrn zu begrenzen. (Ein Auftrag, den Dr. Condom nicht allzu erfolgreich erfüllte. Karl soll 14 Bastarde anerkannt haben, und wer weiß, wie viele er übersah.)

Schon ein Jahr vor diesem amüsanten Zeitungsbericht erschien 1708 in England ein anonymes Gedicht, »Almonds for Parrots«, das den Ruhm des »unvergleichlichen Condon« verewigte, der gepriesen sei, »solange der Name Condon besteht«. Dieser Spottvers handelte von Leuten, die auf öffentlichen Plätzen, wie St. James Park und Spring

Garden, Kondome verkauften – allerdings nur zum Schutz vor Ansteckung und ohne Hinweis auf deren Brauchbarkeit als Verhütungsmittel. Und White Kennett, Sohn eines Bischofs von Peterborough und später selbst Geistlicher, verfaßte 1720 ein Loblied auf das Kondom, das die Frauen »vor dickem Bauch und schreienden Bälgern schützt«.

Auch ein siebzehnjähriger Junge, der später als Philosoph berühmt werden und sich auch mit Bevölkerungsfragen befassen sollte, John Stuart Mill, lief Anfang des 19. Jahrhunderts durch die Straßen von London und verteilte die »teuflischen Flugblätter« eines gewissen Francis Place, seines Zeichens Sattler und Reithosenmacher (und Vater von fünfzehn Kindern), der sich für die Armen einsetzte und die Arbeiterschaft mit Hilfe der Geburtenregelung zu befreien trachtete. Unter dem Titel »An die Eheleute beiderlei Geschlechts« erläuterten diese Flugschriften den rechten Gebrauch eines Verhütungsschwämmchens.

Von dem Schwamm hatte Place vermutlich aus Frankreich erfahren. Nun versuchte er seine britischen Landsleute für dieses Mittel zu gewinnen, denn es sei billig zu beschaffen und »gewiß erfolgreich in diesem Land, da es den Frauen obliegt, es anzuwenden«. Das Schwämmchen, so konnte man lesen, »mißt einen Zoll im Quadrat und wird vor dem Geschlechtsverkehr in die Vagina eingeführt, um später an einem doppelt geschlungenen Faden oder einem daran befestigten Bändchen herausgezogen zu werden«. Es sei völlig unschädlich und behindere nicht den Genuß der Partner. Auch solle der Schwamm wohl in feuchtem Zustand benutzt und, falls genehm, vor Gebrauch angewärmt werden.

Diese Handzettel für »Eheleute beiderlei Geschlechts« gab es in zwei Versionen, jeweils abgestimmt auf die Mentalität der verschiedenen sozialen Schichten. In der einen Version, an »Eheleute beiderlei Geschlechts aus den höheren Ständen«, wurden Leserinnen und Leser der Oberschicht beruhigt, daß der Schwamm eine leicht anwendbare, einfache, saubere und keineswegs abstoßende Methode sei. In der anderen, an »Eheleute beiderlei Geschlechts aus der Arbeiterklasse«, wurden in paternalistischem Ton die ökonomischen Vorteile einer akzeptablen Verhütungsmethode erläutert: »Sobald die Zahl der Beschäftigten in einem Handwerk oder einer Manufaktur über Jahre hin steigt, werden die Löhne sinken, und der Arbeiter ist kaum mehr als ein Sklave. Bedenkt also, ihr Leute, daß diese Botschaft nur euer Wohl bezweckt.«

Allerdings fand Place mit seinem Schwamm bei den ärmeren Schichten keine Gegenliebe. Ein Artikel im *Trades' Newspaper and Mechanics' Weekly Journal* begrüßte zwar sein hochgesinntes Motiv, verurteilte aber seine politökonomischen Lehren: »Wenn gewisse Praktiken, die zur Bevölkerungsregulierung dieses Landes empfohlen werden, auch als Frucht einer vernünftigen Ökonomie erscheinen mögen, so sind sie in Wahrheit doch ein verabscheuenswertes Übel.«

Und ein Gentleman, der seine Zuschrift mit I.C.H. unterzeichnete, machte Place darauf aufmerksam, daß sein Schwamm eine gefährliche Methode der Verhütung sei, denn »oft ist der Orgasmus so heftig, daß jegliche Substanz in die Gebärmutter hineingesaugt wird, so gierig wie der Fisch nach dem Köder schnappt«. Richard Carlile aber, der 1826 sein *Every Woman's Book* veröffentlichte, pries den Schwamm als Mittel der Wahl bei den »Damen der zivilisierteren Teile des Kontinents Europa und auch des Adels in England. Der Verfasser dieser Zeilen rühmt sich, eine britische Herzogin zu kennen, die niemals einer Einladung zum Dinner folgt, ohne sich mit dem Schwamm zu wappnen. Die Damen Frankreichs und Italiens tragen ihn an einem Bande um die Hüfte und haben ihn stets zur Hand.«

Charles Knowlton war als junger Arzt in Massachusetts zu der Überzeugung gelangt, daß viele Krankheiten, an denen seine ärmeren Patientinnen litten, von der Last zu vieler Kinder herrührten. Darum stellte er 1832 der Welt eine von ihm erfundene Spritze vor, die in weiten Kreisen Verwendung fand. Dieses Gerät, das unmittelbar nach der Ejakulation zu benutzen war (auch wenn ein »Verzug von fünf Minuten« nicht schädlich wäre), bestand aus einem glatten Metallzylinder und einem mit Hanf oder Flachs abgedichteten Kolben. Die Frau sollte eine (nicht näher erläuterte) Position einnehmen, wie »der gesunde Menschenverstand sie ihr gebietet«, und eine der folgenden Lösungen einspritzen: »Alaun« (Kalium-Aluminiumsulfat, eine kristalline Verbindung), davon einen Klumpen »von der Größe einer Kastanie«, in einem Pint Wasser aufzulösen; oder Zinksulfat, einen »großen Fingerhut voll« einem Pint Wasser zugefügt; oder »zwei gestrichene Teelöffel üblicher Größe voll Eratus-Salz, versetzt mit einem Pint Wasser; oder vier bis fünf »Eßlöffel« guten Essigs, vermischt mit einem Pint Wasser; und schließlich vier bis fünf »Eßlöffel« flüssiges Natriumchlorid, einem Pint Wasser zugesetzt. Es spricht für Knowltons Zartgefühl, daß er empfahl, einen Schuß Spiritus zuzugeben, um die Flüssigkeit im Winter vor Vereisung zu bewahren, und daß er die Benutzerinnen seines Apparats ermahnte, ihn nicht in einem zu kalten Zimmer zu verwenden.

Beinahe ein Vierteljahrhundert später, 1856, schreibt Dr. William Alcott über die sinnvolle Erfindung Knowltons, sie sei »heute noch in vielen Teilen unseres Landes in Gebrauch und höchst beliebt«. Neuen Aufschwung gewann solche Beliebtheit dann um 1870, als ein Gummiwarenhändler namens Kendell zu einer Freiheitsstrafe verurteilt wurde, weil er ein Exemplar von Knowltons Spritze mit der Post versandt hatte. Als »Comstock-Spritze« wurde der Apparat dann bekannt, nach jenem Eiferer für Sittenstrenge, der Kendell ins Gefängnis brachte.

Zu allen Zeiten hatten Frauen nach einem Mittel gesucht, das ihnen das Los der Schwangerschaft ersparen würde; zu allen Zeiten hatten Ärzte und Heilkundige mit Rezepten experimentiert und Ratschläge erteilt. Und doch blieb die Ärzteschaft insgesamt meist zurückhaltend. Ende des 19. Jahrhunderts standen die Ärzte den Klerikern im Verdammen der Empfängnisverhütung kaum nach. Die traditionsreiche englische Medizinzeitschrift *Lancet* brachte 1887 den süffisanten Artikel eines Standeskollegen, der sich über den Handel mit Verhütungsmitteln und die Verbreitung von entsprechenden Informationen empörte. Moralische Entrüstung ergriff die Ärzteschaft:

> Dieser Skandal (d. h. Verhütung) zieht neuerdings so weite Kreise, daß er für anständige Menschen nicht mehr zu übersehen ist. Von

Sorge getrieben wie die meisten meiner Kollegen, ahnte ich ..., daß es seit Jahren einen gesetzwidrigen Handel mit Verhütungsmitteln gibt. Mitunter entdeckt man solche Informationen, arglistig eingeschmuggelt in Zeitungsannoncen, wo sie in unschuldiger Nachbarschaft von modischer Miederwäsche und einer neuen Marke Büchsenfleisch ins Auge fallen. Dann aber mußte ich erfahren, daß heute die Appotheke der Ort ist, wo solche Präparate und Instrumente feilgeboten werden – mit ausführlichen Gebrauchsanleitungen in einer Sprache, die an Deutlichkeit nichts zu wünschen übrigläßt ... Es werden Kataloge gedruckt für solche Artikel aller Art, ordentlich numeriert, und die Mittel sind in Klein- oder Großpackungen erhältlich. Handelsvertreter reisen durchs Land und führen ihre Musterkollektionen vor; und die Post liefert Bestellungen an jede Adresse. Eine Broschüre, zur häuslichen Lektüre empfohlen, ist als Dialog zwischen zwei Männern abgefaßt: Der eine ist reich und glücklich, dem anderen fehlt alles, bis auf eine zahlreiche Familie.

Dieses Thema, so werden Sie mir zugestehen, meine Herren, möchte ein anständiger Mann nicht einmal mit der Zange anfassen. Und zuversichtlich hege ich die Hoffnung, daß der ärztliche Berufsstand sich niemals, und sei es indirekt, mit diesen Dingen gemein machen wird. Solch ein Übel darf, falls es denn weiterbesteht, niemals ein Zweig der heilenden Kunst werden.

Als 1914 ein Buch mit dem Titel *The Misuse of Marriage* erschienen war, das zögernd den Beischlaf während der »sicheren Tage« zugestand, kommentierte der Bischof von Southwark: »Wollten wir mit dem Gedanken spielen, daß der Geschlechtsverkehr schließlich einem anderen Zweck diene als der Erzeugung von Nachkommenschaft, so würde damit, wie ich glaube, der Herabwürdigung einer Vereinigung von Mann und Frau überhaupt Tür und Tor geöffnet.« Als ein Zeitgenosse dagegen einwandte, daß Paare sich dann womöglich damit begnügen müßten, nur sechs- oder siebenmal im Lauf ihrer Ehe miteinander zu schlafen, erwiderte der Bischof ungerührt: »Nun, was wäre daran auszusetzen?«

Das Zeitalter industriell gefertigter und kommerziell vertriebener Artikel zur Verhütung von Schwangerschaft begann 1886 in England, als in *The Wife's Handbook* zu lesen war: »Ein Chemiker, Mr. W. J. Rendell, 26 Great Bath Street, London, hat neuerdings Chinin-Pessare erfunden, die sich auflösen. Sie sind für zwei Shilling das Dutzend zu kaufen. Diese Pessare enthalten nichts als Chinin und Kakaobutter, folglich auch nichts, was die Scheide der Frau oder das Organ des Mannes angreifen könnte. Allerdings sei betont, daß diese Pessare sich noch in der Erprobung befinden. Die Zeit wird erweisen, ob sie geeignet sind, zuverlässig eine Empfängnis zu verhüten.«

Tatsächlich erwies die Zeit, daß diese »Rendells«, wie sie in England genannt wurden, sich bis zum Zweiten Weltkrieg großer Beliebtheit erfreuten. Sie galten als leidlich zuverlässig, wenn auch etwas suspekt. Eine alte Dame in England, Madge Wicke, die auf ein langes Leben zurückblickt, erinnert sich an ihre Jugend vor dem Krieg: »Die Rendells kaufte man in Blechdosen, wie Hustenpastillen, kleine eiförmige Dinger. Es gab das Gerücht, daß ein gewisser Prozentsatz bereits mit Fehlern aus der Fabrik kam, weil die Regierung es so verlangte. Ein Krieg stand bevor, und man wollte die Bevölkerungszahl steigern. Ich weiß nicht, ob etwas daran war, aber das Gerücht war sehr weit verbreitet. Also haben die Leute zwei auf einmal genommen, nur für den Fall, daß eines ein Blindgänger war.«

Amerikanische Pharmahersteller, die aus dem Wunsch der Frauen, unerwartete Schwangerschaft zu vermeiden, ihren Profit schlagen wollten, waren natürlich bestrebt, moralischen Widerstand zu umgehen. Und so erfanden sie eines jener herrlich nebulösen Schlagworte, die zu Anfang unseres Jahrhunderts gang und gäbe waren – »Intimhygiene für die Frau«. Der Begriff ging anstandslos in die Umgangssprache ein – bis die kämpferische Zeitschrift *The American Marcury* im Juli 1950 einen Artikel von Grace Naismith brachte, betitelt »Der große Schwindel mit der Verhütung«.

Die Frauen seien sehr anfällig für Reklamesprüche wie »Intimhygiene«, hieß es da, »einem der bösartigsten Euphemismen, die sich das Big Business jemals hat einfallen lassen. Ein Großteil der Duschen, Pulver und Zäpfchen, die unter dem Sammelnamen ›Intimhy-

giene‹ auf den Markt geworfen werden, sind als Verhütungsmittel höchst unzuverlässig. Dabei behaupten die Hersteller, daß diese Präparate gar nicht als Verhütungsmittel verkauft werden. Gewiß doch nicht! Schließlich gibt es Gesetze, die Reklame für empfängnisverhütende Mittel verbieten – außer in medizinischen oder pharmazeutischen Fachzeitschriften. Zu welchem Zweck werden diese Dinge wohl angepriesen – zur Melodie von 1 Million Dollar jährlich?«
Wofür, das verriet im Juli 1933 in der Zeitschrift *McCall's* der hymnische Artikel aus der Feder eines »berühmten Pariser Frauenarztes«. Unter dem Titel »Ein Mann, eine Frau und ihre Ängste« hieß es da:

> Ohne die Beruhigung weiblicher Intimygiene können physische Unregelmäßigkeiten (diskreter Hinweis auf das Unaussprechliche, eine überfällige Periode) bei einer Ehefrau die Angst vor einer größeren Krise auslösen. Wenn aber diese vernichtenden Ängste in Abständen immer wiederkehren, wird auch die zauberhafteste und liebenswerteste Gattin sich in ein reizbares Nervenbündel verwandeln, ein Zerrbild ihrer selbst. Das ist furchtbar, nicht wahr? Es müßte aber nicht sein. Die richtige Technik ehelicher Hygiene kann, wenn verwantwortungsbewußt eingesetzt, Seelenfrieden schaffen, wo früher Angst regierte ... Und was ist die richtige Technik? Aus meiner ärztlichen Praxis kann ich »Lysol« nur empfehlen ...

Als größter Anbieter solcher Intimduschen verbreitete die Firma Lysol ihre Botschaft über das »Geheimnis« geradezu in jubelndem Ton: »Machen Sie doch das kleine Experiment. Bringen Sie auf die Zinken eines trockenen Kammes einen Wassertropfen auf. Er wird ein Tropfen bleiben. Tun Sie nun dasselbe mit Lysol. Selbst auf der trockensten Oberfläche breitet Lysol sich aus und dringt tief zwischen die Zinken des Kammes ein. Aufgrund seiner ungewöhnlichen Ausbreitungsfähigkeit vermag Lysol überall, auch in die winzigsten Spalten der Vagina, einzudringen.«
Hingegen berichteten die Ärzte Norman E. Himes und Abraham Stone 1951 in ihrem Buch *Planned Parenthood, A Practical Guide to*

Birth Control Methods von einer am Maternal Health Center in Newark, New Jersey, durchgeführten Studie: Von 507 Frauen, die Lysol zur Intimpflege gebrauchten, waren 250 schwanger geworden. Die beiden Ärzte erklären, daß Lysol, in konzentrierter Lösung ein starkes Gift, als Spermizid weniger wirksam sei als »viele einfache Hausmittel, etwa Zitronensaft oder Essig«.

1944 verbot die Federal Trade Commission in den USA eine Reihe von Produkten der Firma Zonite, weil diese in der Reklame indirekt als wirksame Verhütungsmittel angepriesen worden waren. Laut FTC wären diese Produkte »nicht als zuverlässige oder wirksame Verhütungsmittel zu betrachten, da nicht gewährleistet (sei), daß sie sämtliche Spermatozoen im urogenitalen Trakt zu erreichen vermögen«. Dieses Urteil schreckte die Herstellerfirma nur kurze Zeit. Dann änderte sie ihr Werbekonzept und sagte: »Wir wissen, daß es nicht immer möglich ist, alle Keime im Trakt zu erreichen. Aber Sie können sicher sein, daß Zonite jeden *erreichbaren* lebenden Keim abtötet.«

»In Wahrheit aber«, empörte sich Naismith, »brauchen die im Vaginaltrakt vorhandenen Keime gar nicht abgetötet zu werden. Nicht nur sind sie völlig unschädlich, sondern sie sind nützlich und lebenswichtig. Mit dem Wort ›Keim‹ wird subtil auf ›Sperma‹ angespielt. Es wird also unterstellt, daß diese Lösung das Sperma abtöte. Dies aber ist ein Irrtum. Tatsächlich ist sogar Wasser ein Spermizid.«

Worum es wirklich ging, verriet eine Annonce in der Apothekerzeitschrift *The American Druggist*: »Knacken auch Sie den Jackpot auf diesem 212-Millionen-Dollar-Markt. Propagieren Sie Zonite, und machen Sie schnelles Geld auf dem fruchtbaren Feld der weiblichen Intimhygiene.« Das Geschäft mit der Intimhygiene hat mehr als fünfhundert einschlägige Produkte – Tinkturen, Tabletten, Suppositorien und Pulver – auf den Markt gebracht. Eines dieser Pulver sollte mit einem Instrument, das wie eine Bazooka aussah, in die Scheide gepustet werden. Bis die American Food and Drug Administration ein Verbot aussprach, vertrieb derselbe Hersteller auch eine Spüldusche mit Ballontechnik, die die eingespritzte Flüssigkeit bis in den Uterus und die Ovarien drückte und dadurch oft Infektionen auslöste. Ein ähnliches Instrument diente dazu, ein keimtötendes Gel in die Vagina einzuspritzen, wobei es – wie Dr. Clarence Gamble, ein Pionier der Geburtenkontrolle und Mitglied eines Fachausschusses der American Medical Association für Geburtenregelung, im praktischen Versuch nachweisen konnte – mit so starkem Druck arbeitete, daß das Gel mit einer Geschwindigkeit von zwanzig Stundenkilometer zwei Meter hoch in die Luft geschleudert wurde. Bei einem solchen Druck bestünde Gefahr, daß das eingespritzte Gel in den Uterus eindringt.

Manchmal ließen auch Ärzte sich dazu verleiten, gefährliche Verhütungsmittel zu verschreiben – wahrscheinlich die Folge ihrer Befangenheit gegenüber der peinlichen Angelegenheit. So kamen unter anderem verschiedene Modelle von gabelförmigen Pessaren, Pfropfen und Ringen zu ärztlicher Empfehlung. Im *American Journal of Obstetrics and Gynecology* machte Dr. S. Leon Israel 1947 auf mehrere Fälle von Beckenentzündung und eine lebensbedrohliche Peritonitis allein im Staat South Carolina aufmerksam. Landesweit gingen mehrere Dutzend Todesfälle auf das Konto solcher Apparaturen. Es kam sogar vor, daß ein Ringpessar in den Gebärmutterhals eingewachsen war und chirurgisch entfernt werden mußte. Verschiedene Modelle von stäbchenförmigen Pessaren wurden von der FDA indiziert: »Alle Verhütungsmittel, die in den Zervixkanal oder Uterus eingeführt werden, müssen als gefährlich erachtet werden«, warnte Dr. Pendleton Tompkins. »Sie sollten gesetzlich verboten werden.« (Dies war vor der Einführung des Intrauterinpessars, das sehr populär wurde, aber eigene Probleme mit sich brachte.)

Die zuverlässigste aller Methoden aus der Zeit vor der Pille, nämlich Pessar und Gel, wurde von Frauen der Arbeiterklasse niemals angenommen. 1948 befragte Dr. Earl Lemmon Koos von der Rochester-Universität 156 Arbeiterfamilien nach dem Verhütungsmittel ihrer Wahl. Nur zwei Prozent der interviewten Arbeiterfrauen gaben an, ein Pessar zu benutzen. Die Hauptgründe für die geringe Akzeptanz waren, wie Dr. Koos fand, die Kosten sowie schlichte Unkenntnis. Weniger als sechs Prozent der Arbeiterfrauen bezogen ihre Information über Empfängnisverhütung von einem Arzt. Die meisten holten sich Rat beim Drogisten oder Apotheker an der Ecke. In einer anderen

Umfrage wurde festgestellt, daß 50 Prozent der Frauen, die Pessar und Gel angewandt hatten, diese recht sichere Methode aufgaben, weil sie sich nicht mit den notwendigen Verzögerungen und Manipulationen abfinden konnten und lieber die Risiken weniger bewährter Methoden auf sich nahmen.
Deutlich andere Ergebnisse ermittelte Dr. Alan Guttmacher, ein Gynäkologe von der John Hopkins Universität und Pionier der Geburtenkontrolle. In seiner Befragung von 2000 gebärfähigen Ehefrauen von Selbständigen und leitenden Angestellten, die in den 40er Jahren etwa zur gleichen Zeit durchgeführt wurde wie Dr. Koos' Umfrage im Arbeitermilieu, stellte er fest, daß 41,7 Prozent zu Pessar und Gel griffen und 43,3 Prozent das Kondom bevorzugten. Als Guttmacher seine Umfrage durchführte, hatte das Margaret Sanger Research Bureau in New York übrigens schon 110.000 Pessare verteilt und eine 95prozentige Sicherheitsquote ermittelt.
Von den geschätzten 200 Millionen Dollar, die in den 50er Jahren alljährlich für Verhütungsmittel ausgegeben wurden, entfiel etwa die Hälfte auf Kondome. Obwohl sie entschieden mehr Sicherheit boten, rangierten sie damit an zweiter Stelle nach den Intimduschen. Zehn Jahre früher, um 1940, waren Kondome häufig so nachlässig hergestellt, daß beinah die Hälfte davon Mängel aufwies. Doch bis 1947 hatten fünf führende Hersteller in den USA 720 Millionen Kondome auf den Markt gebracht, und Tests ergaben, daß ihre Qualität wesentlich verbessert worden war. In der Herstellung kostete ein Kondom damals etwa 8/10 Cent, während eine Packung zu drei Stück meist für 50 Cent und mehr über den Ladentisch ging. Diese horrenden Profite von bis zu 2000 Prozent konnten die Hersteller einstreichen, weil das Kondom ein »Flüsterartikel« war – beim Kauf mußte der Kunde sein Schamgefühl überwinden.

EIN ABENTEUER IN MEXIKO

Ich halte nicht viel von Entdeckungen, denn ich fürchte stets,
daß sie in Raub und Eroberung enden werden.
SAMUEL JOHNSON, 1773

In Mexiko machte Gregory Pincus tatsächlich den Mann ausfindig, den er suchte: den verschollenen Chemiker Russell Marker. Vierzig Jahre nach dieser Begegnung, 1992, erinnert sich der 89jährige Marker zögernd und mit stockender Stimme, aber mit einem scharfen Blick aus jugendlichen, funkelnd schwarzen Augen an den Besuch vor langer Zeit. »Hauptsächlich interessierte er sich dafür, ob eine größere Menge Progesteron, falls er sie brauchte, verfügbar sein würde. Er sagte mir nicht, wozu er so große Mengen benötigte. Und ich erkundigte mich nicht danach.«

Für Pincus war alles an diesem Besuch bei Marker ein Rätsel. Warum hatte er, um diesen neuen Helden der Chemie ausfindig zu machen, fast wie ein Detektiv vorgehen müssen? Warum hatte Marker alle Verbindungen zu früheren Kollegen abgebrochen, nicht nur in Mexiko, sondern auch in den Vereinigten Staaten?

Dieser verblüffende Mann, dieser Zauberer, der irgendwelchen Wurzeln aus dem Dschungel die exakte Nachbildung menschlichen Progesterons abgewonnen hatte, war erst kürzlich, im August 1949, auf der Titelseite der *New York Times* mit einer weiteren erstaunlichen Entdeckung vorgestellt worden: einer billigen Quelle von Kortison zur Behandlung rheumatischer Arthritis. Vordem hatte man dieses merkwürdige neue Medikament, ähnlich wie Progesteron, aus Menschen oder Tieren gewinnen müssen, was es knapp und unerschwinglich teuer machte. Und was war Markers neue Quelle für Kortison? Die gleiche, scheinbar wertlose Urwaldvegetation, die schon das Progesteron geliefert hatte, allerdings mit einer leicht abgewandelten Reihe von chemischen Reaktionen.

Kurz bevor Pincus 1952 bei Marker auftauchte, wunderte sich der Medizinjournalist Leonard Engel in *Harper's* über die »vergleichsweise einfachen Verfahren zur Herstellung von Kortison aus einer ungenießbaren, wild in Mittelamerika wachsenden Yamswurzel... Die Geschichte dieser Entwicklung... ist von dem Stoff, aus dem Filme sind..., ein hemmungsloser, dramatischer Wettlauf zwischen einem Dutzend der größten Pharmahersteller Amerikas, einigen führenden pharmazeutischen Unternehmen des Auslands, den Regierungen dreier Länder und mehr Forschungspersonal, als jemals seit dem Penicillin auf ein medizinisches Problem angesetzt worden war.« Drei Biographen bezeichneten Marker bald als »Vater der mexikanischen Steroid-Industrie«. Carl Djerassi, dessen große Leistungen auf dem Gebiet der Steroid-Forschung geradewegs auf den Arbeiten Markers aufbauen sollten, konnte eines Tages erklären: »Ich glaube, er hat den Nobelpreis verdient.«

Um so rätselhafter war es für Gregory Pincus, wieso Marker mit neunundvierzig Jahren sagte, er habe »jedes Interesse« an der Wissenschaft und den Wissenschaftlern verloren, und alle seine Laboraufzeichnungen, Briefe und Abdrucke seiner erstaunlichen Produktion von 213 Beiträgen in wissenschaftlichen Zeitschriften vernichtet hatte.

Verwirrt bestürmte ihn Pincus mit Fragen.

»Er wollte wissen, was ich in Mexiko machte [nach dem Abschied von der Chemie]«, sagte Marker – tatsächlich dieselbe Frage, die Marker keinem beantworten wollte, bis er es vier Jahrzehnte später mir gegenüber tat –, »und er wollte mich überzeugen, wieder in die Industrie zurückzukehren.« Und mit einem Sarkasmus, der aus einer alten, noch immer nicht verheilten Wunde herrührte, behauptete

Marker, er wollte damals nicht zur Chemie zurückkehren, »weil alle Chemiker für mich Halunken waren«.
Markers mexikanisches Abenteuer, das die Welt und das Bewußtsein der Menschen verändert hat, ist tatsächlich »von dem Stoff, aus dem Filme sind«. Es führt uns tief in die schmutzigen Verwicklungen, die sich häufig hinter den glatten Fassaden wissenschaftlicher Forschung verbergen, und konfrontiert uns mit unwahrscheinlichen Szenen, verprügelten Frauen und Schüssen im Dunkeln, mit gegenseitigen Beschuldigen, ehrgeizigen und schäbigen Machenschaften und gewaltigen Profiten. Den roten Faden der Handlung aber bildet die unbeugsame Beharrlichkeit eines Chemikers.
Geboren 1902 im einzigen Raum einer Blockhütte, auf einer Farm sieben Meilen östlich von Hagerstown, Maryland, war der junge Russell Marker schon früh entschlossen, kein Farmer zu werden wie sein Vater, der sich als Pächter durchs Leben schlug. Gegen den Widerstand des Vaters, aber mit Beistand seiner Mutter, schrieb er sich an der High School ein, was bedeutete, daß er jeden Tag im Morgengrauen zum Bahnhof pilgern, vier Meilen weit mit dem Zug fahren und dann noch eine Meile zum Schulhaus marschieren mußte. Ebenso entschlossen schrieb er sich nach der Abschlußprüfung an der University of Maryland ein. Was war es, das ihn mit so bewundernswerter Zielstrebigkeit zum Lernen antrieb? Markers trockene Antwort voller Galgenhumor lautete: »Nur weg von der Farmarbeit.«
»Anfangs entschloß ich mich«, erinnert sich Marker, »für eine Laufbahn als Chemieingenieur. Keine Ahnung, warum ich das machen wollte.« An der Schule hatte er keine Chemie, keine Physik gehabt. »Nach dem ersten Jahr wechselte ich zur regulären Chemie. Ich wußte nicht einmal, was ein Becherglas und was ein Reagenzglas war. Ich mußte den Mann neben mir am Tisch fragen, weil er so was in der Schule gelernt hatte. In meinem Junior-Jahr gab es einen Kurs in organischer Chemie, und das interessierte mich sehr. Irgend jemand, der den Kurs schon hinter sich hatte, erzählte mir, das sei die härteste Prüfung, die mir bevorstand. Also kaufte ich mir das Buch, das in dem Kurs verwendet wurde, und in den Sommerferien arbeitete ich es gründlich durch und löste alle Aufgaben. Als ich wiederkam, war die

organische Chemie für mich ein Kinderspiel.« In seinem Senior-Jahr verdiente er sich ein Taschengeld, indem er für 25 Cent pro Stunde die Labors putzte. Seinen Bachelor-Grad erwarb er 1923.

Sein Vater erwartete nun, daß Russell nach Hause käme, um »aus der Farm das Beste herauszuholen«, aber Marker scherte sich nicht darum und wollte sein Studium fortsetzen. Nach zwei Jahren machte er den Magister, und wieder zwei Jahre später hatte er seine Doktorarbeit fertig, die auch im *Journal of the American Chemical Society* abgedruckt wurde. Sein Doktorvater Morris S. Kharasch erinnerte Marker daran, daß ihm noch ein Kurs in physikalischer Chemie fehlte, der für die Prüfung vorgeschrieben war. Sein Leben lang hatte der junge Marker sich einen unbeugsamen Widerstandsgeist anerzogen, um der Bevormundung durch den Vater zu entgehen. Jetzt regte sich dieser Geist in ihm. Marker teilte Kharasch mit, er werde den Kurs nicht machen. Den Lehrstoff habe er sich schon selbst im Labor erarbeitet, sagte er, und jede Minute außerhalb des Labors sei für ihn Zeitverschwendung. Kharasch war beunruhigt und bot Marker an, sein Forschungsstipendium um ein weiteres Jahr zu verlängern. Er warnte seinen Starstudenten, ohne Doktortitel werde er »keine Zukunft haben und schließlich in einem Labor für Urinanalysen enden«. Marker nahm die Herausforderung an und verließ im Juni 1925 die Universität – ohne den Titel, den er auch nie erwerben sollte. Er heiratete eine Lehrerin und fing an, für die Ethyl Gasoline Corporation zu arbeiten, in einer Garage, die ihm in Yonkers, New York, als Labor diente. Der Job brachte ihm 2.600 Dollar im Jahr. Seine Aufgabe war, den »Anti-Klopf«-Zusatz für Benzin zu verbessern, den die Firma herstellte. Bald aber hatte er ein System zur Bewertung der Oktangrade entwickelt, das noch heute in der Treibstoffwirtschaft eine Rolle spielt.

Sein Talent, direkt zur Lösung von Problemen vorzustoßen, brachte ihm bald, trotz der fehlenden »Eintrittskarte« eines Doktortitels, die Einladung, in den Forschungsstab des renommierten Rockefeller-Instituts (heute Rockefeller University) in Manhattan einzutreten. Dort fing Marker 1928 an und hängte gleich seine ganzen zweimonatigen Sommerferien an die Arbeit. Manchmal blieb er 48 Stunden

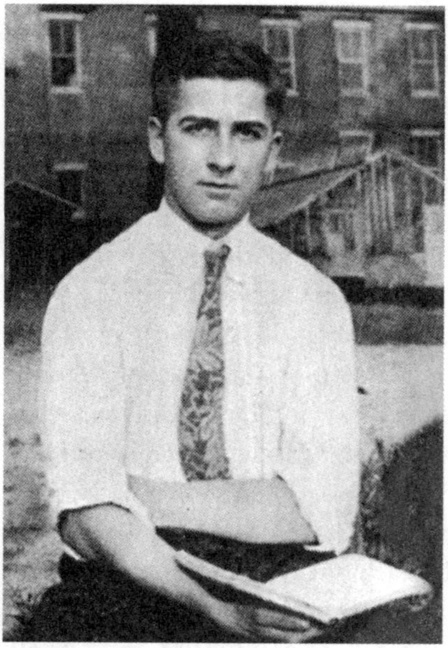

Russell Marker an der University of Maryland, an der er 1925 seine Dissertation veröffentlichte – ohne je den Doktortitel zu erwerben

ohne Pause im Labor, »hauptsächlich weil mich interessierte, was ich da machte«. Zusammen mit Phoebus A. Levene, seinem Vorgesetzten und Mitarbeiter, veröffentlichte er in den nächsten Jahren mehr als dreißig wissenschaftliche Abhandlungen.

Die Chemiker am Rockefeller-Institut hatten die Gewohnheit, nach einem gemeinsamen Mittagessen geschlossen auf ein oder zwei Stunden in die Bibliothek zu marschieren, um die neu eingetroffenen Zeitschriften zu studieren, die über die jüngsten Forschungsergebnisse berichteten. Marker interessierte sich besonders für Berichte aus Deutschland, wo junge Wissenschaftler Neuland auf einem Gebiet betraten, das beiderseits des Atlantik an Bedeutung gewonnen hatte: Sterole – später als Steroide bekannt geworden –, also feste Alkohole, die in vielfältigen Formen in Tieren und Pflanzen vorkommen.

Die Erforschung der Steroide, vor allem aber einer wichtigen Untergruppe, der Hormone, war stark behindert durch ihre Knappheit und ihren unerschwinglichen Preis. Ein solches Hormon, das Progesteron, war so teuer, daß nicht einmal wissenschaftliche Institute es sich leisten konnten. Die winzigen Mengen, die sich aus Tieren gewinnen ließen, wurden aufgekauft, um die Fruchtbarkeit von Weltklasse-Rennpferden zu verbessern. Nur wenige pharmazeutische Unternehmen in Europa leisteten sich die mühseligen Verfahren, Hormone aus Menschen und Tieren zu gewinnen und sie in nutzbare Form umzuwandeln. Ein paar Wissenschaftler dort experimentierten bereits mit der Schaffung synthetischer Hormone, indem sie mit der Stellung von Atomen in anderen Steroid-Molekülen jonglierten, doch keiner hatte bislang Erfolg gehabt. Marker sah eine Möglichkeit vor sich.

»Ich wollte sehen, ob ich ein Verfahren finden könnte, um Hormone in ausreichender Quantität herzustellen«, erinnert er sich, als sei solch jugendlicher Ehrgeiz selbstverständlich. »Ich dachte mir, irgendwann könnte es eine große Nachfrage geben. Ich ging mit der Idee zu Levene. Er fragte mich, woraus ich denn glaubte, sie machen zu können. Ich sagte: ›Aus pflanzlichem Material.‹«

Levene entgegnete, daß schon Dr. Walter A. Jacobs von der pharmakologischen Abteilung an dem Versuch gearbeitet habe, Hormone aus Sarsaparilla-Wurzeln zu gewinnen; er habe »eindeutig« nachgewiesen, daß es unmöglich sei. Und außerdem, fügte Levene mit dem organisatorischen Ordnungssinn des Wissenschaftsmanagers hinzu, seien Experimente mit pflanzlichem Material ausgeschlossen, weil sie in die Zuständigkeit der pharmakologischen Abteilung fielen. Als Marker protestierte, trugen die beiden ihre Meinungsverschiedenheit vor Simon Flexner, den Präsidenten des Rockefeller-Instituts, der Levene unterstützte. Wieder regte sich Markers erbitterter Widerstand gegen Bevormundung jeder Art. Wenn er bei Rockefeller nicht mit Steroiden arbeiten dürfe, so verkündete er, würde er einen Platz finden, wo er dies könnte.

»Flexner wurde wütend und schlug mit der Faust auf den Tisch. Er sagte: ›Es ist eine große Ehre, dem Rockefeller-Institut anzugehören. Niemand geht einfach weg, außer sein Vertrag läuft ab, oder er wird gefeuert. Sie werden mit Dr. Levene zusammenarbeiten, egal was er sagt.‹«

Als Marker noch im Labor der Ethyl Corporation arbeitete, hatte er Frank Whitmore kennengelernt, den Dekan für Physik und Chemie

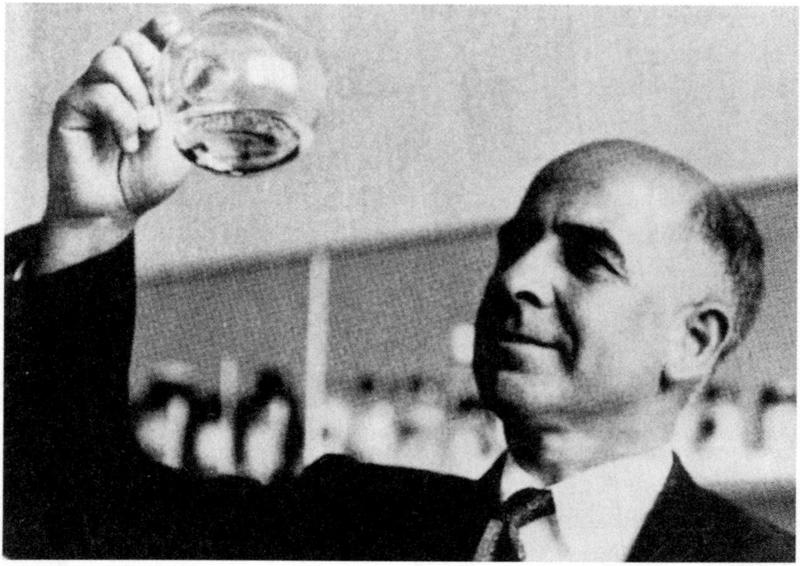

Russell Marker 1940 an der Penn State University

am Pennsylvania State College, fernab in den Allegheny-Bergen. Beeindruckt von Markers Arbeiten, hatte Whitmore ihm einen Job angeboten, »wann immer Sie einen brauchen«. Also schrieb Marker jetzt einen Brief und erfuhr, daß Whitmore im Augenblick nichts anderes bieten könne als ein Stipendium von 1.800 Dollar im Jahr. Bei Rockefeller verdiente er 4.400 Dollar. Ebenso plötzlich, wie er sein Doktorat an der Maryland-Universität geschmissen hatte, warf er nun im Zorn seinen hochangesehenen Posten am Rockefeller-Institut hin. Nach acht Jahren am Pennsylvania State College stieg Marker 1942, ohne Doktortitel, in den Rang eines ordentlichen Professors auf, bei Bezügen von 3.480 Dollar. (Ein paar Jahre später »promovierte« auch das Pennsylvania State College zum »Rang« einer Universität.) Markers Eifer, am Penn State mit Steroiden zu arbeiten, wurde anfangs enttäuscht. Whitmore konnte ihm weder wissenschaftliche Mitarbeiter noch Geldmittel für besondere Apparaturen bieten. Als Ausgangspunkt fand Marker im Lagerraum lediglich ein Kilogramm

»sehr stark verunreinigten Cholesterols«, das er benutzte, um »ein Gefühl für die Chemie der Steroide zu bekommen und einige Experimente der Schweizer und deutschen Wissenschaftler zu wiederholen«, bei denen es um den Abbau von Steroiden zu Hormonen ging. Um »ein Gefühl zu bekommen«, zauberte Marker auch bald aus dem Urin schwangerer Frauen 35 Gramm reines Progesteron. Es war zu der Zeit die größte jemals auf einen Schlag produzierte Menge. »Ich brachte meine fünfunddreißig Gramm in einem Fläschchen zum Präsidenten von Parke-Davis (einer pharmazeutischen Firma, die Teile von Markers Arbeit zu finanzieren begonnen hatte), und er sagte: ›Na, dafür können wir tausend Dollar pro Gramm verlangen.‹ Was man damals schon wußte, war, daß Frauen, die regelmäßig Fehlgeburten erlitten, durch kleine Dosen von ein bis zwei Milligramm Progesteron geheilt werden konnten. Ein Gramm ergab also fünfhundert Dosen. Später entdeckte ich, daß ich Progesteron in viel größeren Mengen aus dem Urin von Stieren gewinnen konnte.«
Solch eine Umwandlung erforderte, wie Leonard Engel erklärt,

> das komplizierteste Verfahren, das jemals in einer Sparte der chemischen Industrie versucht worden war, ausgehend von einem Rohstoff, der in so geringen Mengen vorkommt, daß jede Hoffnung ausgeschlossen war, mehr als einen Bruchteil des benötigten Volumens herzustellen ... Die vollständige Synthese einer komplexen Substanz [zum Beispiel eines Steroids] aus einfachen Chemikalien ist etwas, das der Konstruktion eines Hauses gleichkommt, nur daß die Aufgabe des Chemikers sehr viel schwieriger ist, weil seine Bausteine, die Atome, so klein sind, daß man sie nicht sieht. Die Moleküle ... müssen nicht nur die richtige Anzahl der richtigen Art von Atomen haben, sondern die Atome müssen auch auf eine bestimmte Art angeordnet sein, genau wie die Bausteine nur dann ein bestimmtes Haus ergeben, wenn sie auf bestimmte Weise zusammengesetzt werden. Je komplexer außerdem die Substanz ist, die synthetisiert werden soll, und je mehr atomare Bausteine sie enthält, desto mehr Möglichkeiten gibt es, diese falsch zusammenzusetzen. ... Um etwas so Kompliziertes

wie ein Steroid zu synthetisieren, muß man für jeden Schritt des Verfahrens eine chemische Reaktion finden, die das richtige Atom in die richtige räumliche Konfiguration stellt; und die Schritte müssen in solcher Reihenfolge stattfinden, daß die späteren nicht rückgängig machen, was die früheren erreicht haben.

Die allen Steroiden gemeinsame Struktur besteht aus vier »Ringen« von Kohlenstoffatomen. Einige Ringe haben aber Atompaare mit einem angrenzenden Ring gemeinsam. So sind diese Ringe wie siamesische Zwillinge miteinander »verbunden«. Im Diagramm sieht dies folgendermaßen aus:

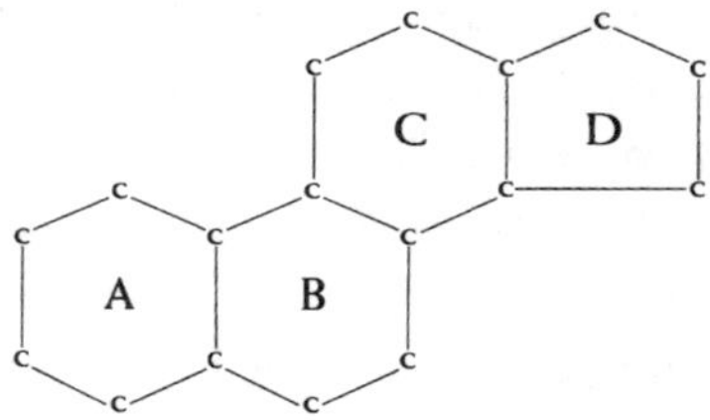

Steroide enthalten immer Kohlenstoffatome (in den Ringen oben mit ›C‹ bezeichnet), außerdem Wasserstoff, meistens Sauerstoff und manchmal ein paar weitere Elemente. Also sind die Kohlenstoffatome nicht nur miteinander verbunden, sondern hängen auch mit anderen Arten von Atomen zusammen. In der oben abgebildeten einfachen Struktur von vier Ringen gibt es achtundzwanzig Wasserstoffatome, die in verschiedenen Richtungen aus den Ringen hervorspringen. Tausende von Varianten sind bekannt, und jede hat eine andere Wirkung auf menschliches oder tierisches Leben.
Ein Extremfall solch komplizierter Verklammerungen ist Cholesterol, bei dem eine »Seitenkette« wie ein langer Schweif abzweigt, in der acht Kohlenstoffatome und siebzehn Wasserstoffatome enthalten sind.
Manche Hormone sind Steroide, andere nicht. Steroid-Hormone spielen eine wichtige Rolle für das menschliche Leben, und zwar aus zwei scharf zu unterscheidenden Gründen. Manche Steroid-Hormone dienen dazu, die *Spezies*, andere dazu, das *Individuum* am

Leben zu erhalten. Diejenigen, die den Auftrag haben, die Spezies von einer Generation zur anderen zu erhalten, tun dies, indem sie die Fortpflanzungssysteme beider Geschlechter steuern. Man nennt sie Sexualhormone. Diejenigen, die zur Erhaltung des einzelnen beitragen, haben verschiedene Namen: Kortikoide, Adrenokortikale Hormone und Kortikosteroide. Ein Kortikoid, nach dem höchst intensiv gefahndet wurde, war Kortison, weil es für die Behandlung rheumatischer Arthritis von besonderem Wert ist. (Die Intensität dieser Forschungen sollte alsbald die Entdeckung der Pille beschleunigen.)

Die Sexualhormone unterteilen sich in drei Hauptgruppen: Androgene, Östrogene und Progesterone.

Androgene sind die männlichen Hormone. Sie stammen hauptsächlich aus den männlichen Testikeln, aber auch aus anderen Drüsen *beider* Geschlechter. Das aktivste Androgen ist Testosteron. Die Androgene regulieren Entwicklung und Funktionsweise der männlichen Geschlechtsorgane und fördern maskuline Körpermerkmale wie Muskelkraft, tiefe Stimme und Gesichtsbehaarung; sie sind auch weitgehend für den Geschlechtstrieb beider Geschlechter verantwortlich.

Östrogene sind die weiblichen Hormone, und sie entstehen hauptsächlich in den Eierstöcken der Frau. Die aktivsten Östrogene sind Östradiol und Östron. Die Östrogene gewährleisten die Entstehung einer nährenden Innenschicht im Uterus, als Vorbereitung auf die Schwangerschaft, sie fördern die Entwicklung der vaginalen Schleimhaut und das Wachstum der Brüste.

Unter den *Progestogenen* ist das Progesteron am einflußreichsten; es ist das »Schwangerschafts«-Hormon, und es entsteht bei der Frau im Corpus luteum (oder »Gelbkörper«), das nach dem Freisetzen einer herangereiften Eizelle im Eierstock gebildet wird. Wird das Ei befruchtet, dann wirken Progesteron und Östrogen bei der Weiterentwicklung der Schwangerschaft zusammen. Diese Hormone regeln auch den Menstruationszyklus bei der nichtschwangeren Frau.

Wenn sich eine Möglichkeit finden ließe, Sexualhormone aus Pflanzen herzustellen, dann wäre das beste Ausgangsmaterial, so überlegte Marker, ein Cholesterol mit dem Namen *Sapogenin*, das häufig in wildwachsender Pflanzen, vor allem in Wurzeln, vorkommt. Es hat strukturelle Ähnlichkeit mit den Steroiden, aber wie alle Cholesterole weist Sapogenin das irritierende Hindernis jener Seitenkette auf. Wenn der menschliche oder tierische Körper sich anschickt, ein Cholesterol in spezifische Steroide umzuwandeln, etwa in Progesteron, muß die Seitenkette durch chemische Reaktionen entfernt werden. Unser Körper, klüger als die Wissenschaft, bewerkstelligt diese Reduktion ohne Schwierigkeit. Doch im Labor war dies, zumindest bei Sapogenin, den besten Chemikern der Welt damals noch nicht gelungen.

Genau wie Marker, hatte der Rockefeller-Pharmakologe Walter Jacobs die Fährte verfolgt, die von den Deutschen, vor allem von Tschesche und Hagedorn, schon beschritten worden war. Sie hatten als erste die Molekularstruktur von Sapogenin skizziert und nachgewiesen, daß, wenn sich die Seitenkette irgendwie abschneiden ließe, mit dem Überbleibsel ein großer Schritt in Richtung auf eine Kopie der weiblichen Hormone getan wäre. Aber dies sei eine theoretische Sackgasse, hatte Marker von Levene, seinem Kollegen am Rockefeller Institut, erfahren. Jacobs' Schlußfolgerung, daß sich die Seitenkette nicht entfernen ließ, wurde später noch entschiedener von Louis F. Fieser an der Harvard-Universität bestätigt.

Heißt aber ein Fehlschlag, daß es unmöglich ist? Marker wiederholte alle Experimente Fiesers und kam zu der Überzeugung, daß die Struktur des Sapogenin-Moleküls, wie Fieser und die deutschen Forscher sie dargestellt hatten, falsch sein mußte und daß die Seitenkette unter bestimmten Säure-Bedingungen entfernt werden konnte. Doch welches waren diese Bedingungen?

Marker und sein wissenschaftlicher Assistent Ewald Rohrmann kämpften sich durch Dutzende und Aberdutzende von Reaktionen, und jede verlangte ein langwieriges »Kochen« und Analysieren. Sie probierten Säuren von unterschiedlicher Stärke. Sie versuchten es mit Temperaturen, von denen in Fiesers Berichten nichts stand, und mit Gefäßen, die ein anderes Milieu schufen. Rohrmann, der um sechs Uhr früh ins Labor zu kommen pflegte, brachte Proben zum

Kochen, die er am nächsten Morgen vom Feuer nahm, um den nächsten Schub zu erhitzen. Endlich konnten sie von ihrem relativ primitiven Spektrometer Farbwerte und Wellenlängen ablesen, die darauf hindeuteten, daß sie vielleicht auf dem richtigen Weg waren. Als sie eine ausreichende Zahl solcher Proben beisammen hatten, schickten sie diese zur Analyse nach New York.

Zwei Wochen später kamen die Resultate. Was sie da produziert hatten, ließ sich mit einem weiteren Schritt leicht zur Synthese von menschlichem Pregnandiol umwandeln, das wiederum leicht in chemisch perfektes Progesteron transformierbar war. Der erfolgreiche Trick lag im Erhitzen des aus der Sarsaparilla-Pflanze gewonnenen Sapogenin (Sarsasapogenin) mit Essigsäureanhydrit bei 200° F. in einem verschlossenen Reagenzglas.

Marker schickte eine kurze Mitteilung in drei Absätzen an den Herausgeber des *Journal of the American Chemical Society* (JACS). Da die wissenschaftliche Welt auf dem Gebiet der Steroid-Forschung brodelte, tat man gut daran, Ansprüche auf eine Entdeckung eilig anzumelden. Kurz und bündig teilte Marker mit, daß Sarsasapogenin »zwar inaktiv blieb, wenn man es 24 Stunden mit Essigsäureanhydrit kochte; sobald es aber über Nacht in einem verschlossenen Röhrchen auf 200 °F. erhitzt wurde, ergab es ein neues Produkt«. Sein Experiment ist ein Beispiel dafür, wie eine geringfügig veränderte Versuchsanordnung im Labor die Wirkung einer chemischen Substanz auf das menschliche Leben gründlich verändern kann. Das neue Verfahren, ein historischer Wendepunkt in der modernen Chemie und Pharmakologie und heute noch in der Massenproduktion der Steroid-Industrie mit ihren Multimilliarden-Dollar-Umsätzen unverändert gebräuchlich, ist als »Markersche Reduktion« bekannt geworden.

»Bis zu dieser Zeit«, erinnert sich Marker, »las und beurteilte Fieser alle Aufsätze, die ich beim JACS einreichte. Ich glaube, ich hatte schon vierzig davon über Sterole. Arthur Lamb, der Herausgeber, arbeitete ebenfalls in Harvard. Lamb setzte sich mit mir in Verbindung und fragte, ob ich mal nach Harvard kommen könnte. Also fuhr ich hinüber. Fieser und seine Frau Mary hatten mich diesen Abend zum

Dinner eingeladen. Als ich noch immer seinen Befunden widersprach, wurde Fieser so wütend, daß er mich mit seiner Frau allein zum Essen gehen ließ. Er kam nicht mit. Aber Lamb sagte, wenn ich von meiner Sache so überzeugt sei, würde er sie veröffentlichen. Das tat er dann.

Bald gab es ein Organiker-Symposium, wo Fieser ein Referat über Sapogenine hielt. Ich ging nicht hin, ließ mir aber erzählen, daß er seinen Standpunkt wiederholte und dann sagte: ›Es gibt andere, die nicht mit mir einverstanden sind.‹«

Bald hatte Marker noch eine andere Art gefunden, die Seitenkette zu entfernen, was zur Synthese von reinem Testosteron, dem Männlichkeitshormon, führte. Dieses ließ sich dann in Östron umwandeln, das nur noch einen einzigen chemischen Schritt von Östrogen entfernt war.

Marker war sich jetzt sicher, welcher Weg einzuschlagen sei, um Hormone aus Pflanzen herzustellen, und begann mit der extensiven Suche nach einer bestimmten Art von Sapogenin, die Progesteron in reicherer Menge liefern würde. Auf jeder wissenschaftlichen Tagung, die er besuchte, sprach Marker jeden Botaniker an, den er traf, und bat darum, ihm Pflanzen zu schicken, die Sapogenine enthalten könnten. Alsbald floß Markers Labor förmlich über vor tropischem Grünzeug. Ein japanischer Chemiker hatte ihm eine Pflanze mit dem Namen *Dioscorea* geschenkt, und Marker war überrascht, wie leicht sich Progesteron aus ihrer besonderen Art von Sapogenin herstellen ließ, das seine Entdecker als Diosgenin bezeichnet hatten.

Unzufrieden, weil er noch immer nicht die beste Quelle gefunden hatte, begann er den amerikanischen Kontinent nach diosgeninhaltigen Pflanzen abzusuchen. Eine der ersten, die er entdeckte, war eine Spezies von Yucca-Palmen, die wild in North Carolina wuchs und Beth-Wurzel genannt wurde. Die Beth-Wurzel war »geheime Zutat« von *Lydia Pincham's Compound* gewesen, einem Mittel, das Anfang dieses Jahrhunderts gern bei Menstruationsbeschwerden und ähnlichen Störungen gekauft und ebenso gern als Quacksalberelixier bespöttelt wurde, vielleicht weil sein großzügiger Alkoholanteil seine trostspendende Wirkung hinreichend zu erklären schien. Marker stellte fest, daß Beth-Wurzel tatsächlich reichlich Diosgenin enthielt, aber die Wurzel selbst hatte nur etwa Daumengröße. Er konnte sich nicht vorstellen, davon mehr als hundert Pfund im Jahr zu ernten.

Am 5. November 1941, ziemlich genau einen Monat vor Pearl Harbor, stattete Dekan Whitmore Marker mit einem passenden, allgemein gehaltenen Empfehlungsschreiben aus, das es mit der Wahrheit allerdings nicht allzu genau nahm: »Hiermit bestätigen wir, daß der Empfänger dieses Schreibens, Professor R. E. Marker, an Projekten der Hormonforschung arbeitet, die engsten Bezug zur Landesverteidigung haben ... Die aussichtsreichsten Erwartungen knüpfen sich an gewisse Pflanzen in Texas. ... Da diese Arbeiten von großer Bedeutung nicht nur für die Landesverteidigung, sondern überhaupt für die medizinische Wissenschaft sind, hoffen wir, daß Sie geeignete Mittel und Wege finden werden, Professor Marker in jeder denkbaren Weise bei der Beschaffung von je einer Tonne der folgenden Pflanzen zu unterstützen: ...« Und dann waren verschiedene Arten von Agaven und Yucca-Palmen aufgezählt.

Die Suche führte Marker nach Kalifornien, Texas, Arizona und in andere Gegenden Amerikas, meist in Begleitung eines Doktoranden oder pensionierten Botanikers. Beflügelt von der Entdeckung vieler neuer Arten von Sapogeninen, konnte Marker seiner Phantasie in der Namensgebung freien Lauf lassen. Eins nannte er *Pennogenin*, nach dem Penn State College; ein anderes *Kammogenin*, nach Dr. Oliver Kamm, dem Forschungsdirektor bei Parke-Davis; *Markogenin* nach sich selbst; *Rockogenin* nach Dekan Whitmore, dessen Spitzname »Rocky« war; *Nologenin* und *Fiesogenin* nach die wissenschaftlichen Kollegen Carl R. Noller und Fieser, seinem Kritiker in Harvard. Einer von Markers leichtsinnigen Namensvorschlägen, der nie mit Druckerschwärze getauft wurde, war *Crapogenin* (*crap* = Mist, Quatsch); JACS-Herausgeber Arthur Lamb überredete ihn, dies in Kappogenin umzubenennen.

In Texas, wo er einmal im Haus eines emeritierten Botanikers über Nacht blieb, blätterte Marker vor dem Zubettgehen in einem alten Buch über die lokale Pflanzenwelt, das er in der Bibliothek seines Gastgebers gefunden hatte. Während er Angaben zu den Dioskoreen nachschlug, einem wichtigen pflanzlichen Ausgangsstoff von Diosgenin, stieß er auf die Photographie einer riesigen Knollenfrucht mit dem Namen *Cabeza de negro*. Manche Exemplare erreichten, so stand es im Buch, ein Gewicht von mehreren hundert Pfund. Die Bildunterschrift besagte, daß das gezeigte Stück in der mexikanischen Provinz Veracruz gefunden worden sei, dort, wo die Straße von Orizaba nach Cordoba die Schlucht eines Bachlaufs überquert.

»Ich rief Whitmore an und erzählte ihm, daß ich gefunden zu haben glaubte, was ich suchte, und daß es in Mexiko wächst. Er sagte: ›Sie wollen doch nicht nach Mexiko fahren. Vielleicht gibt es Krieg.‹ Ich sagte: ›Doch, will ich, aber ich habe nicht genug Geld.‹ Die Botschaft empfahl damals allen Amerikanern, aus Mexiko zu verschwinden. Niemand wußte, ob wir in den Krieg eintreten würden, oder ob Mexiko auf unserer Seite stehen würde. Whitmore schickte mir das Geld. Im Zug gab mir der Oberschaffner die Adresse eines Hotels. Das Hotel war ganz gut, aber später fand ich heraus, daß dort all die deutschen Spione wohnten.«

Auf der Botschaft erfuhr Marker, daß das mexikanische Landwirtschaftsministerium keine Genehmigungen zum Sammeln von Pflanzen mehr ausstellte. Man riet ihm, Mexiko möglichst rasch zu verlassen.

Marker reiste also ab, kehrte aber Anfang Januar 1942 zurück, nur einen Monat nach Pearl Harbor. Die Botschaft, die immer noch keine Genehmigung erwirken konnte, half Marker jedoch, einen mexikanischen Botaniker ausfindig zu machen, der bereit war, mit ihm – auch ohne Genehmigung – nach Veracruz zu fahren, um die *Cabeza de negro* zu suchen. Der Botaniker, der kein Englisch verstand, brachte nicht nur einen Dolmetscher mit, sondern auch seine Freundin – und deren Mutter als Anstandsdame. Nach drei Tagen auf der Landstraße wurde der Botaniker nervös, wegen der antiamerikanischen Ausfälle gegen Marker, und weigerte sich weiterzufahren. Auf dem Rückweg nach Mexico City hatte der Lastwagen eine Panne, was sie noch mal zwei Nächte festhielt. Die Botschaft gab Marker wieder den dringenden Rat, nach Hause zu fahren.

Am nächsten Morgen nahm Marker allein den Bus nach Veracruz, und nach einer Nachtfahrt stieg er in Pueblo in einen klapprigen Regionalbus um. »Es lagen da Schweine am Boden, und die Frau neben mir hatte ein paar Hühner bei sich. Als es hell wurde, kam ich nach Orizaba und fand einen anderen Bus nach Cordoba. Als wir über einen Bach fuhren, bat ich den Fahrer, mich aussteigen zu lassen. In einem kleinen Laden dort konnte ich dem Besitzer, einem Mann namens Alberto Moreno, irgendwie klarmachen, daß ich *Cabeza de negro* brauchte. Er empfahl mir, *manana* wiederzukommen. Anderntags hatte er für mich die ersten Pflanzen gefunden, die ich sammeln wollte.«

Alle Knollen waren etwa neun Zoll bis einen Fuß lang. Solch eine Größe, hörte Marker, sei das Ergebnis eines Wachstums von fünfundzwanzig Jahren, was es praktisch unmöglich machte, die Knollen landwirtschaftlich anzubauen. Doch der vorhandene Vorrat schien unermeßlich, zumindest für seine Zwecke. Die Oberfläche war flaumig behaart und sah wie der Kopf – auf Spanisch: *cabeza* – eines Schwarzen aus; daher der Name. Ein kleinerer Teil ragte aus dem Boden, so daß es schien, als sei dort jemand senkrecht begraben. Schnitt man sie auf, so zeigte sich ein festes, sprödes, kalkweißes Fruchtfleisch, wie das einer Rübe. Das Fleisch verwendeten die Mexikaner der Gegend als eine Art Fischköder – eigentlich als Fischgift. Die Einheimischen hackten es mit ihren Macheten in feine Schnipsel, die sie ins Wasser warfen, wo es Schwellungen im Hals der Fische verursachte, so daß sie erstickten und an der Oberfläche trieben. Die Fischer brauchten sie nur noch mit einem Netz abzuschöpfen.

Moreno stopfte die gut fünfzig Pfund schweren Knollen in zwei Säcke und stemmte sie auf den offenen Gepäckträger oben auf Markers Bus. Als der Bus in Orizaba ankam, waren beide Säcke verschwunden. Gestikulierend beschwerte sich Marker bei einem Polizisten. Die Sprachbarriere zwischen den beiden schien unüberwindbar, aber als Marker den Gegenwert von 10 Dollar bot, fand der Beamte wunderbarerweise einen der Säcke. Marker gestikulierte, daß er kein Geld mehr habe. Der Polizist gab zu verstehen, daß er keine Knollen mehr hätte. Diesmal verstaute Marker seine Beute für die restliche Fahrt

unter seinem Sitz, und später nahm er sie mit in das Schlafabteil seines Pullman-Wagens nach Pennsylvania.
Wieder zu Hause, zerkleinerte und trocknete Marker einen Teil seines kostbaren Schatzes und extrahierte mit Alkohol ein brauchbares Sapogenin. Den Rest der Wurzeln brachte er zu seinem finanziellen Gönner Parke-Davis & Co. in Detroit, wo er sein Zauberstück, Sapogenin in Progesteron zu verwandeln, noch einmal vor den Augen des Firmenpräsidenten vorführte, eines Arztes mit Namen Alexander Lescohier, den er schon einmal beeindruckt hatte, als er fünfunddreißig Gramm der Substanz aus dem Urin schwangerer Frauen herstellte. Marker berichtete Lescohier des langen und breiten von seiner Suche nach Diosgenin, das jetzt wegen seines reichen Vorkommens in der Wildnis Progesteron in unvorstellbaren Mengen verhieß. Und dann erklärte er, es gäbe praktisch nur einen Ort, wo man die riesigen Massen wildwachsender Vegetation in kleine Hormonflaschen umwandeln könne, nämlich in Mexiko.
Nein, nein, nein, ereiferte sich Lescohier. *Ausgeschlossen*! Nichts Kompliziertes, nichts Exaktes, nichts Wissenschaftliches könne man in einem so rückständigen Land unternehmen. Als Marker darauf beharrte, daß es unter sorgfältiger Aufsicht doch möglich sei, brachte Lescohier einen unwiderlegbaren Beweis ins Spiel: Als er einmal vor Acapulco in See stechen wollte, warf ihn eine schwere Blinddarmentzündung nieder, er wurde von seinem Segelboot geschleppt und in ein Krankenhaus gekarrt, wo er eine grobe und inkompetente Behandlung erdulden mußte und den sicheren Tod vor Augen sah. Das genügte für ihn als Arzt, um sicher zu sein, daß kein Chemiker in Mexiko das komplizierte Verfahren durchführen konnte, das Marker ihm eben beschrieben habe. »Außerdem«, so versicherte er Marker, »haben Sie Progesteron aus Bullenurin gemacht, und das genügt uns. Wir werden uns hier einen Stall voll Bullen anschaffen. Tausend Stiere, wenn nötig. Aber wissenschaftliches Arbeiten ist in Mexiko ausgeschlossen.«
Marker erbot sich, die Produktion selbst aufzubauen und zu überwachen, er bettelte Lescohier um ein Eckchen in einem neuen Gebäude an, das Parke-Davis gerade in Mexico City als simplen Verpackungs-

betrieb für andere Produkte eröffnet hatte. Zehntausend Dollar, beschwor er ihn, würden ausreichen, um die Produktion aufzunehmen. Lescohier winkte auch diesmal ab.

Den Rest des Jahres 1942 versuchte Marker, andere pharmazeutische Firmen zu überzeugen. »Ciba hatte kein Interesse«, sagt er, »weil sie annahmen, ich hätte das Patent schon Parke-Davis überlassen, die mich ja unterstützten. Ich konnte sie nicht überzeugen, daß Parke-Davis kein Patent angemeldet hatte, und daß sie dies nicht ohne mich tun könnten. Ich lief zu Merck und Schering-Plough und anderen. Keiner von ihnen war interessiert. Auch sie glaubten, daß in Mexiko nichts zu machen sei.«

Im Juli gab Marker seine gewohnte Reserve des akademischen Forschers auf und versuchte seine Sache weiterzubringen, indem er sich zu einem Interview mit einer Zeitung in Tucson bereitfand. Unter der Schlagzeile »Wüstenpflanzen für medizinischen Fortschritt« wurde Marker zitiert: »Beinahe alles, was die Medizin dieses Landes braucht, findet sich in diesen Wüstenpflanzen ..., denselben Pflanzen, die jetzt ein Fluch für Hirten und Farmer sind.« Der Artikel brachte auch seine Aussage, daß heimische Pflanzungen in den USA das Land auf medizinischem Gebiet unabhängig machen könnten, obgleich dafür fünfundzwanzig Jahre zu veranschlagen wären. Marker weigerte sich, die Namen der Pflanzen oder Medikamente preiszugeben, »bis alle Probleme der Beschaffung und Verarbeitung gelöst sind«.

Auch solche Zeitungsberichte ließen potentielle Sponsoren kalt. Bis Ende des Jahres war Marker überzeugt, daß es nur einen Weg gab, wie die Herstellung von Hormonen aus mexikanischen Wurzeln Wirklichkeit werden konnte: es selbst zu machen.

»Im Oktober 1942, zu Beginn der Trockenzeit in Mexiko, holte ich meine kargen Ersparnisse von der Bank und kehrte nach Mexiko zurück. Mit Alberto Moreno, dem Ladenbesitzer in Veracruz, der die ersten Pflanzen für meine Forschung gesammelt hatte, vereinbarte ich, zehn Tonnen dieser *Cabeza de negro* zu beschaffen. Er hackte das Zeug mit der Machete klein, wie Kartoffelchips, und trocknete es in der Sonne. Ich nahm das mit nach Mexico City und ließ es zu Pulver zermahlen, und dann fand ich einen Mann, der einen primitiven Extraktor hatte. Er versetzte die getrocknete *Cabeza de negro* mit Alkohol und ließ das zu Sirup verdampfen. Den Sirup nahm ich mit in die Staaten.«

In New York suchte Marker einen befreundeten Wissenschaftler auf, Norman Applezweig, der ein Labor besaß. Marker machte Appelzweig den Vorschlag, er solle ihm sein Labor zur Verfügung stellen und außerdem die Kosten für seine Arbeit dort in bar beisteuern. Als Gegenleistung würde Marker ihm ein Drittel des Progesterons abtreten, das er herzustellen versprach, schätzungsweise etwas mehr als zwei Kilogramm, also viereinhalb Pfund. Früher schon hatte Marker ein paar Portionen am Penn State verarbeitet und jeweils etwa ein Kilo gewonnen. Applezweig stürzte sich auf die Offerte. Tatsächlich gewannen sie mehr als drei Kilogramm, im Wert von 240.000 Dollar. Es war die größte Menge Progesteron, die je an einem Ort existiert hatte.

So plötzlich, wie er sich früher bereits von Gönnern getrennt hatte, kündigte Marker im September 1943 seinen Posten am Pennsylvania State College. Dekan Whitmore antwortete darauf mit dem Angebot, Marker als stellvertretenden Dekan der naturwissenschaftlichen Abteilung zu bestellen, vorausgesetzt, daß er seine Forschungen dort weiterführte. Aber Marker ließ sich nicht von seinem neuen Ziel ablenken.

Gleichzeitig mit seinem Abschied vom Penn State setzte Marker auch Parke-Davis davon in Kenntnis, daß er mit ihnen alle Verbindungen abzubrechen gedächte, bot aber an, Patentanträge zu unterzeichnen, falls sie ihm vor seiner Abreise nach Mexiko vorgelegt würden. Die Firma tat nichts, bis zum nächsten Jahr, als im April 1944 plötzlich ein Abgesandter von Parke-Davis bei Marker erschien und ihm Papiere zur Unterschrift vorlegte. Verbittert über das bislang mangelnde Vertrauen der Firma, weigerte sich Marker jetzt. Von diesem Tag an war er nicht mehr bereit, Patente für Parke-Davis oder sonst jemanden – auch nicht für sich selbst – anzumelden, und machte somit seine Entdeckungen allen zugänglich. Er wollte, wie er später sagte, »das Feld offenhalten für jeden, der in den Wettbewerb eintreten und produzieren wollte, um den Preis der verschiedenen Hormone auf ein Niveau zu drücken, wo sie zu vernünftigen Kosten für medizinische Zwecke verfügbar wären«. (Bald darauf trennte sich Parke-Davis von Lescohier, ein Schritt, den Marker auf die verhängnisvolle Entscheidung des Präsidenten zurückführt, nicht in die Steroid-Produktion in Mexiko einzusteigen. »Es war zu spät für diese Leute«, sagt Marker, »die lukrative Hormonindustrie an sich zu bringen, die sich bald ohne ihre Beteiligung in Mexiko entwickelte.«)

Wenn ein Wissenschaftler spürt – *weiß* –, daß er auf dem richtigen Weg ist, und alle pharmazeutischen Unternehmen der Welt, wie es scheint, ihn im Stich lassen, was soll er dann tun? Dieser Mann der direkten und schlichten Aktion tat etwas äußerst Direktes und Schlichtes: Zurück in Mexico City, griff er nach den gelben Seiten des Telefonbuchs von Mexico City.

»Ich schlug unter ›Laboratorien‹ nach und fand einen Eintrag für ›Laboratorios Hormona‹. Also Hormone. Das klang gut. Ich nahm ein Taxi und fuhr zu dieser Adresse, und da war ein Deutscher, ein Mann names Federico Lehmann.« Marker zog ein Fläschchen voll weißem, kristallinem Pulver aus der Tasche und erklärte, es sei reines Progesteron. Er habe es aus einer Pflanze gemacht die in den Tropen wuchs.

»Anscheinend hielt er mich für verrückt oder so. Dann entschuldigte er sich für einen Moment. Als er wiederkam, sagte er: ›Oh, Ihr Name. Da hat bei mir etwas geklingelt. Sie sind doch der Marker, der all diese Abhandlungen veröffentlicht hat.‹ Jetzt nahm er mich ernst.«

Die außerordentliche Story, die nun folgte, hat Marker in den letzten Jahren, soweit bekannt, fünf Gesprächspartnern erzählt, auch dem Verfasser. Jede dieser Darstellungen stimmt mit den anderen überein, aber jeder enthält auch Details, die in anderen nicht vorkommen. Hier sei also die Freiheit erlaubt, sie zu einem einzigen Bericht in der ersten Person zusammenzufügen, in Markers eigenen Worten und nur leicht gekürzt, obwohl die erwähnten Details jeweils nicht am selben Ort und zur selben Zeit zur Sprache kamen. Die einzelnen Absätze dieser Rekonstruktion sind für den Leser jeweils mit einem Gedankenstrich kenntlich gemacht:

MARKER: – Dr. Lehmann sagte, daß der Eigentümer der Firma ein gewisser Dr. Emerik Somlo sei, und der befinde sich in New York. Dann ging er ans Telefon und rief Dr. Somlo an und sagte ihm, er solle sofort kommen. Ein paar Tage später sprach ich mit Dr. Somlo.

Somlo und Marker unterhielten sich darüber, eine neue Firma zu gründen. Marker erfuhr, daß Somlo, ein Ungar, an der Sorbonne Jura studiert hatte und 1928 nach Mexiko ausgewandert war, als Export- und Import-Repräsentant mehrerer großer Firmen der pharmazeutischen Industrie in Deutschland und Ungarn. (Später sollte Marker zu mir sagen: »Somlo hatte keinen Doktor, genausowenig wie ich. Er hatte ihn sich selbst verliehen. Er war Anwalt von Beruf, und Anwälte brauchen keinen Titel. Um seine Produkte besser zu verkaufen, nannte er sich Dr. Somlo.«) Bald kam Somlo zu dem Schluß, daß Mexiko eine eigene pharmazeutische Industrie haben sollte. Er setzte eine Annonce in ein chemisches Fachblatt in Deutschland, und es meldete sich Dr. Lehmann, der promovierter Mediziner und Chemiker war. 1933 verpflichtete Somlo diesen Lehmann und holte ihn nach Mexiko.

Ein paar Monate nachdem Marker bei Hormona hereinspaziert war, erwähnte er Lehmann gegenüber zum ersten Mal, daß er außer dem Fläschchen mit weißem Pulver, das er anfangs vorgezeigt hatte, noch mehrere Kilogramm Progesteron in den Vereinigten Staaten synthetisiert habe.

MARKER: – Er war mächtig überrascht. Er wollte wissen, was ich damit gemacht habe. Ich sagte ihm, ich habe es noch. Als ich wieder in den Staaten war, kam ein Anruf von Somlo. Er wollte wissen, ob ich noch immer das Progesteron hätte. Ja, sagte ich ihm, habe ich noch. Er fragte, ob wir uns ein paar Tage später in New York treffen könnten. Er lud mich zum Essen ins Waldorf-Astoria ein, um mich einzuwickeln. Er wollte wissen, ob wir nicht was ausdenken könnten, um über Hormona das Progesteron zu verkaufen, das ich hatte. Er sagte: »Wir gründen eine Gesellschaft in Mexico, mit einem Kapital von 500.000 Pesos« – etwas mehr als 100.000 Dollar in jener Zeit –, »und wir machen einen Vertrag, so daß 40 Prozent der Aktien auf Sie entfallen.«

– Somlo hatte eine kleine Firma in New York, mit dem Namen Chemical Specialties. Ich sollte das, was ich hatte, zu dem Angestellten dort bringen. Die Empfangsbestätigung besagte – der Mann wußte nicht, wer ich war –, daß ich gekommen sei und zwei Kilo Progesteron, wie ich behauptete, dagelassen hätte. Das war die Quittung, die ich dafür bekam. Somlo sagte, er würde den Preis mit 80 Dollar das Gramm festsetzen, oder 160.000 Dollar für die zwei Kilo. Das würde meine Einlage von 40.000 Dollar völlig abdecken, für die 40 Prozent an dieser neuen Firma, und der Rest der 160.000 Dollar sollte als Einkommen gelten. Die Aktien sollten wie folgt aufgeteilt werden: Somlo bekam 52 Prozent, Lehmann bekam acht Prozent, und ich bekam 40 Prozent.
– Kurz nachdem wir im Januar 1944 mit der Herstellung von Progesteron angefangen hatten, sagte mir Somlo eines Tages, er wolle unsere neue Firma als Aktiengesellschaft eintragen lassen, und er schlug vor, sie Synthesis S.A. zu nennen. Ich sagte ihm, mir wäre ein Name lieber, der auf den mexikanischen Standort hinwies, und wir einigten uns auf den Namen Syntex, aus Synthese und Mexiko. Unter diesem Namen wurde unsere Gesellschaft im März 1944 in Mexiko ins Handelsregister eingetragen.
– Es gab da ein freies Grundstück an der Ecke neben Hormona, und sie bauten ein paar Labors auf, wo ich arbeiten konnte, und einen Schuppen für die Extraktoren. In dieser Zeit, als ich Progesteron herstellte, bekam ich kein Gehalt. Ab und zu ging ich zu Somlo und sagte: »Ich bin knapp bei Kasse. Ich muß meine Hotelrechnung zahlen.« Er gab mir dann tausend Dollar oder so, bis ich das nächstemal wiederkam. Kein Gehalt, nichts dergleichen. Nachdem ein Jahr um war, hatte ich mein ganzes Geld ausgegeben und mußte meine Frau nach Hause nach Pennsylvania schicken, weil es billiger kam, wenn sie in unserem eigenen Haus lebte. Im Februar oder März ging ich zu ihm und erkundigte mich nach den Profiten, weil ich wußte, es gab ganz beachtliche Profite. Ich hatte mindestens dreißig Kilogramm Progesteron hergestellt. Einiges davon ging nach Argentien und wurde nach Deutschland weiterverschifft, während des Krieges. Das war auch etwas, was mir nicht paßte. Ich fragte Somlo also nach den

Profiten. Er sagte: »Welche Profite?« Ich frage, ob ich die Bücher sehen könnte. Er sagte: »Nein, Sie würden das ohnehin nicht verstehen.« Ich sagte ihm, ich würde jemanden finden, der Spanisch spricht, um die Bücher durchzusehen. Schließlich wurde er ziemlich wütend und sagte: »Es gibt überhaupt keine Profite. Ich habe sie als Gehalt verbucht.« Also beschloß ich zu gehen. Das war im Mai 1945.

– Ich setzte mich mit meinem Freund [Applezweig] in New York in Verbindung, dem ich das eine Kilo Progesteron geschenkt hatte, und erzählte ihm, was passiert war, und sagte, ich würde gern eine Konkurrenzfirma zu Syntex aufmachen. Er sagte, er hätte ganz guten Gewinn mit seinem Kilo gemacht und würde mir das Geld vorschießen. So gründeten wir eine Firma in Texcoco, ungefähr dreißig Meilen von Mexico City entfernt. Wir nannten sie Botanica-Mex.

– In Orizaba hatte ich einen Wurzelsammler, der plötzlich feststellte, daß ihm seine Wurzeln in der Nacht gestohlen wurden. Also fuhr ich nach Orizaba und redete mit ihm. Wir gingen in ein Lokal und aßen zu Mittag. Danach wurde ihm furchtbar schlecht. Ich brachte ihn nach Orizaba zurück, und er starb in derselben Nacht. Ich wußte nicht, was passiert war. Dann passierten noch andere, sehr seltsame Sachen. Ich hatte vier der Frauen angestellt, die bei Syntex für mich gearbeitet hatten. Eine von ihnen – die einzige, die Englisch sprach – wurde eines Abends in einer Gasse bei Sanborn's zusammengeschlagen. Sie sagte, sie wüßte, wer es getan hat: Es war ein Freund von Somlo. [Marker nannte den Namen eines Mannes, der in der Ölindustrie beschäftigt war, bevor sie verstaatlicht wurde. »Er ist es, der sie zusammengeschlagen hat. Er trat sie in den Bauch, weil sie mit mir gegangen war.«]

– Um diese Zeit war es, da besorgte mein Anwalt mir zwei Pistolen. Eine war eine Smith & Wesson, die andere weiß ich nicht mehr. Ich hatte zwei Leibwächter. Zum Essen ging immer der eine fort, und der andere blieb auf Posten. Auch beim Schlafen wechselten sie sich ab. Einer von ihnen ging aus dem Haus und nahm seine Pistole mit, obwohl ich sie angewiesen hatte, sie sollten ihre Pistolen nicht mit hinaus nehmen. Sie packten ihn gleich vor der Tür und schossen ihn mit seiner eigenen Pistole ins Bein.

– Dann wollte Somlo wissen, ob ich mich mit ihm treffen würde. Wir gingen in ein gutes französisches Restaurant am Paseo de la Reforma, und er bezahlte. Er wollte wissen, ob ich wieder zu ihm kommen möchte. Als er sah, daß ich kein Interesse hatte, sagte Somlo, er wolle von mir ein Verfahren haben, das ich zur Herstellung von Testosteron am Penn State entwickelt und noch nicht veröffentlicht hatte. Tatsächlich wußte ich damals gar nicht, daß Parke-Davis, nachdem ich beim Penn State gekündigt hatte, ein Patent angemeldet hatte, auf die Namen zweier ihrer Chemiker. Er sagte: »Ich gebe Ihnen ein Prozent der Profite aus dem Testosteron.« Ich sagte, ich hätte kein Interesse. Somlo sagte mir dann, er wisse, daß ich in Texcoco eine Menge Schwierigkeiten mit meinen Leuten hätte, körperlich, wissen Sie. Ich sagte ihm, ich würde weitermachen. Wir redeten fast bis ein Uhr nachts.
– Kurz nachdem die Produktion bei Botanica-Mex angelaufen war, traf sich Somlo mit meinem Anwalt und verlangte, ich solle ihm die ganze Korrespondenz zwischen uns beiden ausliefern, besonders einen Brief, in dem stand, daß ich vierzig Prozent der Anteile von Syntex halten sollte. Wenn ich das nicht machte, sagte er, würde er Syntex bankrott gehen lassen und eine neue Firma gründen, um Hormone zu produzieren. Er drohte auch, er würde mich ins Gefängnis bringen, weil ich Verfahren von Syntex gestohlen hätte, und daß er mich zwingen würde, Mexiko zu verlassen. Mein Anwalt riet mir, seine Forderung zu erfüllen, um die Möglichkeit auszuschließen, daß ich gezwungen sein könnte, Mexiko zu verlassen und Botanica-Mex zu schließen. Dies tat ich, und so verlor ich die zwei Kilogramm Testosteron, die ich anfangs hergestellt hatte, und meine Anteile an Syntex.
– Inzwischen hatte ich angefangen, neue Arten von Dioskoreen in verschiedenen Gegenden Mexikos zu sammeln. Ich hatte ungefähr zwanzig Arten beisammen. Eine wurde bei den Eingeborenen »Barbasco« genannt. Das ist die, mit der gegenwärtig gearbeitet wird. Sie enthielt beinahe reines Diosgenin. Bis dahin hatte ich nichts damit anfangen können, weil ich sie in einer Gegend fand, die Tierra Blanca hieß. Die einzige Möglichkeit, das Zeug während des Krieges da rauszubringen, war, es auf ein Boot zu verladen und nach Veracruz zu

schaffen. Als ich mich von Syntex trennte und mich mit Botanica-Mex selbständig machte, fing ich sofort mit dieser Barbasco-Wurzel an.
– Mein Freund in den Staaten hatte den Preis für Progesteron [da der Nachschub immer reichlicher floß] von achtzig Dollar auf zehn Dollar das Gramm und einen Monat später auf fünf Dollar das Gramm gesenkt.
– Etwa um diese Zeit – im Mai 1946 – fragte ein europäisches Unternehmen, Gedeon Richter, bei mir an, ob ich Botanica-Mex mit ihnen fusionieren wolle. Ich beschloß, es zu tun, und überließ ihnen das Verfahren. Sie führten die Firma dann unter einem neuen Namen, Hormosynth. Ich blieb drei Jahre als Berater für Hormosynth tätig. Bis dahin war der Preis für Progesteron auf etwa zwei Dollar das Gramm gefallen.

1949 kauften SmithKline & French die Firma Hormosynth und änderten den Namen in Diosynth, und schließlich wurde sie wieder von einer europäischen Gesellschaft, Organon, zurückgekauft. Sie ist noch heute einer der größeren Hormonhersteller in Mexiko. Um diese Zeit hatte Russell Marker beschlossen, daß er nie wieder etwas mit Chemie zu tun haben wollte. Um seine schmerzhaften Erinnerungen auszulöschen, vernichtete er seine Labornotizen und Briefe.

Natürlich gibt es auch eine Kehrseite zu Markers Geschichte, deren Details allerdings schwer zu überprüfen sind. Emerik Somlo starb Jahre später in Frankreich, und Federico Lehmann, der in Europa lebt, weigert sich standhaft, über den Streit zu sprechen, weil er glaubt, zwischen den Fronten gestanden zu haben, und die Vergangenheit ruhen lassen möchte. Sein Sohn, Pedro A. Lehmann, ebenfalls Chemiker, hat eine Geschichte der mexikanischen Steroid-Industrie verfaßt und Russell Markers entscheidenden Beitrag dazu gewürdigt. 1991 sprach er auf einem Symposion zur Geschichte der Steroide, bei der Jahresversammlung der American Chemical Society in New York. Er äußerte sich sehr zurückhaltend über den Konflikt zwischen den Partnern, projizierte dann aber ein bislang unbekanntes Doku-

ment auf die Leinwand und bemerkte dazu: »Es wird oft behauptet, daß Marker für all seine Mühen überhaupt keine Bezahlung erhielt, aber hier habe ich den Beweis, daß er doch etwas bekam.« Er zeigte ein Blatt aus einem der Notizbücher seines Vaters vor, wo die Chemiker aufgelistet waren, die damals für die Firma arbeiteten, sowie die Mengen an Progesteron in Gramm, die jeder von ihnen ablieferte, und die Gesamtbeträge, die sie bezahlt erhielten. »Für Marker habe ich hier unterstrichen, daß er 17.500 Dollar bekam, was zu jener Zeit eine Menge Geld war. Man schrieb das Jahr 1943 oder '44. Es entspricht einer Summe von 170.000 Dollar in heutigem Geld.«
Er zeigte auch einen »scharfen Drohbrief« von Marker, der besagte: »Vergessen Sie nicht, ich weiß alles.« Lehmann meint dazu, er habe sowohl seinen Vater wie Somlo gefragt, was dies zu bedeuten habe, und »keiner von beiden konnte sich erinnern«. Eine mögliche Deutung wäre natürlich, daß der rätselhafte Brief gar keine »Drohung« enthielt, wie es vielleicht klingen mag, sondern nur eine ernste Mahnung, daß nur er, Marker, das Verfahren kenne, wie ein heimisches Fischgift in Progesteron umzuwandeln sei; oder vielleicht sollte der Brief nur daran erinnern, daß das Verfahren nicht patentiert war und daß es Marker und jedem anderen daher freistände, es jederzeit zu übernehmen.
Markers letzter Beitrag zur wissenschaftlichen Literatur – sein 213. veröffentlichter Artikel –, bevor er 1949 seine Papiere vernichtete, galt einem Thema von tragischer Ironie. Er setzte sich in ihm mit möglichen neuen pflanzlichen Rohstoffen für das neue Wundermittel Kortison auseinander. Was die explosive Entwicklung der Steroid-Industrie in Mexiko schlagartig in Gang setzte, war, wie Norman Applezweig in seiner Geschichte der Steroid-Forschung schreibt, »die Entdeckung, daß Kortison, ein Steroid der Nebenniere, die Symptome der rheumatischen Arthritis zu lindern vermochte. Die Nachfrage nach einer solchen Therapie war so groß, daß die Chemiker in ihre Labors eilten und sich sofort bemühten, weit bessere Methoden zur Synthese und Umwandlung der Struktur natürlicher Hormone zu entwickeln, wobei sie eine phantastische Fülle neuer Verbindungen schufen, die nun der pharmakologischen Erforschung und klini-

schen Erprobung harrten. *Hätte das Kortison der Steroid-Industrie nicht einen solchen Aufschwung gegeben, dann wäre es in den 50er Jahren undenkbar gewesen, Hormone zur Empfängnisverhütung einzusetzen.* Statt dessen waren Hormone, wie sich nun zeigte, so kostengünstig zu produzieren, daß überall auf der Welt eine Geburtenkontrolle möglich wurde, wahrscheinlich leichter und mit geringeren Kosten verbunden als die bestehenden nichtorganischen Verhütungsmittel.« (Hervorhebung von mir.)

Im Hinblick auf die wirtschaftliche Bedeutung merkte Applezweig an, daß die natürlichen und die modifizierten Steroid-Hormone »einen Markt von fast einer Milliarde Umsatz erschlossen haben und zu den wichtigsten bislang von der medizinischen Forschung ersonnenen Waffen gehören. Daß es uns möglich ist, diese Mittel in großen Mengen und zu Preisen herzustellen, die sie für jeden erschwinglich machen, geht direkt auf das Werk eines Mannes zurück... Russell E. Marker.«

Daß und wie eine Lösung für das Problem der Kortison-Synthese gefunden wurde, unterstreicht wieder einmal eine, in diesem Zeitalter des Big Business gern übersehene Tatsache: Große Entdeckungen in der Wissenschaft werden von großen Köpfen gemacht und nicht von großen Forschungsbudgets. Und an der Spitze des Wettlaufs lag nun ein kleiner, unabhängiger Chemieproduzent im angeblich rückständigen Mexiko.

Fast eine Generation später, 1969, ließ Marker sich von Pedro Lehmann aus seinem Versteck locken, um auf einem Festbankett eine Ehrung der Chemical Society von Mexiko entgegenzunehmen. Als Lehmann dann – in der Nähe von Orizaba, dem Ort, wo das erste Exemplar der *Cabeza de negro* aus der Erde gebuddelt worden war – neben Marker stand, fragte er diesen, ob glückliche Fügung bei seiner Entdeckung im Spiel gewesen sei. Marker starrte ihn an und rief aus: »Glückliche Fügung? Zum Teufel, nein!«

Auch war Marker, der »klassische« Grundlagenforscher, nicht von der Vision eines Endprodukts getrieben. Er gestand: »Ich habe mich nie für die *Anwendung* des Hormons interessiert. Ich wollte es nur verfügbar machen. Man wird einfach neugierig, und man will sehen, was am Ende herauskommt. Es ist wie beim Schachspiel. Irgendwann will man das Ergebnis wissen. Daß man es für Verhütungspillen gebrauchen könnte, wurde mir erst klar, als ich schon längst aus dem Geschäft war.«

Sprung über die Grenzen der Natur

*Wer anderen Gutes tun will, muß dies in genauer Bestimmtheit tun.
Das allgemeine Gute ist die Ausrede von Schurken, Heuchlern
und Schmeichlern. Denn Kunst und Wissenschaft können nur
in genau organisierter Bestimmtheit existieren.*
William Blake, 1757–1827

Hinter der schlicht verputzten Fassade des Labor- und Verwaltungsgebäudes von Syntex in Mexico City wurde Emerik Somlo, bald nachdem Marker im Mai 1945 die Partnerschaft aufgekündigt hatte, von Panik ergriffen. Ihm gehörte die einzige Firma auf der Welt, die jemals das kostbare Progesteron aus Pflanzenwurzeln hergestellt hatte. Aber der einzige Mann, der wußte, wie man es machte, hatte sich abgesetzt. Syntex besaß keine Patente an irgendwelchen Verfahren. Wie also sollten die Kenntnisse exklusiv bleiben? Schlimmer noch, jedermann in der Welt der Chemie wußte, daß Kortison, diese Wunderdroge vom Wert reinen Goldes, in überreicher Fülle in greifbare Nähe gerückt war. Wo es genügend Progesteron gibt, das wußte man jetzt, liegt Kortison nur einen chemischen Reaktionsschritt entfernt.

Oh, dieser Russell Marker! Sein letzter gedruckter Aufsatz behandelte alle möglichen neuen pflanzlichen Grundstoffe für Kortison, aber kein Wort darüber, wie es zu *machen* sei. Der Lohn für diese neue Wunderdroge, falls sie sich billig herstellen ließ, würde Syntex in den Schoß fallen, wenn nur, wenn nur...

Hektisch zog Somlo Erkundigungen ein – durch ein einzigartiges

Netzwerk meist jüdischer Wissenschaftler, die aus Ungarn, Österreich, Deutschland in die westliche Hemisphäre gekommen waren, von überall her, wo Hitlers Terror sie vertrieben hatte. Jenseits des Ozeans hatten sie Zuflucht gefunden, in Ländern, die bereit waren, sie aufzunehmen. Ein solcher Flüchtling in Kuba führte Somlo mit einem jungen Steroid-Chemiker zusammen, der bei einem Pharmaunternehmen in Havanna sein Leben fristete. George Rosenkranz, Ungar wie Somlo, der nach eigenen Worten »für das großartige Gehalt einer Sekretärin, zu fünfunddreißig Dollar pro Woche, arbeitete«, erschien Somlo als idealer Partner. Der junge Rosenkranz hatte seinen Doktor in Zürich gemacht, bei Leopold Ružicka, einem der Großen aus der Frühzeit der Steroid-Forschung. Aus eigenem Antrieb hatte er Markers Publikationen verfolgt, und es war ihm sogar gelungen, Progesteron und Testosteron aus einer Sarsaparilla-Pflanze zu synthetisieren. Als er Somlos dringendem Ruf nach Mexico City folgte, erinnerte er sich doch schmerzlich der Worte seines berühmten Mentors Ružicka: »Ein letzter Ratschlag, Rosenkranz. Fassen Sie niemals ein Steroid an, nicht mal mit einer drei Meter langen Stange. Alles, was man da tun könnte, ist schon erreicht.«

»Ich konnte nicht direkt von Kuba nach Mexiko fliegen, weil noch Krieg war und ich offiziell ein feindlicher Ausländer«, erinnert sich Rosenkranz. Auf Umwegen »erreichte ich Mexiko am 6. August 1945, dem schicksalhaften Datum des Abwurfs der Atombombe auf Hiroshima. Ich eilte also zu meiner Verabredung mit Dr. Somlo und Dr. Lehmann und hatte das seltsamste Vorstellungsgespräch, das ich mir ausdenken konnte. Als erstes fragten sie, ob ich mit einem bestimmten Gerät umzugehen wüßte. Sie zogen mir einen weißen Kittel an und führten mich in ihr Labor, damit ich es beweisen könnte.

Erst später erfuhr ich, daß Russell Marker selbst Syntex verlassen hatte und daß ich sein Ersatzmann war. Bald wurde mir auch klar, daß der brillante, aber mißtrauische und verschlossene Marker niemanden hinter das Geheimnis seines Verfahrens kommen lassen wollte. Flaschen mit Reagenzien und Zwischenstufen trugen allesamt merkwürdige Code-Bezeichnungen. Ein Katalysator zur Hydrierung, den er benutzt hatte, war als ›Silber‹ etikettiert. Lösungsmittel wurden von den Mitarbeitern nach Gewicht und Geruch identifiziert. Na, diese ganze Mantel-und-Degen-Komödie war mir zuwider. Statt meine Zeit zu verschwenden mit dem Versuch, Markers Verfahren in allen Details zu rekonstruieren, bekam ich das selbst heraus. Meine Mitarbeiter waren anfangs elf junge Frauen mit Oberschulabschluß und einer Ausbildung als Laborassistentin und ein mexikanischer Industriechemiker.

Nachdem ich das Problem gelöst und die verlorene Kunst der Progesteron-Synthese wiederentdeckt hatte, bat man mich, eine Methode zur Herstellung von Testosteron zu entwickeln, das zunehmend nachgefragt wurde. Wir fanden keine Anhaltspunkte dafür, daß Marker bei Syntex – vielleicht anderswo, aber nicht bei Syntex – ein Verfahren zur Herstellung von Testosteron entwickelt hätte. [Marker behauptet, er tat es doch.] Auf dem Papier war das Problem natürlich ganz einfach – man mußte nur zwei Carbonatome entfernen. Nun, man kann sich nicht vorstellen, welch eine riesige Anstrengung es kostete, die idealen Bedingungen für diese scheinbar so einfache Reaktion zu finden. Nach langem Experimentieren – mir kam es wie eine Ewigkeit vor – fanden wir die Lösung. Unser letztes Ziel, bevor wir in die industrielle Fertigung gehen konnten, war die Synthese von Östrogen aus Diosgenin. Nach langem, geduldigem Experimentieren gelang es uns endlich.«

Der heilige Gral synthetischen Kortisons war in greifbare Nähe gerückt. Aber Rosenkranz, inzwischen bei Syntex als Forschungsdirektor etabliert, brauchte noch einen Sir Galahad. Durch die Buschtrommeln der exilierten Wissenschaftler machte er denn auch einen Kandidaten ausfindig, einen jungen Österreicher, der in Amerika am Anfang seiner Karriere stand, nachdem er an der University of Wisconsin seinen Doktor gemacht hatte – mit einer Arbeit über die chemische Umwandlung von Testosteron in Östradiol.

Rosenkranz erinnert sich: »Nachdem ich Carl Djerassis hervorragende Arbeiten in der Literatur verfolgt hatte, lud ich ihn 1949 ein, uns bei Syntex zu besuchen. Anscheinend packte ihn dann die Liebe zu Mexiko.«

Djerassi selbst stellt die Sache etwas anders dar: »Die Vorstellung, so etwas wie ›ernsthafte Chemie‹ in Mexiko zu treiben, schien mir grotesk. Aber als ich die Einladung zu einem Besuch in Mexiko erhielt, alle Spesen bezahlt und keinerlei Verpflichtung damit verbunden, akzeptierte ich. Rosenkranz machte mir ein verlockendes Angebot. Nachdem ich immer nur allein, mit ein oder zwei Laboranten, gearbeitet hatte, bot sich mir plötzlich die Chance, ein Forschungsteam zu leiten, das eine praktikable Synthese von Kortison versuchen wollte, und dies in einem überraschend gut ausgestatteten Labor. Dennoch, als ich meine Freunde aus Wisconsin und Harvard wiedersah und ihnen davon erzählte, glaubten sie, ich mache Witze.«

1949 trat der sechsundzwanzigjährige Carl Djerassi, der darauf brannte, sein Glück auf dem heißesten Feld der Steroidforschung zu versuchen, bei Syntex ein. Rasch gelang es ihm, Kortison auf zwei verschiedenen Wegen zu synthetisieren. Es war ein Durchbruch, den pharmazeutische Firmen allenthalben gesucht hatten. Als nächstes waren die Östrogene an der Reihe. Djerassi synthetisierte Östron und Östradiol, wiederum aus Diosgenin. Ende der 50er Jahre war Syntex zum Hauptlieferanten synthetischer Hormone an die pharmazeutische Industrie in Europa und Amerika geworden.

Mittlerweile hatte sich Syntex ein neues, atemberaubendes Ziel gesteckt: ein Progesteron zu erfinden, das besser wäre als Progesteron. Aus Gründen, die man noch immer nicht verstand, verlor Progesteron seine Wirkung, wenn es oral genommen wurde, es sei denn in sehr hoher Dosierung. Daher mußte es mit schmerzhaften Injektionen verabreicht werden. Und selbst bei der Injektion mußte es, um wirksam zu sein, viel höher dosiert werden als andere Sexualhormone. Was man also brauchte, war ein »neues« Progesteron von gesteigerter Potenz, die eine niedrigere Dosierung erlaubt hätte. Syntex hatte sich vorgenommen, über die Grenzen der Natur hinauszugehen und ein »Designer«-Hormon zu schaffen.

Die Herausforderung war nicht ohne Beispiel. Kurz vor dem Zweiten Weltkrieg hatte Hans H. Inhoffen von der Schering-Forschung in Berlin einem der Ringe des Östradiol-Moleküls das Gas Acetylen, hinzugefügt. Überraschenderweise blieb das umgewandelte Molekül, anders als das Original, nun stabil, wenn es geschluckt wurde; daher konnte man es oral verabreichen, zum Beispiel in Form einer Pille. Inhoffen unterzog auch Testosteron dem gleichen Verfahren und schuf eine Verbindung mit völlig unerwarteten Eigenschaften. Ethisteron, wie die generische Bezeichnung heute lautet, konnte nicht nur geschluckt werden, sondern verhielt sich auch ganz ähnlich wie Progesteron. Dies war der erste Hinweis darauf, daß sich ein *oral wirksames Progestagen* synthetisch herstellen ließ. Es war genau der Fingerzeig, den Djerassi im Sommer 1951 brauchte.

In der wissenschaftlichen Literatur fand er eine weitere Fährte: Im April 1944 – drei Monate nur, nachdem Somlo, Marker und Lehmann die Syntex A.G. gründeten – hatte Max Ehrenstein, Professor für Chemie an der University of Pennsylvania, ein kurzes Referat vor der American Chemical Society in Cleveland gehalten. Ehrenstein berichtete, daß er, um den Wirkungsverlust des oral gegebenen Progesterons auszugleichen, ein neues Molekül aus den Samen einer afrikanischen Pflanze gewonnen habe, die die Eingeborenen dort benutzten, um ihre Pfeilspitzen zu vergiften. Der Extrakt, Strophanthidin genannt, ergab eine winzige Menge einer neuen Verbindung, die Progesteron weitgehend ähnelte, ohne aber eines der von den Ringen ausgehenden Kohlenstoffatome aufzuweisen. Er hatte die winzige Menge zwei weiblichen Kaninchen eingespritzt, worauf ihm die Substanz ausging. Die Wirkung war, daß eines der Kaninchen die gleichen Veränderungen an der inneren Schicht des Uterus aufwies, wie natürliches Progesteron sie herbeiführt.

Ehrensteins Mitteilung weckte kein merkliches Interesse. Niemand beeilte sich, seinen Befund zu wiederholen oder anzuwenden. Aber Djerassi, der Ehrensteins Bericht noch als Doktorand in Wisconsin gelesen hatte, erinnerte sich. Die Meldung war ihm aufgefallen, weil sie andeutete, daß eine fehlende Methylgruppe – ein Kohlenstoffatom verbunden mit drei Wasserstoffatomen – irgendwie mit der Wirksamkeit des Moleküls zu tun hatte.

Und jetzt, sechs Jahre später, bei Syntex hatte Djerassi die Idee, die Molekularstruktur von Russell Markers synthetischem weißen Pulver (aus der mexikanischen Yamswurzel), so abzuwandeln, daß sie Ehrensteins Molekül glich (das er in den Saatkörnern jener afrikanischen Pflanze gefunden hatte). Die Umgruppierung gelang überraschend leicht. Weiblichen Kaninchen eingespritzt, hatte die neue Substanz tatsächlich die vier- bis achtfache Wirkung natürlichen Progesterons!

Was konnte man aber tun, damit das »neue Progesteron« auch bei oraler Einnahme funktionierte? Djerassi spielte mit dem Gedanken, Markers Pulver mit Inhoffens Ethisteron zu verbinden, jenem testosteronähnlichen Steroid. Was Djerassi an dieser Idee überzeugte, war der Umstand, daß das synthetische Männlichkeitshormon das Verhalten von Progesteron auf überraschend bedeutsame Weise zu verändern schien. Wenn man es injizierte, verlor es an Wirksamkeit und verlangte die sechsfache Dosierung, um den gleichen Effekt zu erreichen. Oral eingenommen, verhielt es sich ganz ähnlich wie Progesteron, entfaltete aber die volle Wirkung! Konnte es also sein, daß er, wenn er Ehrensteins strukturelle Veränderung auf diesen Verwandten des Testosteron übertrug, das Beste von beiden behielte? Würde die neue Substanz die Wirkung von Progesteron erzielen? Würde sie ebenfalls ihre Potenz behalten, wenn man sie schluckte?

Djerassi entwarf sieben verschiedene chemische Reaktionen, mit denen er es versuchen wollte, überließ aber deren Durchführung teilweise Luis Miramontes, einem jungen mexikanischen Chemiestudenten, der in den Syntex-Labors für seine Diplomarbeit forschte. Am 15. Oktober 1951 schien der Student das Molekül gefunden zu haben, nach dem sie suchten.

Um dessen gestagene Wirkung zu testen, schickte Djerassi sofort eine Probe davon an ein Labor seines Vertrauens in Madison, Wisconsin. Das Präparat erwies sich als äußerst aktiv. Nun fehlte noch der strengere Test: Wie würde es auf lebende Organismen einwirken? Er schickte eine Probe an Dr. Roy Hertz von den National Institutes of Health, der, wie es sich traf, Ehrensteins Assistent an der University of Pennsylvania gewesen war. Hertz verfütterte die Proben an Kaninchen, Meerschweinchen und Affen, jeweils mit guten Resultaten. Dann verabreichte er die Substanz drei Frauen, die sich bei NIH freiwillig für klinische Tests zur Verfügung stellten, »einzig mit der Absicht, schwerwiegende Menstruationsbeschwerden zu regulieren«

– hämorrhagische Monatsblutungen. Das Ergebnis war triumphal. Hertz hatte festgestellt, daß Djerassis neue Substanz, wenn oral verabreicht, um das Achtfache wirksamer war als natürliches Progesteron.
Am 22. November 1951 beantragte Djerassi ein Patent für diese neue Verbindung, die den generischen Namen *Noreshisteron* oder *Norethindron* erhielt.
Im Rückblick auf diesen großartigen Sieg konnte Djerassi nach Jahren noch feststellen: »Nicht mal in unseren wildesten Träumen wäre uns eingefallen, daß diese Substanz schließlich das aktive Ingrediens eines oralen Verhütungsmittels werden würde.«

Djerassi konnte nicht ahnen, daß Margaret Sanger kaum ein Jahr zuvor Gregory Pincus zum Dinner eingeladen hatte, um ihm ihre Vision von einem »perfekten Verhütungsmittel« vorzutragen, auch nicht, daß Sanger und Katharine McCormick demnächst zu Pincus nach Worcester fahren würden, um die Suche nach einem solchen Medikament durch einen Pakt zu besiegeln. Dennoch hatte der junge Chemiker in Mexico City mit unerforschlichem Timing gerade dafür gesorgt, daß der Traum wahr werden konnte.
War sein Erfolg ein glücklicher Zufall, über den er zur rechten Zeit und am rechten Ort gestolpert war? In gewissem Maß trifft dies auf jeden Erfolg zu. Doch der junge Djerassi war aus anderem Holz geschnitzt. Das Unvermeidliche seines Erfolgs wird am deutlichsten vom anderen Ende des Tunnels her sichtbar – im Rückblick auf seinen ungewöhnlichen Ehrgeiz, seine Energie und und das Leben, das er sich aus solchen Motiven gestalten sollte.
Sein bulgarischer Vater und seine österreichische Mutter waren beide Ärzte gewesen, und für Djerassi hatte immer schon festgestanden, daß er einmal in ihre Fußstapfen treten würde. Weil beide Eltern Juden waren, flohen sie aus Wien nach Bulgarien, nachdem Hitler Österreich besetzt hatte. Der junge Djerassi war sechzehn Jahre, als er im Dezember 1939 mit seiner Mutter in die Vereinigten Staaten kam. Er erinnert sich: »Als Kind hatte ich nie einen Chemiebaukasten. Ich habe nie den Keller in die Luft gesprengt. Auch an der High

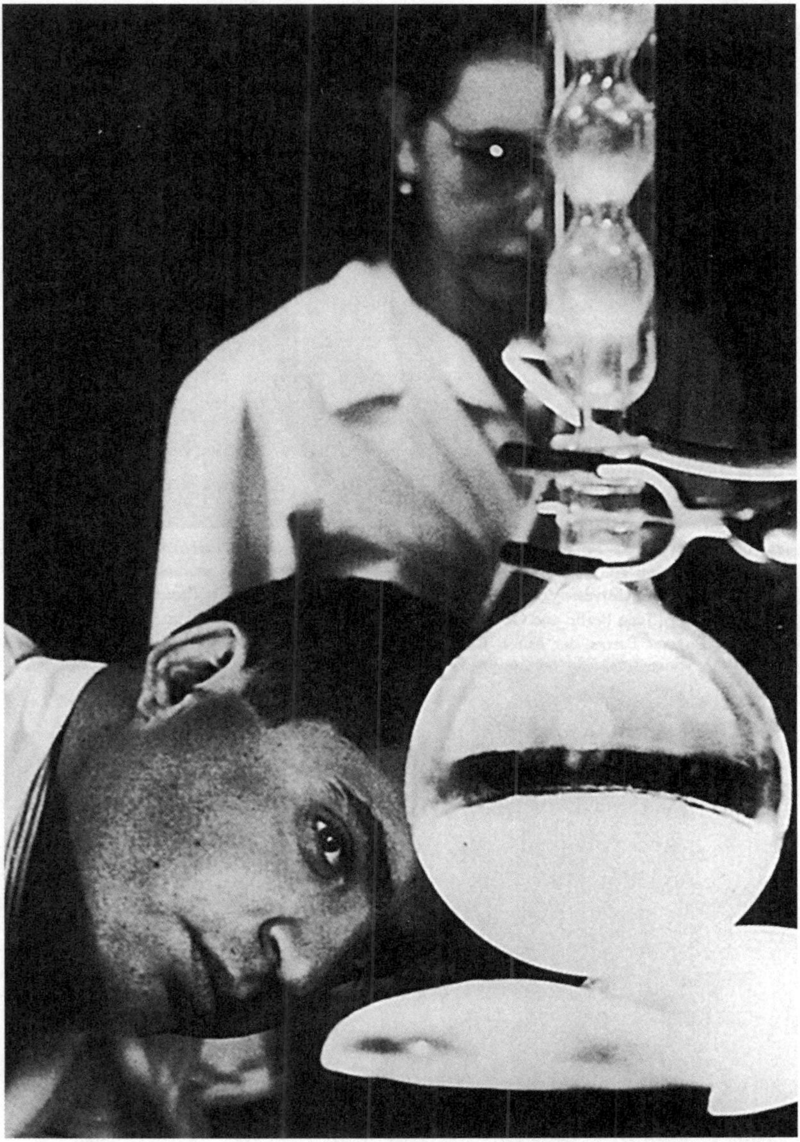

Carl Djerassi 1951 bei Syntex in Mexiko, bei der Arbeit an der Synthese des gestagenen Wirkstoffs der Pille

School hatte ich keine Chemie. Tatsächlich machte ich nicht mal den Schulabschluß.«
Ohne Abschluß bluffte er sich durch zwei Semester am Junior College in Newark, New Jersey, wo ein »großartiger« Chemielehrer, Nathan Washton, ihn so begeistern konnte, daß er vom angefangenen Medizinstudium zum Hauptfach Chemie wechselte. Nach einem weiteren Semester am Tarkio College in Missouri stürmte er durch ein Studienjahr plus Sommerferien am Kenyon College in Ohio, das ihm 1942 den Bachelor-Grad verlieh – nach weniger als drei College-Jahren. Und in nur zwei Jahren an der University of Wisconsin peitschte er seinen Doktor in Chemie durch.
In den folgenden fünfundzwanzig Jahren sollte Djerassi chemische Rätsel lösen, die nicht nur zu Kortison und oral anwendbarem Progesteron, sondern auch zur Entdeckung der Antihistamine und eines umweltverträglichen Pestizids führten. Nach seiner Karriere bei Syntex begann er eine zweite, die ihn schon lange gelockt hatte, als akademischer Lehrer an der Stanford University in Kalifornien. Er erhielt die National Medal of Science und die begehrte Priestley Medal, die höchste Auszeichnung der American Chemical Society.
Während seiner Zeit bei Syntex war ein Aktienpaket, wie die Firma es an ihre leitenden Angestellten der ersten Stunde verteilt hatte, exponentiell im Wert gestiegen und hatte Djerassi zu einem schwerreichen Mann gemacht. Er baute sich ein Haus auf einem herrlichen Grundstück von zwölfhundert Acres, mit Blick auf den San Gregorio Beach, eine halbe Autostunde von Stanford entfernt, das er SMIP-Ranch nannte (»Steroids Made It Possible«, und an anderen Tagen: »Syntex Made It Possible«). Nach dem Tod einer erwachsenen Tochter verwandelte er die Ranch in eine Kolonie für Künstler und Schriftsteller, die er auch während des Aufenthalts finanziell unterstützt. Er hat Millionen in eine Gemäldesammlung gesteckt, darunter Werke von Klee, Picasso und Moore, wie auch in präkolumbianische Skulpturen. Heute, in seiner Zimmerflucht am Russian Hill in San Francisco, hält er Salon für Persönlichkeiten des künstlerischen Lebens und humpelt schwungvoll zwischen seinen Gästen umher – Folge eines Skiunfalls, der ihm ein steifes Knie hinterließ.

»Die Freuden der Forschung«, beteuert er, »sind ganz unglaublich, beinahe wie ein Orgasmus, wenn etwas gelingt. Meist aber ist die Forschung ein Scheitern. Darum habe ich immer auch andere Dinge gemacht. Selbst während der Promotion ging ich niemals abends ins Labor. Die meisten Doktoranden tun das. Ich nahm aber lieber Cellostunden.«

Warum nur, fragt sich Djerassi seit jeher, entwickelten sich die Mehrzahl der hochgebildeten Wissenschaftler, die er kannte, vor allem die Chemiker, zu »intellektuellen Monogamisten«, mit wenig Interessen neben ihrer Arbeit? »Viele meiner Kollegen kommen nie nach San Francisco. Kaum einen von ihnen sehe ich in der Oper, und im Magic Theater, glaube ich, hab ich noch nie einen Kollegen getroffen. Dem Museum of Modern Art in San Francisco habe ich eine größere Sammlung von Paul Klees vermacht. Die Mehrheit meiner Kollegen, nehme ich an, wird das nicht wissen. Klee ist ein intellektueller Maler, und ich finde, ein Akademiker sollte sich mit Klee anfreunden können. Aber den meisten ist er ganz egal.«

1976, mit dreiundfünfzig Jahren, heiratete er seine dritte Frau, Diana Middlebrook, eine bekannte Anglistin aus Stanford, die später eine Bestsellerbiographie der Dichterin Anne Sexton veröffentlichte. Vielleicht war dies ein Wegweiser zu seiner dritten Karriere. Seither hat er einen Gedichtband und zwei Romane veröffentlicht, den zweiten unter dem Titel *Cantors Dilemma,* der im Treibhaus politischer und privater Intrigen der akademischen Wissenschaft spielt, wie auch eine Autobiographie und viele Artikel über Politik und Soziologie der Geburtenkontrolle.

Kurz nachdem Syntex und Djerassi ihr Norethindron patentieren ließen, meldeten ein pharmazeutisches Unternehmen in Chicago, G.D. Searle, und dessen Chefchemiker Frank B.Colton eine bemerkenswert ähnliche Substanz zum Patent an, die sie *Norethynodrel* nannten. Bei Searle behauptet man heute, die Forschungen hätten damals ohne Kenntnis der Entwicklung bei Syntex stattgefunden. Syntex hat seine Patentschrift im November 1951 eingereicht und die Ergebnisse im Jahr darauf publiziert. Searle beantragte erst im August 1953 ein Patent.

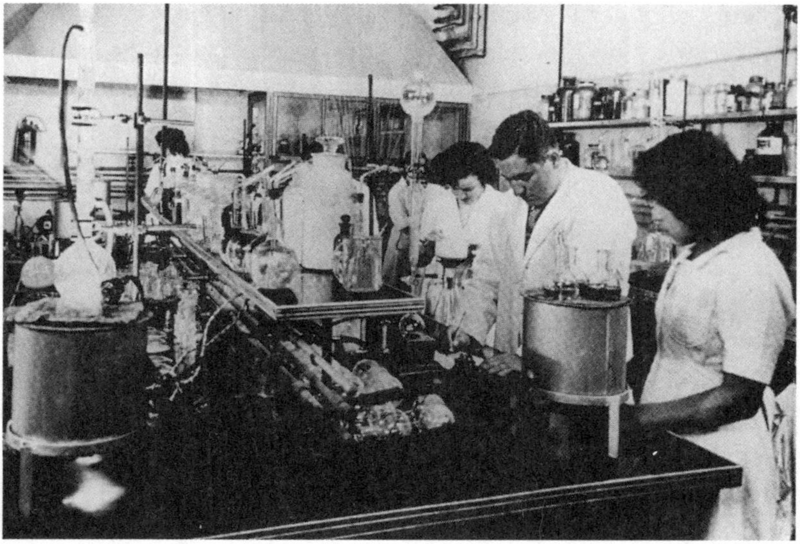

Laborarbeit bei Syntex in Mexiko

Solche rivalisierenden Urheberansprüche sind in der Wissenschaft nicht ungewöhnlich. Manchmal erfahren Forscher am anderen Ende der Welt von ähnlich gearteten Experimenten ihrer Kollegen, und dann beginnt ein fieberhafter Wettlauf um die Erstveröffentlichung einer bedeutenden Entdeckung. Manchmal wird Rivalität mit wechselseitigen Verdächtigungen ausgetragen. Praktisch nie kommt es vor, daß eine wissenschaftliche Leistung nur einem einzelnen gehört; auch sind Naturwissenschaftler nicht selbstloser als andere Erfolgsmenschen, wenn es darum geht, wem der Ruhm an einer Entdeckung zuzuschreiben ist.

Vierzig Jahre lang wurde Carl Djerassi den Verdacht nicht los, daß Searle »geklaut« haben könnte, als es sein eigenes Patent anmeldete. Die Ähnlichkeiten der beiden Medikamente führten zu komplizierten juristischen Verwicklungen. Norethynodrel von Searle war dem Norethindron von Syntex so ähnlich, sagt Djerassi, daß »[Frank] Coltons Norethynodrel bereits durch die Einwirkung von Salzsäure, oder einer so schwachen Säure wie menschlichem Magensaft, weitgehend in Norethindron umgewandelt wird«. Was wiederum, wie Djerassi sagt, die spannende Frage aufwirft: Wenn natürliche Vorgänge im Magen ein patentiertes Präparat »synthetisieren« – ist dann das Recht an einem erteilten Patent verletzt? Die Ähnlichkeit zwischen beiden Stoffen warf auch ein Schlaglicht auf die wechselseitig verschränkten Abhängigkeiten der pharmazeutischen Unternehmen, die die Interessen ihrer Wissenschaftler häufig dem eigenen Profitinteresse aufopfern. »Ich drängte darauf, daß wir dieses Problem durch einen Gerichtsentscheid klärten«, sagte Djerassi, »aber Parke-Davis (die Firma, der Syntex eine Lizenz an Norethindron überlassen hatte), zog nicht mit. Searle verkaufte ein wichtiges Medikament gegen Luft- und Seekrankheit, Dramamin, das ein von Parke-Davis entwickeltes Antihistamin, Benadryl, enthielt. Unser Norethindron war 1957 anscheinend ein kleiner Fisch; es lohnte nicht den Streit mit einem geschätzten Kunden.«

Frank Colton sagt zu dem Wettlauf damals, daß seine Chemiker bei Searle »gut zweihundert verschiedene Molekülstrukturen« entwickelt hätten und nun hofften, ein Progestagen zu schaffen, »besser als Mutter Natur«. Seine Darstellung deutet aber die Möglichkeit an, daß noch ein Dritter einen begründeten Anspruch auf die umstrittene Urheberschaft an dem neuen und besseren synthetischen Mittel erheben könnte. Wie Colton behauptet, habe A.L. Wilds, ein Chemiker an der University of Wisconsin, zusammen mit seinem Studenten N.A. Nelson damals eine weit bessere Methode gefunden, um das lästige Atom Carbon 19 loszuwerden. Wilds veröffentlichte seine Verbesserung des Verfahrens erst 1953. 1950 aber soll Wilds, wiederum laut Frank Colton, Djerassi davon in Kenntnis gesetzt haben, dessen Doktorarbeit Wilds betreute. Auch soll Wilds einem seiner Schüler davon erzählt haben, einem Dr. Jack Ralls, der dann Coltons Mitarbeiter bei Searle wurde. »Also verfolgten wir [bei Searle]«, so sagt Colton, »die gleiche Forschungsrichtung wie Djerassi, zur selben Zeit.« Damit steht aber eine weitere Frage im Raum: Hatten er und Djerassi beide etwa »die gleiche Forschungsrichtung« von Professor Wilds und seinem Schüler Jack Ralls übernommen und das Verfahren jeweils nur um ein paar Schritte ausgebaut? Ein solcher Gang der

Dinge ist in der Wissenschaft allerdings häufiger als die große, »originale« Entdeckung.
Wie Djerassi, so behauptet auch Colton, daß er keine Ahnung hatte, ein chemisches Mittel zur Geburtenkontrolle zu entwickeln.
1991, ganze vier Jahrzehnte nach der Patenterteilung an Syntex, standen sich Colton und Djerassi bei einem Symposium der American Chemical Society in New York zum erstenmal Auge in Auge gegenüber – in äußerst gespannter Atmosphäre:

> COLTON: Nachdem wir heute morgen Dr. Djerassis Story gehört haben, frage ich mich, was habe ich hier eigentlich verloren? Djerassi hat doch auf dem Gebiet der oralen Verhütung *alles* allein getan.
> DJERASSI: Wie Sie die Chronologie der Ereignisse darstellen, wurde Ihr Patent 1955, das Syntex-Patent aber 1956 erteilt. Tatsache ist natürlich, daß die Daten der *erteilten* Patente bedeutungslos sind. Worauf es ankommt, ist das Datum des Antrags. Warum haben Sie nicht gesagt: »Syntex 1951« und »Searle 1953«? Warum beantragten Sie Ihr Patent erst anderthalb Jahre, nachdem wir zum erstenmal Meldung machten? Warum haben Sie Ihre Resultate niemals veröffentlicht, wenn Sie doch sagen, daß es die wichtigste Sache war, die Sie je gemacht haben? Während wir unsere Resultate sofort veröffentlichten! Wenn Sie heute behaupten, daß die chemischen Eigenschaften zufällig die gleichen waren, so ist das wohl Unsinn.
> COLTON: Ein Punkt für Sie, Dr. Djerassi. Wir sind tatsächlich nachlässig im Publizieren, und ich will Ihnen sagen, warum. Syntex war ein Betrieb mit der Atmosphäre eines Universitätsinstituts. An der Majo-Klinik, wo ich gearbeitet habe, ging es zu wie an einer Universität. Unsere Arbeiten wurden sofort publiziert. Aber Searle ist kein Betrieb mit Universitätsatmosphäre. Je wichtiger ein Präparat war, oder wenn es vom Management so bewertet wurde, desto schwieriger war es manchmal, darüber öffentlich zu berichten – aus Konkurrenzgründen. Was mich betrifft, so gibt es noch einen weiteren Grund: Ich habe die meisten Versuche selbst

durchgeführt, und ehrlich gesagt, ich schreibe nicht gern. Es liegt mir einfach nicht, alles andere dafür zu vernachlässigen. Rückblickend aber wünschte ich, wir hätten fleißiger publiziert.

DJERASSI: Wenn das wahr ist, wieso haben Sie das Patent dann 1953 angemeldet, anderthalb Jahre, nachdem wir veröffentlicht hatten?

COLTON: Die Anmeldung der Patente lag in den Händen der Patentanwälte. Und oft kam es vor, daß sie, statt sofort den Antrag zu stellen, die Laufzeit des Patents zu verlängern suchten, indem sie zuerst die Verbindung beschrieben und später den Antrag einreichten, wenn der Stoff unmittelbar vor der Verwendung stand. Es war keine finstere Verschwörung. Es war die Art, wie unsere Juristen es handhabten.

Einen Aspekt hatten die neuen Progestine (wie Djerassis und Coltons Präparate genannt wurden), der die beiden Erfinder, abgesehen von ihrer Rivalität, wohl nervös machen konnte: Hier hatten sie es nicht mehr mit einer neuen Anwendung altbekannter Substanzen zu tun. Dies waren neue Chemikalien, wie sie in der Natur nicht vorkamen. Die subtilen Veränderungen an ihrer Molekularstruktur schienen geringfügig, doch im Zusammenwirken mit den komplizierten Mechanismen und Geheimnissen des menschlichen Körpers konnten solche Veränderungen zu Schmerzen, Leid, Krankheit und sogar Tod führen. Es standen noch viele Tests und Prüfungen bevor.

»In der Wissenschaft, Lizuska, ist alles möglich«

Einmal, als ich deprimiert war und mir dachte, »Ach Gott, es ist alles zuviel«, da sagte ich zu ihm: »Goody, laß uns mit einem Karren durch die Straßen ziehen und Zitronen verkaufen. Es lohnt einfach nicht.« Er sagte: »Bleib bei mir und halte durch, mein Kleines, dann wirst du Juwelen tragen.«
Elizabeth Pincus gegenüber Paul Vaughan, 1969

Als Gregory Pincus den ersten Schritt zur geplanten Erfindung der Pille tat, wußte er nichts von Djerassis oder Frank Coltons neuem Progestin, denn beide waren noch nicht patentiert oder in der Fachpresse beschrieben. Tatsächlich waren Coltons neue Entdeckung und Pincus' neues Projekt wie zwei große Schiffe im Nebel aneinander vorbeigeglitten, und die zwei Wissenschaftler ahnten nichts von ihrer Beinahe-Kollision. Denn Coltons Arbeitgeber, G. D. Searle, war dieselbe Firma, die seit 1944 ein Großteil der Arbeiten Pincus' an der Worcester Foundation finanziert hatte. Aber weder Colton noch Pincus hatten voneinander gehört oder erfahren, welche Ziele der andere verfolgte.

Pincus' Auftrag bei Searle war so ziemlich derselbe, der Djerassi zu Syntex geführt hatte: ein neues Verfahren zu finden, um Kortison in Mengen für die Bedürfnisse eines kommerziellen Marktes herzustellen. Ein Konkurrent, Merck & Co., hatte es schon geschafft, Kortison in größeren Quantitäten zu synthetisieren, aber mit einem umständlichen Prozeß von zweiunddreißig Reaktionsstufen, der die Kosten weiterhin hoch hielt. Eines Tages hatte Pincus eine interessante Idee, wie er das Mercksche Verfahren auf »natürliche« Art synthetisieren könnte. Statt der zweiunddreißig Stufen bei Merck pumpte er einfach ein Serum durch die Nebenniere einer dicken Muttersau. Die schlaue Drüse des Tieres, so glaubte er, würde das flüchtige und mißliche Sauerstoffatom genau an der richtigen Stelle einsetzen, um Kortison entstehen zu lassen. Ähnliche Tricks mit der Natur hatte man sich schon früher einfallen lassen. Das Verfahren ist als *Perfusion* bekannt. Mit einiger Skepsis ließ Searle ihn gewähren. Während Pincus seiner Sau gut zuredete, schlug ein Biochemiker der Upjohn Company im Wettlauf um Kortison noch einen anderen Weg ein. Er brachte Hefe ins Spiel und setzte eine Fermentierung in Gang, ähnlich wie sie sich bei der Herstellung von Penicillin und Streptomyzin als so erfolgreich erwiesen hatte. Der Kunstgriff gelang. Upjohn konnte den Kortisonhunger der Welt stillen und dabei riesige Profite scheffeln. Für seine langjährigen Investitionen in Pincus bekam G. D. Searle den Trostpreis einer Steuerabschreibung.

Ohne alle Verlegenheit trat Pincus alsbald an den Forschungsdirektor bei Searle, Albert L. Raymond, heran und bat um mehr Geld, das er in ein neues Ziel stecken wollte. Eigentlich waren es zwei neue Ziele: Pincus wollte einen zweiten Versuch mit dem Perfusionsverfahren wagen, der beim Kortison-Abenteuer fehlgeschlagen war. Diesmal brachte er vor, daß er, wenn er Flüssigkeit durch eine tierische Drüse leitete, vielleicht ein billiges und wirksameres Progesteron entwickeln könnte. Und dann kam der Paukenschlag: Mit der treuherzigen Aufrichtigkeit eines Kindes, das eben sein erstes Doktorspielzeug geschenkt bekommen hat, erklärte Pincus, daß er mit dem so gewonnenen Progesteron ein orales Medikament zu entwickeln hoffe – eine schlichte Pille, die Schwangerschaft bei Menschen verhüten würde.

Der Vorschlag wirkte auf Raymond doppelt aberwitzig: Erstens wußte Raymond wahrscheinlich (im Gegensatz zu Pincus), daß sein eigener Mann, Frank Colton, knapp vor dem Ziel stand, nicht nur ein synthetisches Progesteron herzustellen, sondern auch eines, das bei oraler Einnahme seine Wirkung nicht verlieren würde. Doch die zweite Idee, daß Searle eine *Pille* herausbringen sollte, um *Schwangerschaft zu verhüten*, ein Präparat mit dem Namen Searle auf der Packung? Hatte Pincus denn allen Kontakt zur Realität verloren?

Raymonds Antwort an Pincus kam prompt und unverblümt:

> Sie haben uns bislang nichts gebracht, um die halbe Million an Investitionen zu rechtfertigen, die wir in Ihre Arbeit gesteckt haben. Na, um fair zu sein, es besteht noch Aussicht, daß … das Perfusionsverfahren sich als brauchbar erweisen wird. Aber bis heute ist alles, was Sie im Sinne der wirtschaftlichen Ziele der Searle Company vorzuweisen haben, ein jämmerlicher Mißerfolg voll falscher Spuren, bedauerlicher Fehlurteile und Beteuerungen Ihrerseits, die sich als Irrtum erwiesen haben. Und doch haben Sie die Stirn, um mehr Forschungsmittel zu bitten? Sie werden nur dann mehr bekommen, wenn ein Glücksfall uns etwas aus Ihrem Team Stammendes liefert, das uns Profit bringt. Hätte ich unbegrenzte Mittel zur Verfügung, dann würde ich ein großes Programm auf dem Feld der Steroide aufziehen, aber ich habe diese Mittel nicht, und die bisherigen Ergebnisse rechtfertigen kein großes Programm.

Bald darauf – als sei eine unergründliche Absicht der Geschichte im Spiel – hatte Pincus natürlich das Geld zur Verfügung. Seine neue Freundin Margaret Sanger, die ihn auf sein neues Ziel angesetzt hatte, sorgte dafür, daß er es von *ihrer* alten Freundin Katharine McCormick bekam.
Die Schelte seines Gönners bei Searle schmerzte natürlich, vor allem, weil sie ältere Schmerzen aus Pincus' Vergangenheit in Erinnerung rief. Seit seinen ersten Schritten in der Welt der Wissenschaft hatte Gregory Goodwin Pincus als ein Mann von kühn ausgreifender Phantasie gegolten – und gerade diese Eigenschaft schien ihm Mißtrauen und oft sogar Kritik einzutragen.
»Goody« Pincus war 1903 in Woodbine, New Jersey, geboren, als Sohn russisch-jüdischer Eltern, die in einer philanthropisch orientierten Siedlung eingewanderter jüdischer Farmer lebten. Goodys Vater, Joseph Pincus, fuhr durchs Land und hielt Vorträge vor Siedlern in ähnlichen Kolonien im ganzen Osten und gab eine Zeitlang auch eine jiddische Zeitung heraus, *The Jewish Farmer*. Als Kind hatte Goody zu seinem Vater gesagt, auch er wolle, wenn er groß sei,

einmal Farmer werden, um mit Tieren arbeiten zu können. Da sei kein Geld zu verdienen, sagte Joseph Pincus und drängte seinen Sohn, aufs College zu gehen. Immerhin war ein Onkel Goodys Dekan am agrarwissenschaftlichen College der Rutgers University geworden. Außerdem stand Goody – zumindest im Familienkreis – in dem Ruf, einen IQ von 210 zu haben. Sollte so ein Talent auf dem Hühnerhof verkommen?
In Cornell studierte Pincus auf den Beruf eines Pomologen hin, eines Apfelexperten. Bald aber galt seine Neugier der Genetik und Embryologie. Einer seiner Kollegen gab zu bedenken, daß Pincus' Begeisterung für die Genetik möglicherweise dadurch beflügelt gewesen sei, daß er mit einem angeborenen Defekt leben lernen mußte: mit der Farbenblindheit. Bevor er 1924 seinen Bachelor machte, führten seine vielseitigen Interessen ihn auch in die Redaktion der *Cornell Literary Review*.
Von Cornell ging Pincus nach Harvard, wo er 1927 gleichzeitig seinen Magister machte und promovierte. Wie um der Vermutung seines Kollegen recht zu geben, untersuchte er Vererbungsmuster in der Färbung des Fells von Ratten. Ein Stipendium des National Research Council bot Pincus Gelegenheit, zwei Forschungsjahre in Cambridge und am Kaiser Wilhelm Institut zu verbringen. 1930 kehrte er als Dozent für allgemeine Physiologie nach Harvard zurück, studierte aber weiter bei William Castle, einem Wegbereiter auf dem neuen, in Mode gekommenen Feld der Genetik. Er war auch Co-Autor einer Reihe wissenschaftlicher Aufsätze, zusammen mit William Crozier, der mit zweiunddreißig Jahren der jüngste außerordentliche Professor in Harvard war. Crozier wiederum war ein Schüler Jacques Loebs, der 1899 die wissenschaftliche Welt mit dem Nachweis verblüfft hatte, daß unbefruchtete Seeigel-Eier, in eine Lösung mit höherem Salzgehalt als Seewasser gebracht, zu lebensfähigen Embryonen herangezogen werden konnten. Sein Experiment schien zu beweisen, daß die Spermatozoen lediglich eine Aufgabe der Körperchemie erfüllen, die auch mit anderen Mitteln realisiert werden konnte. »Theologen und Tierschützer gleichermaßen«, kommentiert James Reed, der Historiker der Geburtenkontrolle, »mußten ihr Nachgrü-

beln über die Rätsel des Lebens unterbrechen und zur Kenntnis nehmen, daß die künstliche Erzeugung und Steuerung lebender Materie für den analytischen Geist der Wissenschaftler nicht mehr unmöglich war... Loeb war der Held einer Generation von amerikanischen Experimentalbiologen, die sich von Loebs Überzeugung inspirieren ließen, daß die Geheimnisse des Lebens mit einem vernünftigen Forschungsprotokoll erfaßbar wären.«

Pincus' Berufung zum Assistenzprofessor in Croziers Abteilung für allgemeine Physiologie, die 1931 erfolgte, »schien der erste Wendepunkt einer akademischen Erfolgsstory zu sein«, und dies zu einer Zeit in Harvard, sagt Reed, »als Juden besser sein mußten als ihre Mitbewerber, um gleiche Beachtung zu finden«. In den folgenden sechs Jahren etablierte sich Pincus mit seinen heiklen Arbeiten über die Eizellen von Kaninchen als Autorität auf dem Gebiet der Sexualphysiologie von Säugetieren. Dies brachte ihm auch Unterstützung von seiten des National Research Council und der Josiah Macy Jr. Stiftung.

Und genau an diesem Punkt geschah es, daß Pincus mit seinen phantasievollen Forschungen nicht nur bekannt, sondern berüchtigt wurde. In einem aufsehenerregenden Experiment führte er Kaninchenspermien mit entsprechenden Eizellen in einem Reagenzglas zusammen und brachte sie dazu, sich zu befruchten, zu entwickeln und eine Zeitlang zu teilen, als wären sie in einer Gebärmutter. Er produzierte also »vaterlose« Kaninchenembryos. Seine Schwierigkeiten begannen, als er sein Ergebnis stolz verkündete. Die Publicity, die er erhielt, meint Reed, »macht den Vorwurf glaubwürdig, daß manche seiner Kollegen und Vorgesetzten einen brillanten, aber umstrittenen Forscher loswerden wollten, dessen Arbeiten in den Vorstellungen mancher Laien Bilder aus ›Frankenstein‹ und ›Brave New World‹ heraufbeschworen«. Die *New York Times* veröffentlichte ein Interview mit Pincus unter der Schlagzeile: »Kaninchen-Babys aus dem Reagenzglas: Alptraumvisionen durch Harvard-Biologen verwirklicht.«

»Pincus hatte sich in der Wissenschaft hohe Ziele gesteckt«, schreibt Reed,

> und manche seiner Kollegen glaubten, daß seine Experimente allzu weit über den gesicherten Stand des Wissens hinausgingen. Sie stellten fest, daß sie nicht alle seine Befunde reproduzieren konnten. In seinem Bemühen ... zog sich Pincus Kritik von zwei Seiten zu. Erstens weckte er die Feindseligkeit religiös gesinnter Kreise innerhalb wie außerhalb der Wissenschaft, die nicht dulden wollten, daß er die Mysterien von Empfängnis und Geburt auf mechanistische Begriffe zu reduzieren suchte. Zweitens zweifelten manche der Biologen, die mit seinen Zielen sympathisierten daran, daß es ratsam sei, solche Dinge allzu rasch und stürmisch in Angriff zu nehmen. Die Weiterentwicklung des Wissens beruhte auf kleinen, sorgfältig geplanten Schritten ... Pincus aber erfand Experimente, die zu kompliziert waren, als daß sie sorgfältig kontrollierbar und einfach zu reproduzieren gewesen wären.

Ein Artikel in *Collier's*, betitelt »Kein Vater als Vorbild«, verhalf seiner »unbefleckten Empfängnis« zu landesweiter Berühmtheit – oder Berüchtigtheit. Der Autor, J.D. Ratcliff, zeichnete Pincus' Bild mit dem spitzen Pinsel des Antifeminismus und Antisemitismus. Er spöttelte über die »Tricks«, die manche Biologen mit der Natur anstellten, und bezeichnete Jacques Loeb, Pincus' Vorläufer auf dem Gebiet der Reproduktionsforschung, als »jenen weithin berühmten portugiesischen Juden«. Geschmückt war dieser Artikel mit einem schaurigen Foto von Pincus, Zigarette im Mundwinkel und ein großes weißes Kaninchen im Arm, das so unglücklich in die Welt starrte, daß die Vivisektionsgegner auf die Barrikaden gehen mußten. Pincus' Forschungen, so fuhr der *Colier's*-Artikel fort, eröffnen »aufregendere Möglichkeiten, als ein Autor von Kriminalgeschichten sie ausdenken könnte: eine Welt, in der die Frau ein dominantes, selbständiges Wesen ist, das Kinder ohne das Zutun von Männern produzieren kann ... Der Wert des Mannes würde sinken ..., das Fabelreich der Amazonen würde Wirklichkeit werden. Eine Welt, in der die Frau sich selbst genügt und der Wert des Mannes gleich Null ist.«
Anfangs genoß Pincus die Kontroverse und seinen neuen Ruhm, aber als er sich dann als Sexualmanipulator und moralischen Abweichler

angeprangert sah, fand dieser junge, noch unbestallte Professor, den nur wenige seiner Kollegen verteidigen wollten, sich pflichtschuldig bereit, vor jedem Reporter, der ihm Gelegenheit dazu gab, den obligatorischen »Eid« reiner, abstrakter Wissenschaft vorzubeten: »Ich interessiere mich nicht für die Folgen meiner Arbeit« – nur für die Entdeckung um ihrer selbst willen.

Als Harvard 1936 sein Centennarium beging, wurde Pincus' Arbeit als eine der großen wissenschaftlichen Leistungen gefeiert, die die Universität im Lauf ihrer Geschichte hervorgebracht habe. Im folgenden Jahr, Pincus war zweiunddreißig, gab Harvard ihm nochmals Streicheleinheiten in Form eines bezahlten Urlaubs im Studienjahr 1937/38 und eines Forschungsstipendiums, das ihm erlaubte, noch einmal nach Cambridge zu gehen. Bei seiner Rückkehr nach Harvard blieb jedoch seine Berufung aus, was bedeutete, daß er sein Labor und seinen Schreibtisch räumen und verschwinden mußte.

Als Gründe dafür nennt Hudson Hoagland, sein Kollege in Harvard, unter anderem »Antisemitismus und Eifersucht«. Und Reed fügt hinzu: »Pincus und seine Freunde glaubten, in dieser Entscheidung spiegelten sich Vorurteile gegen ihn als Schüler Croziers und als selbstbewußten Juden, der zu schnell publizierte und zuviel redete.« Keiner dieser Beobachter erwähnt die Tatsache, daß Harvard sich damals wie heute an die Regel hielt, jungen Dozenten nicht automatisch eine feste Berufung zu garantieren, und Ausnahmen nur zuließ, wenn die Leistungen und die wissenschaftlichen Publikationen eines jungen Professors wirklich außerordentlich waren. Doch Pincus' Leistung *war* wirklich außerordentlich, was schon die Ehrungen zeigen, die Harvard ihm hatte zuteil werden lassen. Pincus konnte es nicht fassen und war am Boden zerstört.

Nachdem seine Karriere plötzlich ins Wanken geraten war, wurde er von seinem Freund Hoagland an die Hand genommen, der seinerseits seine Abneigung gegen die Intrigen in Harvard zum Ausdruck gebracht hatte, indem er das Präsidentenamt am kleinen Biologie-Department der Clark University übernahm – im nahen Worcester, erst kürzlich durch Sigmund Freud ins Licht der Weltöffentlichkeit gerückt, der dort seine erste und einzige Vorlesung in Amerika hielt.

Hoagland berief Pincus zum Gastprofessor für Zoologie, doch sein Budget erlaubte ihm nicht, ein Gehalt oder Laborkosten auszusetzen. Gemeinsam kratzten sie zwei Jahresgehälter zusammen, aus Spenden von Nathaniel Lord Rothschild, dem dritten in der nobilitierten Linie der Rothschilds, der in Cambridge mit Pincus zusammen die Mechanismen der Fortpflanzung erforscht hatte, wie auch von einem reichen New Yorker Geschäftsmann, mit dem Hoagland befreundet war. Mit dem Geld konnte Pincus immerhin seine Familie nach Worcester holen.

Pincus fuhr fort, wissenschaftliche Beiträge zu veröffentlichen. 1939 äußerte sich die *New York Times* erstmals zustimmend über ihn und seine Arbeit, in einem Artikel über das »Erste vaterlose Kaninchen«. Seine Experimente, schrieb die *Times*, »könnten manche wertvollen Erkenntnisse liefern, die schließlich klinische Anwendung finden werden, um gesünderen Menschen zur Geburt zu verhelfen, was letztlich das Ziel dieser Experimente ist«.

Es gab andere Entwicklungen, die Pincus' Schicksal auf weniger augenfällige Art lenkten. Ein solcher Faktor war Russell Markers mexikanisches Abenteuer, das die amerikanischen Pharmaunternehmen in einen verschärften Wettlauf um die Verbesserung der von Marker entwickelten Methoden zwang. In der neuen, durch Markers Leistung entstandenen Industrie gab es plötzlich Bedarf an Biologen mit praktischen Kenntnissen der Endokrinologie, die diese neuen synthetischen Präparate an Tieren erproben sollten. Gregory Pincus, auf den die akademische Welt der reinen Wissenschaft verzichten zu können glaubte, war plötzlich eine heiße Adresse in der pharmazeutischen Industrie. Pincus hatte nie die Absicht gehabt, in die Wirtschaft zu gehen, doch seine unsichere und nur halboffizielle Position an der Clark University war unhaltbar geworden. »Erstmals zu dieser Zeit«, sollte Hoagland später schreiben, »diskutierten wir ernsthaft den Plan, ein eigenes Forschungsinstitut zu gründen, völlig unabhängig von der Kontrolle durch ein College oder eine Universität. Vor allem wollten wir frei sein von akademischen Hackordnungen, vergeblichen Ausschußsitzungen, eifersüchtigen Kollegen und Pflichtvorlesungen vor häufig gleichgültigen Studenten.«

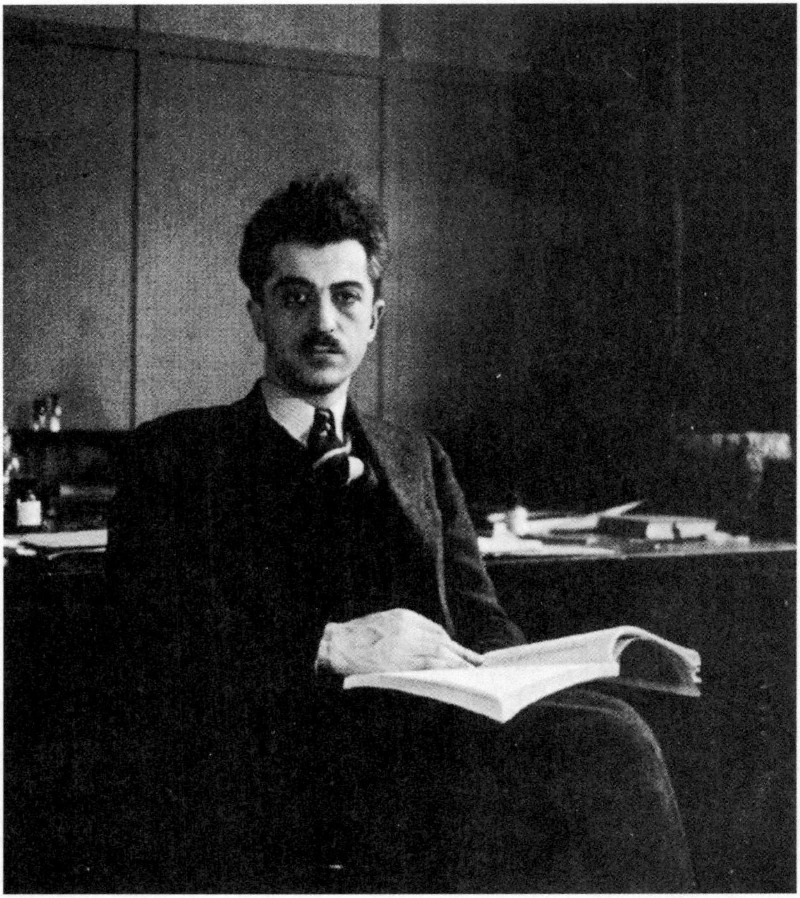

Gregory Goodwin Pincus, 1944

Sie begründeten die »Worcester Foundation for Experimental Biology« als gemeinnützige Körperschaft im Staat Massachusetts. Ihr Ziel war, die Verbindungen zwischen angewandter Medizin und der »neuen Biologie« zu stärken. Während das Stipendienreiten in späterer Zeit, nach dem Zweiten Weltkrieg, zur Lebensform für amerikanische Uniwissenschaftler werden sollte, war es 1944 ein hoch riskanter Weg. Hoagland und Pincus schmückten ihren Briefkopf mit den Namen eines erlesenen Aufsichtsrats, darunter international renommierte Wissenschaftler, ein Rabbi und Geschäftsleute, die fünfundzwanzigtausend Dollar aufbrachten, um die neugeborene Organisation in einer alten Villa unterzubringen. Anfangs war es ein Zwei-Mann-Betrieb. Um über die Runden zu kommen, spielte Pincus den Hausmeister in den Tierlabors der Worcester Foundation, und Hoagland mähte den Rasen. Mrs. Hoagland führte die Bücher. Mindestens einmal mußte Hoagland in die Haushaltskasse greifen, um Rechnungen zu bezahlen. Gleichwohl verschafften ihre Kenntnisse ihnen eine gute Position. Bald kamen Zuschüsse von der American Cancer Society, von G. D. Searle und der Bundesregierung, die soeben in ihre Rolle als Hauptsponsor der wissenschaftlichen Forschung hineinwuchs. Für den ersten Jahresetat brachten sie rund 100.000 Dollar zusammen.

Bald zog es ehrgeizige junge Wissenschaftler zu diesem Hort der Unabhängigkeit. Einer von ihnen war Min-Chueh Chang, ein zweiunddreißigjähriger Wissenschaftler aus China, der vom Zweiten Weltkrieg in England überrascht worden war und nicht in seine Heimat zurückkehren konnte. Pincus hatte ihn in Cambridge kennengelernt, wo Changs frühe Laufbahn durch Pincus' Buch *The Eggs of Mammals* beeinflußt worden war. »Auf unserem Gebiet kannte ihn jeder«, sagte Chang nach Jahren über Pincus. »Bedenken Sie, damals wußte niemand auch nur, daß Säugetiere Eier *haben.*« Chang, leicht vornübergebeugt und hager, mit einem strahlenden Lächeln, bekam so wenig Lohn, daß er im Winkel einer zum Laboratorium ausgebauten Scheune schlief und zugleich als Nachtwächter der Stiftung aushalf. Ein Insiderwitz, der auch draußen in Worcester die Runde machte, besagte, die Stiftung »hielte im Keller einen Chinesen in Ketten gefangen«.

1950 gewann Chang mit einem Aufsatz über die Befruchtung von Kanincheneiern einen mit 1.000 Dollar dotierten Preis. Ein anderer Mitarbeiter, Oscar Hechter, bekam einen Preis der Endocrinological Society. Pincus, stets Optimist, erklärte fröhlich: »Um die Gehälter machen wir uns keine Sorgen mehr. Unsere Mitarbeiter können von ihren Preisen leben.«

Später, nachdem Pincus den Auftrag von Sanger und McCormick angenommen hatte, sollte Chang die täglichen Laborarbeiten bei der Suche nach dem »perfekten Verhütungsmittel« übernehmen.

Am 25. April 1951, so ist es in einer Journalnotiz Changs festgehalten, tat das Worcester-Team einen entscheidenden ersten Schritt zur Schaffung der Pille. Pincus ging diese Arbeit an, wie jeder methodische Wissenschaftler es getan hätte. Er blickte zurück, um festzustellen, was bekannt war oder wovon bekannt war, daß es anderswo bekannt war. Ohne von Djerassis und Coltons neuester Errungenschaft zu wissen, wies er Chang an, ein paar Versuche zu wiederholen und zu verifizieren, die achtzehn Jahre zuvor (weitgehend unbeachtet vom Rest der wissenschaftlichen Gemeinde) von Makepeace an der University of Pennsylvania durchgeführt worden waren, der als erster Kaninchen mit Progesteron behandelt und festgestellt hatte, daß ihre Ovulation aussetzte.

Anfangs fand der junge Chang seine Aufgabe langweilig, wenig anspruchsvoll und abseits seiner Interessen. Er war Spezialist für Sperma. Er haßte es, zur Abwechslung Tag für Tag weiblichen Kaninchen Progesteron einzuspritzen, sie dann mit Rammlern zur Paarung zusammenzubringen und nachzuprüfen, ob die Weibchen trächtig geworden waren. Es bedeutete auch, viele der Weibchen zu »opfern« (genauer gesagt, sie zu töten), um sich zu vergewissern, ob ihre Eierstöcke zu produzieren aufgehört hatten. Doch als die neue Aufgabe ihn zu fesseln begann, stürzte er sich mit Eifer hinein. »Ich liebe es, die Experimente mit meinen Händen zu fühlen«, sagte er einmal. »Wenn man die Laboranten alle Arbeit tun läßt, verliert man den Spaß daran. Würden Sie denn jemand anderen für sich Tennis oder Schach spielen lassen?«

Chang experimentierte mit Dauergaben von Progesteron, die als Depot-Pillen unter die Haut von Kaninchenweibchen eingepflanzt wurden, und stellte fest, daß er auf diese Weise die Ovulation langfristig unterbinden konnte (ein Ansatz, der vierzig Jahre später wieder für die Erforschung der Geburtenregelung beim Menschen interessant werden sollte).

Allerdings delegierte Chang doch bald einen Teil der Laborarbeiten an eine noch jüngere Wissenschaftlerin, Anne Merrill, die gewisse unerwartete Aspekte ihrer täglichen Tätigkeit schildert:

»Damals konnten die Leute gar nicht sprechen über das, was sie uns tun sahen. Wir hatten immer diese Besuchergruppen, die zu uns kamen, zum Beispiel Damen vom Kirchenvorstand, weil die Worcester Foundation immer um Unterstützung durch die Gemeinde bemüht war. Da saßen wir nun und wogen den Uterus einer Ratte oder ihre Eierstöcke. Manchmal hatten wir die Ovarien entfernt, so daß die Ratten keine eigene Hormonproduktion mehr hatten, nur das, was wir ihnen gaben. Oder wir hatten für Dr. Changs andere Arbeiten an die hundert Ratten kastriert. Rattenhoden haben eine Blutzeichnung, die sie sehr schön aussehen läßt. Da interessierten sich die Leute und fragten: ›Was ist das?‹ Und wir sagten es ihnen, aber sie kannten nicht mal das Wort ›kastrieren‹. Wenn wir es ihnen erklärten, damit sie verstanden, reagierten sie mit Kichern oder Schweigen. Ich konnte mit niemandem außerhalb des Labors darüber reden, weil es ihnen schon peinlich war, nur die Wörter zu hören.«

Bei ihren Experimenten glaubten sich Pincus und Chang auf der Höhe der Kunst, da sie Markers synthetisches Progesteron einsetzten. Mit dessen Hilfe konnten sie Makepeaces Befunde bald bestätigen. Progesteron wirkte tatsächlich empfängnishemmend, zumindest bei kleinen Säugetieren – allerdings mit dem gleichen unerklärlichen Hindernis, auf das Djerassi erst kürzlich gestoßen war. Es verlangte eine sehr hohe Dosierung.

Dann kam einer jener willkürlichen, unergründlichen Zufälle, an denen die Geschichte der Naturwissenschaft so reich ist. 1952 traf Pincus auf einer wissenschaftlichen Tagung einen Gynäkologen und Harvard-Forscher, den er vor zwanzig Jahren kennengelernt hatte: Dr. John Rock aus Brooklyn, Massachusetts, nur vierzehn Meilen von

Worcester entfernt, experimentierte ebenfalls mit dem neuen synthetischen Progesteron. Er verfolgte dabei ein ganz anderes – tatsächlich entgegengesetztes – Ziel als Pincus. Und gerade die Gegensätze zogen sich an und lenkten die Aufmerksamkeit des einen auf die Arbeit des anderen.

Während Pincus fruchtbaren Versuchstieren Progesteron spritzte, um ihre Fruchtbarkeit zu unterbinden, behandelte Rock unfruchtbare Versuchspersonen mit Progesteron und Östrogen – mit dem Ziel, ihnen zu helfen, schwanger zu werden.

Als wäre mit einer solchen Spiegelbildlichkeit der Ziele nicht genug getan, bildeten sie auch in anderen Aspekten ihrer Arbeit diametrale Gegensätze. Weil Pincus' Vorhaben beispiellos war, mußte er sich bei seinen Experimenten, zumindest vorläufig, auf Kaninchen beschränken. Rock aber experimentierte mit Frauen, denen er Hormone spritzte. Als Mann von höchstem Ansehen in der Medizin konnte er dieses Risiko auf sich nehmen, gestützt auf beträchtliche Erfahrungen bei Tierexperimenten mit Markers synthetischen Hormonen. Rock hielt sich aber ausnahmslos an die Regel, jeder Frau, die sich freiwillig zur Verfügung stellte, den »experimentellen Charakter der Therapie und deren unbekannte, höchstwahrscheinlich aber unschädliche und womöglich nur hilfreiche Wirkung« zu erklären.

Kaum einem der auf diesem Feld Tätigen wurden soviel Verehrung und Vertrauen entgegengebracht wie diesem Arzt, einem hageren und geradlinigen Mann mit strahlenden blauen Augen, einem energischen Kinn und silbergrauem Haar. Ein (männlicher) Kollege schildert Rock, wie er vor der American Gynecological Society sprach: »Er war so ein stattlicher, gutaussehender Mann, tadellos gekleidet in grauem Anzug, mit dunkler Krawatte und diesem herrlichen weißen Haar. Wie er dort stand, sah er aus wie Gottvater persönlich. Man schenkte ihm Glauben, egal was er sagte, und doch war es die Wahrheit. Er hatte weit mehr für den Fortschritt der Gynäkologie getan als jeder andere auf diesem Feld. Er war der grundgütigste Mann, den ich je getroffen habe, und doch so humorvoll und anregend.«

Rock rechtfertigte die Risiken seiner Experimente damit, daß seine

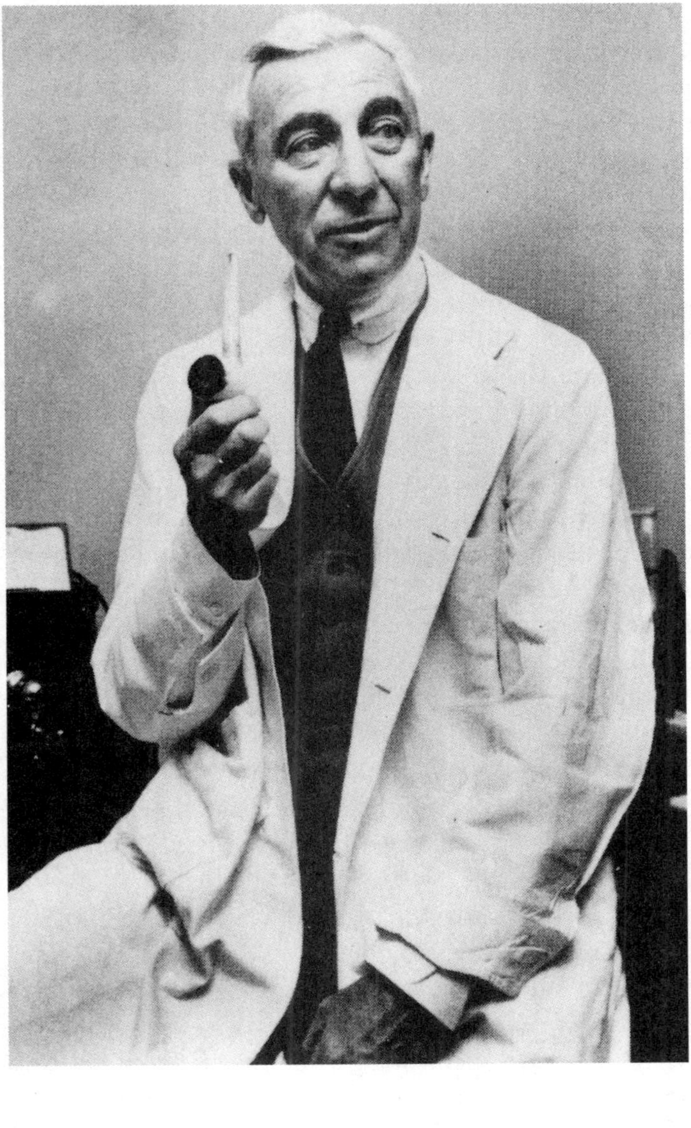

Der Gynäkologe Dr. John Rock an der Harvard Medical School

Patientinnen von schmerzlichstem Leid geplagt waren. Ohne erkennbaren Defekt an ihren Fortpflanzungsorganen, wollte ihr Körper einfach nicht schwanger werden oder bleiben. Manche der Frauen hatten unregelmäßige Ovulationszyklen. Andere wurden tatsächlich schwanger, erlitten aber dann mit grausamer Regelmäßigkeit Fehlgeburten. Manche hatten vielleicht eine kompliziertere Form von Endometriose, die sich der Diagnose entzog.
Rock hatte die Theorie entwickelt, daß das Problem bei manchen dieser unfruchtbaren Frauen vielleicht in einer Unterentwicklung oder Unreife der Eileiter oder der Gebärmutter lag. War dies der Fall, so konnten zusätzliche Gaben von Progesteron und Östrogen – der Schwangerschaftshormone – diese Organe zur Reifung stimulieren. War es nicht das, was diese Hormone bei einer »natürlichen« Schwangerschaft taten? Außerdem war er nach jahrelanger Behandlung unfruchtbarer Frauen zu der Überzeugung gelangt, daß der Organismus – wenn man die Ovulation ein paar Monate unterband und den Körper dazu verleitete, zu »glauben«, er sei schwanger – sich »erholen« und dann mit um so größerer Fruchtbarkeit »zurückschnellen« würde. Solch eine »Pseudo-Schwangerschaft«, wie er es nannte, erprobte er an insgesamt achtzig »frustrierten, aber heldenhaft risikobereiten Patientinnen«, die seit mindestens zwei Jahren unfruchtbar waren. Den Freiwilligen, so berichtete er in einem Fachblatt, wurde »versichert, daß die Empfängnis nicht im Behandlungszeitraum stattfinden konnte. Sie *konnte* es nicht, weil die Hormone die Ovulation unterbanden.«
Rock mußte äußerst vorsichtig sein, wenn er diese Versicherung abgab, mochte sie noch so wissenschaftlich klingen. Man konnte ohne weiteres von einem »Blockieren der Empfängnis« sprechen, als sei es eine beiläufige, sogar eine unerwünschte Nebenwirkung seiner Therapie. Gewiß konnte man sie nicht als deren *Zweck* bezeichnen: Da gab es dieses Gesetz in Massachusetts, das die Verbreitung von Informationen zur Geburtenkontrolle verbot. Dr. Rock hatte keine Absicht, im Gefängnis zu landen, nur weil er eine Form der Verhütung verschrieben oder auch nur beschrieben hätte.
Die Patientinnen seines Experiments bekamen tägliche Gaben Proge-

steron, das man bei Syntex einkaufte, angefangen mit einer schwachen Dosis von 50 Milligramm, die langsam gesteigert wurde, bis zu extrem hohen Dosen von 300 Milligramm. Sie bekamen auch fünf bis dreißig Milligramm Östrogen. Weil die Hormone täglich und ohne Unterbrechung verabreicht wurden, menstruierten die Frauen nicht. Sie erlebten alle klassischen Zeichen der Schwangerschaft, auch die unangenehmen Symptome. Ihre Brüste wuchsen und wurden weich. Manche klagten über morgendliche Übelkeit. Die »Pseudo-Schwangerschaft« glich so sehr der Wirklichkeit, daß es Rock häufig schwerfiel, die Frauen, die so sehr nach Empfängnis dürsteten, davon zu überzeugen, daß sie in Wahrheit nicht schwanger waren.

Binnen vier Monaten, nachdem Rock bei allen seinen Patienten die Progesteron- und Östrogengaben abgesetzt hatte, wurde eine verblüffende Anzahl – dreizehn von achtzig der vordem unfruchtbaren Probandinnen – tatsächlich schwanger. Der »Rocksche Rebound-Effekt« war klar bewiesen. Die Gründe dafür waren weniger klar. Rock sollte nie Gewißheit erlangen, ob die Stimulation durch den Ruhezustand oder durch die Reifung der Fortpflanzungsorgane verursacht war.

Als die beiden Männer sich 1952 zufällig trafen und ihre Erfahrungen austauschten, konnte Pincus nur staunen, Rock von seiner Arbeit berichten zu hören. All die Plackerei seiner Tierversuche war plötzlich Zeitverschwendung gewesen. All dies war nur Vorbereitung auf ein weit schwierigeres und gefährliches Stadium – die Erprobung an Menschen –, und Rock hatte diese entscheidende Grenzlinie bereits überschritten. Rock erprobte bereits ein chemisches Verhütungsmittel an Frauen – und zeigte, daß es funktionierte. Und er tat es – subtile Ironie – unter dem Deckmantel eines gegenteiligen Zwecks, und das mitten im engherzigen Massachusetts.

Dennoch sah Pincus gewaltige Hindernisse vor sich. Er mußte das Präparat in großangelegten Feldversuchen erproben, um seine Unschädlichkeit und Wirksamkeit zu beweisen, wenn es bewußt als Verhütungsmittel eingesetzt werden sollte. Auch in jeder anderen Hinsicht türmten sich Hindernisse auf: religiöser Widerstand, medizinische Risiken bei langfristigem Einsatz, die Gesetzeslage mancher

Staaten – und ganz allgemein die in fast allen Staaten verbreitete und sehr entmutigende kulturelle Antipathie gegen die bloße Idee einer Geburtenkontrolle. Ganz gleich, wo Pincus in den Vereinigten Staaten sein Testgebiet abstecken mochte: Falls etwas bekannt wurde, würden politische Pressionen ihn mit Sicherheit zwingen, seinen Versuch abzubrechen.

Rock wiederum war überrascht, daß Pincus bei seinen Tierversuchen mit Progesteron allein arbeitete. Progesteron hatte bekanntlich geringere Nebenwirkungen, und vielleicht genügte es für sich allein, um bei Frauen eine Schwangerschaft zu verhüten, genau wie bei Tieren. Auf Pincus' Vorschlag beschloß Rock also, mit einer neuen Gruppe unfruchtbarer Frauen Progesteron allein zu erproben.

Gleich zu Beginn ihres Gedankenaustausches hatte Pincus Rock auch überredet, das Progesteron nur einundzwanzig Tage hintereinander zu verabfolgen und dann für eine Woche auszusetzen. Dies würde ein zeitliches Fenster für die Menstruationsblutung schaffen und gleichzeitig deren Regelmäßigkeit steuern, die bei vielen von Rocks Patientinnen problematisch gewesen war. Als zusätzlichen Gewinn, betonte Pincus, bliebe den Frauen die falsche Hoffnung erspart, sie wären schwanger geworden. Aber womöglich schwebte Pincus noch ein anderes Ziel vor. Als er bei G. D. Searle die Möglichkeit sondierte, synthetisches Progesteron für Rocks neue Versuchsgruppe zu beziehen, hatte ihn die Firma entschieden gewarnt, daß sie mit Experimenten, die in den Menstruationszyklus eingriffen, nichts zu tun haben wolle. Tatsächlich teilte Rock ihre Bedenken. Er war zwar bereit, ein paar Monate lang Progesteron in massiver Dosierung zu injizieren, um den Rebound-Effekt anzuregen, doch wie er Pincus mitteilte, war dies über längere Zeit hinweg als Verhütungsmittel für ihn »undenkbar«.

Pincus blieb zuversichtlich, daß alle diese Hindernisse sich überwinden ließen. Eine Barriere gab es jedoch, an der er fast scheitern sollte. Mochten die klinischen Versuche mit Frauen noch so erfolgreich sein, so wußte Pincus dennoch, daß das synthetische Hormon, solange es – zudem in hoher Dosierung – gespritzt werden mußte, einfach nicht das »perfekte Verhütungsmittel« war, das Sanger und McCormick ihn herzustellen beauftragt hatten.

Er wußte natürlich, daß es in der pharmazeutischen Landschaft nur so wimmelte von neuen Arten synthetisierter Progestogene, alle aus Markers unpatentierter Entdeckung abgeleitet und entstanden durch den Wettlauf um Kortison. Wider alle Zweifel vertraute Pincus dem Glück und schickte einen Hilferuf an seine Kontaktleute in allen Pharmafirmen, die mit Hormonen arbeiteten. Er bat um jedes neue Mittel, das stärker wäre als Progesteron und daher eine niedrigere Dosierung bei stärkerer Wirkung erlauben würde. Die meisten Unternehmen beeilten sich, ihm Proben zukommen zu lassen. Die besten Kunden für neue Medikamente sind doch oft diejenigen, die selbst andere neue Medikamente entwickeln. Neue Präparate regneten dutzendweise auf Pincus herab. Sein alter Gönner, G. D. Searle, schickte ihm an die zweihundert Arten von Progestogenen. Chang und Merrill ertranken in neuer Laborarbeit: jeden dieser neuen Wirkstoffe an Kaninchen und Ratten auszuprobieren und nach dem stärksten Ovulationshemmer zu suchen.

Dann aber stand Pincus eine Überraschung bevor, die schier unglaublich schien: Genau diese neue Art von Progesteron, die er suchte, war eben synthetisiert worden, und zwar nicht von einem Wissenschaftler, sondern von zweien, unabhängig voneinander. Der eine war Carl Djerassi von Syntex und der andere Frank Colton von D. G. Searle. Beide behaupteten, daß diese Proben, zur Regulierung des Menstruationszyklus bestimmt, am wirksamsten wären, wenn sie oral verabreicht würden. Keine der Proben war mit der leisesten Andeutung übersandt, daß jemand dabei an ein Verhütungsmittel gedacht hätte. Aber wenn Pincus sich nicht gewaltig irrte, *so war die Chemie der Pille, nach der er forschte, bereits erfunden*!

Pincus und Chang testeten die neuen Präparate immer wieder an neuen Kaninchen- und Rattengeschwadern, um ihre kontrazeptive Wirkung wie auch ihre Unschädlichkeit zu verifizieren. Dies war eine entscheidende Vorstufe zu klinischen Tests an Frauen, um das neue Progestin als Mittel zu einer bewußten Empfängnisverhütung zu erproben. Der klinische Test mußte einem umfangreichen Feldversuch vorausgehen.

Ein *klinischer Test* wird in der Regel von einem Arzt angeordnet und überwacht. Eine relativ kleine Zahl von freiwilligen Probanden erhält ein neues Medikament. Daneben gibt es eine meist gleich große Zahl von Freiwilligen, die ein Placebo erhalten, ein unwirksames Substitut. Keine der Versuchspersonen weiß, was sie jeweils bekommt, und auch die Forscher, die den Versuch durchführen, sollten es nicht wissen. Im Anschluß an einen erfolgreichen klinischen Test bezieht der Feldversuch eine viel größere Zahl von Freiwilligen ein, die das Medikament nehmen und im Hinblick auf dessen Wirksamkeit, Sicherheit und Nebenwirkungen überwacht werden.

Um die Erprobung des neuen Progestin als Verhütungsmittel vorzubereiten, brauchte Pincus als Partner einen Arzt von hohem Ansehen, vorzugsweise einen Gynäkologen. Er dachte an zwei überragende Führer der Bewegung für Geburtenkontrolle, Abraham Stone und Alan Guttmacher, und verwarf die Option. Beide waren Juden, und Pincus glaubte, dies könne das ohnehin unpopuläre Unterfangen zusätzlich stigmatisieren. Vor allem zauderte er, weil mit dem Widerstand von Katholiken und christlichen Fundamentalisten zu rechnen war. Solche Vorsicht äußerte sich auch auf andere Weise. Der Jahresbericht der Worcester Foundation für 1955 vermied behutsam jede genauere Definition der Arbeiten, die der Steuerung des Ovulationszyklus von Tieren gewidmet waren. Der Bericht für 1956 erwähnte den experimentellen Einsatz von Steroiden bei dem Versuch, Menstruationsbeschwerden unter Kontrolle zu bringen. Aber Empfängnisverhütung? Kein Wort davon.

Die perfekte Wahl eines ärztlichen Partners, beschloß Pincus, war John Rock.

Margaret Sanger war dagegen. In einem Brief an McCormick erklärte sie: »[Rock] würde es nicht wagen, für Forschungen mit dem Ziel der Empfängnisverhütung einzutreten und dabei Katholik zu bleiben.« McCormick, die sich einer langen Bekanntschaft mit Rock erfreute, wandte ein, er sei ein »Reformkatholik«, der »auf dem Standpunkt steht, daß Religion nichts mit Medizin oder ärztlicher Praxis zu tun hat und daß er, solange sich die Kirche nicht in seine Belange einmischt, sich auch nicht in die ihren einmischen wird – was immer das heißen mag!« (Bald mußte Sanger ihr Urteil über Rock revidieren, als sie sah, wie er andere Katholiken vom Anliegen der Geburtenkontrolle überzeugte. »Als guter Katholik und schön wie ein Gott«, staunte sie, »kommt er einfach mit allem durch.«)

Wenn er »mit allem durchkam«, so war es deshalb, weil zu seinem ärztlichen Ansehen seine allgemein bekannte Treue zu seiner Kirche hinzu kam.

1924, als Rock Anna Thorndike heiraten wollte, eine »katholische Brahmanin« (eine besondere Spezies der Bostoner Elite, zu denen auch die Kennedys gehörten), schlug der Brautvater vor, Rock solle sich einem Priester anvertrauen, den er aus gemeinsamen Studienjahren im Internat kannte. Der Priester war mittlerweile Erzbischof von Boston: William Kardinal O'Connell. Das junge Paar besuchte den Kardinal, der sich bereitfand, die Trauung zu vollziehen (das einzige andere Paar, dem er diese Ehre gewährte, waren Joseph und Rose Kennedy). Am Tag vor der Hochzeit stürzte Rock in eine religiöse Gewissenskrise. Er hatte mehrere Kaiserschnitte ausgeführt und Kinder durch einen chirurgischen Eingriff auf die Welt geholt, statt vaginal – eine Praxis, die damals vom katholischen Dogma verboten war. In der Beichte hatte der Priester sich geweigert, Rock die Absolution zu erteilen. Dies machte ihn unwürdig, das Sakrament der Ehe zu empfangen. Seine künftige Schwiegermutter, beunruhigt, die Zeremonie am nächsten Tag könne ungültig sein, zog den Kardinal ins Vertrauen. O'Connor lachte herzhaft und erteilte dem Bräutigam die Absolution. Statt getröstet zu sein, fühlte Rock sich schockiert. Es sollte ihn jahrelang beunruhigen: Waren die Regeln von Gut und Böse etwa von Priester zu Priester verschieden?

Er nahm den Vorfall zu seinen geheimen Akten, neben der Erinnerung an eine andere Episode, als er viel jünger war. In seiner High School-Zeit, so erinnerte er sich einem Freund gegenüber, wurde ihm irgendwann »irgend etwas« bewußt, eine organische Ausdehnung, die, wie er wußte, sündig sein mußte, auch wenn sie unwillkürlich geschah. »Es hat mich ziemlich belastet, und ich wußte, daß es unrecht war«, erzählte er dem Freund, »aber es war unkontrollierbar. Ich erinnere mich noch, wie ich diesen ›Beichtspiegel‹ hervorholte und Datum und Anzahl der Vorkommnisse aufschrieb, um mich gewiß zu erinnern. Schließlich sagte mir ein Priester in der Beichte: ›Sei nicht so skrupelhaft, John.‹«

1931 unterzeichnete Rock eine Petition, die das Anti-Verhütungs-Gesetz in Massachusetts zu Fall bringen sollte. Unter fünfzehn führenden Bostoner Ärzten war er der einzige Katholik.

John Rock war schwerlich ein Radikaler. Einst hatte er sich gegen die Zulassung von Frauen zur Harvard Medical School ausgesprochen. Seine Tochter erinnert sich noch an die Auskunft ihres Vaters, Frauen hätten nicht das Zeug, das man braucht, um Arzt zu werden. In den 40er Jahren, mit über fünfzig, bezog er doch einen entschiedeneren Standpunkt zur Geburtenkontrolle. Obwohl er seinen Patientinnen keine Verhütungsmittel empfahl, riskierte er einen Verstoß gegen die Gesetze von Massachusetts, indem er seinen Studenten beibrachte, wie sie zu verschreiben seien. 1943 setzte er sich öffentlich dafür ein, daß Ärzte in Massachusetts ihren Patienten zu medizinischer Geburtenregelung raten durften. Ein paar Jahre später, nachdem das restriktive Gesetz in Massachusetts aufgehoben war, gab Rock bekannt, daß er manchen seiner Patientinnen Pessare anpaßte, was manche katholischen Ärzte so empörte, daß sie nach seiner Exkommunikation riefen. 1949 gab er als Mitverfasser ein Buch über »Verantwortete Elternschaft« heraus, das den Leserinnen und Lesern verschiedene Verhütungsmethoden erklärte.

Rock war bereit zu einer Partnerschaft mit Pincus, und sie vereinbarten außerdem, ihre klinischen Versuche weiter unter dem Deckmantel von Rocks Fruchtbarkeitstherapie durchzuführen. Mittlerweile war Rock mit sich ins reine gekommen und verschrieb auch Hormone als Mittel der Geburtenkontrolle, aber ein Echo seiner früheren Einstellung klang noch nach:

> Anfangs beunruhigte es mich etwas, aber nicht allzu sehr. Damals hatte ich in der Arbeit mit menschlichen Embryos zu tun. Es fiel mir nicht schwer, mir vorzustellen, daß diese winzigen Zellen, die schließlich, bei richtiger Pflege, zu Erwachsenen heranwachsen würden, noch nicht wirklich menschliches Leben waren. Sie waren ganz ähnlich wie alle anderen Zellen des Körpers, und so schien es

mir, daß der Konzeptus, solange er nicht die sichtbaren Merkmale eines Menschen angenommen hat, kein menschliches Wesen ist. Die spirituelle Seite der Sache plagte mich nicht, weil ich es mit praktischen Dingen zu tun hatte, und damals war ich ohnehin nicht so spirituell eingestellt. Aber es beunruhigte mich doch, und ich sprach darüber mit vielen kirchlichen Würdenträgern, und zum Glück fand ich einige sehr vernünftige, die mir mehr oder minder beipflichteten, und das war sehr hilfreich.

1954 begann Rock mit den ersten vorsichtigen Tests, um das neue Progestin als Ovulationshemmer zu erproben. Obwohl der wahre Zweck nie genannt wurde, hatten die Tests historische Bedeutung – als erste Versuche an Menschen mit einem oralen Verhütungsmittel.
Das Mittel, das sie verwendeten, war das von Colton bei Searle entwickelte Präparat, das die Bezeichnung Enovid trug. Ihre Entscheidung, das von Djerassi entwickelte Norethisteron nicht zu verwenden, begründeten sie damit, daß diesem das Östrogen fehlte, das Hormon mit der feminisierenden Wirkung: Anscheinend hatte es bei männlichen Ratten eine Vergrößerung der Testikel verursacht. Daher fürchteten sie, das Präparat von Syntex könne einen leicht maskulinisierenden Effekt haben. Schon eine geringfügig tiefere Stimme bei Frauen oder Ansätze einer Gesichtsbehaarung würden den Erfolg des Präparats als Verhütungsmittel der Wahl zunichte machen. (Bei späterem Einsatz erwies sich die maskulinisierende Tendenz als unerheblich.) Obwohl als Begründung nicht genannt, bevorzugte Pincus möglicherweise Enovid, weil er seit langem für Searle arbeitete und nicht für Syntex.
Das neue Progestin wurde von Rock an fünfzig Probandinnen ausprobiert. Wie bei den achtzig Frauen, denen er früher das ursprünglich von Marker synthetisierte Progesteron gegeben hatte, hoffte er auch diesmal, dem Reproduktionsorganismus eine »Ruhepause« zu gewähren, um damit eine Stimulation der Fruchtbarkeit zu erzielen. Diesmal aber stellte er gründliche Untersuchungen an, um sich zu vergewissern, daß das Präparat den Ovulationszyklus unterbrach.
McCormick wetterte gegen die Langeweile des Wartens, bis es gelin-

gen würde, diesen »alten Teufel, die weibliche Fruchtbarkeit« unter Kontrolle zu bringen! Sie fragte bei Sanger an: »Wie können wir einen ›Käfig‹ voll gebärfähiger Frauen dazu bringen, am Experiment teilzunehmen?«, und sie verfolgte Rocks Arbeiten den ganzen Winter 1955 lang, »in Boston für die Pille frierend«.

Als praktizierender Arzt stellte Rock instinktiv die Sicherheit seiner Probandinnen über das Interesse der Forscher am Ergebnis des Experiments. Folglich ging Rocks Vorsicht über die normalen Gepflogenheiten seiner Zeit hinaus. Dr. Luigi Mastroianni, ein junger, in Yale ausgebildeter Geburtshelfer, der Rock bei den Tests assistierte, erinnert sich: »Ich glaube nicht, daß ich die wahre Bedeutung dessen ahnte, was da geschah. Der Begriff der ›informierten Zustimmung‹, über die heute so viel gesprochen wird und die gesetzlich vorgeschriebene Voraussetzung aller Experimente mit freiwilligen Probanden ist, existierte damals nicht. Rock aber praktizierte sie, noch bevor sie definiert war. Wir diskutieren des langen und breiten über die Risikofaktoren. Es war unerheblich, daß Rock keine formellen Richtlinien hatte. Er setzte seine eigenen, und es waren sehr hohe Anforderungen.«

Die Arbeit lief unter Rocks Mitarbeitern unter dem Codenamen PPP – Pincus Progesteron Project. Dieses Kürzel wurde aber bald respektlos in Pi-Pi-Projekt übersetzt, zu Ehren Mastroiannis mit seiner endlosen Aufgabe, täglich Urinproben von allen fünfzig Probandinnen zu kontrollieren.

Die Ergebnisse waren einwandfrei. Nicht eine der fünfzig Frauen hatte einen Eisprung. Pincus und Rock brauchten zwar stärkere Beweise als einen Test mit nur fünfzig Frauen, aber sie wußten, daß sie eine orale Verhütungspille gefunden hatten.

Besonders bei einem so vorsichtigen Partner wie Rock kam es Pincus nicht in den Sinn, die triumphale Nachricht hinauszuposaunen. Noch nicht. Aber er mußte sie irgendwie loswerden, bei irgend jemandem. Seine Frau Elizabeth, die das Talent hatte, komplizierte Geschichten in treffenden Pointen zusammenzufassen, sollte niemals den Augenblick vergessen, als ihr Mann mit der Nachricht nach Hause kam. Mit ihrem Kosenamen redete er sie an und sagte: »Lizuska, ich glaube, ich hab's.«

»Was hast du?«
»Ich glaube, wir haben eine Verhütungspille.«
»Mein Gott, warum hast du mir nichts erzählt?«
Er sagte, daß er es *jetzt* erzähle.
»Hast du jemals daran geglaubt, die Pille zu finden?« fragte sie ehrfürchtig staunend.
Pincus erwiderte großartig: »In der Wissenschaft, Lizuska, ist alles möglich.«

Sanger und McCormick brannten darauf, die Nachricht zu verbreiten, zumindest in der wissenschaftlichen und medizinischen Welt, daß die Geburt einer Pille zur Geburtenkontrolle unmittelbar bevorstand. Auch Pincus hatte den Wunsch, der neuen Entwicklung frühzeitig seinen Namen aufzuprägen. Die beste Gelegenheit dazu bot sich auf der bevorstehenden fünften Tagung der International Planned Parenthood League, die für Oktober 1955 in Tokio geplant war. Die Damen forderten Pincus auf, nach Tokio zu fahren und die Nachricht, die noch keine Schlagzeile war, auf dieser schlagzeilenträchtigen Zusammenkunft zu verkünden. Pincus nahm die Einladung begeistert an und bat Rock, ihn zu begleiten. Rock weigerte sich; er hielt es für verfrüht, über die Progestine als Verhütungsmittel zu sprechen. Wissenschaftliche Forschungsergebnisse auf solch einer nichtwissenschaftlichen Tagung vorzulegen, bevor sie in einer medizinischen Fachzeitschrift veröffentlicht waren, verstieß außerdem gegen die akademischen Regeln und würde seinen guten Namen gefährden. Der bloße Gedanke an eine chemische Geburtenkontrolle galt bei seinen Kollegen weithin als unmoralisch und mit dem ärztlichen Ethos unvereinbar. Außerdem wußte er, daß eine heftige Kontroverse mit den Autoritäten seiner Kirche mit Sicherheit zu erwarten war. Wozu deren Widerstand jetzt schon stärken, noch vor dem Feldversuch, bevor er Daten zur Hand hatte, um seinen Standpunkt zu verteidigen?
Pincus war frei von solchen Skrupeln. Auf McCormicks Kosten brachen er und Chang mit ihren Ehefrauen nach Tokio auf.
Nachdem sich die 150 Konferenzteilnehmer eine Reihe langweiliger Referate angehört hatten, die wenig Aussicht auf einen Fortschritt

der Geburtenkontrolle verhießen, erhob sich Pincus, um die Bombe platzen zu lassen. Er sprach ausführlich über die absolut zuverlässige antiovulatorische Wirkung der Progestine im Tierversuch und verwies dann unverhüllt auf eine ähnliche, in Vorversuchen erwiesene Wirkung bei Frauen. (Zu Hause in Massachusetts war Rock sehr verärgert über die, wie er meinte, verfrühte Mitteilung von Resultaten. Die Spannung zwischen den beiden führte, zum erstenmal während ihrer Partnerschaft, beinah zum Bruch.)
Pincus spickte sein Referat auch mit kühnen Vorhersagen, die ihm das Presseecho sichern mußten, das er suchte.

> Es werden natürlich noch wesentlich mehr Untersuchungen nötig sein, aber sie [die Progestine] erweisen sich bislang als die vielversprechendsten Wirkstoffe. Bislang können wir aufgrund unserer Beobachtungen noch nicht den idealen fruchtbarkeitshemmenden Wirkstoff bestimmen, noch die ideale Art der Verabreichung. Dennoch sind Grundlagen geschaffen für eine vielversprechende Erkundung des Problems auf objektiver Basis. Die fein abgestimmten regelmäßigen Abläufe in der normalen Reproduktion von Säugetieren sind zweifellos unserem Eingriff zugänglich. Das Ziel ist jetzt, sie auf eine Art und Weise zu unterbrechen, die keine physiologischen Nachteile für den Organismus mit sich bringt.

Und um sicher zu gehen, daß der Sinn seiner Aussage nicht überhört wurde, schloß er mit den Worten: »Dieses Ziel wird ohne Zweifel durch sorgfältige wissenschaftliche Untersuchungen erreichbar sein.«
Die wahrhaft große Überraschung der Konferenz war, zumindest für Pincus, daß seine Bombe als Blindgänger einschlug. Die einzig bemerkbare Reaktion war Skepsis. Das einzig Neue, was Pincus gesagt hatte, spöttelten einige der Delegierten, war, daß diese Progestine funktionierten (und wirksam funktionierten), wenn sie oral genommen wurden.
Der Sinn der geschichtsträchtigen Aussage war ihnen entgangen.
Anders als Rock, empfand Pincus die Spielregeln der wissenschaftlichen Welt nicht nur als langweilig und bedrückend, sondern er

nutzte einmal sogar ein wissenschaftliches Forum, um Hohn über seine Kollegen auszugießen. Ein deutscher Wissenschaftler, Dr. Horst Witzel von Schering, erinnert sich 1992 daran, wie Pincus ein Referat über seine Feldversuche in Puerto Rico hielt. Der Anlaß war eine kanadische Konferenz über Hormone, Mitte der fünfziger Jahre. »Vielleicht wird es Sie interessieren zu erfahren, daß ich diese Daten« – und hier hob Pincus verschmitzt die Stimme –, »ob Sie es glauben oder nicht, im *Ladies' Home Journal* erstmals veröffentlicht habe. Dies war die erste Veröffentlichung über die chemische Neuheit der Pille. Damals bestand wohl eine gewisse Abneigung, wissenschaftliche Abhandlungen zu diesem Thema zur Kenntnis zu nehmen. Es war gelinde gesagt ein Tabu, in den Fruchtbarkeitszyklus einzugreifen.«

Ein paar Monate später fühlte sich Rock bereit, über seine klinischen Tests zu berichten. Er wählte dazu ein Forum von Wissenschaftlern, die in der Hormonforschung tätig waren. Ihnen zumindest würden bedeutsame Aussagen nicht entgehen. Der Anlaß war eine bevorstehende Konferenz in Kanada, die alljährliche »Laurentian Conference on Endocrinology«, vor Jahren erstmals von Pincus organisiert. Rock bombardierte seine Wissenschaftskollegen mit klinischen Daten, projizierte Aufnahmen von Gewebeproben der Vagina und der Eierstöcke auf die Leinwand und legte Ergebnisse von Urinanalysen vor. Mit seiner gewohnten Behutsamkeit sagte Rock: »Wir sind zu der Annahme berechtigt, daß die Ovulation, zumindest in einem sehr hohen Prozentsatz der Fälle, unterbrochen wurde.«

Zwar wollte er eine Diskussion über den Einsatz des Mittels zur absichtlichen Empfängnisverhütung immer noch vermeiden, aber er wollte die Teilnehmer doch mit dem Wissen nach Hause schicken, daß eine entscheidende Grenze überschritten war. So lange brauchte er nicht zu warten. Bei der Abschlußsitzung sprach ein Professor von der University of Georgia die Tatsache aus: »Mir scheint, wir haben die Antiovulation.«

»So hatte ich's nicht gesagt«, äußerte sich Rock später mit einem Grinsen, »aber ich ließ es sie wissen.«

Fast augenblicklich war das gelüftete Geheimnis das Tagesgespräch

der wissenschaftlichen Welt und der pharmazeutischen Industrie. »Endlich«, schrieb Sanger an McCormick, »sind die Tatsachen ... jetzt heraus ... und die Verschwörung des Schweigens ist gebrochen.«
Ende 1955 war für Rock der Moment der Entscheidung gekommen. »War er nun bereit?« so fragt seine Biographin Loretta McLaughlin, »den Geburtshelfer zu spielen bei der Geburt einer neuen Ära der Geburtenkontrolle und eine winzige Pille zur Welt zu bringen, die nicht nur den drohenden Sturm des Bevölkerungswachstums zu zähmen vermochte, sondern auch die menschliche Sexualität von ihren Fesseln zu befreien? Es war ein Schritt von unermeßlicher Bedeutung, ein historischer Wendepunkt von beispielloser Tragweite. Von nun an gab es keinen Weg mehr zurück.«
In Wahrheit konnte es für Rock keinen Rückweg mehr geben, weil sein Weg schon festgelegt war. Auf Konferenzen in Puerto Rico, Brookline und Worcester überprüften Rock, Pincus und ihre Mitarbeiter immer wieder ihre Daten. Sie sichteten Berichte über zaghafte Versuche mit der Syntex-Pille, die von Dr. Edward Tyler in Los Angeles und auch von Ärzten im Auftrag G. D. Searles durchgeführt wurden. Zusammen mit Pincus kontrollierte Rock noch einmal alle Befunde, um anhand früherer Einschätzungen zu einer Entscheidung zu kommen, welches der beiden in die Endrunde gelangten Progestine – das von Searle oder jenes von Syntex – weniger Nebenwirkungen hatte. Schließlich traf Rock seine Wahl: Er entschied sich für Enovid, die von Searle (und Colton) entwickelte Substanz SC-4642, als »Pille der Wahl«.
Für Rock war die Zeit gekommen, aus der Deckung hervorzutreten – die lange gewahrte Sicherheit seiner Tarnstory von einem »Fruchtbarkeitsmittel« aufzugeben und offen sein Schicksal mit dem der Pille zu verbinden.

Buch II

Auf dem Prüfstand: Feldversuche

Obwohl die Pille ungefährlich zu sein scheint, kennen wir nicht die langfristigen Folgen. Ein Automobil kann man Tag und Nacht auf dem Testgelände fahren, was einer zehnjährigen Nutzungsdauer entspricht, aber es ist unmöglich, den menschlichen Lebenszyklus im Zeitraffer zu betrachten. Es wird zwei Jahrzehnte dauern, bis wir die Pille über den Ladentisch verkaufen können.

Dr. Christopher Tietze, Gynäkologe, 1959

Margaret Sanger, die das Schicksal ihrer Mutter und von Frauen wie Sadie Sachs vor Augen hatte und lange und leidenschaftlich das »perfekte Verhütungsmittel« herbeisehnte, glaubte vielleicht, bei der bloßen Ankündigung würden die Frauen dieser Welt sich auf die Chance der Freiheit stürzen.

Doch Gregory Pincus und sicherlich John Rock wußten, daß es zuerst eine Reihe schwieriger Fragen zu stellen und zu beantworten galt. Auch die Antworten waren zu überprüfen, und erst dann würde man vielleicht entdecken, daß die entscheidende Frage noch nicht einmal ins Auge gefaßt war.

Bei den Versuchen in Boston hatte keine der Frauen das neue Progestin länger als ein paar Monate bekommen. Wenn das Mittel aber Jahr für Jahr eingenommen werden sollte, um eine Schwangerschaft zu verhüten – mußten die Tests dann nicht beweisen, daß es auch langfristig ungefährlich und wirksam war? Und bedeutete dies nicht, daß solche Tests dort durchgeführt werden mußten, wo Familien über längere Zeit wohnhaft blieben, so daß man sie im Auge behalten konnte? Und wenn die Eindämmung einer drohenden Bevölkerungskrise der Welt das proklamierte Ziel war – mußten die Versuche dann nicht dort durchgeführt werden, wo die Geburtenrate hoch war (damit das neue Mittel seine Fähigkeit erweisen konnte, sie zu senken)? Mußten sie nicht dort stattfinden, wo die Frauen eindeutig das Interesse hatten, etwas – und sogar etwas Ungewöhnliches – zu tun, um ihre Kinder in größeren Abständen zu bekommen? Und sollten die Tests nicht an einem Ort stattfinden, wo eine genaue, sozusagen tägliche Überwachung durch Mediziner möglich war, um die Exaktheit der Resultate und auch die unerwünschten Nebenwirkungen zu kontrollieren?

Gewiß, einige hundert Patientinnen John Rocks, die der Bostoner Mittelschicht angehörten und für die neuesten Trends in der Medizin empfänglich waren, hatten die Pille zwanzig Tage nacheinander täglich genommen, dann etwa fünf bis acht Tage ausgesetzt und den Zyklus von neuem begonnen. Was besagte dies aber für Frauen aus Elendsgebieten, vielleicht Analphabetinnen, die nicht einmal die Tage zu zählen verstanden – Frauen, in deren Leben Exaktheit und Disziplin nie eine Rolle gespielt hatte? Und waren nicht gerade diese unterprivilegierten Frauen die Urheberinnen der Übervölkerung der Welt? Und folglich die geeignete Zielgruppe dieser neuen Art der Geburtenkontrolle? Und wenn diese Frauen, nach monate- oder jahrelanger Einnahme des Medikaments, dennoch beschlossen, Kinder zu haben – würden diese Kinder gesund zur Welt kommen? Wäre dann auch das Zahlenverhältnis zwischen männlichen und weiblichen Babys normal? Und was würde mit *deren* Kindern sein?

Wo konnten Pincus und Rock ein Untersuchungsfeld finden, das dem ganzen Spektrum dieser beunruhigenden Fragen gerecht wurde? Wie konnten langfristige und komplizierte Tests vor Querschüssen aus dem Lager der religiösen und viktorianischen Tugendwächter bewahrt werden? Eines war ihnen klar geworden: daß es am besten wäre, die Feldversuche außerhalb der USA durchzuführen.

Solche Fragen hatten Pincus und Rock schon vor der Tokioter Konferenz vom Oktober 1955 bewegt, auf der Pincus das neue Verhütungsmittel verfrüht ankündigte. Am 5. März 1954 hatte Pincus an McCormick geschrieben:

> Unlängst kehrten Mrs. Pincus und ich von einem Ausflug nach Puerto Rico zurück, wo ich eingeladen war, Vorträge an der medizinischen Fakultät und vor dem Ärzteverband zu halten. Ich nutzte die Gelegenheit zu einem Gespräch mit Ärzten im Gesundheitsdienst..., die für die 67 staatlichen Geburtenkontrollkliniken zuständig sind. Ich konnte mich von der Kompetenz und Einsatzfreude dieser Ärzte überzeugen ... und kam zu der Überzeugung, daß unsere Arbeit in Puerto Rico in relativ großem Maßstab durchgeführt werden könnte. Diese Kliniken haben eine ausreichend große Klientel an Patientinnen, so daß wir ohne weiteres 100 bis 300 Frauen auswählen könnten, die einigermaßen intelligent an einer Studie, wie wir sie beabsichtigen, mitwirken könnten. Ich habe die Situation in Puerto Rico mit Dr. Rock diskutiert, und er pflichtet mir bei..., daß wir in Puerto Rico gewisse Experimente versuchen sollten, die hier in Amerika schwierig sein dürften.

In einem anderen Brief an McCormick, vom 25. August, schrieb Pincus: »Es wurde beschlossen, das Projekt am besten nicht als eine Studie zur Empfängnisverhütung zu bezeichnen, sondern als Untersuchung über die physiologische Wirkung von Progesteron bei Frauen.«

Von einer Dozentin der medizinischen Hochschule in Puerto Rico, Edris Rice-Wray, die mit der dortigen Gesellschaft für Familienplanung zusammenarbeitete und für die Schwesternausbildung im nationalen Gesundheitswesen zuständig war, erfuhr Pincus, sie wisse »genau den richtigen Ort«: Es handelte sich um Rio Piedras, eine neue Sozialsiedlung am Rande von San Juan, voll von Familien, die unter ihrem reichen Kindersegen litten. Diese Familien waren gerade in die neue Wohnanlage umgesiedelt worden, aus dem berüchtigten Slum El Fangito (»kleines Schlammloch«). Der Direktor des neuen Siedlungsprojekts war ein »Freund der Familienplanung« – eine wichtige, aber seltene Eigenschaft bei einem Beamten im katholischen Puerto Rico. Es hatte im Lande stets heftigen Widerstand gegen die Geburtenkontrolle gegeben, aber die Legislative hatte 1937 Gesetze erlassen, die Informationen über Empfängnisverhütung sowie die Weitergabe entsprechender Artikel, vordem ein Schwerverbrechen, nicht mehr unter Strafe stellten. Noch günstiger war, daß Dr. Rice-Wray eine Sozialarbeiterin kannte, die für das Wohnungsamt gearbeitet hatte und mit den Menschen in der Siedlung vertraut war.

Gut zwanzig Jahre nach Pincus' Brief an McCormick erinnert sich Rice-Wray, ein rothaariges Energiebündel, an die Situation der puertoricanischen Familienplanung im Jahr 1956:

»Als ich anfing, funktionierten die Kliniken nicht besonders gut. Sie hießen auch nicht Kliniken für ›Familienplanung‹. Dieses Wort wurde erst später erfunden. Man nannte sie *Clinicus Pre Maternalis*, weil man nicht offen zu sagen wagte, worum es sich handelte. Die Krankenschwester und ich fragten also die Frauen: ›Wie viele Kinder haben Sie? Und wie viele möchten Sie noch haben?‹ Und dann begannen sie zu reden: ›Oh, ich hab schon so viele, und es ist so schwer...‹ Dann sagten wir: ›Nun, möchten Sie etwas über die Methode erfahren? Wir haben eine Klinik für so etwas.‹ ›Ja, ja, ja‹, sagten die Frauen. Ich hatte immer einen kleinen Koffer dabei, mit Mustern der verschiedenen Methoden, und ich führte sie ihnen vor. ›Dies ist ein Kondom, und dies ist ein Suppositorium, und dies ist ein Diaphragma, und ich werde Ihnen erklären, wie Sie es einsetzen. Es muß Ihnen angepaßt werden.‹ Und dann erklärte ich, wie es gemacht wird. »Also, wer von Ihnen möchte gleich hierbleiben und sich ein Diaphragma anpassen lassen?‹ Na, einige menstruierten, andere waren schwanger, und manche hatten an diesem Tag kein Bad genommen – lauter solche Gründe. Die Menschen hausten in diesen kleinen Hütten, aber die Puertoricaner sind sehr sauberkeitsbewußt, und man muß einfach jeden Abend ein Bad nehmen, weil der Schweiß auf der Haut klebt. Sie hatten also alle eine kleine Kammer, wo sie Wasser in einen Eimer schöpften und es auf sich heruntertröpfeln lassen konnten, und in dieser kleinen Kammer, wissen Sie, konnten die Frauen das Diaphragma doch einsetzen. Also machten sie es ganz gut. Früher oder später kamen sie alle zu uns.

So kümmerte ich mich hier um meine Aufgaben, machte meine Arbeit, als eines Tages Gregory Pincus auftauchte. Ich glaube nicht, daß er mich kannte. Ich wenigstens kannte ihn nicht. Er war zur Gesellschaft für Familienplanung gegangen, um festzustellen, ob ein Arzt mit denen zusammenarbeitete, und ich war die einzige Ärztin dort. Also fragte er mich, ob ich eine Studie mit dieser Pille durchführen wollte, die er zusammen mit Dr. Rock entwickelt hatte. Na, ich hatte noch nie von der Pille gehört, und ich dachte darüber nach und stellte eine Menge Fragen. Er versicherte mir, sie sei ungefährlich und wirksam. Ich setzte mich mit einer Sozialarbeiterin in Verbindung, und sie wählte Frauen aus, die meist unter vierzig waren und Kinder hatten.«

Pincus verpflichtete auch Dr. Celso-Ramon Garcia, einen Amerikaner hispanischer Herkunft aus Manhattan, der nach Puerto Rico gegangen war, um an der medizinischen Hochschule eine Abteilung für Gynäkologie und Geburtshilfe aufzubauen.

Die Sozialarbeiterin, die Dr. Rice-Wray zur Mitarbeit gewonnen hatte, besuchte in jener Anfangszeit auch Maria Pinzon (Name geändert), eine fröhliche, rundliche Frau von Ende dreißig, die vierzehn Kinder zur Welt gebracht hatte. Eines war gestorben, und mit den übrigen dreizehn hausten die Pinzons in den zwei Kammern einer Hütte hoch auf dem Barrio de Buena Vista in Puerto Rico, mit herrlicher Aussicht auf das umgebende Hügelland und die blaue Karibik. Ihren Lebensunterhalt bestritten sie aus ärmlichen Mais- und Tabakfeldern und einem Obsthain.

Dr. Rice-Wray erinnert sich: »Diese Sozialarbeiterin stellte sich immer vor: ›Ich komme von der Gesellschaft für Familienplanung‹, was so ähnlich klingt wie Krebs-Gesellschaft oder Gesellschaft für Opfer der Kinderlähmung, damit die Leute die Sache mit etwas in Verbindung bringen konnten, wissen Sie, das sie für anständig hielten. Und dann sagte sie: ›Wir setzen uns für das Recht der Eltern ein, so viele Kinder zu haben, wie sie wollen, und sie *dann* zu haben, wenn sie dies wollen. Wir haben hier eine Pille, die eine Frau zwanzig Tage im Monat nehmen kann, um nicht schwanger zu werden.‹ Na, die Frauen konnten gar nicht schnell genug zugreifen.«

Nicht alle Frauen eigneten sich als Versuchspersonen. »Da war eine, deren Mann beruflich viel unterwegs war, und sie nahm die Pille nur, wenn er nach Hause kam. Natürlich wurde sie schwanger. Bei einigen gab es Schwierigkeiten in der Ehe und dergleichen, und auch sie wurden schwanger. Aber ich möchte betonen, daß keine Frau, die die Pille nach Anweisung nahm, schwanger wurde.«

Die Fallgeschichten erzählen von einer 32jährigen Frau, die fünf Kinder hatte, drei davon aus erster Ehe. Sie wollte nun keine mehr, weil ihr zweiter Mann eben zum dritten Mal in eine psychiatrische Klinik eingewiesen worden war. Eine andere Frau, erst dreißig, hatte zehn Kinder im Alter von zehn Monaten bis zu sechzehn Jahren. Der Ehemann, so steht es in ihrer Akte, »ist schwer krank, trinkt stark und macht der Frau das Leben zur Hölle«. Sie mußte die Familie mit Gelegenheitsarbeiten durchbringen. Obwohl sie und ihr Mann täglich Verkehr hatten, erlaubte er ihr keinerlei Verhütung. Erst nach langem Überreden stimmte er zu, daß sie die neuen Tabletten nahm.

Maria Pinzon, eine fromme Katholikin, hatte keine religiösen Bedenken gegen das Experiment. Ebensowenig wie ihre zur Mitwirkung ausersehenen Nachbarinnen.

»Unter Katholiken«, erklärt Dr. Carcia, selbst Katholik, »gibt es ein breites Spektrum der Observanz, von den Fanatikern über die braven Frommen bis zu den Lauen. Aber die große Mehrheit der katholischen Puertoricaner hatte eine sehr pragmatische Einstellung. Sie wußten, daß sie zwischen zwei Übeln wählen mußten. Vielleicht drückten sie es nicht so aus, aber auf ihre Art sagten sie, daß sie wählen müßten zwischen dem Übel der Geburtenkontrolle und dem Übel, keine weiteren Münder mehr füttern zu können. Mit der Pille war es insofern schwierig, als sie lernen mußten, mit der täglichen Erinnerung daran zu leben, daß sie Empfängnisverhütung praktizierten und daher nach kirchlicher Auffassung im chronischen Stand der Sünde lebten. Wenn die Frauen zur Beichte gingen und der Priester sah, daß sie seit einiger Zeit nicht mehr schwanger geworden waren, fragte er rundheraus: ›Nehmen Sie die Pille?‹ Sie kamen dann selbst auf den Gedanken, daß sie lediglich die Ovulation regulierten – statt die Sünde eines Geschlechtsverkehrs bei bewußt praktizierter Empfängnisverhütung zu begehen. Trotz aller Ermahnungen von seiten katholischer Sozialarbeiter, trotz Warnungen von der Kanzel und regelrechter Verdammung durch die katholische Presse und das Fernsehen kamen die Frauen zu dem Schluß, daß es für sie das schlimmste wäre, noch ein Kind in die Welt zu setzen, das sie sich nicht leisten konnten. Das größere Übel war immer noch, die Familie in Schwierigkeiten zu bringen. Sie fürchteten, daß sie das Kind schließlich hassen könnten.

Dann aber trat der Verband katholischer Sozialarbeiter im Fernsehen auf und brachte eine Menge von Aussagen darüber, wie gefährlich die Pille angeblich sei. Ungefähr zehn Prozent unserer Freiwilligen sprangen ab.

Alle, die abgesprungen waren – *alle* –, wurden bald schwanger. Danach hatten wir nie mehr Schwierigkeiten, Freiwillige anzuwerben. Sie kamen in Scharen, nicht nur die Eingeborenen, sondern Lehrer, die Sozialarbeiterinnen selbst, einfach alle.«

Die meisten Frauen kamen im besten Sonntagsstaat in die Klinik und waren nun überrascht, daß sie sich für eine ärztliche Untersuchung ausziehen sollten – so etwas hatten sie nie erlebt.

»Manche dieser Frauen sahen aus wie Urgroßmütter, ganz runzelig und ausgemergelt«, erinnert sich Anne Merrill, eine von Pincus' Mitarbeiterinnen in Worcester, die regelmäßig nach San Juan flog. »Dann warf ich einen Blick auf ihre Karteikarten, und die Frauen waren vierunddreißig, wissen Sie, mit sieben Kindern.

Irgendwann entschlossen sich diese Frauen, aus den verschiedensten Gründen, zu einem weiteren Kind. Sie setzten einfach die Pille ab. Ich erinnere mich noch, wie wir erschraken: Werden es lauter Mädchen sein? Oder nur Jungen? Was könnte passieren? Wie erleichtert waren wir, als wir sahen, daß es ein Verhältnis von fünfzig zu fünfzig war. Dann untersuchten wir die Neugeborenen, und sie waren in Ordnung.«

Der Start war vielversprechend. Bald aber drohte der ablehnend eingestellte Gesundheitsminister von Puerto Rico das Projekt scheitern zu lassen, da er Rice-Wray beschuldigte, sich fälschlich auf eine ministerielle Billigung der Pille berufen zu haben. Rice-Wray erwiderte, daß sie ihre Arbeit für Pincus in ihrer Freizeit verrichte, getrennt von ihren beruflichen Pflichten im Gesundheitsdienst. Er wiederum entgegnete, eine Arbeit wie die ihre sei nicht in Abschnitte zu unterteilen. Im Dezember 1956 entschloß sich Rice-Wray, Puerto Rico zu verlassen und im Auftrag der World Health Organization nach Mexico zu gehen. Dies gefährdete natürlich die Fortführung der Feldversuche. Vor ihrer Abreise übergab Rice-Wray jedoch Pincus ihre Unterlagen über 221 Klientinnen.

»Enovid«, so berichtete sie, »schützt hundertprozentig vor Schwangerschaft, sofern es allmonatlich zwanzig Tage lang in Dosen zu zehn Milligramm eingenommen wird ... Es hat allerdings zu viele Nebenwirkungen, um allgemein akzeptabel zu sein.«

Pincus erschrak: *Zu viele Nebenwirkungen, um akzeptabel zu sein*!

Und dann ging Rice-Wray ins Detail: 38 von 221 Frauen, das heißt 17 Prozent, zeigten nachteilige Reaktionen; 29 von ihnen hatten Schwindelgefühle, 26 empfanden »Übelkeit«, 18 berichteten über Kopfschmerzen und 17 mußten sich übergeben. Neun erzählten von Magenbeschwerden, sieben »fühlten sich schwach«, und eine hatte Durchfall. Vier der Frauen berichteten von mehr als einer Reaktion. Rice-Wray zitierte Äußerungen von Frauen, die absprangen, und nannte die Gründe: Zwei beschlossen, sich sterilisieren zu lassen. Der Ehemann einer Frau beging Selbstmord, wahrscheinlich aus Verzweiflung über die Armut der Familie. Einige Patientinnen stellten, bevor sie die Tabletten einzunehmen begannen, fest, daß sie schon schwanger waren. Neun traten auf Verlangen des Ehemanns zurück und sechs, weil sie von ihrem Arzt vor dem Experiment gewarnt worden waren. In drei Fällen hatte der Priester einer Frau nahegelegt, sich von dem sündigen Geschäft der Geburtenkontrolle fernzuhalten. Aber diese Fälle von Übelkeit und anderen Beschwerden schreckten andere Frauen nicht ab. Das Sekretariat der Gesellschaft für Familienplanung schrieb an Pincus: »Wir haben mehr Fälle, als wir in unsere Studie aufnehmen können. Dauernd rufen sie im Büro an und bitten um die Pille.«

Ein gewisser Trost war, daß die »Fehlschläge« wertvolle Informationen lieferten. Die meisten zurückgetretenen Frauen, die einige Monate lang die Pille genommen hatten, wurden nach Absetzen des Mittels bald schwanger und bewiesen damit, daß dieses keine nach-

teiligen Auswirkungen auf die normalen Funktionen der Fortpflanzung hatte.
Das Auftreten solcher Nebenwirkungen paßte nicht recht mit Rocks Befunden in Boston zusammen. Da verfiel Pincus auf eine kühne Idee: Vielleicht empfanden diese Frauen morgendliche Übelkeit, weil die Pille ihren Organismus »glauben« machte, sie wären schwanger. Für eine ausgewählte Gruppe der Frauen fügte er daher der täglichen Dosis ein einfaches Antacidum zur Neutralisierung der Magensäure hinzu. Tatsächlich »heilte« das Antacidum 80 Prozent der Beschwerden. Außerdem fragte sich Pincus, ob manche der unangenehmen Nebenwirkungen vielleicht durch seine gewissenhaften Warnungen vor möglichen Folgen verursacht sein könnten. Zusammen mit Dr. Manuel E. Paniagua, dem Nachfolger Rice-Wrays bei der Gesellschaft für Familienplanung, arbeitete er den Rahmen einer neuen Studie aus. Die Klientinnen waren Freiwillige, die bislang konventionelle Verhütungsmethoden praktiziert hatten. Nun wurde ihnen gesagt, sie sollten Enovid »probeweise« nehmen, um festzustellen, ob sie für dieses Mittel geeignet wären; im übrigen sollten sie weiterhin ihre gewohnten Methoden anwenden – nur für den Fall, daß Enovid bei ihnen nicht wirkte. Auch diesen Klientinnen wurden die üblichen Warnungen vor möglichen Nebenwirkungen vorgelesen. Die Pille, die sie erhielten, war aber nicht Enovid, sondern ein Placebo. Siebzehn Prozent der Frauen – genau der gleiche Anteil wie in der Gruppe, die »echtes« Enovid bekam, berichteten von unangenehmen Nebenwirkungen und bestätigten damit Pincus' Verdacht, daß diese durch Suggestion, nicht durch das Mittel selbst zu erklären waren. Darüber hinaus wurde diese Schlußfolgerung bestätigt, als eine weitere Gruppe zusätzlich zu ihren konventionellen Verhütungsmethoden echte Enovid-Tabletten erhielt. Dieser Gruppe wurde keine Warnung vor Nebenwirkungen vorgelesen. Daraufhin traten nur noch bei gut sechs Prozent Nebenerkrankungen auf.
Bei einer weiteren Testgruppe bekam die Hälfte derer, die über Nebenwirkungen klagten, ein Antacidum und die andere Hälfte ein Placebo. Auf jeweils zehn Frauen, die durch das Antacidum eine Erleichterung verspürten, kamen sieben, deren Beschwerden durch

ein Placebo gelindert wurden. Am wichtigsten war aber wohl, daß alle Beschwerden nach mehrmonatiger Einnahme der Pille zurückgingen. Die Dosierung dieser ersten im Feldversuch erprobten Pillen betrug zehn Milligramm Progestin. Dieses Quantum war nach »bestem Ermessen« festgesetzt worden, da Rock und Pincus wußten, daß es genügte, um eine Empfängnis auszuschließen. Ihre Wachsamkeit führte aber zur Entdeckung eines Fehlers – eines unentschuldbaren Patzers –, der das ganze Experiment hätte zunichte machen können. Zufällig fanden sie nämlich heraus, daß eine Lieferung Enovid in den Searle-Werken durch eine winzige Menge synthetischen Östrogens verunreinigt worden war. Konnte es sein, daß dieser Fehler zu einer falschen Beurteilung der langfristigen Wirkung von Progestin geführt hatte? Wurde dadurch das gesamte Resultat des Feldversuchs in Frage gestellt?
Pincus und Rock schluckten schwer und beschlossen weiterzumachen. Und zwar mit einer neuen Lieferung wirklich reinen Progestins. Die neuen Befunde überraschten noch mehr. Bei reinem Progestin berichteten die Frauen häufiger von unregelmäßigen Blutungen während des Menstruationszyklus. Dieses verwirrende Resultat veranlaßte die Forscher, frühere Enovid-Lieferungen, die so wirksam funktioniert hatten, noch einmal unter die Lupe zu nehmen: Auch die anfangs verabreichten Pillen enthielten unerwünschte Spuren von Östrogen. Ein glücklicher Zufall bewahrte die Forscher davor, monate- oder jahrelang nach dem *Trial and error*-Verfahren zu experimentieren. So kam die Entscheidung für das von Searle hergestellte Enovid zustande – und gegen das Progestin von Syntex, das keine so guten Ergebnisse erbracht hatte. Daraufhin änderte Searle die Zusammensetzung seiner mit zehn Milligramm Progestin dosierten Enovid-Tablette. Der anfängliche Fabrikationsfehler wurde durch die Hinzufügung von minimalen 1,5 Prozent Östrogen verewigt.
(Die Diskussion über die Nebenwirkungen der Pille und ihre Folgen wird in dem Kapitel »Pillen killen« behandelt.)

Edris Rice-Wrays neuer Job in Mexico City bedeutete nicht das Ende, sondern eine Erweiterung ihrer Zusammenarbeit mit Pincus. Denn sie half ihm, die Voraussetzungen zu schaffen, um auch Haiti in die

Feldversuche einzubeziehen – allerdings eine Inselnation mit einem völlig andersartigen kulturellen Klima, wie Pincus in einem Brief an McCormick vom März 1957 erläuterte:

> Die Idee der Geburtenkontrolle ist 90 Prozent der Einwohner Haitis völlig fremd, vielleicht sogar unbekannt. Außerdem betrachtet die bäuerliche Bevölkerung, die diese 90 Prozent stellen, Kinder als Kapital. Es gibt keine Schulpflicht, und die Kinder werden mit fünf Jahren zur Arbeit herangezogen. Weil außerdem ein gewisses Maß an Polygamie besteht, fallen die Frauen so ziemlich in dieselbe Kategorie, und der unwissende Bauer, für den diese Frauen und Kinder arbeiten, würde gewiß keine zahlenmäßige Verringerung seiner Nachkommenschaft wünschen. In den Städten und im städtischen Umfeld gibt es anscheinend eine kleine untere Mittelschicht, die der Idee geplanter Elternschaft eher aufgeschlossen gegenübersteht ...
>
> Kompliziert wird die Situation in Haiti auch durch das gegenwärtige politische Klima im Land. Es gibt, wie Sie wissen, keinen Präsidenten. Scheinbar die besten Chancen als Präsidentschaftskandidat hat ein Mann, der als glühender Katholik eine staatliche Unterstützung unserer Arbeit gewiß verweigern würde. Aus diesem Grund haben wir versucht, das Projekt als rein wissenschaftliches Experiment darzustellen, unabhängig von politischen Erwägungen ... Dieser Vorschlag stammt von Dr. Pierre-Noel, der mich nach Haiti eingeladen hat und gegenwärtig als Leiter des öffentlichen Gesundheitswesens fungiert. Er ist ein sehr ernster und aufrichtiger Mann, und sofern er nicht selbst in die Mühlen der Politik gerät, wird er wahrscheinlich dafür sorgen, daß unser Komitee aufrechterhalten und gefördert wird.
>
> In Puerto Rico ... konnten wir wiederum keinerlei Komplikationen feststellen, die auf das Präparat zurückzuführen wären, und bei diesen Frauen ist bislang alles meist ohne Zwischenfall verlaufen.

Über gewisse Details, die allerdings den Fortschritt der Arbeit belasteten, schrieb Rice-Wray bald danach an Pincus:

Lieber Gregory,
bin soeben von einem dreiwöchigen Aufenthalt in Haiti zurück ... Ich glaube, Sie sollten möglichst bald anfangen ... Fünfzig Patientinnen wurden interviewt und warten begierig auf die Pille ... Alle Dokters (sic) meinen, daß wir, wenn wir nicht bald anfangen, das inzwischen geweckte Interesse der Leute verlieren könnten. Falls wir anfangen, können wir in ein paar Monaten noch fünfzig hinzugewinnen. Die Klinikärzte würden sie von der gynäkologischen Abteilung überwiesen bekommen. Ich habe mit den Ärzten gesprochen, und sie sagen, sie hätten noch keine Patientin gefunden, die ernsthafte Einwände gegen eine Verhütungspraxis hätte. Es gibt dort rund zwanzig Geburten täglich.
Dr. [Felix] Laraque [der neue ärztliche Leiter des Haiti-Projekts] und ich haben ein vorläufiges Budget aufgestellt, das sich auf annähernd 2000 Dollar im Jahr beläuft. Er wird Ihnen schreiben und die Zahlen aufschlüsseln. Sie werden feststellen, daß die Gehälter in Haiti sehr niedrig sind. Übrigens ist diese Mitarbeiterin gar nicht Sozialarbeiterin, lediglich eine Sekretärin, die bei einem Arzt gearbeitet und Sprechstundenhilfe gelernt hat. Ich frage mich, ob Sie nicht allen zehn Dollar mehr im Monat bezahlen wollen, als im Budget vorgesehen ist. Dies würde ihnen das Gefühl vermitteln, daß sie einen guten Job haben, den sie nicht so leicht für einen anderen aufgeben würden. Auch sollten Sie eine kleine Entschädigung für Dr. Laraque in Betracht ziehen, etwa 300 Dollar pro Jahr. Den Ärzten geht es zur Zeit nicht gut. Niemand kann zahlen. Er würde ohnehin für uns arbeiten und brennt darauf, anzufangen. Ich bekam in Puerto Rico eine kleine Entschädigung ... und ich war froh darüber. Lassen Sie mich wissen, was Sie davon halten, und verbreiten Sie bitte nicht, daß ich für dieses Projekt mitverantwortlich bin. Offiziell darf ich nichts mit Geburtenkontrolle zu tun haben, bis die Mitgliedernationen [der Weltgesundheitsorganisation] uns grünes Licht geben. (Einige drohen mit Austritt, falls wir G. K.-Arbeit einbeziehen.) Auch bin ich hier, um meine berufliche Arbeit zu tun, und sonst nichts ... Bitte entschuldigen Sie, wie schlecht dies getippt ist, aber ich konnte nicht aus dem Büro schreiben.

Bald darauf, am 11. März 1957, schrieb Pincus an Dr. Laraque und gab einen ausführlichen Bericht darüber, wie die Versuche in Puerto Rico durchgeführt wurden, als Anhaltspunkt dafür, was er sich von Haiti erwartete. Pincus' Ausführungen machen deutlich, warum manche die Pille das »am sorgfältigsten getestete und erforschte Medikament der Geschichte« nennen.

> Noch einmal möchte ich das Verfahren klarstellen, das bei den Patientinnen einzuhalten ist. Jede Patientin erhält zwei Röhrchen des Präparats, beide zu je zwanzig Tabletten ... Die Patientin wird angewiesen, jeden Tag eine Tablette zu nehmen, angefangen mit dem fünften Tag des Menstruationszyklus, bis die zwanzig Tabletten aufgebraucht sind. Nach der Einnahme der letzten Tablette wird eine Blutung einsetzen, in der Regel binnen ein, zwei oder drei Tagen. Falls eine Intervallblutung eintritt, während die Patientin das Medikament nimmt, wird sie angewiesen, zwei Tabletten an dem Tag zu nehmen, an dem sie die Blutung bemerkt, und dies drei bis vier Tage fortzusetzen, wonach sie die Dosis wieder auf eine Tablette täglich herabsetzen kann. Um die Einnahme des Medikaments bis zum zwanzigsten Tag sicherzustellen, wird daher die Entnahme von drei bis vier Tabletten aus dem zweiten Röhrchen erforderlich. Diese Tabletten werden von der Krankenschwester anläßlich ihres Besuchs bei der Patientin ersetzt. Die Verdoppelung der Dosis bringt die Blutung praktisch in allen Fällen zum Stillstand, aber gelegentlich tritt dennoch ein echter Ausfluß auf. Die Patientin wird angewiesen, trotz Ausfluß mit der Einnahme fortzufahren, und der erste Tag des anschließenden Zyklus gilt dann als erster Tag der Blutung, im Anschluß an die Absetzung des Medikaments ...
>
> Wie in unserem Gespräch in Port-au-Prince klargestellt wurde, ist es notwendig, daß diese Krankenschwester oder Sozialarbeiterin jede Klientin wenigstens einmal pro Monat aufsucht, 1) um eine neue Packung Tabletten zu bringen, 2) um den Menstruationsverlauf zu protokollieren, 3) um Regelmäßigkeit oder Unregelmäßigkeit der Tabletteneinnahme festzustellen und besonders die Zahl

> der Tage zu vermerken, an denen die Patientin versäumte, die Tablette zu nehmen, 4) um dem verantwortlichen Arzt alle Fälle zu melden, die einen ungewöhnlichen Verlauf nehmen, und 5) um etwaige Nebenwirkungen zu registrieren, die auftreten könnten, Auswirkungen auf den Menstruationsfluß usw. Wir glauben, daß jede Patientin einer gründlichen gynäkologischen Untersuchung unterzogen werden sollte, bevor sie in die Studie einbezogen wird. Dies ermöglicht es dem verantwortlichen Arzt, Patientinnen mit offenkundigen Anomalien von der Studie auszuschließen. Es wäre ratsam, als Kontrollgruppe zu dieser Studie eine Gruppe von Frauen zu nehmen, die das Medikament nicht nehmen, ausgewählt aufgrund derselben Kriterien wie diejenigen, die in die Studie einbezogen sind. Auch diese Frauen sollten in Abständen visitiert werden, um Unterlagen über den Gesundheitszustand zu erlangen, besonders um Fruchtbarkeitsdaten zu ermitteln. Bei unserer Kontrollgruppe in Puerto Rico findet solch ein Besuch mindestens einmal in sechs Monaten statt.

Um diese Zeit hatte das Pincus-Team in Puerto Rico und Haiti zusammengenommen 25.421 Monatszyklen genau verfolgt. Die Versagensrate war dabei 1,7 pro hundert Frauenjahre. In Mexico City hatte Dr. Rice-Wray mittlerweile einen neuen Feldversuch begonnen und berichtete über eine Versagensrate von nur 0,6 Prozent. Vergleichsweise erbrachte eine 1961 in Puerto Rico durchgeführte Studie über ungewollte Schwangerschaften bei anderen Verhütungsmethoden eine Versagensrate von 33,6 pro hundert Frauenjahre für das Diaphragma, 42,3 für Scheiden-Suppositorien, 36,1 für Vaginal-Cremes und Gele und 28,3 für das Kondom. In Gegenden mit höherem Alphabetisierungsgrad erbrachten diese älteren Methoden meist bessere Resultate, aber die Zahlen aus Puerto Rico beleuchteten doch die überlegene Wirksamkeit der Pille. Noch eindeutiger sprach für die Pille, daß die Statistiken eine gegen Null tendierende Empfängnisrate nachwiesen, sobald die Frauen ausnahmslos die Anweisungen befolgten.
Es dauerte nicht lange, bis das Testprogramm, das ursprünglich 100 Puertoricanerinnen umfaßte, zu einem breit angelegten Feldversuch

ausgedehnt wurde, an dem mehr als 20.000 Klientinnen in drei Ländern beteiligt waren. Während diese ersten klinischen Tests erweitert wurden, erprobten Pincus und Rice-Wray neben Enovid auch die neuen Progestine anderer Firmen.

Ein wissenschaftlich vorgebildeter Unternehmer, der diese Versuche genau verfolgte, war James Balog, damals Chemiker in der Forschung bei Merck in Deutschland. »Jeder dieser Versuche«, erinnert sich Balog, »lief für gewöhnlich über einen Zeitraum von sechs Monaten. Nach Ablauf dieser sechs Monate lieferte Edris die Resultate an die pharmazeutischen Firmen, und dort hieß es meist: Das genügt. Also fragte sich Edris: ›Was mache ich jetzt mit meinen Klientinnen? Soll ich ihnen den Rat geben, hinzugehen und sich schwängern zu lassen? Ich muß also Geld auftreiben, um Pillen zu kaufen, damit sie weiter Verhütung praktizieren können.‹ Dies war von Anfang an ihr eigentliches Interesse; nicht die Erprobung des Mittels, sondern diesen Frauen zu helfen. Ich dachte mir immer, warum stellen die Pharmaleute diese Pillen nicht kostenlos zur Verfügung? Es kostet sie doch nur Pfennige. Diese Frauen liefern ihnen äußerst wertvolle Informationen! Ich sprach auch selbst mit den Pharmafirmen und sagte: ›Ihr seid verrückt, wenn ihr die Frauen, die an diesen Versuchen teilgenommen haben, einfach weglaufen laßt. Im Augenblick braucht ihr sechs Monate der Erprobung. Eines Tages werdet ihr ein Jahr brauchen, irgendwann werdet ihr die zweite Generation brauchen. Ihr werdet wissen müssen, was mit der Gesundheit der Töchter dieser Frauen passiert ist, die damals die Pille nahmen, und was mit *deren* Kindern passiert.‹ Das sagte ich jedem pharmazeutischen Unternehmen, das ich besuchte und das ein Verhütungsmittel im Angebot hatte. Ich sagte ihnen, sie wären verrückt, diese Leute wieder im Urwald verschwinden zu lassen, ohne sie in einen kontunierlichen Datenfluß einzubinden. Edris war die einzige, die Erfahrung mit dem Nachwuchs von Frauen hatte, die die Pille nahmen. Diese Frauen heirateten mit zwölf Jahren, hatten mit zwölfeinhalb oder dreizehn ein Kind – und diese konnten wiederum Kinder haben. Sie hatte also bereits die zweite Generation, sie hatte die *Töchter*. Und die Kerle von der Pharmaindustrie ließen sie einfach fallen. Ich sagte ihnen, sie wären verrückt.«

Balogs Firma, Merck, gehörte aber nicht zu jenen, die Pillen anboten. Woher rührte also sein Interesse?
»Nun, ich hatte ein geschäftliches Interesse daran, mich über alles zu informieren, was sich da anbahnte. Im Grunde aber sah ich in der Pille eine höchst bedeutsame Sache. Ich bin nicht katholisch, ich bin russisch-orthodox, aber beide Kirchen denken ähnlich über die Geburtenkontrolle. Ich fand, die Pille könnte da ein theologisches Schlupfloch bieten. Sie bedeutet nicht Abtreibung, weil es kein Ovum gibt und man nicht in den Willen Gottes eingreift, wie etwa, wenn man ein Spermizid auf diese arme kleine Samenzelle losläßt, die dieses wunderbare kleine Ovum aufsucht, um seine Pflicht zu tun. Es gibt keine befruchtete Eizelle. Wenn man glaubt, daß die Seele in dem Moment geschaffen wird, da der Same sich mit dem Ovum vereinigt, so gibt es kein befruchtetes Ovum, und daher keine Seele. Dies ist meine eigene Philosophie, und darum hatte ich die Idee, dies könnte ein guter theologischer Ausweg aus dem Dilemma sein.«

Ähnlich wie die Atombombe vor Jahren, regte die Pille manche ihrer wissenschaftlichen Schöpfer zu Überlegungen jenseits ihrer Wissenschaft an – Überlegungen darüber, welche Auswirkung das Produkt ihrer Arbeit auf die Gesellschaft haben könnte.
Einer von ihnen war Étienne-Émile Baulieu, der junge französische Wissenschaftler, der sich eines Tages mit der Abtreibungspille RU 486 einen Namen machen sollte. Pincus hatte ihn damals zu Vorträgen an der Worcester Foundation eingeladen: »Pincus schlug vor, ich sollte auf der Rückreise in Puerto Rico Station machen. Ich zögerte. Es beunruhigte mich ein wenig, daß hispanische Frauen aus einem armen, fernen Land für klinische Tests ausgewählt worden waren (obwohl die ersten Experimente an Menschen in Boston durchgeführt worden waren). Pincus drängte mich, mir die Sache einfach mal anzusehen, und ich glaubte ein Augenzwinkern bei ihm wahrzunehmen ... Kaum in San Juan gelandet, sah ich die Antwort. Schon der erste Blick auf die klinischen Daten zeigte, wie die Pille das Leben von Frauen verändern konnte. Aufgrund dieser puertoricanischen Erfahrung erkannte ich, welchen Einfluß ein Produkt der Forschung auf

dem Gebiet der Geburtenkontrolle auf das menschliche Leben haben konnte. Ich war fasziniert, auch wenn ich es noch nicht wußte.«

Trotz aller wissenschaftlichen Exaktheit und einer immensen Zahlenbasis – 20.000 Versuchspersonen in drei Ländern – brachten diese Feldversuche noch keine endgültige Klarheit über die Pille. Sie mußte erst noch Zielscheibe eines heftigen institutionellen Angriffs von seiten der katholischen Kirche werden – was niemanden überraschte.
Überraschend war allerdings die Kritik, die von gesundheitsbewußten Feministinnen gerade im Namen jener Frauen vorgebracht wurde, die Sanger und McCormick, Pincus und Rock zu retten geglaubt hatten.
Der Pille standen also noch weitere Prüfungen bevor, diesmal politische Prüfungen, die sie in der rauhen Zukunft des nächsten Jahrzehnts erst überstehen mußte.

Der Wettlauf um die Pille

Wir erkannten von Anfang an, daß uns höllische Kontroversen bevorstanden, und wir waren sehr vorsichtig. Hätte uns jemand gesagt, daß die Pille einmal Gesprächsthema an Wohnzimmertischen und auf Bridge-Partys sein würde, wir hätten es, ehrlich gesagt, nicht geglaubt.
Ein Sprecher der G. D. Searle Company, 1969

Pincus' langjähriger Sponsor, die G. D. Searle Company, hatte es verschmäht, seine Forschungsarbeiten an einer Pille zur Empfängnisverhütung zu fördern, und wollte auch später nichts davon wissen, daß dieses Medikament zur Beeinflussung des Menstruationszyklus verwendet wurde. Jetzt aber, kurz nach Beginn der Versuche in Haiti, stand Searle vor einer Entscheidung, die einem Erdrutsch gleichkam. Der für Forschung und Entwicklung zuständige Vizepräsident der Firma war bei der ersten Begegnung zwischen Pincus und Dr. Laraque, seinem ärztlichen Versuchsleiter in Haiti, anwesend. Gegenstand des Gesprächs war der endgültige Feldversuch mit Enovid.

Konnten andere Pharmaunternehmen es sich leisten, so zu tun, als existierte kein orales Verhütungsmittel? War es an der Zeit, eigene Berührungsängste zu überwinden, oder waren die Risiken, auf den Zug der Entwicklung aufzuspringen, immer noch allzu abschreckend? Die peinlichen Spiegelfechtereien, die die großen Firmen sich in den folgenden Monaten lieferten, zählen zu den historischen Höhepunkten industrieller Unentschlossenheit, Verwirrung, Urteilsschwäche, Verkennung des Marktes und wechselnder Standpunkte.

Nachdem die Versuche mit Enovid einen so offenkundigen Erfolg gezeitigt hatten, wurde Parke-Davis, die Firma, die Russell Marker anfangs unterstützt und dann fallengelassen hatte, jetzt von Warren Nelson im Namen des Population Council aufgefordert, sich die Sache noch einmal zu überlegen. Die Firma konsultierte Pincus, prüfte dann ihr Gewissen und begnügte sich damit, ein symbolisches Almosen von 5.000 Dollar für die Worcester Foundation auszuloben, unter Bekräftigung ihres Standpunkts, daß sie mit Empfängnisverhütung nichts zu tun haben wolle.
Die Upjohn Company erkundigte sich nach Möglichkeiten, eines ihrer Progestin-Präparate in die Versuche in Puerto Rico einzubeziehen, aber nach Gesprächen mit Pincus scheute auch sie davor zurück.
Die Ortho Pharmaceutical Corporation, erfolgreichster industrieller Hersteller von Diaphragmen und Vaginal-Gelen, erkundigte sich vorsichtig nach den Aussichten der Pille. Viele glaubten, daß Ortho sich beteiligen würde, zumal der Forschungsdirektor, Carl Hartman, im ärztlichen Beratergremium der amerikanischen Gesellschaft für Familienplanung saß. Doch Hartman zweifelte noch immer daran, daß der Markt ein orales Verhütungsmittel akzeptieren würde. Wenn aber Searle auf den Markt ging und Erfolg hatte, so gelobte er, würde auch Ortho seine Haltung überprüfen.
Charles Pfizer and Company erwarb von Syntex eine Option, Norethindron zu vermarkten. Dann beschloß der Vorsitzende von Pfizer, ein praktizierender Katholik, die Option nicht zu nutzen. Er wollte nichts mit einem Präparat zu tun haben, das womöglich zur Geburtenkontrolle verwendet werden könnte.
Mittlerweile setzte sich der Siegeszug synthetischer Hormone auch auf anderen Gebieten unaufhaltsam fort. Bereits 1951 war bei Syntex eine telefonische Anfrage der Upjohn Company eingegangen. Ob Syntex in den folgenden zwölf Monaten zehn Tonnen Progesteron liefern könne? Noch nie hatte die Welt eine so große Lieferung von Hormonen gesehen. Upjohn benötigte diese riesige Menge nicht zur Synthetisierung eines Sexualhormons, sondern als Zwischenschritt zur Umwandlung in Kortison. Die Firma Syntex war, trotz ihrer ursprünglichen Alleinverfügung über das kostbare Mit-

tel, inzwischen bankrott gegangen. Ihr Besitzer, Somlo, hatte kein Geld für die Erweiterung des Unternehmens. Er hatte keinen Verkaufsapparat, und hätte er einen gehabt, so hatte er kein Endprodukt, das sich an Konsumenten verkaufen ließ. Er hatte nur ein chemisches Zwischenprodukt, das er an andere, weitaus mächtigere Pharma-Firmen verkaufen konnte. Dies kam einer Einladung an die großen Unternehmen gleich, erdrückende Handelsbedingungen zu diktieren, genau wie Upjohn es jetzt tat. Vor der Gründung von Syntex betrug die gesamte Weltproduktion an Progesteron nur wenige Pfund im Jahr. 1951 war es kaum eine Tonne. Vor Markers Zeit hatte Progesteron einen Preis von 80 Dollar pro Gramm erzielt. Ende 1945 verkaufte Syntex es zu 18 Dollar das Gramm. Der Preis fiel binnen weniger Jahre auf drei Dollar pro Gramm, und er fiel weiter. Syntex lieferte die zehn Tonnen an Upjohn zu 48 Cent das Gramm. Später sollte ein Syntex-Geschäftsführer bedauern: »Mitte der fünfziger Jahre waren wir Narren, die emsig riesige Rohstoffmengen an andere Leute verkauften, die dann Profite damit machten.« Searle hatte irgendwann die Absicht, Syntex aufzukaufen, um einen Konkurrenten auszuschalten, fand dann aber, daß es nicht der Mühe wert sei.

1956 fand sich ein Investor aus New York, Charles Allen, der seine mit Schrott und Abfallentsorgung gemachten Millionen in eine äußerst erfolgreiche Holding-Gesellschaft überführt hatte. Er setzte sich über die warnenden Ratschläge seines Anwalts und seiner Familie hinweg und kaufte Syntex zu einem geschätzten Preis von zweieinhalb Millionen Dollar. Dafür erwarb der Käufer alle Patente von Syntex sowie die Talente von Carl Djerassi und George Rosenkranz. Rosenkranz wurde bald Leiter des Unternehmens.

Noch bevor Norethindron in den Vereinigten Staaten als gynäkologisches Arzneimittel lizenziert war, hatte Syntex 1956 damit begonnen, es kommerziell herzustellen, und eine Lizenz an die Schering A. G. in Deutschland erteilt, die das Mittel weltweit unter dem Namen Primolut-N vertrieb. Auch E. R. Squibb and Sons benutzten es für einen Schwangerschaftstest, den sie unter dem Namen Gestest verkauften.

Und schließlich trat ausgerechnet Parke-Davis an Syntex heran und bemühte sich um eine exklusive Lizenz zur Vermarktung von Norethindron. Parke-Davis hatte die Absicht, bei der U. S. Food and Drug Administration eine Freigabe des Mittels zu beantragen, das eingesetzt werden sollte, um drohenden Fehlgeburten vorzubeugen und dysfunktionale Unterleibsblutungen, schmerzhafte Menstruation und Unfruchtbarkeit zu behandeln. Solche Leiden waren früher mit radikaleren und kostspieligeren Maßnahmen behandelt worden, bis hin zur Hysterektomie. Parke-Davis, das konservativste Unternehmen der Pharmaindustrie überhaupt, schien keine Probleme damit zu haben, daß man zuerst Marker im Stich gelassen und zur Gründung von Syntex gezwungen hatte und dann nicht bereit gewesen war, die chemische Produktion in Mexiko aufzunehmen. Die neue Syntex dagegen, unter ihrem neuen New Yorker Besitzer und Finanzier, verlangte und bekam einen festen Prozentsatz vom Endverkaufspreis, den Parke-Davis erzielen würde. Diese Vereinbarung band die zwei einstigen Gegner in eine Zweckehe und sicherte Syntex einen erheblichen Anteil an dem kommerziellen Erfolg, den Parke-Davis mit Norethindron erzielen sollte.

Etwa um die gleiche Zeit, als Parke-Davis die Genehmigung der FDA beantragte, tat G. D. Searle dies auch für ihr Progestin-Präparat, Norethynodrel.

Das Jahr 1957 bezeichnete einen großen Fortschritt in Richtung der Pille, auch wenn dies damals nur wenigen bewußt war. In diesem Jahr gab die FDA nicht nur das Präparat von Syntex und Parke-Davis frei, das als Norlutin auf den Markt kommen sollte, sondern auch Enovid von Searle. Die Freigabe beschränkte sich natürlich nur auf die Behandlung von Krankheitszuständen.

Katharine McCormick, die erst kurz zuvor beklagt hatte, daß sich die Freigabe durch das FDA »zäh wie Sirup« gestalte, erfaßte gewitzt die Bedeutung solch einer beschränkten Freigabe: »Gewiß führt der Einsatz eines oralen Verhütungsmittels gegen Menstruationsbeschwerden«, so schrieb sie, »unvermeidlich dazu, es auch zur Verhütung von Schwangerschaft zu gebrauchen. Mir persönlich erscheint diese schrittweise Annäherung an das Schwangerschaftsproblem, auf dem

Umweg über die Menstruation, als eine durchaus glückliche und verheißungsvolle Vorgehensweise.«
Obwohl nun bekannt war, daß das neue Präparat auch als Mittel zur Empfängnisverhütung funktionierte, erwarteten nur wenige Beobachter aus der pharmazeutischen Industrie, daß die FDA es so bald – wenn überhaupt – für den Zweck der Geburtenkontrolle freigeben würde, noch daß die Konsumentinnen dies wünschten. James Barlog, der naturwissenschaftlich gebildete Finanzanalytiker, erinnert sich: »Strittig war bei den Pharmaleuten, ob eine Frau täglich und einundzwanzig Tage lang eine Pille schlucken würde, um die Gefahr einer Schwangerschaft zu vermeiden. Man glaubte, niemand wäre zu so etwas bereit, jedenfalls nicht, solange die Leute nicht krank waren – und sie waren ja nicht krank. Dies war ein präventives Medikament, und zwar Prävention im sozialen Sinn, im Gegensatz zu Krebs-Prävention oder dergleichen. Und zweitens war das Medikament kostspielig. Es sollte monatlich zehn Dollar kosten, zumindest damals, und das war zu jener Zeit viel Geld. Drittens gab es das religiöse Problem. Der Vorsitzende bei Parke-Davis war Katholik und der Präsident von Merck ebenfalls. Keiner von beiden wollte sich mit der Sache befassen. Und schließlich war viel von Nebenwirkungen die Rede. Den weiblichen Zyklus für einundzwanzig Tage zu unterbrechen – wer mochte wissen, was dann passierte? Außerdem gab es rechtliche Probleme. Noch 1964 oder um diese Zeit, als ich meinen ersten Bericht für Merck erstellte, erklärten uns unsere Anwälte, daß wir das Papier nicht per Post nach Massachusetts oder Connecticut schicken könnten. Die Verbreitung von Informationen zur Geburtenkontrolle war strafbar.«
Tatsächlich hatten noch in den späten fünfziger Jahren, nachdem die FDA das Präparat als gynäkologisches Medikament freigegeben hatte, insgesamt 17 Staaten gesetzliche Regelungen, die den Verkauf und die Weitergabe von Verhütungsmitteln oder die Werbung dafür beschränkten. Connecticut übertraf alle anderen, da es »den Einsatz irgendwelcher Medikamente, medizinischer Artikel oder Instrumente zum Zweck der Empfängnisverhütung« als Straftat ahndete. Massachusetts, der Staat, in dem die Antibabypille das Licht der Welt

erblickte, hatte ironischerweise die strengsten Gesetze gegen Geburtenkontrolle und sollte sie erst 1972 als letzter aufheben. Die Benutzung von Verhütungsmitteln war zwar nicht ungesetzlich, aber nach den Gesetzen von Massachusetts war es ein Kapitalverbrechen, diese »auszustellen, zu verkaufen, zu verschreiben, weiterzugeben oder Informationen darüber zu verbreiten«.

Jahrelang hatten die Zeitungen Beweise dafür zusammengetragen, was ein Unternehmen der pharmazeutischen Industrie an Schwierigkeiten zu gewärtigen hatte, das es wagen sollte, ein Medikament zur Empfängnisverhütung auf den Markt zu bringen. Warum sollte eine Firma von rasch wachsendem Ansehen, wie G. D. Searle, sich freiwillig der Gefahr solcher Zwischenfälle aussetzen?

– Schon im Februar 1952 war in Poughkeepsie, New York, einer Stadt von vierzigtausend Seelen, das St. Francis Hospital, ein von Franziskaner-Nonnen geleitetes Zweihundert-Betten-Haus, auf die Titelseite der *New York Times* geraten, als es sieben seiner Ärzte mit der Forderung konfrontierte, entweder ihre Verbindungen zur örtlichen Beratungsstelle der Planned Parenthood Federation abzubrechen oder den Dienst zu quittieren. Vier der Ärzte des Hauses, alle Nichtkatholiken, weigerten sich. Ein fünfter gab seine Verbindung zur Familienberatungsstelle auf und erklärte, er würde im Dienst bleiben, bis seine vier Patientinnen entlassen wären; dann würde er das Krankenhaus verlassen. In der Kontroverse standen sich protestantische Geistlichkeit und katholischer Klerus gegenüber. Monsignore Michael P. O'Shea, Oberhirte der Katholiken in der Region, versuchte die Wogen zu glätten: »Dies ist kein Kampf zwischen Katholiken und Protestanten«, versicherte er seiner Gemeinde. Dann aber heizte er die Kontroverse an, indem er hinzufügte: »Dies ist ein Punkt, in dem Katholiken, Protestanten und Juden sich einig sein sollten, denn die Bibel ist es, die die Empfängnisverhütung ausdrücklich verbietet.«

Eine Gruppe von protestantischen und jüdischen Geistlichen erwiderte, daß der Versuch des Krankenhauses, »Denken und Handeln von Individuen zu maßregeln ..., als unamerikanisch anzusehen ist«. Die Ärzte der Planned Parenthood Federation brauchten die Klinik nicht zu verlassen, und ihre Verträge wurden im folgenden Jahr in aller Stille verlängert.

– 1953 flackerte wiederum Zwist über die Titelseiten, als die Mütterberatungsstellen der Planned Parenthood Federation sich um die Mitgliedschaft im Welfare and Health Council (Wohlfahrtskomitee) der Stadt New York bewarben, einem mächtigen Zusammenschluß von 391 privaten und öffentlichen Gesundheits- und Wohlfahrtsverbänden. Gegen die Aufnahme sprachen sich 53 Verbände aus, darunter die Caritas der Erzdiözese New York, die eher ihren Austritt erklären wollte, als mit den Familienplanern zusammenzuarbeiten. Aus Sorge um den Weiterbestand des wichtigen Wohlfahrtskomitees stimmte dessen Vorstand mit fünfzehn zu fünf Stimmen gegen die Aufnahme der Familienplaner. Die interkonfessionelle Zusammenarbeit ruhte ein halbes Jahr, während sich ein erbittertes Ringen in den Schlagzeilen spiegelte: »Familienplanung bestreitet gemeldete Infiltration«, »Katholiken boykottieren Konferenz der Wohlfahrtsverbände«, »Wohlfahrtskomitee vor Wahlschlacht«, »Katholische Kirche der Obstruktion in Familienplanungsfrage angeklagt«, »Familienplaner gewinnen Wahl im Wohlfahrtskomitee«, »Katholische Verbände vor Austritt aus Komitee« und – der Gipfel von allem, auf der Titelseite der *New York Times*: KATHOLIKEN VERLASSEN WOHLFAHRTSGREMIUM IM STREIT UM GEPLANTE ELTERNSCHAFT. Endlich, fünfzehn Monate nach Ausbruch der Kontroverse, gaben die katholischen Verbände nach: »Wohlfahrtskomitee verspricht Ende des Streits«.

– Noch 1958, ein Jahr nach der Freigabe von Enovid durch die FDA, brach ein Konflikt aus, als eine an Diabetes leidende Mutter von drei Kindern im Kings County Hospital in Brooklyn erschien und das von ihrem Hausarzt verschriebene Diaphragma verlangte. Eine weitere Schwangerschaft, so habe er ihr versichert, wäre ihr sicherer Tod. Der diensthabende Arzt, Dr. Lewis Hellman, weigerte sich, ihr eines anzupassen, und erklärte, im Auftrag von Dr. Morris A. Jacobs zu handeln, des Referenten der Stadt New York für die Krankenhäuser. Dr. Jakobs war Jude und hatte persönlich keine Vorbehalte gegen die Geburtenkontrolle; er behauptete aber, die Krankenhäuser der Stadt

wären »aus grundsätzlichen Erwägungen« gegen Empfängnisverhütung eingestellt. Der katholische Bürgermeister Robert F. Wagner überwies den Fall zur weiteren Behandlung an seine Rechtsberater und reiste in den Urlaub.
Die New Yorker Erzdiözese der römisch-katholischen Kirche, die Trägerin des Krankenhauses war, zitierte Papst Pius XI zur Haltung der Kirche in dieser Frage, wie sie der hl. Augustinus im Jahre 400 n. Chr. festgeschrieben hatte: »Unmoralisch ist der Versuch der Gatten, im Verlauf ihrer ehelichen Vereinigung oder deren natürlichen Konsequenzen diese der ihr innewohnenden Macht zu entkleiden und die Erzeugung neuen Lebens zu verhindern. Kein Beweggrund oder Bedürfnis kann eine ihrem Wesen nach unmoralische Handlung rechtfertigen oder in eine moralische verwandeln.« Um den Sinn dieser Aussage zu unterstreichen, fügte das Diözesanbüro hinzu, daß »das Wort des Papstes heute so gut wie gestern gültig ist. Es wird morgen und immerdar gelten, denn es ist keine von Menschen geschaffene Vorschrift, sondern Ausdruck des natürlichen und göttlichen Gesetzes.«
Bald entwickelte sich die Kontroverse zu einer Schlacht gegenseitiger Anschuldigungen zwischen dem protestantischen Rat der Stadt New York, der Vereinigten Lutherischen Kirche Amerikas, des Kongregationistischen Kirchenverbandes von New York, dem New Yorker Presbyterium, dem Zentralrat der New Yorker Rabbiner, dem American Jewish Congress, dem Nationalrat katholischer Männer und Frauen, der Katholischen Ärzteschaft und der Amerikanischen Vereinigung für Bürgerrechte. Die leidenschaftlich geführte Auseinandersetzung lief schließlich auf die zentrale Frage hinaus, die weiterhin, in New York wie anderswo, einer Lösung harrte: Sollte man den Katholiken die Macht einräumen, nichtkatholische Ärzte daran zu hindern, nichtkatholischen Patientinnen Verhütungsmittel zu verschreiben?

Solche Zwistigkeiten schienen die neuen Finanzherren von Syntex nicht zu irritieren. Marvyn Carton, Anwalt und Mitglied im pragmatisch gesinnten Aufsichtsrat des Unternehmens, erinnert sich: »Wir hatten eine Studie in Auftrag gegeben. Die Forscher taten nichts anderes, als die alljährlich verkauften Kondome zu zählen. Sie analysierten und extrapolierten die Zahlen auf unterschiedliche Art und kamen zu dem Schluß, daß es weltweit – jawohl – einen Fünfzig-Millionen-Dollar-Markt für dieses oral einzunehmende Mittel gab. Was sie nicht ganz erkannten, war, daß dieses Produkt funktional dasselbe bewirkte wie die bestehenden physischen und mechanischen Verhütungsmittel, daß es ästhetisch aber einer anderen Welt angehörte. Fünfzig Millionen schienen verlockend, doch wenn man es mit einem Produkt zu tun hat, das die ästhetische und funktionale Einstellung der Menschen verändert, gehen alle Wetten daneben. Wir unterschätzten keineswegs die Möglichkeiten. Wir wußten einfach nicht, was wir da abschätzen sollten.«

Hegte denn Charles Allen, der neue Hauptaktionär von Syntex, keinerlei relgiöse Skrupel? »Ich glaube, er wußte nicht mal, welcher Religion er angehörte«, antwortete Carton.

Während die Spekulationen über die Verwendungsmöglichkeit des neuen Medikaments für die Geburtenkontrolle weitergingen, gab die Zeitschrift *Fortune* im April 1958, nach der Freigabe durch das FDA, für ihre Leser aus der Geschäftswelt folgende Prognose ab:

> Es ist ein gewaltiger Unterschied, ob man das Präparat als sicheres Mittel verabreicht, um zeitweilige Sterilität therapeutisch zu behandeln, oder ob man es »gewohnheitsmäßig« als normales Verhütungsmittel verschreibt. Es werden wohl noch fünf Jahre wissenschaftlicher Forschung erforderlich sein, bevor ein pharmazeutischer Hersteller sich ausreichend abgesichert fühlt, um bei der Food and Drug Administration die Genehmigung einzuholen, sein Produkt entsprechend zu kennzeichnen; und danach dürfte es wohl noch einmal fünf Jahre dauern, bis die FDA – die nach eigener Aussage dafür klinische Daten von »Tausenden Frauen«, nicht nur von fünfhundert, benötigt – eine solche Anwendung freigeben würde.

Gregory Pincus bezweifelte aber nicht, daß die orale Empfängnisverhütung bevorstand – und zwar bald. Schon im Januar 1957 hatte Pincus, dessen guter Name bei Searle durch die Feldversuche mit der Pille wiederhergestellt war, dem Präsidenten des Unternehmens vor Augen gehalten, daß eine kostengünstige und zuverlässige Versorgung mit pflanzlichen Steroiden erforderlich sei, wenn Searle beabsichtigte, eine Verhütungspille auf den Markt zu bringen. Die Erkundung möglicher Bezugsquellen für Sapogenine war auch der Grund für Pincus' Besuch 1951 bei Russell Marker in Mexiko gewesen. Searle kaufte in der Folge zwei kleine mexikanische Firmen auf, Root Chemicals und Productos Esteroides, beide von früheren Syntex-Mitarbeitern begründet.

Die Verantwortlichen in der Firmenzentrale von Searle in Chicago schwankten zwischen Versuchung und Angst. Ende 1959, erst zwei Jahre nach der Freigabe des Medikaments, nahmen allein in Amerika eine halbe Million Frauen täglich Enovid zur Behebung menstrueller Beschwerden. Waren dies alles echte Leiden? Oder waren sie öfter vorgeschützt, im Einvernehmen mit gefälligen Ärzten? Viele dieser Patientinnen (und gewiß ihre Ärzte) waren sich durchaus bewußt, daß die Pille ein Verhütungsmittel war. Die Frauen *waren* also bereit, ein chemisches Präparat einzunehmen, das eine Empfängnis unmöglich machte. Wie viele aber nahmen es aus diesem Grund? Wie viele mehr würden es nehmen, wenn es freigegeben und offen zu diesem Zweck auf den Markt gebracht wurde?

Wenn schon jetzt tägliche Einnahmen aus einer halben Million Enovid-Tabletten in der Kasse klingelten und verhießen, G. D. Searle aus einem kleinen, ehrgeizigen in ein großes und mächtiges Unternehmen zu verwandeln – wie viele Pillen ließen sich dann an ungeahnte Multimillionen von Frauen verkaufen, jahrein, jahraus und sogar Generationen lang? Ließ dieser Marketingtrick sich nicht still und verschwiegen ins Werk setzen? Gab es denn nicht das Beispiel des renommierten Gummiherstellers Goodyear, der alljährlich 150 Millionen Dollar aus dem Verkauf von Kondomen einstrich, dabei aber seinen guten Namen auf der Packung des unaussprechlichen Artikels schamhaft verschwieg? Hatte sich nicht in aller Stille ein lebhafter Markt für Diaphragmen entwickelt, ohne daß auch nur ein geflüstertes Wort die Riesenfirma Johnson & Johnson in Verlegenheit ge-

bracht hätte, deren Tochter Ortho sie herstellte? Und erröteten etwa die Ärzte, die diese Diaphragmen stillschweigend verschrieben, oder die Apotheker, die sie unter der Hand verkauften? Fühlten sich etwa die Damen der Mittel- und Oberschicht, die sie kauften, auch nur im mindesten in ihrer Würde beeinträchtigt? Auf der anderen Seite konnte das Unternehmen, das dieses völlig neue Produkt – die Pille – auf den Markt zu werfen wagte, rasch in den Ruin treiben.
Searle beschloß, das Wagnis einzugehen und sich, wie jemand sagte, »weit auf diesen Ast der pharmazeutischen Industriegeschichte hinauszuwagen«. Die Firma beantragte die Freigabe ihres Enovid – genau derselben Pille, derselben Rezeptur, die bereits für Krankheiten verschrieben wurde – als Verhütungsmittel. Der Antrag wurde begründet mit Feldversuchen an 897 Frauen, die »10.427 Monatszyklen lang die Pille erprobt hatten«.
James W. Irwin, der Unternehmensberater der Firma, erinnert sich: »Wir bewegten uns auf völlig unbekanntem Gelände, was die öffentliche Meinung betraf. Meine Befürchtung war, daß dies eine Lawine von Zuschriften lostreten würde. Also suchte ich die verschiedensten Leute auf. Ich setzte mich mit meinen Freunden von der *Saturday Evening Post* zusammen. Sie beschlossen, zwei große Aufmacher über die Pille herauszubringen. Ich sagte: ›Seht mal, ich möchte euch warnen. Dies ist ein kontroverses Thema. Ihr könnt euch saftige Proteste einhandeln.‹ Aber es gab keine. Auch nachdem ich *Readers Digest* kontaktiert hatte, blieben Protestreaktionen der Leserschaft aus.
Wir waren übermäßig vorsichtig. Alle meine Erfahrungen sagten mir, daß man so etwas nicht anfangen konnte, ohne zu riskieren, daß einem alle Zähne ausgeschlagen wurden – oder doch einige. Wir verloren keinen einzigen Zahn. Wir hatten die Akzeptanz des Produkts unterschätzt. Es war eine große Überraschung.«
Searles Hauptkonkurrent auf dem Markt war nicht so verwegen. »Parke-Davis [Lizenznehmer bei Syntex] bekam kalte Füße, als klar wurde, daß die orale Empfängnisverhütung weithin praktische Realität werden sollte«, sagt Carl Djerassi. »Sie zogen nicht mal die Idee in Betracht, Norethindron als orales Verhütungsmittel zu vermark-

ten. Während Searle also mit Volldampf die Freigabe durch die FDA betrieb, mußte Syntex plötzlich eine alternative Absatzmöglichkeit finden oder auf jeden finanziellen Profit verzichten – auf einem Gebiet, in das die Firma vergleichsweise mehr Mittel investiert hatte als alle anderen Konkurrenten. Vielleicht hatte Parke-Davis gute Gründe, einen möglichen katholischen Boykott anderer Produkte des Unternehmens zu befürchten, aber solch eine Reaktion des Marktes blieb aus.«

Syntex unterschrieb einen Vertrag, der die Vermarktungsrechte an Norethindron der Johnson & Johnson-Filiale Ortho übertrug. Dieser Durchbruch führte aber bald in ein gefährliches Abseits. Parke-Davis weigerte sich, die Ergebnisse ihrer Untersuchungen mit Norethindron an Affen freizugeben, die Ortho für die Zulassung bei der FDA benötigte. »Die Gründe dieser Weigerung«, sagte Djerassi, »kann ich nur vermuten. ›Wenn ich nicht wage, von diesem verlockenden Kuchen zu kosten, warum sollte ich einem anderen dabei helfen?‹ Ortho mußte folglich eine Reihe von bereits durchgeführten Versuchen wiederholen und erhielt von der FDA erst 1962 die Genehmigung, das Norethindron von Syntax [unter dem Markennamen Ortho-Novum] als Verhütungsmittel zu verkaufen, zwei Jahre nachdem Searle selbst mit seinem Produkt auf den Markt gegangen war.«

Während der Antrag von Searle durch die Bürokratie der Food and Drug Administration wanderte, sorgte er dort für Furcht und Zittern: Diese starke Arznei für völlig gesunde Frauen? Für den beispiellosen Zweck einer oralen Empfängnisverhütung?

Nach unheilverkündenden Verzögerungen und längerer Funkstille begaben sich an einem bitterkalten Tag, Ende Dezember 1959, John Rock und der ärztliche Forschungsdirektor bei Searle, Dr. Irwin C. Winter (Spitzname: I.C. oder Icy Winter) in die Washingtoner Bastion der FDA zu einem Hearing. Die FDA war in einem barackenähnlichen Holzbau untergebracht, vor einem halben Jahrhundert, während des Ersten Weltkriegs, als »Provisorium« errichtet. Mehr als eineinhalb Stunden lang standen die Herren in einem kahlen Entree und warteten auf den Vernehmungsbeamten. Schließlich kam, wie Rock sich erinnert, »ein gesichtsloser junger Mann von dreißig Jahren ... Können Sie sich vorstellen, die FDA überließ *ihm* die Entscheidung. Ich war wütend.« Rock fand schnell heraus, daß der für die Zulassung zuständige Experte, Dr. Pasquale DeFelice, als Arzt am Georgetown University Medical Center arbeitete und nur auf Honorarbasis als Gutachter für die FDA tätig war.

Rock war fahl vor Wut, wie sich Winter erinnert. DeFelice stellte Fragen nach einem Zusammenhang zwischen der Einnahme der Pille und möglichen Krebserkrankungen, auch zu wahrscheinlichen »moralischen und religiösen Vorbehalten«, und sagte: »Die katholische Kirche würde niemals ihre Zustimmung geben«, erinnert sich Winter. »Ich sehe Rock noch vor mir stehen, äußerlich gefaßt, den Blick starr auf DeFelice gerichtet, und dann sagte er mit einer Stimme, die einem das Blut in den Adern gefrieren lassen mochte: ›Junger Mann, unterschätzen Sie bitte nicht *meine* Kirche!«

DeFelice, selbst Katholik, berichtet von einem bemerkenswert anderen Erlebnis:

> Da war ich, ein junger Mann von fünfunddreißig Jahren, wohl qualifiziert, aber noch ohne Approbation für Geburtshilfe und Gynäkologie. Und vor mir stand John Rock, *die Koryphäe der Frauenheilkunde*! Doch, wir sprachen eine Weile über den moralischen Aspekt der Pille ... Aber an dem moralischen Aspekt war ich persönlich nicht interessiert. Ich muß Ihnen ehrlich sagen, ich bin ein philosophischer Katholik. Ich fand, daß die Kirche in Fragen der Geburtenkontrolle nicht recht hatte, und ich habe nie verstanden, warum die Päpste sie nicht billigen wollten. Aber ich mußte auch an meinen Job denken, verstehen Sie? Ich habe in meinem Leben nur drei Ärzte getroffen, denen ich absolutes Vertrauen entgegenbringen würde. Rock ist einer von ihnen – und ist es immer noch ... Sie, die Leute von Searle, waren sehr erpicht darauf, die Pille auf den Markt zu bringen. Ausschlaggebend bei uns, bei der FDA, waren Qualitätskontrolle, Gefahrlosigkeit des Produkts und Nebenwirkungen. Und Searle verlangte tatsächlich von uns, niedrigere Dosierungen von Enovid auf der Stelle zu lizenzieren – fünf und 2,5 Milligramm neben der Zehnerdosis. Es

war aber nicht, weil sie sich um Nebenwirkungen gesorgt hätten. Es war deshalb, weil die Zehn-Milligramm-Pillen sie viel Geld kosteten. Sie sorgten sich um die Herstellungskosten.

Ich wußte aber, was passieren würde, sobald wir die Lizenz erteilten. Ich wußte, daß die Verhütungspillen den Apothekern aus der Hand gerissen werden würden. Alle würden sie schlucken. Wissen Sie was? Ich war ein Dummkopf. Ich könnte heute Millionär sein. Damals hätte ich mir Searle-Aktien kaufen sollen. Tat ich aber nicht. Irgendwie fand ich es unschicklich, da ich der Gutachter war, der die Lizenz erteilte. Aber ich frage mich oft, warum man mir keinen Preis dafür verliehen hat, daß ich mein Okay zu der Pille gab. Sie hat die wirtschaftliche Landschaft der Vereinigten Staaten verändert.

Zum Schluß der Begegnung sagte DeFelice: »Ich sehe mir noch einmal alles an, und Sie hören dann von mir.«

Nach Rocks Erinnerung: »Ich stand auf, packte den Mann am Revers und sagte: ›Nein, Sie entscheiden sofort.‹ Er sagte: ›Oh, geht in Ordnung.‹ Ich glaube nicht, daß er sich über die Bedeutung dessen, was er tat, im klaren war.«

Natürlich wurde die Pille nicht auf der Stelle von einem untergeordneten Beamten lizenziert, wie Rocks Darstellung es vermuten läßt. Aber fünf Monate später, am 11. Mai 1960, war die Pille offiziell und amtlich abgesegnet. Das »perfekte Verhütungsmittel« war geboren.

Die Vorsicht der FDA erwies sich schon im folgenden Jahr als berechtigt. Nach dem »Paukenschlag« der ersten »Zehn-Milligramm-Pille« ließ Searle bald eine verringerte Progestin-Dosis von fünf Milligramm testen, und dann wurde die Dosis weiter reduziert. Außerdem kamen schon Anfang der 60er Jahre Progestine auf den Markt, die bei einer Dosierung von zwei Milligramm oder weniger noch wirksam waren.

Auch der Östrogenanteil wurde reduziert. Nachdem Searle Enovid auf dem Markt gebracht hatte, folgte die Schering A.G. in Deutschland beinah unmittelbar mit ihrer eigenen Pille, unter dem Namen

Anovlar. »Von Anfang an war Anovlar besser als die Pincus-Pille«, behauptet Dr. Friedmund Neumann, ein Wissenschaftler bei Schering. »Der Östrogenanteil der Pincus-Pille war schätzungsweise dreieinhalb mal höher als unserer – einhundertfünfzig Mikrogramm. Bei Anovlar waren es nur fünfzig Mikrogramm, für damals sehr wenig. Aufgrund unserer Erfahrungen mit anderen Hormonen, gleich nach dem Krieg, wußten wir instinktiv, daß wir über diesen Wert nicht hinausgehen sollten. Jahre später, als Berichte über Nebenwirkungen erschienen [siehe Kapitel »Pillen killen«], wurde den Ärzten empfohlen, keine Pillen zu verschreiben, die mehr als fünfzig Mikrogramm enthielten.«

»1964 endlich«, empört sich Djerassi, »erwachte Parke-Davis zur Realität des Lebens und beschloß, sich am Markt für Verhütungsmittel zu beteiligen«, und zwar durch den Erwerb einer Lizenz von Syntex. Während Searle also den Markt für orale Verhütungsmittel anfangs für sich allein hatte, konnte Syntex Mitte der sechziger Jahre einen großen Anteil des US-Marktes erobern, erstens durch zwei Lizenzen an Ortho und Parke-Davis und später durch den Aufbau einer Verkaufsorganisation und das Angebot einer eigenen Marke.

Während Syntex zwei Jahre verloren hatte, spielte Searle den gewonnenen Vorteil aus. Die Umsätze der Firma, die sich 1960, kurz vor Freigabe der Pille durch die FDA, auf insgesamt 37 Millionen Dollar beliefen, stiegen 1965 auf 89 Millionen Dollar. Allein für 1964 schnellten die Nettogewinne auf über 24 Millionen Dollar. Aber nachdem Syntex mit voller Kraft in das Rennen eingestiegen war, konnten deren Aktionäre Profite einstreichen, die in der Börsengeschichte ohne Beispiel sind. Zwischen 1960 und 1966, als ihre Umsätze sich von sieben Millionen auf 60 Millionen Dollar multiplizierten, schnellte der Schnitt pro Anteil von drei Cents auf drei Dollar. Um kostspielige Steuerrisiken abzufangen, waren die meisten Anteile an leitende Angestellte verkauft und verschenkt worden, unter ihnen, wie gesagt, Forschungsdirektor Carl Djerassi. Diese Aktien, deren Ausgabewert zwei Dollar betrug, wurden bald zu acht bis zehn Dollar das Stück gehandelt. Alsbald erreichte ihr Preis dreihundert Dollar das Stück, die dann drei zu eins gesplittet wurden. Danach

genossen die Aktionäre sechs weitere Splittings von zwei zu eins. Eine einzige Aktie vervielfachte sich also durch Splitting bis 1993 auf 192 Anteile, was den Wert einer ursprünglich zu zwei Dollar emittierten Aktie auf achttausend Dollars explodieren ließ.
Zu jener Zeit war Russell Marker, dessen Entdeckung einer bescheidenen Yamswurzel solchen Reichtum erst ermöglicht hatte, längst von der Szene seines Berufs und aus der Chemikerzunft verschwunden und war, soviel seine einstigen Kollegen wußten, arm wie eine Kirchenmaus.

Ende 1961 nahmen schätzungsweise 408.000 Amerikanerinnen die Pille. 1961 betrug ihre Zahl 1.187.000 und 1963 bereits 2,3 Millionen – mit steigender Tendenz.
Dr. Sheldon J. Segal von der biomedizinischen Abteilung des Population Council schätzte für 1965, daß eine von vier verheirateten Amerikanerinnen unter vierzig Jahren die orale Verhütung praktizierte oder praktiziert hatte, und daß damals rund 3,8 Millionen Frauen solche Mittel benutzten. Seine lakonische Schlußfolgerung lautet: »Ja, die Amerikanerinnen interessieren sich für orale Verhütung.«
Norman Applezweig äußerte im Mai 1967 die Vermutung, daß weltweit 12.612.000 Frauen die Pille nahmen. Für 1984 lauteten die Schätzungen auf 50 bis 80 Millionen Frauen weltweit.
Bald nachdem Amerikas Frauen, indem sie die orale Verhütung akzeptierten, die Zweifel und Ängstlichkeiten der Industrie hinweggewischt hatten, begann G. D. Searle – ausgerechnet das Unternehmen, das diese Idee als »unvorstellbar« bezeichnet hatte – sich als »Erfinder der Pille« zu stilisieren. Die Leute von Searle erwogen sogar, die Worte »Die Pille« urheberrechtlich als Markennamen schützen zu lassen. »Wir spielten mit der Idee«, sagt James Irwin, »aber sie wurde nie in die Tat umgesetzt. Immerhin, wenn man das Wort ›Coke‹ für Coca-Cola patentieren lassen konnte, wieso dann nicht ›Die Pille‹?«

Die Pille verändert dein Leben

Jahrelang blieb ich zu Hause, und du hattest allen Spaß,
während ich Jahr für Jahr eines Kindes genas.
Jetzt aber zählt nicht mehr dein patriarchalischer Wille.
Dein Hühnchen hat ausgebrütet, denn jetzt hab ich die Pille.
»The Pill«, Loretta Lynn, 1963

Die welterschütternde Nachricht von 1960 war nicht, daß die FDA die Pille als Verhütungsmittel zugelassen hatte. Tatsache war, daß die Frauen dieser Welt nicht auf die FDA gewartet hatten. Millionen schluckten bereits die Pille.

Auf die Verpackung von Enovid, das 1957 ursprünglich als Mittel gegen gynäkologische Störungen freigegeben worden war, mußte Searle auf Verlangen der FDA eine Warnung aufdrucken – für viele eine klare Aufforderung: »Dieses Medikament unterbricht bei Frauen, die es verwenden, die Ovulation, was eine ›kontrazeptive Wirkung‹ zur Folge haben könnte.« Schon Ende 1959 übertrafen sowohl Enovid wie Norlutin von Parke-Davis die kühnsten Erwartungen ihrer Hersteller. »Es war *verblüffend*«, schrieb Loretta McLaughlin, die Biographin John Rocks, mit gespielter Verwunderung, »daß so viele Frauen plötzlich menstruelle Störungen hatten, die eine Behandlung mit der Pille erforderlich machten. Frauen, die nie zuvor menstruelle Beschwerden gehabt zu haben schienen.« Dr. I. C. Winter, von Searle, bemerkt mit mühsam verhohlener Begeisterung: »Es war wie eine kostenlose Reklame.«

In Deutschland schickte die Schering A. G. ihre nach einer Syntex-

Lizenz hergestellte Version der Pille im Februar 1961 mit einem für den Arzt bestimmten Beipackzettel auf den Markt. Er beschrieb vordergründig ein Mittel zur Regulierung des Zyklus, das nebenbei die »harmlose« Nebenwirkung der Empfängnisverhütung hatte und lautete:

> ANOVLAR – Ein spezifisches Therapeutikum zur Suspension der Ovulation unter Gewährleistung einer regulären Monatsblutung ... Die Behandlung ist unschädlich, und die Wirkung hält nur für die Dauer der Tabletteneinnahme an ... Effekt der suspendierten Ovulation: Ohne Ovulation ist eine Empfängnis nicht möglich, und vorausgesetzt, die Tabletten werden strikt nach Anweisung genommen, kann die Patientin sicher sein, daß für die Dauer der Medikation keine Schwangerschaft eintreten kann. Diese Wirkung hält nur so lange an, wie die Patientin die Tabletten nimmt, und die Voraussetzungen einer normalen Empfängnis sind wieder gegeben, sobald die Behandlung ausgesetzt wird. Eine Schwangerschaft, die dadurch eintritt, daß die Patientin die regelmäßige Einnahme der Tabletten versäumt, wird normal verlaufen.

»Für mich war das ein moralischer Witz«, erinnert sich die Gattin eines Professors an einer führenden katholischen Universität Amerikas. »Ironischerweise drehten sich die wissenschaftlichen Arbeiten meines Mannes um Bevölkerungsfragen und Fruchtbarkeitsraten. Aber der Witz war, daß eine Geburtenkontrolle, und später die Pille, für Katholiken unzulässig war. Wenn jemand aber einen unregelmäßigen Zyklus hatte, und *per definitionem* hat *jede* Frau einen unregelmäßigen Zyklus, konnte die Pille dazu dienen, diesen zu regulieren. Nun, wer veralberte hier wen? Es gab katholische Ärzte, die nicht allzu viele Fragen stellten, und die Frauen fanden rasch heraus, zu wem sie gehen mußten. Manche Ärzte sagten kategorisch nein. Wenn du also wirklich die Pille nehmen wolltest, mußtest du nur herausfinden, wer zu den liberal-katholischen Ärzten gehörte, und dich an ihn wenden. Es gab ein wahres Nachrichtennetz, einen enormen Informationsaustausch darüber, wen man fragen konnte, zu wem man gehen sollte. Frauen riefen mich an und fragten: ›Ist das okay, ist das moralisch vertretbar?‹ Ich war durch den Beruf meines Mannes in der sonderbaren Position, besser über die Pille informiert zu sein als mancher Gemeindepriester. Es war so sehr Teil unseres Lebens, daß ich scherzhaft sagte, bei uns gäbe es die Pille zum Frühstück, zu Mittag und zum Abendbrot.

Diese Frauen wollten etwas unternehmen, aber die große Frage war: Wie funktioniert die Sache – und zwar aus moralischer Sicht? Wird der Foetus abgetötet? Das wäre tatsächlich ein moralisches Problem. Oder wird nur die Empfängnis verhütet? Dieses Problem war unübersichtlicher. Damals wußte niemand etwas Genaues.«

Laut einer 1967 von Charles F. Westoff von der Princeton University und Dr. Norman E. Ryder von der University of Wisconsin veranstalteten Umfrage praktizierten volle 53 Prozent der katholischen Ehepaare Amerikas eine andere Art der Empfängnisverhütung als die von der Kirche approbierte Rhythmusmethode. Francis C. Mason, der mit zwei katholischen Partnern in Norwood, Massachusetts, eine der größten gynäkologischen und geburtshilflichen Gemeinschaftspraxen Neuenglands betrieb, beteuerte: »Ich praktiziere Medizin nicht als Katholik. Wenn eine Frau mich um ärztlichen Rat bittet, dann gebe ich ihr ärztlichen Rat.«

In Spanien und Italien, zwei fast ausschließlich katholischen Ländern, wurde »Zyklusregulierung« beinah zur allgemein üblichen Umschreibung für die Benutzung der Pille zur Empfängnisverhütung. In Irland, einem zu 93 Prozent katholischen Land, war es ein stehender Witz, daß die Irinnen das »weltweit höchste Vorkommen von zyklischen Unregelmäßigkeiten« aufwiesen. In Japan, wo die Pille als Verhütungsmittel verboten war – und noch heute ist (die Geburtenkontrollmethode der Wahl ist weiterhin die Abtreibung) –, sollte der Vorwand der zyklischen Unregelmäßigkeit sich mehr als dreißig Jahre lang halten.

Dieser Bruch mit überkommenen moralischen Vorbehalten gegenüber der Geburtenkontrolle bedrohte auch die Fundamente der katholischen Hierarchie. »Gewiß dürfen diese Medikamente nicht als getarnte Form der Empfängnisverhütung eingesetzt werden«, schrieb der katholische Theologe Hugh J. O'Connel streng in einer Broschüre, *The New Sterility-Fertility Pills,* die unter der Schirmherrschaft von Joseph Kardinal Ritter, dem Erzbischof von St. Louis, veröffentlicht wurde. »Solange kein Krankheitszustand vorliegt, zu dessen Heilung die Medikamente vorgesehen sind, darf die Frau diese Mittel nicht über die ganze Zeitspanne vom fünften bis zum fünfundzwanzigsten Tag des Menstruationszyklus einnehmen, denn sie reguliert damit nicht ihren Zyklus, sondern verhindert gänzlich die Ovulation. Sie hat überhaupt keine fruchtbare Phase.«

Nicht nur Katholiken, sondern auch viele andere stellten sich moralische Fragen um die Pille, und es waren nicht nur theologische Zweifel, die sie bewegten.

»Ich erinnere mich, wie ich eines Tages mit meiner Mutter nach dem Kirchgang darüber sprach«, sagte Dr. Horst Witzel, der 1961 als junger Wissenschaftler bei Schering in Berlin die Chemie der Steroide erforschte. Später sollte er Vorstandsmitglied dieses großen Unternehmens werden. »Es war am Mittagstisch, bei ihr zu Hause, und da sie wußte, daß ich einer der Verantwortlichen dafür war, sagte sie zu mir: ›Was du tust, wird die Büchse der Pandora öffnen. Denk mal darüber nach. Das Risiko, schwanger zu werden, hat Mädchen immer auf dem richtigen Pfad gehalten. Was wird jetzt passieren, wenn keine mehr befürchten muß, schwanger zu werden? Jetzt werden sie sich ausleben. Jetzt werden sie tun, was sie wollen.‹

Sie hatte nicht allzu viel Ahnung von der Naturwissenschaft, aber wir hatten in unserer Familie immer offen über Vögel und Bienen und alle Fakten des Lebens gesprochen. Ich erinnerte sie an eine Dame, eine Bekannte von ihr, die eben ihr elftes Kind zur Welt gebracht hatte. Jede ihrer Töchter, so sagte ich, könnte heute ganz anders leben. Sie könnte zwei Kinder haben, falls sie nicht mehr wollte, und sie dann bekommen, wenn sie wirklich wollte. ›Findest du nicht, daß dies ein Aspekt der Pille ist, über den du nachdenken solltest?‹ fragte ich meine Mutter. Es entwickelte sich dann ein heftiger Wortwechsel. Mein Vater, ein Ingenieur, saß belustigt dabei und rauchte seine Pfeife. Niemand sprach damals über die Emanzipation der Frauen. Und wir dachten gewiß noch nicht an die unverheirateten Frauen.

Meine Mutter aber tat es. Sie sagte: ›Du gibst damit jungen Mädchen die Gelegenheit, Sex nur zum Spaß zu machen, ohne an die Konsequenzen zu denken.‹

Ich erinnere mich auch, daß immer dann, wenn junge Leute zum Essen ausgingen oder Freunde zu Besuch hatten, keine zehn Minuten vergingen, bevor das Thema zur Sprache kam und alle sich dazu äußerten, ob es ungefährlich sei, und wie wir die Pille bekommen könnten. Die meisten waren verheiratet. Auch ich war verheiratet. Die Frauen flüsterten einander zu: ›Warst du schon beim Arzt? Hast du dein Rezept?‹ Es war ein Thema Nummer eins, weil es eine solche Revolution darstellte. Ich erinnere mich, wie Freunde, mit denen wir seit vielen, vielen Jahren bekannt waren, zum ersten Mal in kleinem Kreis über ihre Verhütungstechnik sprachen. Offen darüber sprachen. Dies war jahrelang ein Tabu gewesen, und jetzt konnte so ein junger Kerl sagen: ›Ach ja, jetzt nimmst du die Pille. Was habt ihr all die Jahre gemacht?‹ Übrigens, das Diaphragma hat sich in Europa nie durchgesetzt. Die zumeist angewandten Techniken waren Koitus interruptus und Kondom. Und Rhythmusmethode.«

Die Akzeptanz der Pille in Deutschland scheiterte anfangs an einer, wie Witzel sagt, »tragischen Fehlbezeichnung«. Das Medikament wurde zunehmend als »Antibabypille« bezeichnet, anscheinend das kreative Schlagzeilenkürzel eines Journalisten. Der abstoßende Terminus taucht immer wieder in deutschen Zeitungen und Zeitschriften auf, und dies bis heute.

In den ersten fünf Jahren, nachdem die FDA die Pille als Verhütungsmittel zugelassen hatte, wurde sie im Leben vieler junger amerikanischer Ehefrauen zur täglichen Routine. Und je jünger die Frau war, desto wahrscheinlicher war es, daß sie die Pille nahm. In einer landesweiten Umfrage, 1966, an der 5.600 Frauen beteiligt waren, stellten Westoff und Ryder fest, daß 56 Prozent der verheirateten Frauen unter zwanzig Jahren die Pille nahmen oder irgendwann genommen hatten. Je höher der Bildungsgrad einer Frau, desto größer die Wahrscheinlichkeit, daß sie die Pille nahm. Unter nichtkatholischen verheirateten College-Absolventinnen unter fünfundzwanzig Jahren waren erstaunliche 81 Prozent Pillenbenutzerinnen. Von allen amerikanischen Frauen, die irgendeine Form der Verhütung praktizierten, nahmen 24 Prozent der weißen Frauen die Pille; bei den schwarzen Frauen lag der Prozentsatz etwas darunter; 27 Prozent aller protestantischen Frauen nahmen die Pille, 22 Prozent der jüdischen Frauen, 18 Prozent der Katholikinnen. Die Forscher gaben zu bedenken, daß die Zahlen für katholische Frauen womöglich zu niedrig lägen, weil manche von ihnen behaupteten, die Pille aus »anderen Gründen als der Verhütung« zu nehmen.

Noch erstaunlicher war, daß eine steigende Zahl katholischer Priester ihren weiblichen Schäfchen rieten, hinsichtlich der Pille ihrem eigenen Gewissen zu folgen. Eine andere, von Ryder und Westoff durchgeführte Umfrage ergab, daß 21 Prozent der katholischen Ehefrauen unter fünfundvierzig Jahren die Pille nahmen. Dies im Vergleich zu 29 Prozent der nichtkatholischen Ehefrauen, ungeachtet des Bildungsgrades. Aus der Relation zwischen Pilleneinnahme und Familiengröße folgerten die Forscher, daß Katholikinnen eher die Pille zum Zweck der Verhütung nahmen, um keine weiteren Kinder zu bekommen, während Nichtkatholikinnen sie nahmen, um Zahl und Abstand der Geburten zu bestimmen.

Eine andere Studie kam 1965 zu dem Schluß, daß verheiratete Frauen, die die Pille nahmen, bis zu 39 Prozent häufiger Sex hatten als jene, die andere Arten der Verhütung praktizierten.

Kaum zehn Jahre später, 1974, hielt der Einfluß der Pille auf Sexualpraktiken in der Ehe nicht nur an, sondern hatte sich noch vertieft. In einer weiteren, breit angelegten Befragung von fünftausend verheirateten Frauen unter fünfundvierzig stellte Dr. Westoff fest, daß Ehepaare in den siebziger Jahren häufiger Geschlechtsverkehr hatten als vergleichbare Paare in den Sechzigern. Die Koitusfrequenz war am höchsten bei denen, die Verhütung praktizierten, insbesondere durch Pille, Spirale und Vasektomie. 1970 gaben die von Westoff befragten Paare ihre durchschnittliche Koitusfrequenz im Zeitraum von vier Wochen mit 8,2 an. 1965 hatte der Mittelwert bei 6,8 gelegen. Frauen, die die Pille nahmen, nannten im Mittel zehn Akte im Zeitraum von vier Wochen, 25 Prozent mehr als der Mittelwert bei Frauen, die andere Verhütungsmittel anwandten. Diese Befunde stießen bei Dr.

Westoff auf Überraschung und Argwohn: »Ich wollte es nicht glauben und gab mir alle Mühe nachzuweisen, daß der Zuwachs ein Zeichen für eine größere Bereitschaft der Frauen sei, über ihr Geschlechtsleben zu sprechen, nicht aber für einen Wandel im Sexualverhalten.« Aber alle Tests, durch die er die Daten zu verifizieren suchte, sprachen laut Dr. Westoff für die Richtigkeit der Befunde.
Für die bemerkenswerte gesellschaftliche Auswirkung der Pille wurden oft ganz elementare Gründe angeführt – über die Angst vor Schwangerschaft hinaus. Eine Mutter aus Chicago, Ende zwanzig, erzählte 1965 einem Mitarbeiter der *Saturday Evening Post*: »Oh, ich weiß, ich habe leicht zugenommen, seit ich die Pille nehme, aber ich glaube, es kommt von der Zufriedenheit. Früher machte ich mir oft Sorgen, wieder ein Kind zu bekommen, und dies half mir, dünn zu bleiben. Aber ich brauche mir keine Sorgen mehr zu machen ... Ich warte lieber mit dem nächsten, bis das Jüngste wenigstens zwei Jahre alt ist. Und ich weiß, ich *kann* jetzt warten.«
Dr. Seymour Sholder, ein Gynäkologe in Chicago, entdeckte noch eine weitere Freiheit: »Frigidität ist oft durch Furcht vor Schwangerschaft verursacht. Ist diese behoben, dann verschwindet oft auch die Frigidität.«
In Chicago war die Zahl der Frauen, die sich bei Familienberatungsstellen über Empfängnisverhütung beraten ließen, 1965 um 47 Prozent gegenüber dem Vorjahr gestiegen, wobei die große Mehrheit sich für die Pille entschied. Landesweit nahmen von 320.000 Klientinnen der Familienberatung 150.000 die Pille. Während Klientinnen solcher Kliniken den Gebrauch von Diaphragmen und anderen technischen Mitteln nach kurzer Erprobung häufig aufgaben, zeigte eine Mitte der sechziger Jahre durchgeführte Umfrage in den Kliniken Chicagos, daß mehr als 70 Prozent der Frauen, die die Pille nahmen, dies auch nach zweieinhalb Jahren immer noch taten.
Frauen aus ärmeren Schichten, die in den Beratungsstellen erfuhren, daß dort Verhütungsmittel kostenlos oder zu einem geringen Preis zu haben waren, wählten entschieden öfter die Pille als andere Alternativen. In Wolfe County, Kentucky, wo die Leute so arm waren, daß acht von neun Dollar Einkommen aus staatlicher Unterstützung

stammten, begann Dr. Paul Maddox, der einzige Arzt des County, die Pille zu empfehlen und zu verschreiben, als er die Aussichtslosigkeit aller anderen Methoden zur Senkung der Geburtenrate erkannte. In nur drei Jahren fiel die Geburtenrate auf den Landesdurchschnitt, nachdem sie vordem um 50 Prozent darüber gelegen hatte.

Auch in England veränderte die Pille das Verhältnis zwischen den Familienberatungsstellen und den Frauen, die diese oft verschüchtert aufsuchten. »In den fünfziger Jahren, als ich dort anfing«, erinnert sich Sylvia Ponsonby, eine ehrenamtliche Mitarbeiterin, »stammten alle, die in unsere Kliniken kamen, aus der unteren Mittelschicht. Die Pille hat dies ganz erheblich verändert. Nachdem die Pille da war, kamen auch Frauen aus der Arbeiterschaft. Das war sehr überraschend. Sie wurden nicht von Ärzten oder Gesundheitsberatern oder sonst jemandem überwiesen. Vielmehr kannten sie andere, die Erfahrungen mit der Klinik hatten, und darum kamen sie und wollten es selbst probieren. Auf diese Weise hat sich die Nachricht verbreitet.

Ich kann mich noch gut erinnern, wie dramatisch ich dies damals erlebte. An der Klinik von Battersea, wo ich arbeitete, gaben wir eine Presseerklärung heraus und kündigten an, die Pille wäre an dem und dem Tag zum ersten Mal verfügbar. Als ehrenamtliche Mitarbeiterin ging ich stets hin und brachte die Klinik in Ordnung, bevor die Ärzte und Krankenschwestern eintrafen. Als ich an jenem ersten Tag der Pille kam, sah ich einen katholischen Priester vor der Tür stehen, in Begleitung einer Frau, die wie fünfzig aussah. Er bat, eintreten zu dürfen, und drinnen sagte er leise, daß diese Frau, ein Mitglied seiner Gemeinde, bereits zehn Kinder geboren hätte und nur die Hälfte von ihnen sei noch am Leben; daß sie jeden Winter an Lungenentzündung erkranke und schlimme Beine hätte; daß sie schon zweimal ihre Familie verlassen habe – und, bitte, ob sie die Pille bekommen könnte? Mich beeindruckte die wirklich mutige Haltung eines katholischen Priesters, der diese Frau aus seiner Gemeinde mitgebracht hatte. Er ließ sie bei uns und ging fort. Sie wurde unsere erste Patientin, die die Pille bekam. Und sie war eine sehr gute Patientin. Sie kam regelmäßig wieder und schickte auch mal eines ihrer Kinder vorbei, um ihre Pillen abzuholen. Eines Tages schickte sie einen kleinen

Knirps, der sagte: ›Ich komme wegen Mamas Pillen.‹ Also suchte ich ihre Karteikarte heraus, und, ja richtig, sie stand zur Verschreibung an. Also gab ich ihm die Pillen, und er hatte sechs Shilling, acht Pence in seiner kleinen Hand, und ich nahm seine Sechs-acht und sagte zu ihm: ›Weißt du auch, warum deine Mama diese Pillen bekommt?‹ Und er sagte: ›Ja, klar, damit sie nicht noch mehr Babys kriegt.‹ Und da dachte ich, wir waren wirklich dabei, die Schlacht zu gewinnen, wenn schon Kinder heranwuchsen, die wissen, daß ihre Mütter keine Kinder mehr bekommen müssen, wenn sie dies nicht wollen.

Danach habe ich diese erste Patientin lange nicht wiedergesehen. Ich glaube, fünf Jahre lang. Eines Tages aber, ich war eben dabei, das Medikament auszugeben, sah ich ihren Namen auf der Karte und blickte auf. Die Frau, die vor mir stand, hätte ich nicht wiedererkannt. Sie wirkte so jung. Sie war so hübsch. Sie war gut gekleidet. Sie sah wirklich gut aus, und ich sagte zu ihr: ›Erinnern Sie sich, wie Sie das erstemal in diese Klinik kamen? Ich war damals hier, und Sie kamen mit Pater Soundso.‹ Und sie sagte, ja, dieser Tag habe ihr Leben verändert. Es war wirklich sehr bewegend. Es zeigte, was dieses neue Verhütungsmittel für Menschen bewirken konnte.«

Im Dezember 1961, lange bevor in den Vereinigten Staaten diskutiert wurde, die Geburtenkontrolle aus öffentlichen Mitteln zu subventionieren, verkündete die britische Regierung, daß der National Health Service den Frauen eine Monatspackung Pillen zum symbolischen Preis von zwei Shillings (knapp eine Mark) zur Verfügung stellen würde. Der Staat wollte den Rest beisteuern, schätzungsweise zwölf Mark pro Monat.

Die Pille veränderte das Leben von Menschen aus allen Schichten. Sie ermöglichte nicht nur die Planung einer Familie, sondern auch eine Lebensplanung zwischen Beruf und Kindersegen. »Die moderne Frau«, erklärte die Stückeschreiberin Claire Booth Luce, »ist endlich ebenso frei wie der Mann, über ihren eigenen Körper zu bestimmen, ihren Lebensunterhalt zu verdienen, ihre geistigen Interessen zu verfolgen und eine erfolgreiche Karriere aufzubauen.«

»Die Karriere einer Frau wie Margaret Thatcher«, sagt Madeline

Simms, eine Aktivistin der Familienplanung in London, »wäre vor fünfzig Jahren undenkbar gewesen. Nie hätte sie auch nur die Stufe erreicht, wo sie Ministerin werden konnte. Sie hätte es nicht geschafft, weil sie in ihren ersten Parlamentsjahren stets in Sorge gelebt hätte, wann sich das nächste Baby einstellen würde. Die einzigen weiblichen Parlamentsmitglieder der Vorkriegszeit waren alleinstehende Frauen oder Witwen. Oder die ganz Reichen.«

Tom Davidson, ein Mann in den Vierzigern und einst Vorsitzender der Young Presidents Organization (YPO – Verband junger Unternehmer), deren Mitglieder an der Spitze amerikanischer Unternehmen stehen, spricht von einer »bedeutsamen Veränderung in der demographischen Familienstruktur der YPO. Meine Altersgruppe wuchs in der Welt der Pille heran, als man Fruchtbarkeit und Fortpflanzung bereits besser zu steuern wußte. Zehn Jahre früher hatte der durchschnittliche 45jährige YPO-Mann meist einen Sohn oder eine Tochter von zweiundzwanzig Jahren. Heute hat der durchschnittliche 45jährige YPO-Mann meist Kinder von dreizehn oder vierzehn Jahren. YPO-Leute aus dieser Altersgruppe heiraten meist später. Sie entscheiden sich einfach dafür, zu einem späteren Zeitpunkt des Lebens Kinder in die Welt zu setzen, während meine Generation in der College-Zeit oder kurz nach nach dem Studienabschluß heiratete und binnen weniger Jahre Familienzuwachs bekam.«

Die Pille war kein Wundermittel für Frauen, die ernsthaft eine Karriere planten. Neben anderen, die sich mit diesem Thema befaßt haben, veranstalteten auch Deborah Swiss und Judith Walker eine Umfrage unter 902 Frauen – 594 davon Mütter –, die zwischen 1971 und 1981 ihren Abschluß in Harvard gemacht hatten. Die beiden Sozialforscherinnen legten ihre Ergebnisse in einem Buch, *Women and the Work/Family Dilemma*, nieder: »Viele der Frauen glaubten, die Schlacht wäre bereits gewonnen, wenn sie sich durchsetzen und ihre Fähigkeiten beweisen konnten«, sagen Swiss und Walker. Sie stellten fest, daß 25 Prozent der Mütter mit Harvard-Abschluß schon vor 1993 aus dem Berufsleben ausgeschieden waren, viele mit dem Gefühl, daß ihnen die besseren Jobs ohnehin versperrt blieben, nachdem sie Kinder bekommen hatten. 85 Prozent der befragten Frauen äußerten die Meinung, ihre Karriere würde darunter leiden, wenn sie sich für kürzere Arbeitszeiten entschieden oder sich weigerten, Überstunden und Arbeit am Wochenende zu leisten. Die Mehrzahl der Frauen meinte, ihr beruflicher Aufstieg würde gebremst, wenn sie sich manchmal Zeit für ein krankes Kind nähmen oder Reiseverpflichtungen ablehnten.

Noch bevor die Pille in die Jahre kam, wurde sie mit Lob und mit Tadel für alle möglichen Veränderungen des Lebens überhäuft, ohne daß ursächliche Zusammenhänge sich nachweisen oder widerlegen ließen. 1968 erklärte Harold L. Graham, Vizepräsident der Pan American World Airways, vor der American Marketing Association, daß »die Entwicklung der Pille sich sehr günstig auf unser Reisegeschäft ausgewirkt hat. Da die Familiengründung in den frühen Ehejahren, wenn beide Gatten berufstätig sind, oft hinausgeschoben wird, haben wir es mit einer Kombination von verfügbarem Einkommen und Reisewünschen zu tun. Dies soll nicht heißen, daß wir deshalb die Geburtenkontrolle befürworten. Zufällig ist sie aber gut fürs Geschäft.« Auch Soziologen fühlten sich durch die Pille zu phantasievollen Spekulationen über Ursache und Wirkung angeregt. 1968 grub Robert T. Michael von der Stanford University in der Zeitschrift *Human Behavior* eine Statistik aus, die besagte, daß bei kinderlosen Paaren in den ersten fünf Jahren der Ehe ein doppelt so hohes Scheidungsrisiko bestand als bei jenen mit kleinen Kindern. »So steht zu vermuten«, folgerte Michael forsch, »daß das Vorhandensein von Pille und Spirale eine wesentliche Ursache von Scheidungen ist.«
Im Juni 1990 begrüßte das *Ladies' Home Journal* den dreißigsten Geburtstag der Pille mit der Erklärung, diese habe »unser Leben verändert wie nichts zuvor oder seither... Oft wird vergessen, wie wahrhaft befreiend die Pille sich in den sechziger Jahren auswirkte. Nichts anderes in unserem Jahrhundert – vielleicht nicht einmal das errungene Stimmrecht – hatte so unmittelbare Auswirkungen auf das Leben der Frauen... Sie spornte zu Experimenten und einer neuen Offenheit zwischen den Geschlechtern an. Sie erlaubte den Frauen,

ernsthaft an eine Karriere zu denken, weil sie die Geburt ihrer Kinder hinausschieben konnten. Und sie gab den Zündfunken für Feminismus und eine neue Frauenbewegung. Nachdem die Frauen sich für ihren Körper selbst verantwortlich fühlten, begannen sie die Autorität von Ehemännern, Vätern, Chefs, Ärzten und Kirchen in Frage zu stellen. Wie Betty Friedan es ausdrückt: ›Auf den verschlungenen Wegen der Geschichte gab es diese Konvergenz von Forschung und Technologie gerade zu dem Zeitpunkt, als die Frauen bereit waren, ein neues Bewußtsein als Mensch zu entwickeln.‹«

Gab es eine sexuelle Revolution?

Das erstemal, als ich Sex hatte, das war während der kubanischen Raketenkrise. Und ich war noch Jungfrau. Noch heute weiß ich, wie ich dachte: ›Ach, dieser Krieg wird das Ende sein. Ich will vorher noch Sex haben, damit ich weiß, wie es ist.‹ Ich rief dann meinen damaligen Freund an, weil ich nicht sterben wollte, ohne es gemacht zu haben.

Interview mit einer 49jährigen Amerikanerin

Nach dem Zweiten Weltkrieg, als »unsere Boys« zu Millionen in die Arme ihrer tapferen Rosies und Annies von nebenan zurückeilten, schnellte die Geburtenrate in Amerika in die Höhe wie nie zuvor. Als dann deren Kinder, die Generation der »Baby-Boomer«, selbst ins Jugendalter kamen, hatte sich das Bild der Welt schon rein zahlenmäßig verändert. Mitte der sechziger Jahre waren 40 Prozent der amerikanischen Bevölkerung jünger als vierundzwanzig.

Es schien, als hätten diese Jugendlichen keine älteren Geschwister. Bevor diese plötzliche Flut 1947, '48 und '49 das Land überschwemmte, waren die Geburtenzahlen in fünf, sechs, sieben Kriegsjahren stetig zurückgegangen, und vordem hatte die Große Depression die Geburtenrate so tief gedrückt wie nur je in der Geschichte Amerikas. So mochten Soziologen sich fragen, wen diese Nachkriegsbabys, die in den sechziger Jahren langsam selbst zwanzig wurden, sich als Rollenvorbild erwählen würden?

Sie hatten gewissermaßen mehr Rollenvorbilder als jede Generation vor ihnen. Sie hatten einander. Sie formten sich nach ihrem eigenen Bild. Sie lehnten den dreiteiligen Anzug ihres Vaters und die Partykleider ihrer Mutter ab und entwickelten eine eigene Konformität:

die schlichte Uniform der Arbeiter und Farmer – die Blue Jeans. *Nur* Jeans. *Nur* blaue. Lässig (aber sorgfältig) am Knie geflickt.
Als dann ein Quartett aus Liverpool mit seinen Hits und Haaren Furore machte, die über die Ohren reichten (ordentlich, wie bislang nur Mädchen sie getragen hatten), ließen die Jungen überall im Land sich die Haare wachsen. Die Eltern staunten und wußten nicht, was sie davon halten sollten. Jemand erfand das Wort »Unisex«, und das Wort schien – auf die Fensterscheiben von Friseurläden und Kleiderboutiquen gepinselt – eine magische Wirkung zu haben. Jungen schmückten sich mit Perlenketten und trugen Ohrringe! Jungen und Mädchen paradierten gemeinsam in selbstgefärbten Gewändern, schmückten sich mit Blumen und veranstalteten Happenings in den Parks. Diese beunruhigten nicht nur Eltern, sondern auch Polizisten und Bürgermeister, die eine so gänzlich harmlose Rebellion nicht unterdrücken konnten – zumindest schien sie kein klares Feindbild zu haben. Niemand verstand, was diese Kids eigentlich wollten. Was hatten sie zu sagen? Die Kids natürlich verstanden auch nicht, worüber ihre Eltern sich so aufregten. Aber sie brauchten ihre Eltern ja nicht zu verstehen oder von ihnen verstanden zu werden: Sie waren sich selbst genug.
Die zwei Generationen drifteten beinah völlig auseinander. So wurde die Pille gewissermaßen zweimal geboren. Oder, genauer gesagt, einmal – aber in Gestalt zweieiiger Zwillinge. Für die Eltern einerseits und ihre heranwachsenden Sprößlinge andererseits war die Pille ein ganz unterschiedliches Ereignis.
»Die Angehörigen der jüngeren Generation bringen in Kleidung und Musik, in Taten und Worten zum Ausdruck«, wie Marshall McLuhan und George B. Leonard 1967 schrieben, »daß sie die sexuelle Welt ihrer Eltern einstimmig ablehnen. Es wäre verlockend, extremere Phänomene als Modespleens abzutun. Manche sind es vielleicht. Doch unter den äußeren Symptomen sind Kräfte am Werk, die die Gesellschaft völlig verwandeln können.«
An der verwirrend allgegenwärtigen Sexualität der Unisex-Generation kam niemand vorbei: Sie eroberte die Straßen, überflutete die Sprache und brachte die ältere Generation in Verlegenheit. »Sex ist

die Politik der sechziger Jahre«, schrieb damals ein irritierter Sozialkritiker, David Boroff, und schilderte als Beispiel eine Lesung Norman Mailers im Poetry Center in New York City:

> Er fing ganz brav an und verlas einen Auszug aus einem Zeitschriftenartikel. Dann aber, in einer immer erhitzteren Atmosphäre, begann er kurze lyrische Passagen zu lesen, von denen einige durchaus als obszön zu bezeichnen waren. Mit gespielter Rücksichtnahme auf die Spießer im Publikum kündigte er an, er werde beim Lesen all jene Passagen, die Empfindsame womöglich verletzen könnten, durch Handheben signalisieren. Mit rudernden Armbewegungen begann er gerade sein siebtes oder achtes Gedicht vorzutragen, als der Vorhang fiel. Die Leitung des Poetry Center befand, sie habe für diesen Abend genug getan, um der Sache der Freiheit zu dienen. Eine Weile sah es aus, als ob es Schwierigkeiten geben könnte. Viele der jungen Leute im Publikum, für die Mailer ein ungeheures Charisma besaß, schleuderten den knieweichen Hütern der öffentlichen Moral Verwünschungen entgegen. Erst nachdem Mailer in Dufflecoat und boshaft lächelnd herauskam und die Leute bat, »Disziplin zu zeigen« und nach Hause zu gehen, verlief sich die Menge widerwillig.

Selbst Mailer mußte sich jedoch anstrengen, mit der Entwicklung Schritt zu halten: »Wir leben in einer Zeit, die sich von der Vergangenheit getrennt hat. Es gibt keine Traditionen mehr. Dies ist die Zeit, da unser Nervensystem neu erfunden wird.«

Woher war all dies plötzlich gekommen? Was *bedeutete* es in Wirklichkeit? Redeten diese Kids nur über Sex, oder machten sie ihn? Nur wenige Eltern waren nicht von Ängsten um das geplagt, was in den Betten ihrer Kinder vorgehen mochte. Schlimmer noch, nur wenige hatten eine Ahnung, was in deren Köpfen vorging.

Ähnlich wie es plötzlich zwei Amerikas gab – die »Baby-Boomer« und jene über Dreißig, denen man nicht trauen konnte –, gab es tatsächlich zwei Revolutionen. Sie liefen nicht nebeneinander ab, sondern waren für viele so vielfältig miteinander verzahnt, daß es ein und dieselbe zu sein schien. Die eine war die Revolte verbaler Obszönität, die andere wurde die sexuelle Revolution genannt. Von beiden erschien die Revolution der sexuellen Normen noch am wenigsten revolutionär.

Und welche Rolle spielte die Pille bei diesem Gezeitenwechsel? Bevor wir die sexuelle Revolution auf die Pille zurückführen können, ist eine Frage angebracht: Hat sich überhaupt eine Revolution ereignet? Nun, irgend etwas hatte sich ereignet.

»Viele glauben, daß die Grundlagen unserer Sexualmoral erschüttert werden könnten«, schrieb die *Saturday Evening Post*, stets eine unbeirrte Streiterin für diese Grundlagen, im Jahr 1966. »Gesundheitsberater der Colleges schockierten Eltern überall im Land mit der Mitteilung, daß Internatsschülerinnen von ihnen Rezepte für die Pille verlangen.« Manche Ärzte fühlten sich verpflichtet, solche Studentinnen auf den rechten Weg zu bringen. Einer von ihnen, an einem College des Mittelwestens, soll auf die Bitte um die Pille geantwortet haben: »Wie alt sind Sie?«

»Einundzwanzig.«

»Denken Sie an einen bestimmten Mann?«

»Ja, nun, ja.«

»Haben Sie sich je die Mühe gemacht«, fragte der Arzt weiter, »darüber nachzudenken, daß Sie vielleicht eines Tages einen Mann heiraten wollen, für den Jungfräulichkeit einen kostbaren Wert darstellt?«

Ihre Antwort, desgleichen der Arzt noch nie von einer College-Studentin gehört hatte: »Ja, aber ich bezweifle sehr, daß ich so einen Mann heiraten würde.«

Ein großes Donnerwetter brach an der Brown University aus, nachdem der Gesundheitsdirektor des Campus zwei unverheirateten Studentinnen am Pembroke College, der mit Brown assoziierten Frauenhochschule, die Pille verschrieben hatte. Zeitungsreporter stürzten sich auf den Direktor, der darauf verwies, daß beide Studentinnen über einundzwanzig und sorgfältig befragt worden seien. Browns Unipräsident kam ihm zu Hilfe. So auch die Studentenzeitung von Pembroke, die erklärte, daß die Hochschule »für Sicherheit und Effizienz des Studienbetriebs zuständig sein sollte und nicht für die Reglementierung des Privatlebens ihrer Studentinnen oder für den Erlaß von Keuschheitsvorschriften«.

Dr. Freda Kehm von der Association for Family Living (Verein zur Rettung der Familie) in Chicago hatte andere Befürchtungen: daß die Pille vielleicht nicht nur der Promiskuität Vorschub leisten, sondern von College-Frauen auch als heimtückische Waffe eingesetzt werden könnte. »Das Mädchen sagt dem Jungen, daß sie die Pille nimmt, während sie es in Wahrheit nicht tut. Dann hat sie ihn am Haken.«

Solche Berichte schlugen allenthalben wie Granaten ein: Ein Gynäkologe in Austin, Texas, gab zu, daß er acht bis zehn Studentinnen pro Monat »bedenkenlos« die Pille verschreibe. »Ich lasse mich lieber um die Pille bitten als um eine Abtreibung«, sagte er. Ein Apotheker in Campus-Nähe der University of California, L. A., gab Studentinnen zehn Prozent Rabatt auf die Pille.

Eines der ersten Opfer solch eines Trommelfeuers war die uralte *in loco parentis*-Rolle der Colleges – nämlich die Pflicht, für Anstand und Sitte im Leben ihrer Studentinnen zu sorgen. John U. Monroe, College-Dekan in Harvard, schloß seinen Frieden mit der neuen Vorschrift, die es Studenten des rein männlichen Colleges erlaubte, weiblichen Besuch in ihren Wohnheimen zu empfangen. Dennoch beklagte er, es sei »Unsitte geworden, die Räume des Colleges für wilde Partys und Geschlechtsverkehr zu nutzen«. Wirtschaftsprofessor John Kenneth Galbraith, Starintellektueller aus Harvard und soeben zurück von seiner Mission als Präsident Kennedys Botschafter in Indien, ergriff in einem Brief an den *Harvard Crimson* sofort Partei für die frisch emanzipierten Studenten: »Die Verantwortung der Universität gegenüber ihren Studenten ist, die bestmögliche Lehre zu bieten ... Die Vorschriften sollten nur die besonderen Anforderungen der akademischen Gemeinschaft widerspiegeln, nämlich Ruhe und Ordnung und die Gelegenheit zu ungestörtem Schlaf, der dem Studium und Nachdenken förderlich ist. Unnötig ist oder scheint es jedenfalls, einzelne vor den Konsequenzen ihrer eigenen Irrtümer, Indiskretionen oder Leidenschaften zu bewahren.«

Jenseits des Ozeans bezog der britische Journalist Malcolm Muggeridge, bekannter Griesgram und einst Herausgeber des *Punch*, einen gegenteiligen Standpunkt. Mit fünfundsechzig Jahren war Muggeridge von den Studenten der Universität Edinburgh zum Studentensprecher der Selbstverwaltung der Universität gewählt worden. Als die Studenten verlangten, daß Kommilitoninnen die Pille kostenlos bekämen, trat Muggeridge »voll Verachtung« zurück. Seine indignierte Erklärung: »Ich sollte eine Speerspitze des Fortschritts sein, geachtet und geehrt von den älteren Semestern, einer Elite, die kühn und glücklich die Fackel des Fortschritts in eine glorreiche Zukunft zu tragen gedachte. Wie traurig, wie makaber und komisch, daß sie nichts anderes vorzubringen wußten als die Forderung nach Pot und Pillen.«

Und die Mauern der Tradition bröckelten weiter. Als sei es nicht genug damit, daß Harvard die Türen seiner Studentenwohnheime für weiblichen Besuch öffnete, ließen Colleges überall im Land Männer und Frauen gemeinsam in ihren Internatsgebäuden wohnen. 1969 brachte die Zeitschrift *Look* ein ganzseitiges Foto, das ein gutes Dutzend ernst blickender Studenten und Studentinnen in straffer Haltung zeigte, alle bekleidet mit Bademänteln und Nachtgewändern. Betty Rollins Bildunterschrift lautete: »Zuerst wollten sie gemeinsame Kurse – ein Hauch Weiblichkeit in Yale, ein paar Jungen am Sarah Lawrence. Und was jetzt? Sie leben zusammen, das ist's. Nicht verstohlen in dumpfen Buden weitab von der Hochschule, sondern direkt auf dem Campus, in Wohnheimen, sogar in Verbindungshäusern. Die jungen Leute auf obigem Foto zum Beispiel sind nicht etwa Models für eine Nachthemdenreklame. Sie sind *alle* Mitglieder der Lambda Nu-Verbindung an der Stanford-Universität. Manchen Leuten erscheint diese neue Art der Integration noch bedrohlicher als die zwischen Schwarzen und Weißen. Ängstliche Eltern verfallen in ein Kriegsgeschrei wegen Promiskuität und verfallender Studienmoral.«

Die Kommentatoren der ernsthafteren Zeitungen widerstanden der Versuchung, sich von all dem Tohuwabohu beeindrucken zu lassen. Die Welt war nicht promisk geworden, beharrten sie, zumindest kaum mehr, als sie es immer gewesen war. So veröffentlichte der Stanford-Psychologe Nevitt Sanford, eine Untersuchung über zwölf Jahre sexueller Aktivitäten an drei Colleges in den USA: einem Frauen-College an der Ostküste, einer großen staatlichen Universität und einem privaten Internats-College im Westen. Seine Schlußfolgerung, 1965 abgedruckt im *National Education Association Journal*, erteilte dem Medienrummel eine direkte Abfuhr: Unverheiratete junge Leute hatten seit den Zeiten, als der Großvater um die Großmutter warb, ihr sexuelles Verhalten nicht wesentlich verändert! Sanford registrierte »keine revolutionäre Veränderung im Status vorehelichen Verkehrs seit den zwanziger Jahren«. Er stellte fest, daß nur 20 bis 30 Prozent der von ihm befragten Frauen zum Zeitpunkt ihres Studienabschlusses nicht mehr Jungfrau waren. Frühere Studien deuteten laut Sanford darauf hin, daß es etwa den gleichen Prozentsatz diplomierter Jungfrauen gab wie vor vierzig Jahren.

Dennoch war etwas hinzugekommen, das das Leben der Studentinnen veränderte: die Pille. Richard Moy, Leiter des studentischen Gesundheitsdienstes an der University of Chicago, berichtete in den sechziger Jahren: »Viele Mädchen haben sie schon (die Pille), wenn sie ans College kommen. Der Arzt zu Hause hat sie ihnen verschrieben. Oder sie borgen sie untereinander aus oder benutzen das Rezept einer verheirateten Schwester, oder sie streifen sich einen Verlobungsring über und bekommen sie als Teil ihrer Ehevorbereitungen. Es ist nicht furchtbar schwer, sich die Pille zu verschaffen.« Ein Arzt von der Westküste pflichtete ihm bei: »Mit Sicherheit leiht man sich die Pille untereinander, genauso wie Zucker und Eier.«

Sexual- und Sozialwissenschaftler beeilten sich, neuere Studien nachzureichen, um diese widersprüchlichen Befunde auf einen Nenner zu bringen und herauszufinden, was diese neue Spezies von College-Studenten eigentlich wollte. Ira L. Reiss von der University of Iowa, Joseph Katz vom Stanford Institute for the Study of Human Problems, William Simon von der University of Houston, wie auch das Autorengespann William H. Masters und Virginia E. Johnson mit seinem Buch *Human Sexual Response* – sie alle führten fort, was Alfred Kinsey, der Pionier der Sexualforschung, in den fünfziger Jah-

ren an der Indiana University begonnen hatte. *Life* faßte ihre gesammelten Befunde zusammen:
»Promiskuität wurde nicht von der gegenwärtigen Studentengeneration erfunden, und alle Indizien deuten darauf hin, daß sie nicht verbreiteter ist als früher. Es gab Vermutungen, daß die Pille die Bereitschaft zu sexueller Aktivität erhöhe. Alle Studien widerlegen dies ... ›Die Verfügbarkeit der Pille bringt die Leute nicht zu dem Entschluß, Sex zu machen‹, sagt Dr. John Gagnon. ›Erst nachdem sie sich entschlossen haben, Sex zu machen, gehen sie und holen sich die Pille.‹«
Was da passierte, meinte 1966 Isadore Rubin, klinischer Psychologe und vielgelesener Sozialkritiker, sei keine Revolution, sondern eine Evolution, die schon seit Generationen im Gang ist. »Wieviel an der post-kinseyanischen Sexrevolution beruht auf tatsächlichen Verhaltensänderungen«, so fragte Rubin, »und wieviel beruht lediglich auf einer vermehrten Freiheit, über solches Verhalten zu sprechen – und sich ohne Scham oder Schuldgefühle dazu zu bekennen?«
Ein Jahr zuvor, 1965, untersuchte eine in Großbritannien von Michael Schofield für den Central Council for Health Education durchgeführte Studie das sexuelle Verhalten von 1.873 Männern und Frauen zwischen fünfzehn und neunzehn Jahren. Wie er feststellte, hatte einer von drei Jungen und eines von sechs Mädchen zumindest einmal Geschlechtsverkehr erlebt. Aber nur drei Prozent der Mädchen hatten im vorangegangenen Jahr mehr als einen Partner gehabt. Bei den Jungen lag die Zahl, kaum überraschend, ein wenig höher – bei zwölf Prozent. Diese Zahlen rechtfertigten aber nicht die immer aufgeregteren Berichte in Zeitschriften, Journalen und Fernsehprogrammen, daß die Promiskuität bei der Jugend im Vergleich zu früheren Generationen erheblich zugenommen hätte.
Ira L. Reiss legte noch weitere Beweise dafür vor, daß eine neue Verhütungstechnik nicht ohne weiteres mit vermehrter sexueller Aktivität in Verbindung zu bringen ist. Obwohl das Diaphragma bereits in den 1880er Jahren gebräuchlich war und das Kondom noch früher perfektioniert worden war, »bewirkten diese Methoden keine unmit-

telbaren radikalen Veränderungen in der Verbreitung vorehelichen Geschlechtsverkehrs. Sexuelle Normen und Verhaltensweisen scheinen eher von Sozialstruktur und kulturell-religiösen Werten bestimmt zu sein als vom Vorhandensein empfängnisverhütender Techniken. Träfe das Gegenteil zu, dann müßte häufigerer vorehelicher Verkehr bei Gruppen mit besserer Bildung und höherem Einkommen nachweisbar sein, die besser über Empfängnisverhütung informiert sind und sich die entsprechenden Mittel eher leisten können. Die vorliegenden Daten legen jedoch den Schluß nahe, daß vorehelicher Geschlechtsverkehr in Gruppen mit geringerer Bildung und niedrigerem Einkommen häufiger verbreitet ist.«

»Auch andere Indizien stützen die Vermutung«, fügt Rubin hinzu, »daß sexuelle Verhaltensweisen sich nicht nur mit der Verfügbarkeit von Verhütungsmitteln erklären lassen. Die Untersuchung unter britischen Jugendlichen wie auch andere Studien beweisen, daß viele junge Leute, die über Verhütungstechniken Bescheid wissen, in ihren vorehelichen Beziehungen keinen Gebrauch davon machen. Immer wieder berichteten schwangere junge Mädchen, daß sie es für unmoralisch hielten, Vorkehrungen zu treffen. Sie konnten ihr Verhalten vor sich selbst nur mit dem Gefühl rechtfertigen, von einer Leidenschaft überwältigt worden zu sein, gegen die sie nichts vermochten ... Falls es zutrifft, und beinah alle einschlägigen Untersuchungen scheinen diesen Schluß nahezulegen, daß es in den Jahren seit Kinsey keine revolutionäre Veränderung im Sexualverhalten unverheirateter Mädchen gegeben hat, so ist es um so verwunderlicher, daß zu einem gewissen Zeitpunkt der amerikanischen Geschichte dennoch eine ›sexuelle Revolution‹ stattgefunden hat. Von Mädchen, die in der Zeit vor 1920 zur Geschlechtsreife gelangten, war nicht zu erwarten, daß sie voreheliche Kontakte erlebt hatten; nur vierzehn Prozent dieser Frauen gestanden den Interviewern Kinseys, daß sie zur Zeit der Eheschließung nicht mehr Jungfrau waren. Doch nach dem Ersten Weltkrieg trat eine deutliche und dramatische Veränderung ein. Von den Mädchen, die in der Zeit zwischen 1930 und 1950 zur Geschlechtsreife gelangten, hatten 36 Prozent – etwa vier von elf Frauen – vorehelichen Verkehr erlebt. Es ist ein ernüchternder Gedanke, daß die sexuelle Revolution, falls in jüngerer Zeit eine solche stattfand, tatsächlich nicht von den heutigen Teenagern, sondern von ihren Großmüttern erkämpft wurde, die jetzt weit über sechzig sind.«

Lewis Frank, geschäftsführender Direktor des Information Center on Population Problems, spottete über die Vorstellung, die Pille könne für etwas verantwortlich gemacht werden, was in den sechziger Jahren vielfach als Verfall der moralischen Normen beklagt wurde. »Alles Unsinn. Promiskuität und die Früchte der Promiskuität hat es immer gegeben. Jahr für Jahr werden 125.000 bis 300.000 uneheliche Kinder geboren. Viele Jugendliche, die sich mit Coca-Cola oder Seven up spülen, praktizieren Verhütung auf dem Niveau der Altvorderen. Die Folgen sehen wir in Findelheimen und bei Mußheiraten.« (Vielleicht hat Frank bei seiner wichtigen Feststellung nicht besonders auf seine Wortwahl geachtet, denn er meint wohl unbekümmerten Sex, nicht Promiskuität. Untersuchungen haben oft genug bewiesen, daß Promiskuität – wahlloser Sex mit vielen Partnern – kein typisches Verhalten von Teenagern ist.)

Noch 1969 berichtete Ira Reiss, daß »vielleicht ein bis zwei Prozent« der vorehelichen Sexualkontakte darauf zurückzuführen seien, daß die Pille ein größeres Sicherheitsgefühl vermittelte. Alle übrigen, so vermutete er, hätten ohnehin stattgefunden.

Mit Blick auf die Zukunft fügte Reiss allerdings hinzu: »Die Auswirkungen der Pille könnten sich in der nächsten Generation deutlicher bemerkbar machen.« Immerhin hatte es, wie er sagt, eine ganze Generation gedauert, bis das Diaphragma akzeptiert wurde und das Sexualverhalten beeinflußte.

Unabhängig von der Frage, ob eine Revolution stattfand oder nicht oder auf welche Ursachen sie zurückzuführen sei, waren laut einer Umfrage unter den 315 Mitgliedern der American College Health Association bereits 45 Prozent der College-Gesundheitsdienste im Lande bereit, Studentinnen die Pille zu verschreiben.

Solche Untersuchungen an College-Studenten erfaßten aber nur einen Teil dessen, was unter der Jugend Amerikas stattfand. Man

mußte sich nur die Schwangerschaftsraten ansehen, um eine Art Umsturz der sexuellen Normen im Leben von Teenagern zu erkennen, die mindestens vier Jahre jünger waren.
1966 äußerte das Gesundheitsministerium von Connecticut die Vermutung, daß eines von sechs dreizehnjährigen Mädchen ohne Trauschein schwanger werden würde, bevor es das zwanzigste Lebensjahr erreicht hätte. Zu vermuten, daß dies die Töchter von Sozialhilfeempfängerinnen oder anderen Randgruppen wären, brachte wenig Trost: Die Zahlen bestätigten dieses politische Vorurteil nicht. Besonders für die Ostküste registrierte *U. S. News & World Report* im Jahr 1966 einen »lebhaften Reiseverkehr von High School Girls der mittleren und oberen Einkommensklassen, die, dem Beispiel der College-Studentinnen folgend, zu einer legalen Abtreibung nach Puerto Rico fliegen.«
Wie beeinflußte die neu eingeführte Pille nun diesen Reiseverkehr, nahm er ab oder zu? Damals wie heute war die Entscheidung gerade junger Menschen, ob sie die Pille nehmen wollen oder nicht, komplex und rätselhaft. Über das Verhältnis von Teenagern zur Pille, und zwar bereits in deren Frühzeit wie auch späterhin, bemerkte Dr. Faith Spicer: »Am Jugend-Beratungszentrum in London stellten wir fest, daß die jungen Mädchen eine Zeitlang zu uns kamen und dann ausblieben. Warum? Manchmal, weil sie Streit mit ihrem Freund hatten. Ein Mädchen, so erinnere ich mich, warf die ganze Packung ins Klo. Dann kamen sie nicht wieder ins Zentrum, denn wie sollten sie wissen, ob sie wieder einen festen Freund haben würden? Es braucht mehrere Wochen, wie Sie wissen, bis sich der Körper auf die Pille einstellt. Wenn man nicht sicher ist, ob der Freund bei einem bleiben wird oder nicht, nimmt man die Pille nicht. Es gibt also alle möglichen unwägbaren Gründe, warum Frauen die Pille nicht nehmen. Sie ist eben kein Allheilmittel.«
»Unter Teenage-Mädchen kursieren abenteuerliche Märchen um Fruchtbarkeit und Geburtenkontrolle«, sagte Dr. Alwyn T. Cohall, ein einunddreißigjähriger Kinderarzt am St. Luke's-Roosevelt Hospital Center, der an High School- und städtischen Beratungsstellen in New York City gearbeitet hatte. »Es gibt immer noch Mädchen, die

glauben, sie könnten beim ersten Mal nicht schwanger werden, oder man könne nicht schwanger werden, wenn man es stehend macht, oder daß man sich gegen Schwangerschaft schützen kann, wenn man gleich nach dem Sex mit Coca-Cola spült.«

Während die Pille in ihrer Frühzeit aus der Hand ihrer Erstbenutzerin, der verheirateten Frau, in die ihrer jüngeren Schwester und dann ihrer heranwachsenden Tochter weitergereicht wurde, hatte das Alter ihrer »durchschnittlichen« Benutzerinnen bis 1980, dem zwanzigsten Geburtstag der Pille, stetig abgenommen. Jetzt steckte sie öfter in der Handtasche der unverheirateten Fünfzehn- bis Zwanzigjährigen statt ihrer älteren Schwester oder Mutter.

Falls im Gefolge der Pille tatsächlich eine erkennbare Revolution stattgefunden hat, dann in der zweiten Generation der Pillenbenutzerinnen. Anders als ihre Vorgängerinnen aus den Reihen der Baby-Boomer, übernahmen diese sie als *Rite de passage*, wie den Führerschein. Das *Ladies' Home Journal* zitierte eine zweiundzwanzigjährige Redaktionsassistentin: »Die meisten meiner Freundinnen fingen mit der Pille an, als sie einen festen Freund hatten. Es ist Teil eines Engagements, das man eingeht.«

Eingehender beschäftigt sich die Schriftstellerin Andrea Warren mit dem Generationenaspekt. Als ihre Tochter Ende der achtziger Jahre achtzehn wurde, war das, was Warren in der neuen Familienkultur der Teenager feststellte, für sie und ihren Ehemann Jay Wiedenkeller, einen Sextherapeuten und Dozenten für Sexualsoziologie, Anlaß genug, ein Buch mit dem Titel zu schreiben: *Everybody's Doing It: How to Survive Your Teenager's Sex Life (and Help Them Survive It, Too)*:

»Wir lernten Eltern kennen, die ihren Kindern nach der Schulfeier Hotelzimmer mieteten. Wir hörten von Eltern, die bei sich zu Hause Kuschelpartys für Jungen und Mädchen veranstalteten. Angeblich waren die Eltern anwesend, aber sie verschwanden diskret oder gingen bald schlafen und kriegten nie mit, was vor sich ging. Ich nehme an, daß sie es nicht wissen wollten.

Vor ein paar Wochen machte ich ein Interview mit einem netten Mittelschicht-Mädchen in meiner Stadt, das mit elf Jahren sexuell aktiv geworden war. Sie wurde schwanger und hatte eine Abtreibung. Sie sagte mir, daß es ihr nie Spaß gemacht und immer weh getan habe, aber ›es‹ zu tun bedeutete, einen Freund zu haben, und die anderen Mädchen fanden es in Ordnung, und es war das, was allgemein erwartet wurde. Sie sei aktiv geworden, sagte sie, weil sie die einzige unter ihren Freundinnen war, die noch keinen Sex gehabt hatte.

Diese Mädchen können sich leicht die Pille verschaffen. Sie kosten einen Dollar das Päckchen. Man geht zum Arzt, man läßt sich untersuchen, und schon hat man die Pille. Nach allem, was meine Kinder und andere Kinder mir erzählen, versagen die meisten Eltern, wenn ihre Kinder dreizehn oder vierzehn werden. Sie setzen Scheuklappen auf. Und sagen: ›Ich will nichts wissen, erzähl mir nichts, nur paß gut auf.‹ Die Kinder lernen nichts von ihren Eltern. Ich habe diese Jugendlichen gefragt, woher sie ihre Kenntnisse über Sex hätten. Sie haben sie aus dem Kino und von einander, und vieles verstehen sie falsch.

Mein Mann, der viele Teenager in seiner Praxis sieht, sagt, daß es ihm mit zunehmendem Alter immer schwerer fällt, sich hineinzuversetzen, wie es war, als man selbst dreizehn, vierzehn, siebzehn oder achtzehn war. Man vergißt, wie stark diese Gefühle waren, wie stark diese Sehnsucht, und als Erwachsene scheinen wir zu glauben, daß Kinder sich wirklich bremsen könnten. Was uns im Zaum hielt, war ja die Furcht: Du wirst schwanger werden, du holst dir eine Geschlechtskrankheit, du landest in der Hölle. Ich erinnere mich, wie meine Mutter mir eine junge Frau zeigte, die gegenüber in unserer Straße wohnte. Die Leute waren arm wie Kirchenmäuse, und sie hatte die Schule verlassen und heiraten müssen, weil sie schwanger geworden war, und dann bekam sie einen Haufen Kinder. Es war ganz klar. Ich sah dies Mädchen an und sagte mir: ›Uff, so möchte ich nicht enden.‹ Das war es also, was uns damals zurückhielt: die Furcht.

Um 1960 war ich dann Teenager. Als ich so alt war wie meine Töchter jetzt, gab es keine Geburtenkontrolle. Ich meine, Jungen in meinem Alter konnten im Drug Store keine Kondome kaufen. Für diejenigen, die überhaupt etwas über diese Dinge wußten, bedeutete Geburtenkontrolle allenfalls Rausgehen oder Rhythmus.

Als ich ans College kam, war da plötzlich die Pille. Für meine Generation gab es also einen plötzlichen Übergang: Aufgewachsen waren wir wie unsere Mütter, und nun gab es plötzlich all diese Freiheit und freie Liebe, man konnte mit jedem schlafen, wenn man wollte, mit drei verschiedenen Jungen in einer Nacht, und alles war sehr verwirrend. Ich glaube wirklich, das ist es, warum so viele von uns drei- oder viermal geheiratet haben. Ich meine, wir wurden wirklich vermurkst. Und darum, um unsere Kinder vor dem Vermurkstwerden zu bewahren, glauben wir, sollten sie mit all dem Kontakt und der Kommunikation heranwachsen, wie wir sie mit unseren Eltern nicht hatten. Nun, vielleicht haben wir Erfolg damit. Vielleicht sind unsere Kinder noch nicht vermurkst. Sie haben frühzeitig Sex, und es macht ihnen Spaß, und wir sind trotzdem verwirrt. Und vielleicht wird unsere vermurkste Generation es immer sein.«

Zwei Professoren von der Johns Hopkins University, Melvin Zelnik und John F. Kantner, haben 1972 in einer im Auftrag der *Presidential Commission on Population Growth and the American Future* verfaßten Studie den Übergang zwischen den ersten beiden Lebensstadien mit der Pille nachgezeichnet. »Es ergibt sich keineswegs ein Bild zügelloser Sexualität«, sagt der Report, aber die Forscher waren doch überrascht von »der Bereitschaft, Risiken einzugehen«. Mehr als drei Viertel der sexuell erfahrenen jungen Frauen hatten nie Verhütung praktiziert oder taten es nur manchmal. Diese nachgewiesene Bereitschaft, bei frühen sexuellen Erfahrungen Risiken einzugehen, wie sie in allen Studien bestätigt wird, ist vielleicht der schlüssigste Beweis dafür, daß die sexuelle Revolution, so wie sie war, nicht in erster Linie durch das Vorhandensein der Pille beflügelt wurde, sondern aus ihrem eigenen Impuls lebte.

Die Entscheidung, sexuell aktiv zu werden, ist viel eher durch ethnische und kulturelle Einflüsse bestimmt als durch die Verfügbarkeit der Pille oder anderer Verhütungsmittel. In jedem Altersabschnitt, so stellte die Presidential Commission fest, nahmen fast doppelt so viele schwarze wie weiße junge Frauen ihr Geschlechtsleben auf. Im Durchschnitt der Gesamtgruppe der Fünfzehn- bis Neunzehnjährigen lag der Anteil der Schwarzen bei 53,5 Prozent, verglichen mit

23,4 Prozent bei den Weißen. Aber die Studie stellte auch fest, daß es »die weißen Nichtjungfrauen sind, die häufiger Sex haben und promisker sind«. Promiskuität war zwar in keiner der Gruppen sehr verbreitet, doch 16 Prozent der sexuell erfahrenen weißen jungen Frauen hatten Beziehungen mit vier oder mehr Partnern, während dies bei schwarzen jungen Frauen für weniger als elf Prozent zutraf. In beiden Gruppen nannten etwa 60 Prozent einen einzigen Partner und hatten die Absicht, diesen zu heiraten.

Der ausgeprägteste Unterschied zwischen den beiden Gruppen fand sich in der Häufigkeit von Schwangerschaften, was vermutlich auf die unterschiedliche kulturelle Akzeptanz von außerehelich geborenen Kindern zurückgeht. Zehn Prozent der weißen jungen Frauen waren schwanger oder hatten eine Schwangerschaft hinter sich. Bei den Schwarzen waren es 41 Prozent.

Sieben Jahre später, 1979, berichteten dieselben Forscher, Zelnik und Kantner, von einem dramatischen Anstieg der vorehelichen sexuellen Aktivität bei städtischen Teenagern. Während vordem die sexuellen Aktivitäten heranwachsender Mädchen in den Metropolen unter dem nationalen Durchschnitt gelegen hatten, ließ sich nun feststellen, daß sie von 30 Prozent 1971 auf 50 Prozent im Jahr 1979 gestiegen war. Die Zunahme war überwiegend den weißen Teenagern zuzuschreiben.

Es wurde auch ein Rückgang in der Entscheidung für die Pille als Verhütungsmittel erster Wahl verzeichnet, bedingt durch eine »allgemeine Unsicherheit gegenüber dieser Methode«. Zwischen 1976 und 1979 ging der Gebrauch der Pille bei Teenagern von 32,8 Prozent auf 19,4 Prozent zurück. Im gleichen Zeitraum verdoppelten sich die statistischen Zahlen für den Koitus interruptus.

Wie alle anderen Erscheinungen des amerikanischen Volkskultur gelangte auch diese veränderte ethische Einstellung einer zweiten Pillen-Generation über den Atlantik und verbreitete sich nicht nur in den quirligen Lebenszentren der europäischen Hauptstädte. Sie zeigte sich auch an unerwarteter Stelle, zum Beispiel bei jungen Teenagern des frömmsten aller katholischen Länder, in Irland. Maxine

Brady, geboren neun Jahre nach der Freigabe der Pille durch die FDA und ein Jahr, nachdem der Vatikan sie *ex cathedra* verdammte, war 1992 Präsidentin der Studenten-Union in Irland (die volle Dreiviertel der 145.000 Studentinnen und Studenten des Landes repräsentiert). Im Schatten des ehrwürdigen Trinity College, mitten in Dublin, erzählte mir Brady, heute Mitte zwanzig, wie sie die neuen Formen sexueller Aktivität im Leben heranwachsender Mädchen miterlebte.

»Als ich in die Sekundarschule ging, vielleicht mit dreizehn, vierzehn Jahren, waren die meisten meiner Altersgenossen sexuell aktiv«, erinnert sie sich. Sie hörte ihre Schulkameradinnen dieselben Märchen erzählen, die unter amerikanischen Jugendlichen kursierten. »Alle glaubten an diese Geschichten, daß man nicht schwanger werden konnte, wenn es das erste Mal war, daß man nicht schwanger werden konnte, wenn man es stehend machte, daß man nicht schwanger werden konnte, wenn man hinterher spülte. Natürlich waren wir alle neugierig auf Sex und gingen auch auf Partys. Pärchen verschwanden in Schlafzimmern, und manchmal waren sechs Paare in einem Zimmer, und alle hatten sie Sex. Ich glaube, ich war die einzige in meiner Gruppe, die in diesem Alter nicht sexuell aktiv war. Aber ich war die einzige, die wirklich Bücher darüber gelesen hatte und wußte, was da passierte. Ich mußte ihnen oft Ratschläge geben, wann die fruchtbaren Tage waren, oder welche Verhütungsmittel man anwenden konnte. Nicht wenige meiner Schulkameradinnen wurden mit sechzehn schwanger und mußten die Schule verlassen, um ihre Kinder aufzuziehen. Von den dreißig Mädchen in meiner Klasse und in der Klasse über mir waren zumindest neun mit sechzehn schon schwanger geworden. Manche, die mit mir zur Schule gingen, verlobten sich, wenn sie schwanger wurden, und trugen mit sechzehn einen Ring am Finger. Eine Freundin verließ mit sechzehn die Schule, kam zum Examen wieder, und ich traf sie vor einem Jahr, jetzt mit drei Kindern und noch immer nicht verheiratet.«

Spielte die Pille für diese Mädchen eine Rolle? Nahmen manche sie?

»Nein, keine von ihnen. Ich glaube, die Pille zu nehmen, hätte für sie irgendwie das Eingeständnis bedeutet, daß du sexuell aktiv bist, so eine Art Verpflichtung dazu. Manche hatten wohl den Eindruck, daß sie sich eine Monatsration Pillen verschaffen und sie nehmen könnten, und daß dies sie dann vor Schwangerschaft schützen würde. Manche glaubten, daß sie, wenn sie eine Tablette schluckten, bevor sie mit ihrem Freund loszogen, in dieser Nacht sorglos sein durften. Sie nahmen das Risiko auf sich, wenn sie eine Pille ergattern konnten, weil wir nichts darüber erfahren hatten, wie die Pille funktioniert. Wir wußten auch nichts über Kondome. Die meisten jungen Leute, mit denen ich zu tun hatte, machten sich nicht die Mühe, sich so oder anders zu schützen. Sie dachten einfach nicht darüber nach. Es gab Mädchen, die hatten anschließend solche Schuldgefühle und solche Angst, daß sie tatsächlich eine Art Vaginitis bekamen.

Die Kirche? Ich glaube, viele junge Leute am College haben mit der Kirche und ihren Lehren nichts mehr am Hut. Vielleicht gehen sie zu Ostern, vielleicht gehen sie zu Weihnachten. Die meisten, schätze ich, gehen mit ihren Eltern zur Kirche, wenn sie am Wochenende zu Hause sind.«

Ganz am Ende meines Interviews mit Tina Mariello, die in ihrer neuen sexuellen Freiheit damals an der University of Michigan »verdammt viel Spaß« gehabt hatte, sagte sie: »Vielleicht gehört es nicht direkt zum Thema, aber ich möchte dieses Kapitel nicht ausgelassen haben.«

Und dann kam sie unmittelbar zum Kern dessen, was Frauen allenthalben und seit altersher gesucht hatten, und was auch Margaret Sanders treibendes Motiv gewesen war: das Verlangen, die sexuelle Sehnsucht von den stets drohenden Konsequenzen der Schwangerschaft abzukoppeln.

»Ich sagte ja, daß mein Freund und ich uns getrennt hatten, aber wir konnten diese Trennungen nicht durchhalten. Also wandte ich andere Methoden an. Einmal, mitten beim Liebemachen, dachte ich plötzlich: ›Oh, mein Gott, ich hab's vergessen.‹ Ich hatte wirklich Angst, weil ich noch nie nicht vorgesorgt hatte.

Meine Periode blieb aus. Dies war der absolute Tiefpunkt meines Lebens. Das war damals in der Zeit, als man Schwangerschaftstests erst machen konnte, wenn die Periode schon wochenlang überfällig war.

Also klammerte ich mich an die Phantasie: ›Na schön. Wenn ich schwanger bin, werde ich's zur Welt bringen und großziehen.‹ Mein Freund konnte nicht damit umgehen. Er sagte, er würde wegziehen müssen, weil er es nicht ertragen könne, in derselben Stadt mit mir und *seinem* Kind zu leben.

Die Vorstellung, auf einen Schwangerschaftstest zu warten und dann nochmal zu warten, bis ich eine Abtreibung vornehmen lassen konnte, war die totale Folter. Ich konnte an nichts anderes denken als daran, wie ich all das möglichst schnell hinter mich bringen könnte. Dieses Gefühl: *Dies ist dein Körper, du kannst nicht davor weglaufen, nirgends ein Ausweg.* Ohne also meinem Freund was zu sagen, ließ ich mir einen Termin bei einem Arzt in der Stadt geben, der Menstrualausschabungen machte – eigentlich eine Abtreibung, bevor du weißt, ob du schwanger bist oder nicht. Ich bereue das alles nicht. Mein einziges unsicheres Gefühl war diese unheimliche Frage: *War ich nun schwanger, oder war ich es nicht?* Ich weiß, es ist gut möglich, daß ich es nicht war, weil ich gerade die Pille abgesetzt hatte, aber ich hätte es gern gewußt: War ich je schwanger oder nicht?«

Diese »unheimliche Frage« gewann später eine bohrende Eindringlichkeit. Für Tina war es eine ihr Leben bestimmende Enttäuschung, daß sie nach langjähriger Ehe noch keine Kinder hatte. Nach mehrjähriger Behandlung wegen Unfruchtbarkeit, mit allen damit verbundenen Hoffnungen und Rückschlägen, adoptierten Tina und ihr Mann ein Kind, und dann noch eines.

»Unfruchtbarkeit und Reproduktionstechnologie sind für mich heute ein Minenfeld der Wertvorstellungen. Wenn ich manchmal an Sex und Fortpflanzung denke, frage ich mich, wie schon gesagt: *Warum hängen diese beiden Dinge zusammen*? Vielleicht habe ich dieses Dilemma stärker als andere empfunden, da ich glaubte, schwanger zu sein, als ich es nicht wollte, und später nicht schwanger werden konnte, als ich es mir wünschte. Denn wenn man in einem Universum der Unfruchtbarkeit lebt, kommt man schließlich an den Punkt, wo die beiden nicht mehr zusammenhängen. Eines hat nichts mit dem anderen zu tun. Sex ist meistens die eine Sache. Fortpflanzung eine völlig andere. Wie kommt es, daß sie dennoch so sehr zusammenhängen?

Alles in unserer Kultur, die Werbung, die Medien, einfach alles fordert die Leute auf, Sex zu machen, und doch sind wir eindeutig nicht in der Lage, Sex völlig von Schwangerschaft zu trennen. Es ist so leicht, bei der Empfängnisverhütung einen Fehler zu machen, aber die Folgen, die *Konsequenz,* das ist etwas *Gigantisches.* Du bist schwanger. Da kommt ein anderes menschliches Wesen, für das du verantwortlich bist. Die Proportionen verändern sich. Sex wird ein *Nichts* – aber Schwangerschaft ist *gewaltig.*

Dieser überproportionale Zusammenhang zwischen Sex und Schwangerschaft – der winzige Akt und die riesigen Konsequenzen. Ich glaube, vielleicht sollten wir Sex wieder in Proportion bringen, vielleicht sollte er wichtiger werden, mehr Bedeutung haben. Wenn der Akt diese riesigen, ehrfurchtgebietenden Konsequenzen hat, kommen die Leute in Schwierigkeiten, wenn sie es zu sorglos tun.

Aber wir sind so weit gegangen auf dem Weg sorgloser Sexualität, daß ich nicht weiß, wie weit wir wieder umkehren können.«

Buch III

Die Regeln selber finden: Der Fall Anne Biezanek

Insofern die Erzeugung von Nachkommenschaft behindert wird, ist dies eine Sünde wider die Natur, die bei jedem fleischlichen Akt begangen wird, aus dem keine Zeugung hervorgehen kann.
Thomas von Aquin

In der Privatsphäre des Schlafzimmers war die Pille ein Geschenk der Befreiung. Im ewigen Krieg der Geschlechter half sie eine Zone des Friedens abzustecken. Gegen die unaufhaltsam steigende Flut der Weltbevölkerung errichtete sie einen schützenden Damm.

An einem ganz anderen Ort dagegen weckte die Pille ein Interesse, das an bange Ehrfurcht grenzte und eine anhaltende und intensive Sinnsuche auslöste, ein Ringen um Einsicht in die Bedeutung des Lebens selbst, die die Pille neu zu definieren schien. Dieser Ort war die römisch-katholische Kirche.

Die Auseinandersetzung dieser auf solche Fragen völlig unvorbereiteten Kirche mit der empfängnisverhütenden Pille war auf das engste mit dem gesellschaftlichen Wandel verknüpft, den dieses scheinbar so harmlose Präparat in die Welt bringen sollte. Deshalb sollten – ja, müssen – wir in unserem Bemühen um ein Verständnis der Pille kurz innehalten und einmal genauer hinsehen, was hinter den Mauern des Vatikans geschah, wo die Gelehrten einer klerikalen Hierarchie – alles Männer – sich um dieses Stückchen träger Materie versammelten, es feierlich anstarrten und sich fragten, was dies nun zu bedeuten habe und was sie davon halten sollten. Ihre Untersuchung beleuchtet exemplarisch, in welcher Weise die Pille altüberlieferte Glaubenssätze und Traditionen in Frage stellte, nicht nur der Katholiken, sondern der Menschheit insgesamt.

Am spannendsten läßt sich die Geschichte erzählen, wenn wir sie anderswo einsetzen lassen – mit den Erlebnissen einer Frau, einer ganz gewöhnlichen Frau mit ihren gewöhnlichen Sorgen und Ehenöten.

Anfang der sechziger Jahre war Anne Greene Biezanek, eine Ärztin in England, ungefähr Mitte dreißig. Die hochgewachsene, blonde und gutaussehende junge Frau hatte einen brillanten Verstand, eine starke persönliche Ausstrahlung und eine messerscharfe Zunge. Nach ihrer Konversion zum Katholizismus lebte sie ihren neuen Glauben mit einer Unbedingtheit, wie man sie wohl nur bei jenen findet, deren Bekehrung auf einer intellektuellen Entscheidung beruht.

Diese Tochter eines in Oxford promovierten Quäkers war von einer so kompromißlosen Frömmigkeit, daß selbst ein heiliger Thomas von Aquin verwundert die Stirn gerunzelt hätte; von einer so unbedingten Religiosität, daß sie die Mauern von Sankt Peter ins Wanken bringen mochte – was denn auch bald geschah. Ihre religiöse Inbrunst war es auch, die Dr. Anne Biezanek überraschend und ungewollt in das grelle Scheinwerferlicht der Weltöffentlichkeit stellte.

Schon mit neunzehn Jahren hatte das attraktive und hochbegabte Mädchen an der Universität von Aberdeen, Schottland, ein naturwissenschaftliches Diplom gemacht und bald darauf ein Medizinstudium aufgenommen. Gleichzeitig begann Annes Suche nach religiöser Gewißheit. Allem Halbherzigen abhold, vergrub sie sich für eine Weile förmlich in theologischen Schriften. Die subtilen Spekulationen katholischer Lehre und Überlieferung faszinierten sie weit mehr als das Graubrot der Christenlehre, das sie von ihrem Gemeindepriester empfing. Und so fand sie nicht nur zum Glauben, sondern bewaffnete sich auch mit Gelehrsamkeit, bereit, ihren neuen Glauben gegen alle Anfechtungen zu verteidigen.

Noch als Studentin ging sie mit einem polnischen Ex-Offizier die Ehe ein. Jan Biezanek, ein Katholik von äußerlicher Frömmigkeit, war von Beruf Militärrichter und Rechtsanwalt gewesen, fand aber in Schottland, wo er nun lebte, keine Zulassung bei Gericht. Also heuerte als

Steward auf Ozeandampfern an, was mit langen Abwesenheiten von zu Hause und ehelichen Entbehrungen verbunden war.
Bevor Anne ihr medizinisches Staatsexamen ablegte, schenkte sie zwei Kindern das Leben. Um einen Beitrag zum Unterhalt ihrer jungen Familie zu leisten, bewarb sie sich um einen Posten in der Leitung einer psychiatrischen Klinik. Zu ihrer Vergütung gehörte auch ein Haus, nicht weit vom Klinikgelände entfernt, das die Biezaneks sich normalerweise nicht hätten leisten können. Ein drittes und viertes Kind sowie eine Fehlgeburt brachten die junge Frau und Mutter in eine Situation, über die sie schrieb: »Ich suchte Trost in der Religion und bei meinem Mann ... da wir einander näherkamen, konnte das Sakrament der Ehe, das Eheleute in der Not doch stärken und fester binden sollte, nur wieder zu einem Kind führen.« Während die junge Ärztin weiterhin ihren anstrengenden Beruf versah, näherte sie sich dem Punkt, da ihre Kräfte dem allen nicht mehr gewachsen waren.
In ihrer Bedrängnis wandte sie sich an den katholischen Kaplan der Klinik, an der sie arbeitete. Als er sich ungerührt auf das »Gesetz« der Kirche berief, wollte sie ihm begreiflich machen, daß ja gerade die Moralvorschriften der Kirche sie in ihr gegenwärtiges Dilemma geführt hätten; es könne sein, daß mit diesen Vorschriften etwas nicht stimme. Falls sie ein weiteres Kind bekäme, müsse sie entweder ihren Beruf aufgeben oder ihre Familie vernachlässigen; beiden Pflichten könne sie nicht gerecht werden. Wenn aber sie und ihr sexuell anspruchsvoller Ehemann sich an das Gesetz der Kirche hielten, sei nicht auszuschließen, daß sie noch ein Kind bekäme und wieder eins. Der Kaplan hielt ihr vor, es mangele ihr an Verständnis, und empfahl ihr, einen älteren und weiseren Priester als geistlichen Berater zu konsultieren. Doch ermahnte er sie, daß dies die strikte Befolgung von dessen Ratschlägen verlange, ganz gleich, wie beschwerlich diese seien. Die fromme junge Ärztin befolgte den Rat und versuchte ihren neuen geistlichen Führer zu überzeugen, daß Schwangerschaftsverhütung in einem Fall wie ihrem nicht nur geboten, sondern auch moralisch gerechtfertigt sei. Er hielt dies für ausgeschlossen und trug ihr auf, getreulich ihren beruflichen Dienst und ihre eheliche Pflicht zu verrichten und im übrigen dem Ratschluß der Vorsehung zu ver-

trauen. Sie verwies auf die Gefahr für ihre Gesundheit und ihre Arbeitsfähigkeit, wenn die Umarmungen ihres Gatten zu einer weiteren Schwangerschaft führten. »Er erwiderte, diese Gefahr sei völlig zweitrangig gegenüber der Pflicht, meinen Mann zu lieben«, hat Dr. Biezanek später geschrieben, *»und solange ich diese erfüllte, würde Gott für mich sorgen.«*

Bald darauf bekam Dr. Biezanek ein fünftes Kind, erlitt eine zweite Fehlgeburt und hatte einen seelischen wie körperlichen Zusammenbruch. »Ich war meinem Glauben gefolgt, hatte mich meinem Mann unterworfen, wie mir aufgetragen worden war, und wie meine Erfahrung mich ganz richtig vermuten ließ, machte die fünfte Schwangerschaft mich unfähig zu weiterer Arbeit als Ärztin ... Ich war zutiefst überzeugt, daß ich nie wieder praktizieren würde.« Sie gab ihre Stellung auf, das Haus und alles andere. Mit ihrem Mann und fünf Kindern zog sie zu ihren hilfsbereiten, aber verstörten Eltern. Binnen sechs Monaten war sie wieder schwanger. Nach der sechsten Geburt wies sie sich selbst in eine psychiatrische Klinik in Edinburgh ein.

Die Therapeuten dort stellten ihr Fragen, die sie zwangen, sich mit den widerstreitenden Stimmen in ihrem Innern auseinanderzusetzen: mit ihrer religiösen Überzeugung und ihrer Selbstidentität als Frau und Mutter und erst recht als Ärztin. »Mein Problem war folgendes: Wie konnte meine Ehe überleben ohne das Band der sexuellen Vereinigung, wie mein Mann sie forderte? Meine Psychiater versicherten mir, sie könne es nicht. Wie konnte ich überleben, wenn noch mehr Kinder kamen? Ich wußte, ich konnte es nicht ... An diesem Punkt begann ich mit qualvoller Bestürzung einzusehen, daß ich womöglich die einzige Katholikin mit einem Problem von solcher Größenordnung war.«

Unter dem Druck ihrer Krankheit (falls ihre Not so zu bezeichnen war) wurde ihr ihr Dilemma immer klarer bewußt: »Die katholische Frau möchte eine liebende Gattin sein, weiß aber, daß sie ihre Schwangerschaften begrenzen muß. Nimmt sie Verhütungsmittel, wird sie von ihrem Seelsorger als verworfen bezeichnet. Folgt sie dem Rat des Priesters und enthält sich des Geschlechtsverkehrs, hält ihr

Ehemann sie für kalt. Wenn sie nichts unternimmt, hält die Gesellschaft sie für verrückt.«

In der Stille des Sanatoriums sann sie über eine noch brisantere Frage nach, die sie später in ihren bemerkenswerten, in England veröffentlichten Erinnerungen aufwerfen sollte: »Warum sollten die Bedürfnisse deiner Seele dich zwingen, das Leben deiner ganzen Familie zu zerstören?« Während sie mit dieser Frage rang, stattete weder ihr Beichtvater noch ihr Seelenhirte ihr einen Besuch ab. Das, so schreibt sie, »war der schlimmste Teil der Qualen, die ich erlitt. Ich trat für das ein, was man mich als Fundament der katholischen Lehre zu glauben gelehrt hatte, und kaum ein Katholik schien Anteil zu nehmen ... Solange die Logik, die meiner Klage zugrunde liegt, nicht verstanden wird, lassen sich auch die Gründe für die Verbitterung, die die gesamte katholische Kirche zu sprengen droht, nicht verstehen ... Deshalb begann ich meine persönliche Not als ein Dilemma zu begreifen, das einmal das Jüngste Gericht für die Intellektuellen meiner Kirche einläuten sollte.«

Nach fünf Wochen in der Klinik kehrte sie zu ihrer Familie zurück. »Damals lebten wir bei meinen Eltern in Schottland, zusammen mit meinen sechs Kindern, und dann – o Gott, Jan stach immer von Liverpool in See, und wir schliefen unten im Wohnzimmer. Wir konnten nicht zu Bett gehen, bevor alle schliefen. Und weil ich sechs Kinder zu versorgen hatte, war ich immer sehr erschöpft, er war lange auf See gewesen, und wir wollten zu Bett gehen. Aber natürlich verlangte er Sex, was begreiflich war. Also mußte ich meiner Familie sagen, daß ich wieder schwanger war.«

Annes Eltern, die nicht katholisch waren, brachten so wenig Verständnis für diese weitere Schwangerschaft auf, daß sie sich gezwungen sah, ihr Haus zu verlassen, die Kinder in Pflege zu geben und sich um Geld zu kümmern: Sie nahm Kredite von Verwandten, ärztlichen Standesorganisationen und katholischen Wohlfahrtsverbänden auf. Was sie vor allem brauchte, das wußte sie, war eine eigene Wohnung. Der Kaplan am Krankenhaus, wo sie gearbeitet hatte, vermittelte ihr Bürgschaften für die Hypothek auf ein Backsteinhaus in Wallasey, das den Mersey River und die riesigen Hafenkräne von Liverpool

überblickte. Das schlichte Haus, etwas zurückgesetzt von der Küste auf einer Anhöhe gelegen, sollte bald berühmt werden.
Der bloße Gedanke an eine weitere Schwangerschaft war jetzt ein Alptraum.

> Sogar die kurzen, unvorhersehbaren Gastspiele meines Mannes im Haus wurden zur Qual. Nicht nur die Kinder wünschte ich aus dem Weg, sondern auch ihn. Wenn seine Anwesenheit zu meinen unruhigen Nächten und chronischer Schlaflosigkeit hinzukam, dachte ich oft und sagte es auch, ich würde schreiend aus dem Fenster springen, wenn er mich nur berührte ... So geriet ich unversehens in den Bann jener neumodischen Richtung im Katholizismus, die behauptet, die Lösung aller ehelichen Probleme, wie ich sie ertrug, liege im völligen Verzicht auf Sex. Mein Mann mußte aus meinem Umkreis verbannt werden, in ein eigenes Zimmer. Alles an mir, was ihn zu mir hinzog und mich zu ihm, mußte unterdrückt werden. Ich versuchte all dies, und Gott sei mein Zeuge ... Haß beherrschte unsere Tage. In solch einer Atmosphäre wird sogar das Gebet, oder soll ich sagen: vor allem das Gebet, zu einer Gefahr. Wenn man betet, muß man seine Not offenbaren und seine Abwehr niederreißen, man muß sich dem Einfluß eines liebevollen und nachsichtigen Geistes öffnen. Da kann es geschehen, daß du dich verleiten läßt, deinem Ehemann einen Gutenachtkuß zu geben, und von da an ...«

Dr. Biezanek eröffnete ihren Eltern, daß sie es mit der Pille versuchen wolle und daß sie als erste von ihrem Entschluß erfahren sollten. Sie reagierten mit »überschwenglicher Freude und Erleichterung«.
Die Reaktion ihres Mannes war weniger begeistert. Heute, mit sechzig Jahren, energisch wie je, rief Dr. Biezanek diese Zeit noch einmal für mich zurück. »Mein Mann hatte nichts dagegen, daß ich die Pille nahm, solange ich nur meine Glaubenskämpfe für mich behielt«, erinnert sie sich und unterstreicht ihre Worte mit kraftvollen Gesten. »Es war eine Sache, die mich betraf, nicht ihn. In einer funktionierenden katholischen Gemeinde in Polen, wissen Sie, diskutieren die

Frauen so etwas unter sich. Die Frauen wissen, was zu tun ist, und die Männer werden damit nicht behelligt.«
Mit absolutem Vertrauen auf die Richtigkeit ihres Standpunkts ging Anne Biezanek ihren Weg. Sie schreibt darüber:

> Zuerst mußte ich mir die Pille beschaffen, und das bedeutete einen Besuch bei unserem Hausarzt. Ich war grün und blau geschlagen an jenem Abend, als ich ihn aufsuchte. Ich sagte: »Ich habe versucht, mich in Enthaltung zu üben, aber mein Mann hält nichts von Enthaltung. Er ist nur selten zu Hause, wissen Sie.« Der Arzt wußte zu diesem Zeitpunkt nicht, daß auch ich Ärztin war. Wie hätte er ahnen sollen, welch einen gewaltigen Schritt zu tun ich mich anschickte? Armer Mann, er konnte es nicht wissen. Er war nicht katholisch und hatte keine Ahnung von ... [dem] mächtigen und folgenschweren Urteil, das im Dunkel des Beichtstuhls verhängt wird. Er sagte mir, ich sei mitnichten die erste Katholikin, die ihn auf dieses Thema anspräche, und gewiß war er überrascht, wieviel Aufhebens ich von der Angelegenheit machte. Aber ich wollte, daß er verstand. Ich wollte, daß alle verstehen, und das will ich immer noch ...
> Am festgesetzten Tag fing ich also an, meine Pillen zu schlucken, am 25. Mai 1962 ... Doch während ich die Pille nahm, wurde ich traurig. Ich wußte, daß ich eine Idee zu Grabe trug, mit der ich mich so stark identifiziert hatte, daß ich mich sozusagen selbst begrub. Wer, fragte ich mich, würde Blumen auf mein Grab streuen?

In unserem Interview erläuterte sie mir ihren Konflikt: »Ich nahm also meine Kinder mit in die Kirche, ging aber nicht zur Kommunion. Dann sagte Jan: ›Du bist nicht zur Kommunion gegangen.‹ Und ich sagte: ›Ich habe dir doch gesagt, ich würde, wenn ich die Pille nehme, nicht mehr zur Kommunion gehen.‹ Er sagte: ›Alle frommen Mütter gehen mit ihren Kindern zur Kommunion. Welche Sünden begehst du eigentlich?‹ Und da sagte ich: ›Sieh mal, meine Sünde besteht darin, daß ich dafür sorge, daß wir Frieden im Haus haben. Haben wir etwa Streit über Sex gehabt, seit ich die Pille nehme?‹ ›Nein‹, sagte er. Und ich sagte: ›Ich habe dir aber gesagt, die Pille bedeutet, daß ich nicht mehr zur Kommunion gehen kann. Es ist gegen die Vorschriften der Kirche.‹ Er sagte: ›Du kannst aber gehen. Du gehst zur Beichte, dann gehst du zur Kommunion, und dann nimmst du deine Pille.‹ Aber so geht das nicht mit der Pille, wissen Sie. Wenn man ein Kondom benutzt, oder dergleichen, hält man den Atem an, rennt zur Kirche und beichtet und nimmt die Kommunion, und dann kann man aufseufzen und wieder in sein sündiges Leben zurückfallen. So schaffen es die meisten Katholiken. Aber die Pille muß man jeden Tag nehmen.

Ich sagte zu ihm: ›So funktioniert vielleicht der Kopf eines polnischen Mannes, aber so funktioniert nicht der Kopf dieser Engländerin. Ich bringe alle Kinder zur Messe, zum katholischen Religionsunterricht, aber ich selbst kann nicht gehen.‹ Er wurde furchtbar wütend.«

Also ging Anne zu ihrem Seelsorger, dem Gemeindekaplan ihres neuen Wohnorts, erklärte, daß sie die Pille nähme, und erbat seine Zusicherung, er werde ihr die Sakramente der Beichte und Kommunion spenden.

Er sagte, er könne es nicht.

Ihren Kindern konnte Anne ihre Not und Sorge nicht vorenthalten. Ihre älteste Tochter bestürmte sie, mit ihnen beim Schulgottesdienst zum Altar zu gehen. Anne, die sich völlige Aufrichtigkeit abverlangte, schrieb an den Seelsorger der Schule, Father James Gaskell, daß sie Verhütung praktiziere und daß sie an einem bestimmten Tag zu einer angegebenen Stunde mit ihrer Tochter zur Kommunion kommen werde. Wie eine ihm Unbekannte empfing sie die Hostie aus der Hand des Priesters, der gesagt hatte, er könne sie ihr nicht spenden. Doch das Passive an dieser Lösung ließ sie unbefriedigt. »Als Frau und erst recht als Ärztin widerstrebt es mir, Medikamente heimlich zu nehmen«, sagte sie.

Im folgenden Februar, 1963, wurde die Pfarrgemeinde durch den Besuch ihres Bischofs beehrt. Anne schrieb ihm und bat um ein Gespräch. Bei der Zusammenkunft informierte sie ihn, daß sie die Pille nähme und dennoch regelmäßig kommuniziere. Sie verlangte Gewißheit von ihm, daß ihr Empfang der Sakramente zulässig sei. Falls er Zeit brauche, um sich mit anderen Bischöfen über ihr Anliegen zu beraten, werde sie, in Erwartung seines Urteils, nicht mehr zum Altar gehen. Er aber erklärte ihr ohne Zögern, daß es in ihrer Sache keine Unklarheit gäbe. Sie übertrat ein unabänderliches Gebot Gottes und machte sich eines Sakrilegs schuldig. Da gab es nichts weiter zu beraten.

Ebenso prompt erwiderte sie, dies möge seine Auffassung sein; sie aber habe eine andere. Sie werde sich freiwillig fernhalten vom Tisch des Herrn, sagte sie, falls der Bischof in eigener Person und mit Worten, die er für angemessen hielte, ihren Kindern erklären wolle, warum ihre Mutter nicht das Sakrament empfangen dürfe. Dies werde er nicht tun, sagte er.

Darauf ging sie weiterhin zur Kirche und allwöchentlich zur Kommunion und fühlte sich nicht mehr an die Autorität des Bischofs gebunden. »Ich war überzeugt«, schrieb sie später, »daß Gott selbst von mir verlangte, meinen Standpunkt zu beziehen, und daß Er es war, der mich so tief in die Verzweiflung geführt hatte, damit ich erfahre, wie unterdrückt und bedauernswert katholische Frauen sind.«

Ein Jahr lang brachte die Pille relativen Frieden in Anne und Jans rotes Backsteinhaus. Wenn er von seinen Reisen zurückkehrte, brauchte sie seine Annäherungen nicht mehr abzuwehren. Jans Wutanfälle, die sich bis zur Gewalttätigkeit gesteigert hatten, mäßigten sich.

Die Aussicht, über die siebenköpfige Kinderschar hinaus keinen Nachwuchs mehr zu bekommen, eröffnete neue Möglichkeiten. Jan wurde älter, und bei seinem bescheidenen Einkommen schlug er vor, Anne solle wieder als Ärztin arbeiten. Sie fand Arbeit auf Teilzeitbasis in den Praxen anderer Ärzte in Wallasey.

»Ich sah, was mit den Frauen passierte, nachdem für die Männer am Freitag Zahltag gewesen war. Sie gingen zum Saufen ins Pub, und danach zu ihren Frauen. Ich durfte von Haus zu Haus laufen und die Folgen jener schmutzigen, kriminellen Abtreibungsversuche behandeln. Sie lebten in diesen drangvollen Unterkünften. All das Blut, das die Frauen verloren! Die Blutpfützen am Fußboden waren schrecklich.

Die Frauen sagten zu mir: ›Wie machen Sie das? Sie sind Ärztin. Sie gehen zur Kirche. Sie haben sieben Kinder und können beweisen, daß Sie eine gute Katholikin sind. Und doch kriegen Sie keine Babys mehr.‹ Und ich sagte ihnen: ›Das hat überhaupt nichts mit Heiligkeit zu tun. Es kommt daher, daß ich die Pille nehme.‹ Sie flüsterten: ›Sie nehmen die Pille?‹ Und ich sagte: ›Nun, man kann sie sich verschreiben lassen, das wissen Sie doch.‹ Da schauten sie mich verwundert an: »Aber es heißt, daß es Sünde ist.‹ Allmählich geriet ich dadurch in einen Konflikt.«

Und dann kam ihr die Idee: *Warum nicht selbst eine Beratungsklinik eröffnen?*

Im zweiten Stock ihres Stadtrandhauses in Wallasey schleppte sie die Möbel aus einem ungenutzten Zimmer, baute ein Waschbecken ein und kaufte einiges an medizinischer Grundausstattung. Am 8. September 1963 empfing Anne Biezanek die erste Patientin in ihrer privaten Verhütungsklinik, der ersten, die je von katholischen Medizinern eröffnet wurde.

Bald suchte sie auch wieder den Priester ihrer Gemeinde auf, um »ihn zu überreden, mir in allen anderen Punkten des Beichtspiegels die Absolution zu erteilen und, wenn es ihm möglich wäre, sein Urteil in dieser einen Sache in der Schwebe zu lassen. Er weigerte sich, wiewohl er mir weiterhin die Kommunion spendete, wann immer ich zum Altar kam. So lebte ich weiter im Kompromiß.«

Ein paar Wochen später brachte der *Daily Mail* in Liverpool einen Artikel über Dr. Biezaneks Beratungsklinik, unter der Schlagzeile: »Ärztin in Wallasey trotzt ihrer Kirche«. Darauf folgte ein 90-Sekunden-Interview im landesweiten Fernsehen. Die Schlagzeile kränkte Dr. Biezanek. Sie wußte, daß in Rom das Zweite Vatikanische Konzil tagte und daß die Welt einer liberaleren, gerüchteweise schon angekündigten Stellungnahme zur Geburtenkontrolle harrte. Dies war eine Zeit der Hoffnung, nicht der Auflehnung.

Bald aber mußte sie schmerzlich erfahren, daß mit einem Wandel noch nicht zu rechnen war. Am Sonntag nach dem Zeitungsartikel und ihrem Fernsehauftritt nahm der Gemeindepfarrer ihrer Tochter die Hostienschale aus der Hand und sagte laut zur Mutter: *»Sie blei-*

ben ausgeschlossen.« Wieder schrieb Anne an ihren Bischof, der diesmal deutlichere Worte für ihre Verirrung fand als damals, bei dem ersten Gespräch: Nicht nur habe sie »ein unabhänderliches Gesetz Gottes übertreten«, so seine frühere Anklage gegen sie, sondern sie habe sich schuldig gemacht, indem sie Aufsehen erregte und einen »Skandal« verursachte. Damit habe sie die Grenze des Zumutbaren überschritten.

Annes Kampfgeist war geweckt, und sie fühlte sich aufgerufen, ihre Haltung zu ihrer erwählten Kirche ein für allemal zu klären. Sie schrieb an den höchstrangigen Katholiken Englands, John Heenan, den Erzbischof von Westminster in London. (Vier Jahre früher, im Januar 1959, als alle Welt auf die Stellungnahme der Kirche zu der angekündigten Pille wartete, hatte Erzbischof Heenan, ein kluger politischer Taktiker im Prälatenrock, einen festen Standpunkt der Ungewißheit bezogen. In einer TV-Debatte zum Thema Bevölkerungskontrolle teilte er der fernsehenden Nation mit, die Kirche werde keine Einwände gegen eine empfängnisverhütende Pille erheben, sofern diese nicht gegen das göttliche Gesetz verstieße.) In ihrem Brief schilderte sie ihr wagemutiges Abenteuer und betonte, daß sie weder exkommuniziert noch zur Anhörung wegen ihres angeblichen Vergehens vor eine kirchliche Instanz geladen worden sei. Sie informierte den Erzbischof, sie werde am 31. Mai 1964 vor seinem Altar in der Kathedrale von Westminster erscheinen – mit der Absicht, die Heilige Kommunion zu empfangen. Sie beschrieb Schnitt und Farbe des Kostüms, das sie tragen wollte, und auch ihr Aussehen. Und sie informierte die Presse.

Der Tag war gekommen, und die Kathedrale war gesteckt voll Menschen, die sich bis vor die Portale drängten. »Es standen viele Prälaten vor der Kirche«, erinnert sie sich, »und überall die Kameras des Fernsehens. Ich weiß nicht, ob es tatsächlich Prälaten waren, aber sie trugen den Purpur und musterten aufmerksam die Menge. Mich schaute niemand direkt an.«

Im Innern der Kirche empfing Anne Biezanek umstandslos, und scheinbar ohne beachtet zu werden, das heilige Sakrament. Ein Zeitungsreporter schrieb damals, der Zwischenfall sei »womöglich die schlagzeilenträchtigste und meistphotographierte Todsünde, die je begangen wurde«. Ein Kirchensprecher sollte später verlautbaren, die Offizianten hätten sie nicht bemerkt.

Dr. Biezanek aber war zufrieden, das Richtige getan zu haben. »Ich glaube, dem Kardinal war gleichgültig, was ich tat«, sagte sie ein paar Tage später. »Er wollte sich nicht festlegen lassen, wünschte kein Aufsehen. Manche behaupten ja, daß fromme Katholikinnen einfach verhüten und darüber schweigen sollten. Das ist aber nicht meine Art. Ich bin Katholikin, weil ich gelernt habe, dieses Leben hier wichtig zu nehmen, als Vorspiel zu etwas noch Wichtigerem, das später kommt. Lieber nehme ich öffentlich Schande auf mich, als insgeheim so zu tun, als sei ich Katholikin. Denn gerade von der katholischen Kirche habe ich gelernt, für die Wahrheit einzutreten, wie ich sie erkannt habe.«

Die weltweite Berichterstattung über diesen Sonntagmorgen in der Westminster-Kathedrale trug Biezanek eine Flut von zustimmenden Briefen ins Haus, mit Briefmarken und Poststempeln nicht nur von den britischen Inseln, aus den Vereinigten Staaten und Kanada, sondern auch aus Mexiko, Pakistan und den Philippinen; aus Australien, Neuseeland, Südafrika und Rhodesien; aus Holland, Deutschland, Italien und Frankreich; aus Zypern, Japan, Schweden und Polen, »aus Ländern, in denen ich nie gewesen bin, in Sprachen, die ich nicht kenne, von Männern und Frauen, von Katholiken und Methodisten und Anglikanern und Presbyterianern, von Zeugen Jehovas und Quäkern, von Buddhisten und Moslems, von Humanisten und Kommunisten«. Ein Brief war adressiert an »Dr. Anne Biezanek, Beratungsklinik, England«. Die Post stellte ihn zu.

Nach ihrem Besuch in Westminster ging Dr. Biezanek zwar weiterhin jeden Sonntag in Wallasey zur Messe, nahm aber nicht mehr die Kommunion. »Damals hat man behauptet, mich nicht erkannt zu haben«, erklärte sie, »darum sehe ich keinen Sinn darin, es noch einmal zu versuchen. Ich werde nicht durch Betrug die Hostie empfangen.«

Ein britischer Verleger forderte Biezanek auf, ihr Anliegen in einem Buch zu vertreten. Das daraus hervorgegangene Werk, *All Things New*, das 1965 veröffentlicht wurde, stieß auf überraschend wider-

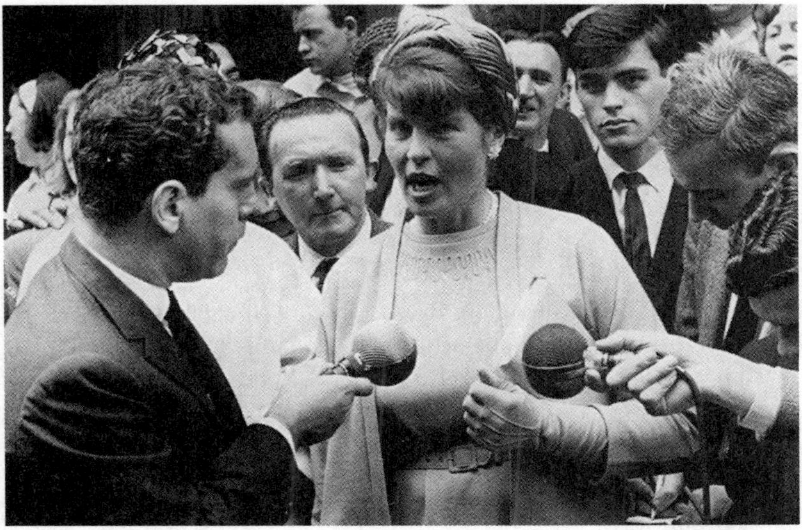

Anne Biezanek wird 1964 von Reportern umringt, nachdem sie in der Kathedrale von Westminster »unbemerkt« die Kommunion empfangen hatte – »die meistphotographierte Todsünde, die je begangen wurde«

sprüchliche Reaktionen. In England bezeichnete es Father Alban Byron, trotz mancher Vorbehalte, in der *Catholic Gazette* als »das außerordentlichste Buch über die Ehe, das ich je gelesen habe«. In der *Clergy Review* äußerte sich Kanonikus E.H. Drinkwater, ein katholischer Theologe, beifällig über das Buch, das »all diese taktvollen Euphemismen und Leisetretereien vermissen läßt, diese delikaten Anspielungen und Nuancen, diese diskreten Umschreibungen, die so oft die Wagenräder der Wahrheit schmieren und die uns, die wir stets unter den Augen des Zensors schreiben, so leicht von der Hand gehen«. In der Zeitschrift *Search* fügte Drinkwater hinzu: »Glaube nur ja niemand, die Verfasserin gehörte zu jenen nörgelnden Exzentrikern, die es auf öffentliche Beachtung abgesehen haben ... Dies ist ein Buch vom gleichen Rang wie Kardinal Newmans *Apologia*.«
In den Vereinigten Staaten aber war *Commonweal*, die liberalste unter den katholischen Wochenzeitschriften, nicht bereit, Anzeigen für

die bei Harper & Row erscheinende amerikanische Ausgabe zu drucken. Fast alle übrigen katholischen Publikationen ignorierten das Buch, bis auf *The Critic*, dessen Leitartikler sich fragte, was eigentlich aus der Verantwortung des Verlegers bei Harper & Row geworden sei. Biezaneks Buch forderte nicht nur die Kirche in ihrer Haltung zur Pille heraus, sondern wies führende Theologen mit ihren scheinbar unabänderlichen Auslegungen der Bibel in die Schranken:

> Von Apologeten des katholischen Standpunkts wird häufig behauptet, die Kirche habe schon immer künstliche Methoden der Geburtenkontrolle verurteilt ... Doch welche künstlichen Methoden waren in den letzten fünfzig Jahren bekannt (im Sinne von allgemein bekannt)? ... Was die Kirche tatsächlich seit Jahrhunderten verdammt, ist Empfängnisverhütung mittels abnormer Sexualpraktiken.
>
> Vor der Einführung des Kondoms und des Pessars gab es nur ein Mittel, um sicherzustellen, daß keine Empfängnis stattfinde, und dies bedeutete irgendwie, das wahre Wesen des sexuellen Akts zu pervertieren. Das Ziel dieser Perversion besteht zwangsläufig darin, das Eintreten des Samens in die Vagina zu verhindern, und dies ist nur zu erreichen, wenn der Penis entweder gar nicht in die Vagina eindringt oder kurz vor dem Samenerguß zurückgezogen wird.
>
> Die Argumente der Theologen gegen den Koitus interruptus beruhen lediglich auf der Behauptung, daß solch eine Handlungsweise der Natur zuwiderlaufe. Forscht man aber weiter nach und fragt, ›wessen Natur‹, so verweisen sie auf die Natur an sich und sprechen von Fortpflanzung als dem primären Zweck des Geschlechtsverkehrs.
>
> Die einfache Wahrheit ist aber, daß zwei Personen, die sich im sexuellen Akt hingeben, nicht in erster Linie die Zeugung von Kindern anstreben, sondern den Orgasmus. Wenn sie den Akt auf eine Weise vollziehen, daß der Orgasmus für einen der Partner praktisch unmöglich ist, handeln sie der Natur zuwider.
>
> Die Geschichte, die in *Genesis* 38 erzählt wird, [beschreibt] wie

Onan, um eine Empfängnis zu verhüten, seinen Samen beim Geschlechtsverkehr auf die Erde fallen ließ und von Gott für die »Abscheulichkeit« seiner Tat erschlagen wurde. Diese Worte werden oft zum Beweis herangezogen, daß die Geburtenkontrolle etwas Abscheuliches sei ... Der Haken daran ist nur, daß die Männer, die sich auf dieses Argument beriefen, es nicht ganz verstanden haben. Da sie die Frau nicht verstanden, verloren sie die Bedürfnisse der Frauen und ihre Natur aus dem Blick und fanden es leichter, über Natur an sich zu sinnieren – irgendeine unpersönliche Naturkraft »dort draußen«, vor der alle Bedürfnisse zurücktreten müßten. Diese Natur haben sie zu ihrem Gott gemacht, den sie nach ihrem Ebenbild schufen und gestalteten. Ein Gott, der die Frauen nicht liebt.

Im selben Jahr, als Biezanek in Westminster die Autorität der Kirche herausforderte, erschien auch Betty Friedans einflußreiches Buch *Der Weiblichkeitswahn*. Wir haben uns angewöhnt, den Aufbruch zur Revolte der Frauen auf die Veröffentlichung dieses Buches zu datieren. Friedan selbst lacht nur über eine so einfache Verquickung von Ursache und Wirkung und meint, daß die entscheidenden Elemente zu einer Initialzündung bereits gegeben waren. Ihr Buch hat aber, zusammen mit Simone de Beauvoirs *Das andere Geschlecht* und Kate Milletts *Sexus und Herrschaft*, den Zündfunken geliefert.
Ähnlich verhielt es sich vielleicht auch mit Biezaneks Herausforderung der Kirche. Der Vorgang hätte Schlagzeile bleiben und leicht im täglichen Strom der Medien untergehen können. (Tatsächlich verließ Dr. Biezanek bald ihre Kirche, wurde von ihrem Mann verlassen und widmete sich nur noch ihrer ärztlichen Praxis und der Erziehung ihrer Kinder.) Aber ihr Auftreten vor dem Altar von Westminster könnte auch als der Bolzenschlag verstanden werden, der den Damm brach und eine Art Sintflut über die römisch-katholische Kirche hereinbrechen ließ.
Die ersten Anzeichen waren unauffällig. Ein junger Priester in England erklärte, die Ärztin aus Wallasey sei im Recht und die Kirche im Unrecht. Hochwürden Arnold A. MacMahon, ein 25jähriger Lehrer

am St. Richard's College im Westen Englands, einer Ausbildungsstätte für Missionare, wagte ein offenes Wort in einem Leserbrief an die *Birmingham Post*. Um eine Lanze für Dr. Biezanek, ihr Buch und ihre Klinik zu brechen, schrieb er: »Ich bin nicht nur überzeugt, daß viele Katholiken Verhütung praktizieren – ich glaube sogar, sie sind im Recht. Niemand kann ihnen dieses Recht absprechen, denn niemand kann einem anderen Menschen seine Verantwortung als Mensch abnehmen.«

Als dieser Brief einen Sturm der Entrüstung auslöste, sagte Father McMahon: »Mir könnte etwas zustoßen«, aber »dies wäre nur ein erneuter Beweis dafür, wie ernst das Problem ist. In unserer Kirche gibt es eine totalitäre Richtung, die diese im Innersten aushöhlt.« Father McMahon wurde zur Untersuchung nach Rom zitiert und in ein Exerzitienhaus verbannt, wo er über seine Insubordination nachdenken sollte.

Binnen weniger Tage meldete sich, als Echo auf McMahons Brief, der 26jährige Father Joseph Cocker von St. Mary's auf der Isle of Wight zu Wort, der an eine katholische Wochenzeitung schrieb: »Die Antwort ist ausgeblieben auf Father McMahons Artikel, den ich hervorragend fand ... Es ist nicht zwangsläufig Selbstsucht, wenn eine Frau ihren Mann lieben möchte, ohne den größten Teil ihrer Jugend schwanger zu verbringen.« Cocker erhielt sofort einen Rüffel von Monsignore Joseph Mullarky, dem Generalvikar seiner Diözese.

Falls es ein bestimmtes Datum gab, zu dem der Damm brach, so war es vielleicht der 21. März 1963, und zwar – passenderweise – in den Niederlanden. William Bekkers, der Bischof von 's-Hertogenbosch, bezeichnete in einer Sendung der katholischen Rundfunkanstalt KRO in Holland die »Geburtenregelung« – bedeutsame Abweichung von dem umstrittenen Wort »Geburtenkontrolle« – als »wichtigen Teil der umfassenden Verantwortung, die Eheleuten aufgetragen ist ... Der Mensch muß die Zahl seiner Nachkommen planen, und dies vor dem kaleidoskopischen Hintergrund seines Ehelebens. Es liegt kein besonderes Verdienst darin, eine große oder kleine Familie zu haben. Die Gatten, und sie allein, entscheiden über die Größe ihrer Familie und über die Zeitspannen, die zwischen den Geburten ihrer

Kinder liegen sollten. Dies ist eine Frage des eigenen Gewissens, in die sich niemand von außen einmischen darf.«

Was mochte diesen Bischof bewegen, daß er so weit von der vorgeschriebenen Linie abwich? In einem Interview mit Robert Blair Kaiser von *Time* erläuterte Bekkers, unter Vermeidung aller theologischen Spitzfindigkeiten, so schlicht wie mutig: »Die Leute haben Schwierigkeiten. Sie stellen Fragen. Und darum spreche ich dies aus. Wenn ich sehe, daß die Menschen in die Kirche gehen und nicht zur Kommunion kommen, und zwar aus Schuldgefühlen, da sie gegen das Verbot von Verhütungsmitteln verstoßen, und ich weiß, daß es gute Menschen sind, die sonst zur Kommunion gehen würden, dann sage ich, dies ist ein Grund, um die ganze Frage noch einmal aufzurollen.« Und er schloß mit einer leisen Bemerkung, die der römischen Kurie in den Ohren hallen sollte: »Der Kontext eines Dogmas kann sich verändern.«

Willem van der Marck, ein Priester von Mitte dreißig, veröffentlichte bald darauf, in der gelehrten holländischen *Tijdschrift voor Theologie*, ein aufsehenerregendes Plädoyer für die Pille. Die in England veröffentlichte Kurzfassung besagte: »Eine Kontrolle der Fruchtbarkeit ist nicht nur zulässig und findet den Beifall der Kirche, sie ist sogar eine Pflicht der Christen. Was die Mittel betrifft, die zur Kontrolle der Fruchtbarkeit eingesetzt werden, so galt bis heute ausschließlich die Rhythmusmethode als annehmbar, nicht weil sie so ›natürlich‹ wäre, sondern weil sie nicht in den ehelichen Akt als solchen eingreift. In dieser Hinsicht bedeutet die Pille kein Problem. Die Frage, ob sie tatsächlich gut oder böse sei, ist daher aus der persönlichen Einstellung und Mentalität des Ehepaares zu beantworten.«

An der Harvard University schrieb Michael Novak, Herausgeber eines Sammelbandes von Aufsätzen, die anonym von dreizehn amerikanischen Ehepaaren verfaßt worden waren, »um die alltäglichen und konkreten Realitäten des Ehelebens zu schildern« – erschienen und unter dem Titel *The Experience of Marriage* –, einen Brief an die damals im achtundfünfzigsten Jahr erscheinende Jesuitenzeitschrift *America*. Dort hieß es herausfordernd: »Die katholische Lehre stützt sich gegenwärtig weit mehr auf die Macht der Autorität denn auf das

Gewicht von Philosophie und Vernunft. Vielen von uns ist es fast nicht mehr möglich, mit Priestern zu diskutieren, die allzu oft und zu rasch bereit sind, sich der vatikanischen Autorität zu beugen.«

Daraufhin versicherten sich die *America*-Herausgeber des Beistands katholischer Ärzte, die, wie es in einem Leitartikel hieß, »die Vereinbarkeit – und sogar Notwendigkeit – einer gewissen Art von Empfängnisverhütung im Leben der wahrhaft katholischen Familie« erkannten. Es sei »offenbar zu früh«, um zu sagen, ob solche Ansichten sich in der Kirche durchsetzen würden, doch der Leitartikel fuhr fort: »Unser Meinung nach sollten sie dies ... Wie können sich Eheleute einander und ihren Kindern in der selbstlosen Tradition christlicher Liebe hingeben, wenn eine weitere Schwangerschaft eine dauernde – und berechtigte – Sorge für die Familie darstellt?«

Nur Tage nach Bekkers' Fanfarenstoß in Holland entbrannte in Amerika eine Schlacht um John Rocks soeben erschienenes Buch: *The Time Has Come: A Catholic Doctor's Proposals to End the Battle Over Birth Control*. Es vertrat die faszinierende These, daß die Pille nicht gegen die Vorschriften des modernen Katholizismus verstieß, weil sie »eine moralisch zulässige Variante der Rhythmusmethode« sei. Der berühmte Harvard-Gynäkologe legte dar, daß mit der Pille lediglich moderne Varianten natürlicher Hormone eingesetzt würden, um die natürliche Zeitspanne, in der eine Frau unfruchtbar sei, vom Bruchteil eines Monats auf ein paar Monate auszudehnen. Die Verwendung der Pille zur »Regulierung« des Menstruationszyklus – gewissermaßen eine verbesserte Anwendung der Rhythmusregel – sei von der Kirche bereits akzeptiert. Diese Logik, so meinte Rock, müsse jeder einsehen, der Augen hat zu sehen: »Man kann die elterliche Entscheidung nicht den Theologen übertragen. Die Leute müssen den Mut haben, selbst die Verantwortung zu übernehmen.«

Solche beispiellosen Überlegungen, von Rock und anderen mutig vorgetragen, stellten die katholische Hierarchie vor ein verzwicktes Dilemma. Rock vertrat eine Auffassung von Empfängnisverhütung, beruhend auf wissenschaftlicher Erkenntnis, mit der sich kirchliche Denker noch nie hatten auseinandersetzen müssen, wozu sie auch nicht besonders qualifiziert waren.

Richard Kardinal Cushing, der Erzbischof von Boston, veröffentlichte im Bostoner Kirchenblatt *Pilot* eine Rezension zu Rocks Buch, die das Maß allgemeiner Unsicherheit ahnen ließ. Zum Auftakt klopfte der Kardinal dem Mediziner väterlich auf die Finger, weil dieser sich über die kirchliche Regel hinweggesetzt habe, die, mit Cushings Worten, »von jedem Katholiken verlangt, sein Manuskript den kirchlichen Behörden vorzulegen und die sogenannte ›Imprimatur‹ einzuholen, bevor er seine Ansichten zu Fragen des Glaubens oder der Moral öffentlich darlegen darf«. Dann aber fuhr der Kardinal fort: »In diesem Buch steht manches Gute und Richtige ... Rock hat eindeutig nachgewiesen, daß die Kirche nicht gegen die Empfängnisverhütung als solche Stellung bezieht, sondern gegen die künstlichen Mittel zur Verhütung einer Empfängnis. Manche seiner Vorschläge könnten dazu beitragen, den häuslichen Frieden in den Familien unserer pluralistischen Gesellschaft wieder herzustellen.«

In der *Washington Post* aber äußerte sich Monsignore John C. Knott, Leiter des Familienbüros der National Catholic Welfare Conference, viel strenger und unverblümter im traditionellen Sinn: »Der Sache ehrlicher Diskussion wäre besser gedient, wenn Dr. Rock und alle Amerikaner bereit wären, die Realität des katholischen Einstellung zur Empfängnisverhütung anzuerkennen. Diese hat sich nicht geändert und wird sich nicht ändern.«

Rocks Überlegungen zu Katholizismus und Geburtenkontrolle ließen sich nicht so leicht beiseite schieben. In seinem Denken war er, wie seine Biographin Loretta McLaughlin schrieb, »tief beeinflußt von dem berühmten französischen Jesuiten und Anthropologen Pierre Teilhard de Chardin. In Teilhard sah Rock ... womöglich den Sokrates oder den Thomas von Aquin unserer Epoche, der, ähnlich wie jene, von Blinden auf Herrscherstühlen verkannt wurde.« Teilhard de Chardin akzeptierte in seinen Schriften nicht nur Darwins Begriff der Evolution, sondern versuchte auch Wissenschaft und Religion zu vereinbaren. Seine Bücher waren zeit seines Lebens vom Vatikan indiziert. Besonders bekannte sich Rock zu Teilhards fundamentaler These, daß die Menschheit, in ihrer noch immer nicht abgeschlossenen Sozialisation, in einem stetigen Ringen um eine höhere Ebene begriffen sei, »vorwärts und aufwärts zu ihrem Ziel: der Wahrheit«. In diesem Kontext sah Rock in der ungezügelten Fortpflanzung der Menschen eine »Quelle der Destruktion«.

Andere Bischöfe in Europa, die in Rom zum 21. Ökumenischen Konzil (bekannt geworden als das Zweite Vatikanische Konzil) versammelt waren, begannen sich den holländischen Skeptikern anzunähern und sich zu fragen, ob das ablehnende Urteil über John Rock nicht zu voreilig gewesen sei. Der Deutsche Bernard Häring, persönlicher theologischer Berater Papst Pauls VI., äußerte in einem Interview mit Robert Kaiser von *Time*: »Wir haben ein Recht, der Natur nachzuhelfen.« Es sei nicht einzusehen, argumentierte er, warum eine Frau nicht die Pille nehmen dürfe, um ihren Monatszyklus zu regulieren. Ob es sich bei »Rocks Pille« um zeitweilige Sterilisierung handele (die verboten sei), oder um ein Mittel zur Kontrolle des »Rhythmus« (was zulässig sei), liege jenseits seiner Zuständigkeit als Priester, sagte Häring; er sei sich jedoch bewußt, daß der wissenschaftliche Fortschritt bei der synthetischen Herstellung von Östrogen und Progestin rasch voranschreite. Häring äußerte die verwegene Hoffnung, die Wissenschaft werde bald eine »katholische Pille« erfinden, die »die natürlichen Funktionen perfektioniere« und es den Frauen ermögliche, allmonatlich zu ovulieren, *wenn sie dies wollten*.

Ein Zeichen der Zeit war es auch, als in *Newsweek* eine Titelgeschichte zum Auftakt des Ökumenischen Konzils erschien, deren Text ein Foto Papst Pauls VI. beigegeben war. Das Titelblatt selbst aber zierte ein Porträt von John Rock.

Im September 1964 berichtete die Zeitschrift *Look* von einer »schmerzlichen Kluft zwischen Katholiken, die ... heute beinah in jeder katholischen Publikation zutage tritt«. Als Beispiel war der Leserbrief eines Bostoner Priesters an das Kirchenblatt *Jubilee* angeführt: »Ich bin kein Theologe, aber die Theologen müssen schon bessere Antworten finden, sonst werden ich und andere Priester nicht mehr in der Lage sein, unsere Gewissensentscheidungen im Beichtstuhl zu rechtfertigen.«

Ein weiteres Beispiel war eine Artikelserie in der *Arkansas Gazette*, verfaßt von Reverend James Drane, einem 37jährigen Professor für

Philosophie und romanische Sprachen am St. John's Seminar in Little Rock. Dort hieß es: »Wir brauchen neue Regeln zur Geburtenkontrolle«, aber diese Regeln sollten nicht von Zölibatären erlassen werden, weil »Liebe nicht von außen zu verstehen ist, sondern erfahren werden muß«.

Bischof Albert L. Fletcher von der Diözese Little Rock enthob Father Drane prompt seines Postens am Seminar und untersagte ihm, in der Öffentlichkeit seine priesterlichen Pflichten zu erfüllen. Seine Artikel, so hieß es, hätten den Verfasser dem »Verdacht der Häresie« ausgesetzt, der, falls bestätigt, das schwerste Verdammungsurteil über einen Katholiken begründe.

»Ich habe zwei Sünden begangen«, erwiderte Father Drane. »Erstens sagte ich das, was ich sagte, in öffentlicher Form. Und zweitens sagte ich es zu Menschen, die dessen am meisten bedurften, nämlich Menschen, die sich bemühen, einander in einer Dreizimmerwohnung zu lieben.« Father Drane richtete einen formelles Gesuch an den Vatikan und stellte eine Frage, die wahrscheinlich noch keinem Papst von einem Priester gestellt worden war: »Sind die Gedanken, die ich geäußert habe, ausschließlich den Theologen vorbehalten? Oder haben die Menschen ein Recht, zu wissen? Ich glaube, sie haben es.«

Andere aufrührerische Fragen dieses Geistlichen fanden bald durch die Zeitschrift *Life* landesweite Verbreitung:

> Eine der Versuchungen, vor denen die Kirche sich stets hüten sollte, besteht darin, alles in dieser Kirche auf göttlichen Ursprung zurückzuführen, alles als heilig darzustellen, alles als unabänderlich und ewig gültig zu bezeichnen. Dies läuft darauf hinaus, Menschliches in den Status des Göttlichen zu erheben.
>
> Der Beweis für die Wahrheit, daß die Kirche eine menschliche Institution ist, liegt in ihrer Politik. Dieselbe Art menschlicher Politik, die in den Parlamenten stattfindet, findet auch in Rom statt, und niemand sollte sich darüber empören, daß Menschen sich in einer menschlichen Institution wie Menschen verhalten ...
>
> Es sollte alles getan werden, um der kirchliche Hierarchie auf die Sprünge zu helfen, denn ihre Mitglieder leben im Zölibat und

scheinen sich nicht bewußt, wie dringlich dieses Problem der Geburtenkontrolle ist. Wo Menschen leiden, ist Verzögerung eine Art von Grausamkeit.

Geburtenkontrolle, ein politischer Sreitfall

Er sucht die Seifenblase seines Ruhmes
Selbst im Kanonenmund.
Shakespeare, Wie es euch gefällt

1960 war Präsidentenwahl in Amerika, und woran sich die meisten erinnern werden, waren die Debatten im Fernsehen, die den Wählern im Lande erstmals Gelegenheit gaben, nach Indizien für den Charakter ihrer Kandidaten zu forschen. Auf dem Bildschirm kontrastierten die Jugend und intellektuelle Beweglichkeit eines John F. Kennedy mit dem dunklen Stoppelkinn und dem mißtrauischen Blick des Vizepräsidenten Richard M. Nixon. Weniger dürfte in Erinnerung geblieben sein, daß damals ein Dritter bei dem Rededuell anwesend war, sozusagen als »Geisterkandidat« im Wahlkampf. Es war der Papst – nicht der »gute Papst« Johannes XXIII., der damals regierte, sondern der Papst schlechthin.

Schon einmal hatte ein Papst an einem amerikanischen Wahlkampf teilgenommen, als unerbetener Teamgefährte von Alfred E. Smith in der Kampagne von 1928 – des ersten Katholiken, der je von einer der beiden großen Parteien nominiert worden war. Smiths Niederlage gegen Herbert Hoover stand wahrscheinlich fest, selbst ohne päpstliche Hilfe, aber es sollte lange dauern, das schworen sich damals viele Demokraten, bevor sie wieder einen Katholiken als Kandidaten für das Amt aufstellen würden.

Der Vorwurf, dem John Kennedy an jeder Biegung seines Weges nach Washington begegnete, war, daß seine Wahl den Papst als Letztverantwortlichen im Weißen Haus installieren würde. Dies war nicht einfach eine Wiederkehr von 1928 – nämlich der Vorstellung, daß die oberste Loyalität eines Katholiken seiner Kirche gehöre, nicht seinem Vaterland. 1960 lag etwas Neues in der Luft: die Entscheidung über die Pille. Wenn der Papst sie ablehnte, würde er Kennedy befehlen, sie ebenfalls abzulehnen. Selbst nichtkatholische Gegner der Pille waren mißtrauisch. Opposition gegen die Geburtenkontrolle war ihr amerikanisches Privileg, und sie brauchten keinen Papst, um ihren Widerstand zu stärken.

Kennedys Gegner waren keineswegs nur bigotte Hinterwäldler. Es gab unter ihnen auch gestandene Presbyterianer und Episkopalisten – Bischöfe und Pfarrer und wohlinformierte Mitglieder dieser Gemeinden. Es gab verfolgungsgeschädigte Juden und, in überraschend hohem Maß, akademische Intellektuelle. (Der Antikatholizismus, so sagt man, sei der Antisemitismus der amerikanischen Liberalen.) Kennedy hätte es bitter nötig gehabt, die protestantische Mehrheit des Landes seiner Unabhängigkeit zu versichern, konnte sich dies aber nicht leisten, ohne jenes Drittel der Wähler zu verprellen, die seinen Glauben teilten.

Erst ein Jahr zuvor hatte sein Vorgänger, Dwight D. Eisenhower, klipp und klar erklärt, seine Regierung werde sich nicht mit der Frage der Geburtenkontrolle identifizieren – ein Standpunkt, der dem Papst wohl gefallen mochte, wiewohl Eisenhower ganz andere Gründe hatte: »Ich kann mir kein Thema denken«, sagte er, »das weniger in die Zuständigkeit von Politik und Regierung fiele oder deren Aufgabe und Verantwortung wäre ... Es ist nicht unser Geschäft.« Er sollte bald seine Meinung ändern.

Kennedy, der dem Thema nicht ausweichen konnte, fand sich zu einem Interview mit der *New York Times* bereit. Seine Worte boten anderntags Stoff für Schlagzeilen und Leitartikel im ganzen Land. Der Reporter hatte direkt gefragt, wie der Kandidat zu einer staatlichen Subventionierung der Geburtenkontrolle stünde. Kennedys spontane Antwort – Vorgeschmack auf seine als Präsident bewiesene

Kunst, stets ein klares Ja oder Nein zu vermeiden – besagte, daß er, falls er Präsident wäre und ein entsprechendes Gesetz zu verantworten hätte, in Übereinstimmung mit seinem Amtseid handeln und beschließen würde, »was im Interesse der Vereinigten Staaten läge. Falls es ein Gesetz unseres Landes wäre, würde ich es als Gesetz unseres Landes respektieren.«

Zu der kniffligeren Frage, ob man Geburtenkontrolle propagieren solle, um das Bevölkerungswachstum anderer Länder zu begrenzen, sagte er: »Wir müssen sehr vorsichtig sein, was Empfehlungen in dieser Hinsicht betrifft. Die Regierung der Vereinigten Staaten befürwortet keine Politik der Geburtenkontrolle hier in den Vereinigten Staaten. Noch haben wir je eine solche Politik in Westeuropa befürwortet. Folglich glaube ich, es wäre der größte psychologische Fehler, falls wir den Anschein erwecken wollten, als befürworteten wir eine Begrenzung der schwarzen, braunen oder gelben Bevölkerungen, deren Wachstum nicht schneller ist als das der Vereinigten Staaten. Allerdings sollten wir uns, wie ich glaube, mit der Frage beschäftigen, ob die verfügbaren Ressourcen dieser Welt in gleichem Maß wachsen wie ihre Bevölkerung. Diese Frage hat Vorrang. Ich glaube, dies ist der Fall, auch wenn die Verteilung dieser Ressourcen noch nicht Schritt hält.«

Später, auf die Frage eines Studenten, äußerte sich Kennedy expliziter zu seinem Thema: »Mag sein, daß ich als Mitglied meiner Kirche die Geburtenkontrolle ablehne. Aber ich habe nicht das Bedürfnis, anderen meine Ansichten aufzudrängen.« Im Fernsehen konfrontierte ihn ein Zuschauer: Wie aber, wenn sein Erzbischof ihm eine direkte Weisung gäbe? Dies eine Mal antwortete Kennedy unumwunden: »Ich würde einfach nicht gehorchen.«

Kennedy fiel es nicht leicht, die Skeptiker zu überzeugen. Eine prominente, als Katholikin geborene Wählerin, Margaret Sanger, sagte kurz nach seiner Nominierung, daß sie, falls Kennedy zur Präsidentschaft gelangte, »sich ein anderes Land suchen würde ... Meiner Meinung nach ist ein Katholik weder Demokrat noch Republikaner, weder Amerikaner noch Chinese. Er ist Katholik.« Am Tag nach seiner Wahl schwächte Sanger ihre Drohung ab. »Seit dieser meiner

Äußerung haben mir manche meiner Freunde, die auch mit Senator und Mrs. Kennedy befreundet sind, mitgeteilt, daß beide Verständnis und Sympathie für das Bevölkerungsproblem der Welt aufbringen. Ich respektiere die Haltung dieser Freunde. So will ich das erste Amtsjahr Kennedys abwarten und sehen, was passiert. Dann will ich meine Entscheidung treffen.«

1964, ein Jahr nach dem Mord an Kennedy, setzte Präsident Lyndon Johnson gegen starken Widerstand die bundesstaatliche Subventionierung der Geburtenkontrolle für die Armen Amerikas durch. Ein Pilotprojekt wurde gestartet, das anfangs nur wenige Familien in Galveston, Texas, einbezog. Dank Johnsons Energie und Tempo gab es binnen eines Jahrzehnts staatlich finanzierte Beratungskliniken in 2.379 der 3.099 Verwaltungsbezirke des Landes. Die Kliniken – untergebracht in Krankenhäusern, Ladenlokalen, Farmhäusern und Wohnanhängern – boten Aufklärungsfilme und Vorträge über das Pro und Contra verschiedener Verhütungsmethoden, von der Rhythmusmethode bis hin zur Sterilisation. Häufiger als jede andere Methode wählten die Frauen die Pille. Die Kliniken stellten die Pillen bereit und gewährleisteten regelmäßige Nachuntersuchungen. Mehr als drei Viertel der »Patientinnen«, wie die Kliniken ihre Besucherinnen bezeichneten, verfügten über ein jährliches Einkommen von unter 6.300 Dollar für eine vierköpfige Familie.

1970 schwenkte Präsident Richard Nixon in den Trend der Epoche ein, indem er ein neues Ziel für die Nation postulierte: »Angemessene Hilfe zur Familienplanung im Lauf der nächsten fünf Jahre für all jene, die sie sich wünschen, aber nicht leisten können«. Dieses Ziel bezeichnete einen Klimawechsel, herbeigeführt durch die Pille, aber auch durch eine zunehmende Freizügigkeit in vielen Bereichen des amerikanischen Lebens, durch die Sorge um ein explosives Wachstum der Sozialleistungen sowie durch den Erfolg der Frauenbewegung, die auf dem Recht jeder Frau beharrte, die eigene Fruchtbarkeit zu kontrollieren.

Bis 1973 hatten beinah vier Millionen Frauen in allen Teilen des Landes sich auf Staatskosten über Verhütungsmethoden beraten lassen. Von den 8.000 Dollar, mit denen das Galveston-Projekt im Jahr 1964 finanziert worden war, stieg der für Geburtenkontrolle vorgesehene Etatposten auf 190 Millionen Dollar im Jahr 1973, und weiter auf über 400 Millionen 1975. Solche Zuwachsraten, so argumentierten Befürworter des Wohlfahrtsstaats erfolgreich, würden armen Familien helfen, ihre Geburtenziffer zu beschränken, was sich bald durch eine Verringerung der Sozialhilfeleistungen bezahlt machen würde. Diese überzeugende Logik vermochte aber eine neue Realität nicht zu erklären, die bald zutage trat. 1989 wendete die Bundesregierung mehr als 21,5 Milliarden Dollar zur Unterstützung minderjähriger Mütter auf.

Einer von denen, die sich zum neuen Trend bekehren ließen, war Ex-Präsident Eisenhower, der sagte: »Damals, als Präsident, dachte und sagte ich, daß Geburtenkontrolle nicht das Geschäft unserer Bundesregierung sein könne. Die Tatsachen zwingen mich zum Umdenken. Regierungen müssen heute handeln ... Versäumnisse auf diesem Gebiet gingen auf Kosten der Hoffnung künftiger Generationen, Armut und Leid abzuschaffen, und würden uns vor der Geschichte verurteilen.«

Noch bevor Bundesmittel in die ersten Beratungskliniken Amerikas flossen, fanden Entwicklungshilfegelder der reichen Länder ihren Weg in die ärmeren. Angefangen mit etwa zwei Millionen Dollar im Jahr 1960, vervielfachte sich diese Summe weltweit bis 1972 auf 250 Millionen Dollar. Zu diesem Zeitpunkt fühlte sich auch Amerika der Geburtenkontrolle in globalem Maßstab verpflichtet. Etwa die Hälfte aller rund um die Welt eingesetzten Mittel stammten von der U. S. Agency for International Development (AID).

Trotz guter Absichten entwickelten sich in dem weitgespannten Netz amerikanischer Kliniken mitunter Auswüchse, die selbst engagierte Befürworter abstießen. In South Carolina klagte eine Frau aus der sozialen Unterschicht, daß der einzige Arzt, der ihr bei der Geburt ihres fünften Kindes zur Verfügung stand, seine Mithilfe verweigert hätte, wenn sie nicht nach der Entbindung zur Sterilisation bereit gewesen wäre. In Alabama sterilisierte ein weißer Arzt an einer Klinik zwei noch nicht volljährige schwarze Schwestern, nachdem ihre Mutter eine entsprechende Vollmacht unterschrieben hatte. Später sagte die halbanalphabetische Mutter, sie habe nicht verstanden, was sie da unterschrieb, und verklagte die Bundesregierung auf fünf Millionen Dollar Schadenersatz.

Die Sterilisation als Form der Geburtenkontrolle hatte eine wechselhafte Geschichte hinter sich. Während des Zweiten Weltkriegs versuchte Adolf Hitler, zum Entsetzen der ganzen Welt, mit dieser Methode die Vermehrung der Juden einzuschränken, um die »Reinheit« der arischen Rasse zu erhöhen. Vorher schon hatte Margaret Sanger zu den vielen gehört, die sich von den Argumenten der »Eugenik«-Bewegung in England überzeugen ließen. Diese Reformer, angeführt von Sangers Freunden Havelock Ellis und den Drysdales, glaubten an eine Verbesserung der menschlichen Art durch die bevorzugte Fortpflanzung von Menschen, die »wünschenswerte« genetische Merkmale aufwiesen.

In den 80er Jahren war in einer dramatischen Wende die Sterilisation für Frauen und die Vasektomie für Männer bei den relativ gebildeten Mittelschichten so populär geworden, daß sie die Pille als gebräuchlichste Form der Verhütung bei Ehepaaren übertraf.

Beschleunigt durch die Pille, waren die staatlich finanzierten Geburtenkontroll-Kliniken bald über ein ebenso unerwartetes wie delikates politisches Problem gestolpert. Bereits 1966 stand bei einer Konferenz über Bevölkerungswachstum und Geburtenkontrolle in einer überwiegend schwarzen Kirchengemeinde in Germantown, Pennsylvania, einem Stadtteil von Philadelphia, unter anderem folgende Frage auf der Tagesordnung: »Können wir uns als Minderheitengruppe in den Vereinigten Staaten überhaupt Geburtenkontrolle leisten?«

Eine solche Frage war doppelt überraschend, weil sie die direkte Antithese zu einem beliebten Thema des rasch wachsenden sozialen Umweltbewußtseins darstellte: der Sorge um die Übervölkerung dieser Welt. Diese Sorge artikulierte sich Monate später in einem Buch des Westküsten-Soziologen Paul Ehrlich, das zum Bestseller wurde: *Die Bevölkerungsbombe*.

Von den sieben Diskussionsteilnehmern auf dem Podium in Germantown, allesamt Schwarze, antworteten zwei mit Nein. Einer von

ihnen, Pathologe von Beruf, fragte: »Wenn wir menschenleere Gebiete auf dieser Welt haben und es ein Überangebot an Nahrungsmitteln gibt, wo liegt dann eigentlich das Bevölkerungsproblem? Das Ganze ist nur die Sorge von Leuten, die nicht allzu viele Menschen einer gewissen Rasse dulden wollen.«
Die Frage sorgte für Aufruhr im Saal. Eine Sozialarbeiterin auf dem Podium, Uvelia Bowen, die der Philadelphia Planned Parenthood als Vorstandsmitglied angehörte, sinnierte laut: »Das Problem liegt darin, daß dieses Argument entweder hinter vorgehaltener Hand oder als zornige Anklage vorgebracht wird. Die Befürchtung ist sicherlich da, verborgen in den Gedanken aller schwarzen Frauen und Männer in den Vereinigten Staaten, ob sie ihr nun Ausdruck verleihen oder nicht. Wir stellen nur zehn Prozent der Gesamtbevölkerung, und viele von uns glauben, daß unsere ganze Stärke in unserer Anzahl liegt, in der Macht unserer Wählerstimmen.«
Um Bowens Worte zu unterstreichen, zitierte die *Washington Post* daraufhin Ruby Evans von der United Planning Organization, einer den »Krieg gegen die Armut« koordinierenden Hauptstadtbehörde, die geäußert hatte, sie widersetze sich allen Bemühungen, die steigenden Geburtenraten der armen schwarzen Bevölkerungsgruppen zu beschränken. »Es gehört zum Wesen einer Frau, daß sie Kinder bekommt«, sagte Ms. Evans vor einem Publikum von dreißig Frauen im Teenagealter, von denen viele bereits die Erfahrung vorehelicher Schwangerschaft gemacht hatten. (Offiziell verlautbarte die UPO später, sie werde, unbeschadet der »privaten Ansichten einer einzelnen Angestellten«, weiterhin Beratung und empfängnisverhütende Mittel für die Armen bereitstellen.)
Die »Anschuldigung« drang im Dezember 1967 an die Öffentlichkeit, als die National Association for the Advancement of Colored People (NAACP) durch ihre Filiale in Pittsburgh den Vorwurf erhob, daß die Beratungskliniken es darauf anlegten, die Geburtenrate der Schwarzen möglichst niedrig zu halten. Die Kliniken, so hieß es in der Verlautbarung, würden »ohne moralische Verantwortung gegenüber der schwarzen Rasse geführt« und wären »zu einem Instrument des Genozids an der Negerbevölkerung geworden«. Der Verfasser

dieser Stellungnahme, Dr. Charles E. Greenlee, ein Arzt, räumte später ein, daß das Wort Genozid vielleicht zu stark gewählt sei – aber sonst, meinte er, würde er nichts von seiner Aussage zurücknehmen. Das starke Wort aber blieb hängen. In ganz Amerika, berichtete die Zeitschrift *Ebony* im März 1968,

> stellen die Schwarzen noch besorgtere Fragen: Ist Geburtenkontrolle nur eine Verschwörung des weißen Mannes, um die schwarze Bevölkerung »einzudämmen«? Handelt es sich lediglich um einen weiteren Plan, die Sozialausgaben zu kürzen, oder um ein weiteres Mittel, »Schwarze zu unterdrücken«? Diese Fragen kommen hauptsächlich aus dem schwarzen Ghetto (die Schwarzen der Mittelschicht akzeptieren Verhütungspraktiken ebenfalls), und sie resultieren nicht nur aus der Angst vor einer »Politik der Eindämmung« und der Kürzung von Sozialausgaben, sondern auch aus einer weitverbreiteten Vorstellung, daß Geburtenkontrolle tatsächlich den Genozid an den Schwarzen bedeute. Dies war der Schlüsselsatz in einer gegen die Geburtenkontrolle gerichteten Resolution, die auf der Black Power-Konferenz letzten Sommer in Newark verabschiedet wurde. Seit damals ist der Widerstand gegen die Geburtenkontrolle gewachsen.

Ebony zitierte auch Dr. Greenlee, der trotz Zurücknahme des Wortes Genozid noch militanter geworden war: »Unsere Geburtenrate ist das einzige, was wir haben. Wenn wir uns weiterhin vermehren, werden sie uns entweder umbringen oder die vollen Bürgerrechte gewähren müssen.« Die Planned Parenthood-Behörde, sagte er, »zwingt die sozial schwachen Schwarzen zur Geburtenkontrolle, indem sie ihnen Sozialarbeiterinnen ins Haus schickt, bis die Frauen nicht anders können, als eine Beratungsklinik aufzusuchen. Ich habe nichts gegen Verhütungsmittel *per se*, aber ich bin gegen dieses Pillen-Pushen in den schwarzen Wohnvierteln, wo viele den Eindruck gewinnen müssen, sie sollten lieber den amtlichen Empfehlungen zum Besuch einer Beratungsstelle folgen, als den Verlust ihrer monatlichen Sozialhilfe zu riskieren.«

Der Hauptgegner Greenlees, Douglas Stewart, Bundesbeauftragter der Planned Parenthood für die Sozialarbeit in den Gemeinden und ebenfalls ein Schwarzer, bestätigte die weitverbreitete emotionale Strömung, der Greenlee Ausdruck gegeben hatte, und artikulierte eine neue Befürchtung: »Viele Schwarze sagen unseren Mitarbeitern: ›Die Pille kommt in zwei Versionen – eine für weiße Frauen und eine für uns; und die für uns bestimmte verursacht Sterilität.‹ Dies ist eine sehr reale Angst für manche Frauen. Vielleicht deshalb, weil viele von ihnen aus dem Süden stammen, wo Schwarze von Fällen ungerechtfertigter Sterilisierung durch weißes Klinikpersonal erfahren haben, das von der Einstellung geleitet scheint: ›Erledigen wir den Neger, bevor er geboren ist.‹ Diese Frauen bringen ihre Angst und ihr Mißtrauen mit, wenn sie in den Norden ziehen.«

Zuweilen brachte die Politik der Geburtenkontolle auch seltsame Allianzen zustande. Greenlees engster Verbündeter in der Pittsburgh-Kampagne gegen den Genozid an den Schwarzen war William »Bouie« Haden, Vorsitzender einer Selbsthilfegruppe von Schwarzen, des United Movement for Progress. Als einziger Führer der Schwarzen erhielt Haden von der katholischen Diözese Pittsburgh ein mit 10.000 Dollar dotiertes Stipendium zur Unterstützung seiner Stadtteilarbeit.

Ein anderer bekehrter Parteigänger des »Genozid«-Kampagne war Dick Gregory, der Komödiant und militante Politiker: »Ich bin ein schwarzer Typ, der Kinder haben wird, so viele er will. Die Weißen können ihre Geburtenkontrolle behalten. Ich persönlich habe noch nie einer Sache vertraut, die die Weißen uns mit dem Wort ›Kontrolle‹ aufschwatzen wollten. Jahrelang schrieben sie uns vor, wo wir sitzen, wo wir essen, wo wir wohnen sollten. Jetzt wollen sie unsere Schlafzimmer kontrollieren. Zuerst hat der weiße Mann mir befohlen, im Bus hinten zu sitzen. Jetzt will er anscheinend, daß ich unter dem Bett schlafe.« (Gregory und seine Frau Lilian hatten damals acht Kinder.)

Mehr als ein Jahr nach der offiziellen Absegnung der Pille war die Pille als Gegenstand öffentlicher Debatte noch immer tabu, beinah so etwas wie ein Skandal und in manchen Staaten ausdrücklich verboten. Im September 1961 aber sah sich die Wochenzeitschrift *Newsweek* durch erste Anzeichen einer neuen Freizügigkeit ermutigt, als Aufmacher ihrer medizinischen Rubrik eine außerordentliche Nachricht zu bringen:

> Heute ist umfassende Information über Geburtenkontrolle an jedem Kiosk erhältlich. Zwei Bücher, zu fünfzig Cent das Stück – beide von Fachleuten geschrieben für Menschen, die nicht bereit oder in der Lage sind, die vier oder fünf Dollar für gebundene Werke zu diesem Thema aufzubringen –, gelangen diesen Monat überall in Amerika in die Verkaufsregale ... Die Verleger waren etwas mißtrauisch gegenüber der Veröffentlichung einer populären Broschüre über Geburtenkontrolle. Dr. [Alan F.] Guttmachers Buch *[The Complete Book of Birth Control]* wurde von zwei Verlagen abgelehnt, bevor Ballantine sich bereitfand, es herauszubringen. Dennoch könnten Ballantine und Paperback in Connecticut auf Schwierigkeiten stoßen, wo ein Gesetz aus dem Jahr 1879 noch immer die Verbreitung von Ratschlägen zur Empfängnisverhütung untersagt.

Doch wie *Time* 1961 berichtete, »sind in Connecticut, wenn abends in Städten und Dörfern die Lichter ausgehen, Zehntausende von Bürgern eifrig damit beschäftigt, das Gesetz zu brechen«. Noch 1964, zum vierten Geburtstag der Pille, gab es in siebzehn Staaten Gesetze, die den Verkauf, den Versand oder sogar die Werbung für empfängnisverhütende Mittel einschränkten. Unter ihnen noch immer der Nachbarstaat Connecticuts – eine Ironie, die John Rock zu der Bemerkung veranlaßte: »Amüsiert dürften manche Bürger des Commonwealth von Massachusetts zur Kenntnis genommen haben, daß der erste große Durchbruch seit 75 Jahren in der Verhütungstechnik seine Geburtswehen in der Umgebung von Worcester und Boston durchlitten und prächtig überlebt hat. Tatsächlich, das Leben hat manchmal eine Art, menschlicher Absichten zu spotten.«

Selbst der impulsive, mächtige Kardinal Cushing von Boston schien empört über das in Massachusetts geltende Recht: »Katholiken brauchen nicht die Hilfe des Gesetzbuches, um ihren religiösen Überzeugungen treu zu bleiben, und sie suchen ihre moralischen Ansichten auch nicht mit Hilfe des Gesetzbuches anderen Bürgern aufzuzwingen.«

In den letzten Tagen des Jahres 1961 erlebte New Haven, Connecticut, eine Neuinszenierung der fünfundvierzig Jahre alten Szene mit Margaret Sanger und ihrer illegalen Ladenklinik in Brooklyn, diesmal aber in anderer Besetzung. Die Rolle Margarets und ihrer Schwester Ethel spielten Dr. C. Lee Buxton, Leiter der gynäkologischen und geburtshilflichen Abteilung an der Yale Medical School, und die 61 Jahre alte Estelle Griswold, Geschäftsführerin der Planned Parenthood von Connecticut. Sie trotzten dem staatlichen Gesetz, indem sie vier Beratungskliniken eröffneten und etwa fünfundsiebzig Frauen empfingen, alle verheiratet, die dort Rat und Behandlung suchten.

Buxton und Griswold warnten die Frauen, daß mit dem Erscheinen der Polizei zu rechnen sei und daß die Kliniken geschlossen werden könnten. »Falls dies passiert«, sagte eine resolute Hausfrau, »werden wir hier sitzen bleiben, bis wir die Informationen bekommen, deretwegen wir gekommen sind.« Zehn Tage nach der Eröffnung erschien die Polizei in einer umgebauten Villa an der Orange Street, wo Dr. Buxton und Mrs. Griswold sie verabredungsgemäß erwarteten. In diesem offenkundigen Testfall hatte ein einsichtiger Distrikt-Staatsanwalt Buxton und Griswold aufgefordert, ihr eigenes Drehbuch für die Verhaftung zu schreiben. Später sagte Buxton: »Er fragte, wie wir es haben wollten. Ob sie uns einen Streifemwagen mit Polizisten und Fotografen schicken sollten, oder ob wir es vorziehen würden, uns selbst ohne Aufhebens zu stellen.« Die Verdächtigen wählten letzteren Weg und wurden beide wegen »Beihilfe zur Verwendung von Verhütungsmitteln« angeklagt.

Das höchste Gericht des Staates hatte schon einmal das achtzig Jahre alte Prohibitionsgesetz des Staates bestätigt und bestätigte es nun wiederum, als Dr. Buxton und Mrs. Griswold, einen Monat nach ihrer Verhaftung, erwartungsgemäß für schuldig befunden wurden. Jeder wurde mit einer Buße von 100 Dollar belegt. Der Richter, ebenfalls im Bunde mit diesem unverhohlenen Versuch, das Gesetz auf die Probe zu stellen, hatte übersehen, daß es Gefängnisstrafen bis zu einem Jahr vorsah. Das Ziel der Angeklagten war diesmal eine Entscheidung des Obersten Gerichtshofs der USA.

Mehr als drei Jahre später, 1965, eröffnete der Gerichtshof endlich die Verhandlung über das Gesetz von Connecticut, die er in der Vergangenheit schon zweimal abgewiesen hatte.

Bundesrichter Potter Stewart fragte den Staatsanwalt von New Haven, Joseph B. Clark: »Welches ist der Sinn der Vorschrift, die den Gebrauch von Verhütungsmitteln verbietet?«

»Die Gelegenheit zu unmoralischem Verhalten zu verringern«, antwortete Clark. »Abschreckung gegen außerehelichen Geschlechtsverkehr zu gewährleisten.«

»Die Schwierigkeit dieser Beweisführung ist nur«, sagte Richter Stewart, auf die Anklageschrift aus New Haven klopfend, »daß in den vorliegenden Fall nur verheiratete Frauen verwickelt sind.«

Clark wechselte nun die Taktik und behauptete, das in Rede stehende Gesetz gegen Verhütungsmittel sei lediglich eine berechtigte Ausübung staatlicher Kontrollgewalt in Connecticut. Der Staat habe ein Recht, sagte er, die »Kontinuität« seiner Bevölkerungsentwicklung zu gewährleisten, indem er empfängnisverhütende Mittel verbiete. Und entschuldigend fügte er hinzu: »Persönlich bin ich nicht allzu glücklich darüber.«

»Nun, worüber *wären* Sie glücklich?« hakte Richter Stewart nach.

Clark behauptete, in diesem Fall ginge es lediglich um das gesetzgeberische Recht des Staates. »Hat der Staat das Recht, auf diesem Gebiet Gesetze zu erlassen und durchzusetzen? Ich glaube ja.«

Richter Arthur J. Goldberg klärte den Staatsanwalt auf, in früheren Entscheidungen des Verfassungsgerichts sei festgestellt worden, daß ein Gesetz speziell auf eben den Mißstand abgestimmt sein müsse, dem es abhelfen solle. Wozu aber brauchte Connecticut ein Verbot von Verhütungsmitteln, wenn es bereits Gesetze gegen Unzucht und Ehebruch hatte?

Das Gesetz von Connecticut, erwiderte Clark, erleichtere es, das Problem unter Kontrolle zu halten.

Am 7. Juni 1965 hob das Oberste Gericht mit einer Stimmenmehrheit von sieben zu zwei das Gesetz des Staates Connecticut auf. Die *New York Times* sprach auf ihrer Titelseite von einer »bahnbrechenden Entscheidung«, die ein neues verfassungsmäßiges »Recht auf Privatsphäre« begründe. Die sieben Richter, die das Statut als verfassungswidrig erkannten, waren in ihren Begründungen geteilter Meinung. Zwei von ihnen, die Richter Stewart und Hugo L. Black, beriefen sich auf das Recht der Rede- und Pressefreiheit und meldeten Vorbehalt gegen die Aufhebung von Gesetzen an, die als »unvernünftig« zu gelten hätten, auch wenn ihre Vorschriften nicht unmittelbar gegen eine bestimmte Verfassungsgarantie verstießen. Dennoch bezeichnete Stewart dieses aus dem Jahr 1879 stammende Relikt protestantischer Prüderie als ein »ungewöhnlich albernes« Gesetz. Black empfand das Gesetz in jeder Hinsicht als »für mich ebenso beleidigend wie für die Mehrheit meiner Kollegen in der Kammer«. Für diese Mehrheit sprach Richter William O. Douglas, und schrieb mit seiner Erklärung ein Stück Rechtsgeschichte: »Wir haben es hier mit einem Recht auf Privatsphäre zu tun, das älter ist als die Bill of Rights – älter als unsere politischen Parteien, älter als unser Schulsystem. Die Ehe ist ein Zusammenschluß zweier Menschen auf Gedeih und Verderb, eine private Verbindung von erhoffter Dauer – in einem Maß, daß sie für heilig gelten kann.«
Es zeigte sich, daß Kardinal Cushing nicht der einzige Katholik gewesen war, der an so ungewöhnlich »albernen« Gesetzesvorschriften Anstoß genommen hatte. »Abgesehen von der Tatsache, daß Moral sich nicht gesetzlich regeln läßt«, schrieb Monsignore John C. Knott, Direktor des Familienbüros der National Catholic Welfare Conference, »war dieses Gesetz (von Connecticut) kein gutes ... Ich freue mich, daß es für verfassungswidrig erklärt worden ist.« Erzbischof Henry J. O'Brien aus Hartford bezeichnete die Entscheidung als »gültige Auslegung unseres Verfassungsrechts«, die »in keiner Weise den moralischen Aspekt der Frage tangiert«. Ein weiterer hochrangiger Katholik, der die Entscheidung nicht bedauerte, war der Jesuitentheologe John Courtney Murray vom Woodstock College. Selbst zu Zeiten, als das Gesetz noch gültig war, hatte er gespottet, es ma-

che etwas zum öffentlichen Verbrechen, was die Kirche als private Sünde betrachte. So etwas sei schlechte Gesetzgebung, sagte Father Murray bereits 1957, weil die Durchsetzung solcher Vorschriften die Postierung eines Polizisten in jedem Schlafzimmer voraussetzen würde.

Eine Woche nach der Connecticut-Entscheidung beschloß die Gesetzgebende Versammlung des Staates New York, ein vierundachtzig Jahre altes Gesetz aufzuheben, das die Verbreitung empfängnisverhütender Mittel und diesbezüglicher Informationen verbot. Das neue New Yorker Gesetz sah vor, daß empfängnisverhütende Mittel nur von approbierten Apothekern verkauft werden, nicht aber durch Werbung angepriesen, öffentlich ausgestellt oder an Personen unter sechzehn Jahren abgegeben werden dürften. (Neun Jahre später blockierte dieselbe Versammlung eine Gesetzesinitiative, die das Ausstellen von Verhütungsmitteln auf den Regalen der Apotheken gestatten sollte. Constance E. Cook, die Urheberin der Initiative, rief angesichts des Widerstands von Mitgliedern beider Parteien gegen ihre Vorlage aus: »Ich bin überrascht, daß es in diesem Staat nicht verboten ist, Betten zu verkaufen.«)

Sieben Jahre später, am 23. März 1972, bestimmte der Oberste Gerichtshof, daß ein Staat nicht die Abgabe von Verhütungsmitteln an alleinstehende Personen verbieten dürfe, während Ehepaare sie legal erwerben könnten. Mit dieser Entscheidung war ein seit dreiundneunzig Jahren in Massachusetts geltendes Gesetz abgeschafft. Und dies bereitete den Weg dafür, daß eine mit drei Richtern besetzte Kammer des Bundesgerichts ein ähnliches Gesetz in Wisconsin für verfassungswidrig erklären konnte – dem letzten Staat, der noch solche Vorschriften kannte.

Eine ganz andere Einschränkung des Rechts auf Selbstbestimmung in dieser Sphäre – die man vielleicht als respektvolle Anerkennung der Geburtenkontrolle hätte deuten können – löste ebenfalls Empörung aus. Im Staat New York machte die National Organization for Women (NOW) den Fall einer Frau publik, die auf ihrer Bank erfahren hatte, daß ihr Einkommen nur dann als verläßliche Absicherung eines

Darlehens anerkannt würde, wenn sie nachweisen könne, daß sie regelmäßig die Pille nehme oder sich einer Hysterektomie unterzogen habe. Als die Frau eine Bestätigung über die Vasektomie ihres Ehemannes vorlegte, sagte man ihr, daß diese Sicherheit unzulänglich sei. Immerhin könne sie von einem anderen Mann schwanger werden. Erst 1975 erließ die Bundesregierung ein Verbot solcher Bestimmungen, das darauf abzielte, die Benachteiligung von Frauen bei der Kreditvergabe abzuschaffen.

Im Jahr 1976 weigerte sich die New York Telephone Company, eine von der Planned Parenthood bezahlte Ansage zu veröffentlichen, die auf die Dienste des Margaret Sanger Center hinweisen sollte: »Geburtenkontrolle, Schwangerschaftstests, Abtreibung bis zur zwölften Woche, Sterilisierung, Behandlung gegen Unfruchtbarkeit, Begutachtung und Beratung«. Auf Verlangen der Telefongesellschaft sollte die Ansage lediglich auf »Information« zu solchen Dienstleistungen hinweisen. Dazu Alfred F. Moran von der Planned Parenthood: »Wir konnten nicht verstehen, aus welcher Geisteshaltung solch eine Unterscheidung getroffen wurde. Man kann [Annoncen] für Sextherapie und Massagesalons schalten, aber wenn es darum geht, daß die Menschen ihre Fortpflanzung selbst kontrollieren, setzt bei diesen Leuten der Verstand aus.« Drei Wochen später gab die Telefongesellschaft ihre Zustimmung, die Ansage laufen zu lassen.

Noch 1983 mußte der Oberste Gerichtshof sich mit der Entsorgung von Überbleibseln des aus dem 19. Jahrhundert stammenden Comstock Act befassen. Mit einem Quorum von acht zu null erklärte das Gericht ein Bundesgesetz für verfassungswidrig, das den unaufgeforderten Postversand von Werbematerial für Verhütungsmittel verbot. Präsident Reagans Justiziminister verteidigte dieses Gesetz im Interesse des Jugendschutzes, da Kinder vor dem Kontakt mit Informationen zur Geburtenkontrolle bewahrt werden müßten. Namens fünf anderer Mitglieder der Kammer sagte Richter Thurgood Marshall, daß dieses Ziel, wie legitim auch immer, realistischerweise durch ein solches Gesetz nicht zu erreichen sei. Keinesfalls, so schrieb er, »kann die Regierung die erwachsene Bevölkerung dazu verpflichten, ausschließlich jugendfreie Drucksachen zu lesen. Die Sprachebene dessen, was in den Briefkasten gelangt, darf nicht daran gemessen werden, was für den Sandkasten geeignet wäre.«

Vielleicht die letzte Sprosse auf der langen Leiter zu gesellschaftlicher Anerkennung erklomm die Pille am 10. April 1973, fünf Tage vor dem Abgabetermin für die Steuererklärung: Die Finanzbehörde erkannte sie als abschreibungsfähiges Heilmittel an. In Vorwegnahme von Protesten gegen diesen Erlaß, erklärte ein ungewöhnlich einsichtiger Sprecher des Finanzministers: »Moralische Fragen können wir nicht in Rechnung stellen.«

Ein Beben erschüttert Rom

Beeile dich, deine neuen Arzneien anzuwenden,
bevor sie die Kraft verlieren, Wunder zu wirken.
Ein Arzt im 19. Jahrhundert

In den ersten vier Lebensjahrzehnten der Pille hat eine Fehlinformation, so oft und mit solcher Sicherheit wiederholt, daß kaum jemand ihre Wahrheit in Frage stellte, Katholiken und Nichtkatholiken immer wieder irritiert: daß die katholische Kirche den Gebrauch der Pille zum Zweck der Empfängnisverhütung abgelehnt und geächtet habe.

Von Anfang an aber hat die Kirche, wo immer die Sache ernsthaft erwogen wurde, mit deutlicher Mehrheit die Pille akzeptiert.

Wie? mag der erstaunte Leser fragen. Und was ist mit den Enzykliken, den Edikten, der alten Garde des Vatikans, dem Papst selbst?

Vielleicht ist es hier angebracht, ein bedeutsames Kriterium einzuführen. Nach alter katholischer Tradition und Lehre, die 1965 vom Zweiten Vatikanischen Konzil explizit bestätigt wurde, ist die Kirche nicht gleichzusetzen mit der Hierarchie. Die Kirche ist die Herde. *Und Tatsache ist, daß die Herde den Gebrauch der Pille akzeptiert hat.* Wenn auch nicht alle und nicht einmal die meisten sie für sich selbst akzeptieren, so akzeptiert und billigt die Mehrheit doch das Recht anderer, sich für die Pille zu entscheiden. Falls diese Tatsache manch einem neu sein sollte, so dürfte folgendes noch überraschender klingen: Es gibt auch zunehmend Anhaltspunkte dafür, daß die Mehrheit der Priesterschaft mit der Mehrheit ihrer Herde übereinstimmt.

Hinter der erstaunlichen Legende, daß die Kirche die Pille verurteile und daß alle, die sie benutzen oder billigend in Kauf nehmen, vom rechten Weg abirren, liegt versteckt – und zwar bewußt und beharrlich versteckt – eine unabweisbare Tatsache: Als der Vatikan sich drei Jahre lang, von 1965 bis '68 damit befaßte, die moralischen Grundlagen der Geburtenkontrolle zu überprüfen, einigte sich eine Mehrheit der vom Papst ausgewählten Prüfer, nämlich die Päpstliche Kommission für Bevölkerungsfragen, Familie und Geburt, auf die Feststellung, daß Geburtenkontrolle ihrem Wesen nach *nicht* verwerflich sei. Wie die folgenden Ausführungen zeigen werden, sprach sich nur ein kleiner, konservativer Kreis um Papst Paul VI. dafür aus, die Pille zu »ächten«. Die Mehrheit der katholischen Welt – die Herde – verteidigte und behauptete einen nach kanonischem Recht höheren Grundsatz. Sie handelten nach dem, was sie für richtig hielten.

Am Ende spaltete dieses kleine Arzneimittel nicht nur die Herde, sondern entfremdete einen großen Teil der Priester und Bischöfe von ihren Brüdern und sollte damit für immer die seit jeher gültige Vorstellung untergraben, daß der katholische Glaube auf »Gehorsam« beruhe.

Dieses einzigartige Stück Geschichte und seine bemerkenswert erfolgreiche Klitterung rufen geradezu danach, besser bekannt zu werden.

Bereits im Juni 1957, also zu einer Zeit, als die FDA und die kirchliche Hierarchie selbst die Pille zur Regulierung von Menstruationsstörungen (nicht aber zur Empfängnisverhütung) freigaben, nahmen fünfzig junge amerikanische Ehepaare an einer Umfrage teil, die von einer großen katholischen Universität in den Südstaaten durchgeführt wurde. Alle gehörten einer Gruppe an, die mit ihrem Priester über die Sinnfragen des Lebens diskutierten. Alle erhielten auf einem Fragebogen die Aussage vorgelegt: »Meiner Meinung nach sollten Verhütungsmittel in der Ehe verboten sein.« Man fragte sie, ob sie dem zustimmten oder nicht. Obgleich bei dieser Gruppe eine Voreingenommenheit zugunsten eines kirchlich abgesegneten Standpunkts vorauszusetzen war, bejahten nur 35 Prozent der jungen Leute diese Aussage.

Sieben Jahre später, 1964, nachdem die Regierung die Pille zum Zweck der Empfängnisverhütung zugelassen hatte, berichtete der Meinungsforscher Louis Harris, daß 60 Prozent einer Zufallsauswahl von amerikanischen Katholiken eine veränderte Haltung ihrer Kirche zur Geburtenkontrolle wünschten. Eine dieser Befragten, eine vierfache Mutter aus New Jersey, brachte die neue Bereitschaft vieler Katholiken zum Ausdruck, die Regeln ihres Verhaltens in die eigenen Hände zu nehmen: »Ich beichte nicht, daß ich die Pille nehme, weil ich es nicht als Sünde empfinde.« Eine von Harris im März 1967 durchgeführte Nachfolgebefragung ergab, daß der Anteil amerikanischer Katholiken, die eine Aufhebung des Kirchenbanns über künstliche Verhütungsmittel wünschten, von 60 auf 70 Prozent gestiegen war. Diese erneute Umfrage belegte auch die Auffassung, daß Geburtenkontrolle das »dringendste Problem« dieser katholischen Paare geworden sei und daß jedes dritte von ihnen die Pille oder ein mechanisches Verhütungsmittel benutzte.

Zwei Monate später mußte sich Dr. Martin J. Meade, Vizepräsident und Vertrauensdozent an der von Jesuiten geführten Fordham University, mit dem Problem auseinandersetzen, als nämlich drei Studentinnen ihm eine von 150 Kommilitoninnen unterzeichnete Petition überreichten, mit der sie die Einführung von Kursen zur Geburtenkontrolle forderten, die »unter persönlichem wie auch unter intellektuellem Aspekt« von Theologen, Ärzten, Soziologen und Psychologen abgehalten werden sollten. Auch baten sie darum, daß ein qualifizierter Arzt in der Universität bereitstehen solle, um alle Fragen der Studentinnen und Studenten zu beantworten. Eine der Unterzeichneten sagte: »Wir verlangen nicht, daß die Pille in der Mensa verkauft wird. Wir wollen nur Information.« Die Studentenzeitung von Fordham, *Ram*, unterstützte die Petition und richtete in ihrem Leitartikel eine ernste Warnung an die Universitätsverwaltung: »Wir hoffen, die Entscheidung wird von geistiger Klarheit geleitet sein, nicht von traditioneller Irrationalität... Jedes Jahr sind Mädchen gezwungen, Fordham [wegen ungewollter Schwangerschaft] zu verlassen, ein Vorgang, der verhängnisvolle Folgen für ihre Zukunft haben kann.« Letzteren Punkt bezeichnete Dr. Meade als bloße »Sensationsmache«. Er wisse nur von einer Frau, sagte er, die während des Semester schwanger geworden sei, »und sie hat geheiratet«.

Vier Tage später kündigte die Universität eine »umfassende und vorbehaltlose« Veranstaltungsreihe in Sexualkunde an, die für Studentinnen und Studenten wie auch für Mitglieder des Lehrkörpers und der Verwaltung angeboten werden und mithin – erstmals an einer katholischen Bildungsstätte – eine »offene Diskussion über Sexualität« ermöglichen solle. Diskreter Titel der Lehrveranstaltung: »Die dauerhafte Beziehung zwischen dem reifen Manne und der reifen Frau«.

»Es ist offensichtlich«, so Dr. Meade vorsichtig, »daß junge Leute, die im Begriff stehen, eine dauerhafte Bindung im Zusammenleben mit einem jungen Mann oder einer jungen Frau einzugehen, möglichst viel über eine solche Beziehung wissen und möglichst viel über diese Dinge nachdenken sollten.« Zwei Tage später, nachdem Katholiken protestiert hatten, veröffentlichte der Präsident von Fordham, Reverend Leo McLaughlin, eine beschwichtigende Klarstellung, der neue Kursus sei nicht als »fehlgeleiteter Versuch geplant, die Vorschriften der Kirche außer Kraft zu setzen«.

Zwischen 1965 und 1967 wurde das Land mit Meinungsumfragen überschwemmt, die nachwiesen, daß katholische Frauen nicht nur für Geburtenkontrolle aufgeschlossen waren, sondern auch selbst Verhütung praktizierten. Dr. Charles Westoff von der Princeton University und Dr. Norman Ryder von der University of Wisconsin stellten 1965 fest, daß weiße katholische Frauen aller Bildungsschichten sich zu zwei Dritteln auf andere Verhütungsmittel als die Rhythmusmethode verließen. 1967 stellte *Newsweek* fest, daß 38 Prozent aller Katholikinnen zum Zeitpunkt der Umfrage die Pille oder andere künstliche Verhütungsmittel verwendeten. In der Altersgruppe unter fünfunddreißig Jahren traf dies für sechzig Prozent zu. Acht von zehn

Männer und Frauen unter fünfunddreißig äußerten, sie würden sich eine positivere Einstellung ihrer Kirche zur Pille wünschen. Der Artikel zitierte auch eine Mutter von fünf Kindern aus Canton, New York: »Die Pillen sind herrlich; die besten Tranquilizer, die es gibt.«
In Kalifornien gehörte ein 35jähriger Handelsvertreter, der von der ersten Klasse bis zum College katholische Schulen durchlaufen hatte, zu den vielen von *Time* interviewten verunsicherten Kirchgängern. Fred und seine Frau Cathy hatten drei Töchter in der katholischen Grundschule und einen kleinen Sohn, der noch zu Hause war. Überzeugt, daß sie sich keine weiteren Kinder leisten könnten, praktizierten sie seit einigen Jahren Empfängnisverhütung. »Meine Eltern«, sagte Cathy,

> »waren fromme, aus Irland eingewanderte Amerikaner, völlig dem Papst und all seinen Vorschriften untertan. Ich bin es nicht. Solange der Papst seine Lehre nicht auf die Bedürfnisse der Menschen abzustimmen vermag, halte ich ihn für fehlbar. Ich bin nicht überzeugt, daß Christus jemanden verdammen würde, der Verhütung praktiziert, um seine Familie vor einer Katastrophe oder seine Mitmenschen vor den Problemen der Übervölkerung zu bewahren.
> Ob ich Angst habe? Ja, ich habe Angst. Ich fürchte, aus der Gnade zu fallen, nicht weil ich Verhütungsmittel anwende, sondern weil die Kirche mir die gnadenspendenden Sakramente verweigert. Am meisten entbehre ich die Kommunion, und ich weine, wenn ich meine Töchter das Sakrament empfangen sehe. Warum ich nicht zur Kommunion gehe? Wahrscheinlich deshalb, weil ich mich nicht ganz von den Lehren meiner Kindheit lösen kann. Ich habe nicht das Gefühl, etwas Unrechtes zu tun, aber wo soll ich Absolution finden, wenn meine eigene Kirche sagt, daß ich Unrecht tue?«

In einem engen, von Zuschauern überfüllten Gerichtssaal in Rom, mit einem Kruzifix an der Wand, wurde gegen Dr. Alexander Lenard und seinen Verleger Salvatore de Carlo Anklage erhoben wegen Urheberschaft bzw. Vermarktung des Buches *The Control of Conception and the Limitation of Children.* Das Strafgesetz, dessen Verletzung sie angeklagt wurden, war vor dem Zweiten Weltkrieg erlassen worden, nicht auf Geheiß der Kirche, sondern des Diktators Benito Mussolini, der es dem Faschistischen Kodex einfügte, als er im Zuge seiner Kriegsvorbereitungen Preise für die kinderreichsten Mütter Italiens auslobte. Jetzt appellierten die Anwälte der Verteidigung an den Kulturstolz der Nation und argumentierten, es sei unter der Würde Italiens, seine Bürger für die Veröffentlichung von Kenntnissen zu bestrafen, die allen Einwohnern zivilisierter Länder zugänglich wären. Der Prozeß wurde zwölfmal vertagt, und die beiden Angeklagten wurden schließlich freigesprochen. In Italien wie anderswo war es üblich, daß Ärzte die Pille verschrieben und sich den Anschein gaben, als wüßten sie nicht, daß diese zu Verhütungszwecken genommen wurde. 1965 wurden in Italien mehr als sieben Millionen Packungen der Pille verkauft.

In Santiago de Chile erfuhren die dort zum Weltkongreß der Familienplaner versammelten Ärzte, daß mindestens anderthalb Millionen lateinamerikanische Frauen, meist aus der Ober- und Mittelschicht, die Pille nahmen und diese somit zum bestverkauften pharmazeutischen Präparat dieser überwiegend katholischen Region machten. Eine 27jährige chilenische Pillenbenutzerin berichtete der Versammlung von einem Klassentreffen, das sie soeben an einem von katholischen Nonnen geführten College besucht habe: »Da waren etwa dreißig ehemalige Mitschülerinnen meiner Klasse, fast alle verheiratet und attraktiv. Keine einzige war schwanger. Noch vor fünf Jahren erwarteten viele von ihnen ein Kind oder waren eben erst aus dem Krankenhaus entlassen worden. Plötzlich dämmerte es mir: *Sie nahmen alle die Pille.*«

Eine zunehmende Aufsässigkeit der Herde kündigte sich 1960 auch in Puerto Rico an, als das Geburtenkontrollprogramm der dortigen Regierung zu einem zentralen Thema des Wahlkampfes gemacht wurde. Die Bischöfe hatten eine katholische Partei ins Leben gerufen, mit dem Ziel, die regierende Volksdemokratische Partei des Gouverneurs Luis Munoz Marin zu stürzen, den die neue Partei als »gottlos, unmoralisch, antichristlich und gegen die Zehn Gebote eingeschworen« bezeichnete. Ein Hirtenbrief verbot es den Katholiken, die Partei des Gouverneurs zu wählen, weil deren Haltung zur Geburtenkontrolle »von der modernen Ketzerei ausgeht, daß der Wille des Volkes und nicht das Gesetz Gottes darüber entscheiden soll, was moralisch oder unmoralisch ist«. Die von der Kirche unterstützte Partei gewann nur 51.295 von 788.607 Stimmen.

Auf dem Land lief die Rebellion in Puerto Rico oft auf verschlungenen Pfaden. Ein Monsignore erzählte einem Journalisten belustigt von dem Priester eines kleinen Dorfes, der sonntags von der Kanzel herab gegen das Übel einer in der Nachbarstadt eröffneten Familienplanungsklinik wetterte. Nach der Messe unterhielten sich die Frauen aufgeregt flüsternd über die Predigt, vor allem aber über das Gottesgeschenk dieser Klinik, wo sie erfahren konnten, wie man Kinder verhütet. Am nächsten Morgen standen viele dort vor der Klinik Schlange.

Ein schwerwiegendes Hindernis gegen die Verbreitung der Pille in armen Ländern war die Anforderung, daß die Anwenderin die elementare rechnerische Disziplin aufbrachte, die Pille fünfundzwanzig Tage lang zu nehmen, dann fünf Tage auszusetzen und den nächsten Zyklus zu beginnen. In den reichen, hochalphabetisierten Ländern wurde der Vormarsch der Pille durch eine andere, offenbar favorisierte Form der Geburtenkontrolle blockiert: die Abtreibung. In Westdeutschland gab es gleich viele Abtreibungen wie Lebendgeburten – etwa eine Million pro Jahr. Frankreich verbot die Einfuhr von Mitteln und Informationen zur Empfängnisverhütung, aber vergeblich. Auch dort wurde die Abtreibung bevorzugt – und nahm überhand, ähnlich wie in Italien und Japan. Dr. Alan Guttmacher bezeichnete die Abtreibung als »das schwerste pandemische Leiden der heutigen Welt«.

Während in den überwiegend katholischen Ländern Lateinamerikas zwei Millionen Pillenkonsumentinnen gezählt wurden, betraf diese Zahl doch weniger als fünf Prozent der gebärfähigen Frauen. »Bei den Massen«, berichtete *Time* 1967, »folgt Geburt auf Geburt, mit so tödlicher Regelmäßigkeit, daß kolumbianische Frauen am Boden kauern und mit spitzen Stöcken Abtreibungen einleiten. In Chile belegen die Opfer verpfuschter Abtreibungen 20 Prozent aller Betten in den Geburtshilfestationen und verbrauchen 27 Prozent des Transfusionsbluts. Die Situation ist so ernst geworden, daß vor vier Jahren, bei einer hohen Sterblichkeitsrate von Frauen, die oft fünf bis zehn Waisen zurückließen, die katholische Hierarchie beide Augen zudrückte, während die Regierung ein Programm zur Familienplanung unterstützte.«

Zahlreiche lateinamerikanische Studien in den sechziger Jahren bewiesen, was auch spätere Untersuchungen immer wieder bestätigen sollten: daß die Geburtenrate einer Bevölkerung sowie das Vorhandensein – oder Fehlen – einer Verhütungspraxis sich in weit höherem Maß nach Einkommen und Bildungsniveau einer Familie richten als nach deren religiösen Bindungen. Je höher das Einkommen und die Ausbildung, desto kleiner die Zahl der Kinder. Dies galt in katholischen wie nichtkatholischen Ländern.

In den Vereinigten Staaten hatte 1960 ein Gremium von vierunddreißig protestantischen und jüdischen Geistlichen, unter dem Vorsitz von Reverend James A. Pike aus San Francisco, dem protestantisch-episkopalischen Bischof von Nordkalifornien, eine Empfehlung zur Frage der Geburtenkontrolle verabschiedet, die an die Einsicht der Katholiken appellierte. Der Konflikt um die Geburtenkontrolle sei unnötig, hieß es da, wenn Anhänger oder Gegner der Geburtenkontrolle jeweils darauf verzichteten, ihren Standpunkt anderen aufzunötigen.

Diese Debatte aber, so erklärte ein Leitartikel in der Jesuitenzeitschrift *America*,

> ist nur eine Etappe im ewigen Konflikt zwischen protestantischem Pragmatismus und katholischem Essentialismus. Die Kontroverse um ein Thema wie die Empfängnisverhütung weckt so persönliche Leidenschaften, daß sie schwerlich durch intellektuelle Diskussionen allein zu lösen sein wird ... Die Katholiken müssen begreifen, daß Protestanten unter Berufung auf das Naturrecht nicht zu überzeugen sind: Ihr Verstand funktioniert einfach nicht so. Die Protestanten andererseits sollten die Hoffnung aufgeben, daß die

katholische Kirche ihre Lehre über Sinn und Wesen der Ehe aufgeben wird ... Falls Protestanten tatsächlich katholische Moralisten mit ihren Argumenten zugunsten der Empfängnisverhütung zu beeindrucken wünschen, müssen sie die Tatsache anerkennen, daß im katholischen Denken die Theorie die Praxis regiert. Katholische Denker können protestantische Versuche, den katholischen Standpunkt zu widerlegen, nur auf ihrem eigenen theoretischen Niveau zur Kenntnis nehmen. Wir fordern die protestantischen Denker auf, ihre eigenen Theorien vorzutragen ...

> Wie kann man die Instution der Ehe, wie die christliche Morallehre sie immer verstanden hat, aufrechterhalten? Mit welcher Begründung kann man beweisen, daß ein Mann eine Frau (und nicht einen anderen Mann) zur Gefährtin wählen und ihr – ihr allein – in dauerhafter Verbindung anhängen muß? Eine Antwort auf diese Frage bietet die Lehre, daß Zeugung das primäre natürliche Ziel der Sexualität sei. Solange die protestantische Theorie keine ähnlich befriedigende Antwort zu bieten vermag, werden katholische Moralisten die protestantischen Argumente schwerlich ernst nehmen.

Die katholische Haltung zur Pille war von Papst Pius XII. festgelegt worden, einen Monat vor seinem Tod im Jahr 1958. Die Pille dürfe von Ärzten verschrieben werden, um Störungen der Fortpflanzungsfunktion zu behandeln. Sie aber zur Empfängnisverhütung einzusetzen, sei moralisch unzulässig, weil eine Form der Sterilisation. Am Palmsonntag 1960 sprach der neue Papst, Johannes XXIII., sich etwas wohlwollender aus, erneuerte aber das Mandat seines Vorgängers. In der Basilika San Paolo fuori le Mura, vor Hunderten von Kindern aus Sozialsiedlungen am westlichen Stadtrand von Rom, ermahnte er die Eltern: »Ihr sollt nicht in Furcht leben vor der Zahl eurer Söhne und Töchter. Im Gegenteil, ihr sollt die göttliche Vorsehung um Kinder bitten, um diese aufzuziehen, zu ihrem eigenen Wohl und zum Ruhme eures Vaterlandes hier auf Erden und im Himmel.«

Ende Juni 1964 versammelten sich siebenundzwanzig Kardinäle in den teppichgedämpften Räumen der vatikanischen Bibliothek des wiederum nächsten Papstes, Paul VI. Er sprach vom Wandel und von den Forderungen nach solchem Wandel, die an die Kirche herangetragen würden, und wie notwendig Vorsicht beim Streben nach Veränderungen in dieser nun zweitausend Jahre alten Kirche sei. Und er gab seinen Kardinälen einen Vorgeschmack auf ein Sendschreiben, das er bald herausgeben sollte:

> Das Problem, von dem alle sprechen, ist jenes der sogenannten Geburtenkontrolle – nämlich der wachsenden Bevölkerungen einerseits und der ehelichen Moral andererseits. Dies ist ein äußerst ernstes Problem. Es rührt an die Ursprünge menschlichen Lebens … Die Frage soll einer Prüfung unterzogen werden, so umfassend und gründlich wie möglich, so ernst und aufrichtig, wie es einem Gegenstand von solcher Bedeutung angemessen ist … Aber inzwischen sagen Wir aufrichtig, daß Wir gegenwärtig keinen ausreichenden Anlaß erkennen, die in dieser Hinsicht von Papst Pius XII. gesetzten Normen als überholt und daher nicht bindend zu betrachten. Daher sind diese als gültig anzusehen, zumindest bis Wir Uns in Unserem Gewissen genötigt sehen, sie zu ändern.

1964 hatten mehr als zweitausend Bischöfe und höhere Prälaten beim Zweiten Vatikanischen Konzil in Rom die Diskussion über einen achtundzwanzig Seiten langen Entwurf zur »Kirche in der modernen Welt« eröffnet. Es war ein epochales Positionspapier zu den großen Fragen des modernen Lebens: Krieg und Frieden, Verteilung des Reichtums und – unvermeidlich – Geburtenkontrolle. Einer der Autoren dieses Entwurfs sah eine heftige Kontroverse voraus, hauptsächlich um die schockierende Feststellung, die Ehe sei »kein bloßes Instrument der Fortpflanzung«. Mit diesem Papier wurde auch ein Euphemismus für Geburtenkontrolle eingeführt, der fortan in vatikanischen Verlautbarungen bevorzugt werden sollte: das »demographische Problem« – also die Bevölkerungsexplosion. In deutlicher Sorge um ein überall in der katholischen Welt sich ankündigendes Beben ermahnten die Autoren des Entwurfs die Ehepaare, sich in Geduld zu fassen und »praktische Lösungen« abzuwarten.

Die Versammlung des Ökumenischen Konzils stand ganz im Zeichen eines ungewöhnlichen Artikels, gelehrsam mit Fußnoten versehen und im vorangegangenen Frühjahr in der belgischen Zeitschrift *Ephemerides Theologicae Lovanienses* veröffentlicht, auf den – wie ein wohlinformierter Religionsjournalist prophezeite – »künftige Kirchenhistoriker womöglich einen grundlegenden Wandel in der katholischen Auffassung von der Ehe datieren werden«. Verfasser war Hochwürden Louis Janssens, ein als unabhängig geltender, aber hochgeachteter Moraltheologe an der Universität Löwen. Dieser für eine katholische Theologiezeitschrift bahnbrechende Artikel billigte die Pille als legitimes Mittel der Familienplanung für katholische Ehepaare.

Wie bei der Rhythmusmethode, sagte Janssens, beinah in exakter Wiederholung der Argumente John Rocks, greift die Pille nicht in die »Natur und Struktur« des Geschlechtsverkehrs ein. In der Zeit unmittelbar nach der Geburt, erklärte Janssens, finde nämlich keine Ovulation statt. Wenn eine Frau die Pille nehme, trage sie lediglich dazu bei, einen natürlichen körperlichen Zustand zu verlängern. Daher könne die Pille ihrem Wesen nach nicht böse sein.

»Dies ist nicht die Stimme einer verirrten Minderheit«, kommentierte ein katholischer Theologe in den USA, »sondern sie entspringt der Hauptströmung katholischen Denkens.« Schon seit 1958 hatte sich Janssens regelmäßig mit Demographen, Soziologen, Medizinern und Theologen in einer Gesprächsrunde beraten, die Leo Josef Suenens, der Erzbischof von Brüssel, damals zu den sich abzeichnenden Problemen der »Bevölkerungskontrolle« einberief. Die Debatten drehten sich fast ausschließlich um die theologische Zulässigkeit der Geburtenkontrolle, und insbesondere der Pille.

Die Reaktionen auf Janssens' Vorstoß, besonders in den USA, waren so heftig wie vorhersehbar. Die katholischen Denker Amerikas waren in der Regel weniger bereit als ihre Kollegen im Ausland, weiße Flecken auf der Landkarte theologischer Möglichkeiten zu erforschen. Janssens' Standpunkt »widerspricht völlig den Lehren der Kirche«, eiferte Father Connell von der Catholic University. Ein führender Jesuit, Reverend Edward Duff, schrieb mit schwankender Überzeugung, es sei von »keinem katholischen Theologen bekannt«, daß er mit Janssens übereinstimme. Wie das Ökumenische Konzil jedoch bald erfahren sollte, gab Janssens nur einer Flamme des Forschergeistes neue Nahrung, die schon seit Jahren still, aber beharrlich in theologischen Seminaren und bischöflichen Ordinariaten in Deutschland, Frankreich und den Niederlanden gelodert hatte. »Der Widerspruch zwischen den Lehren der Kirche zur Geburtenkontrolle und der tatsächlichen Praxis in den katholischen Ehen«, so erklärte Werner Schöllgen, ein Theologe an der Bonner Universität, sei »die Hauptursache dafür, daß deutsche Katholiken der jüngeren Generation sich zunehmend von den Sakramenten abwenden«.

Wie war es dieser lästigen kleinen Pille gelungen, den Frieden und die geistige Disziplin der katholischen Hierarchie zu stören? Wie sollten erhabene Deuter des Naturgesetzes mit gewohnter Autorität sprechen, wenn sich sachfremde Fragen der Biologie und Chemie einschlichen, um die Botschaft zu verzerren?

Während sich die Zeichen einer unvermeidlichen Kontroverse mehrten, folgte der Papst dem Ratschlag seines höchstrangigen Stellvertreters, Alfredo Kardinal Ottaviani, sich in Schweigen zu hüllen. Sollten die Theologen ruhig ihre Schlachtfelder abstecken.

Die vorhergesagte »heftige Kontroverse« auf dem Ökumenischen Konzil artete beinah zum Aufstand aus. In französischer Sprache statt im offiziellen Konzilslatein, was an sich schon ein Akt der Insubordination war, beklagte der melchitische Patriarch von Antiochien, Maximos IV. Saigh, daß die »überwältigende Mehrheit« der Katholiken beschlossen habe, ihren eigenen Weg zu gehen und die Lehren der Kirche zur Geburtenkontrolle zu mißachten. »Sollte die offizielle Haltung der Kirche nicht besser im Licht der modernen Wissenschaft revidiert werden?« fragte er.

»Wir sollten anerkennen«, forderte Paul-Emile Kardinal Léger von Montreal, das bislang Unaussprechliche aussprechend, »daß die intime Vereinigung der Ehepartner ihr Ziel in der Liebe wie in der Zeugung findet. Möge dieses Konzil eindeutig beide Ziele als gleich gut und gleich heilig erklären.«

Dem fügte der belgische Kadinal Suenens den Einwand hinzu, daß die Kirche allzu lange ihre Lehren über die Ehe ausschließlich auf das biblische Gebot »Seid fruchtbar und mehret euch« gegründet habe. Warum hatte sie die ebenso wichtige Lehre der Schrift, »Und werden die zwei ein Fleisch sein«, nicht beherzigt? Es war eine unerhörte Herausforderung, als Kardinal Suenens, groß und hager, mit grauen Schläfen und leuchtenden schwarzen Augen, bei seinen Kollegen die Erinnerung an den peinlichsten Schnitzer der Kirchengeschichte wachrief: die Exkommunikation und lebenslange Verurteilung des Galileo Galilei im Jahre 1633, weil er die kopernikanische Theorie verbreitet hatte, daß die Erde und andere Planeten die Sonne umkreisen. »Ich rufe euch auf, Brüder«, donnerte Suenens, »*laßt uns einen zweiten Fall Galilei vermeiden.* Einer genügt in der Geschichte dieser Kirche!« (Galilei wurde von Rom erst 1992 rehabilitiert.)

Während der kurzen Regentschaft, die Papst Johannes XXIII. beschieden war, hatte er die Bischöfe des Ökumenischen Konzils gebeten, ihm bei der Aufgabe zu helfen, die Kirche zu »modernisieren«. Ein verblüffendes Wort. *Modernisieren*? Ausgesprochen von einen *Papst*? Hatte nicht Papst Pius X. im Jahr 1907 all das, was er *die Moderne* nannte, als Ketzerei verdammt und die von dieser Ketzerei befallenen Menschen als irregeleitet bezeichnet? Einer, der bei dem bloßen Wort *modernisieren* zurückzucken mußte, war Kardinal Ottaviani, nach dem Papst der höchstrangige Würdenträger im Vatikan, Sekretär der Heiligen Kongregation des *Sanctum Officium* (später umbenannt in Kongregation für die Lehre des Glaubens). Um seine Mission hinlänglich zu bezeichnen, zierte Ottavianis persönliches Wappen, aufgehängt im prächtigen Vorzimmer seines Büros im Palazzo Sant' Ufficio, die Inschrift *Semper Idem*, »Immer gleich«. Und nun wurde die traditionelle Position der Kirche von Kardinal Ottaviani verteidigt. Sein wichtigstes Argument war, daß die Kirche sich bereits zur Frage der Geburtenkontrolle festgelegt habe und daher ihren Standpunkt nicht in Frage stellen oder überprüfen könne.

Als das Zweite Vatikanum sich 1965 seinem Abschluß näherte, glich die Kirche einem renovierten Bau. Die Messe sollte fortan in den modernen Landessprachen gelesen werden. Das Verbot, freitags Fleisch zu essen, wurde (zur Erleichterung katholischer Feinschmecker allenthalben und zum Leidwesen der Fischer) aufgehoben.

Den Frauen wurde erlassen, in der Sonntagsmesse ihren Kopf zu bedecken, und die Messe durfte auch am Samstagabend besucht werden. Unter anderen neuen Freiheiten wurde Priestern und Nonnen sogar gestattet, in ihrer Freizeit »Zivil« zu tragen. Dieser Aufstand gegen unwandelbare Traditionen schien zu bestätigen, daß vielleicht sogar die neue Aufgeschlossenheit mancher Theologen für die Pille bald kirchliches Gesetz werden würde. Am Ende vertagte sich das Zweite Vatikanum, ohne in dieser Frage einen Beschluß zu fassen, aber es hatte historisches Neuland beschritten. Es billigte eine Erklärung zur Ehe, die die Bedeutung des Sexuellen als Ausdruck der Liebe zwischen den Gatten würdigte und ihr Recht bestätigte, die Größe ihrer Familie durch »moralisch vertretbare Methoden« der Geburtenkontrolle zu beschränken.
Welche Methoden aber waren moralisch vertretbar? Mit dieser Frage hatte die Kirche vor, während und nach dem Zweiten Vatikanum gerungen. Johannes XXIII. hatte eine sechsköpfige Kommission eingesetzt, die ihn zu den immer drängenderen Fragen des Bevölkerungswachstums und der Geburtenkontrolle beraten sollte, später apostrophiert als die erste Studiengruppe der Kirchengeschichte, die in Reaktion auf die »Wehklagen der Welt« ins Leben gerufen worden war. Aber der »gute Papst Johannes« starb 1963, bevor die Gruppe Gelegenheit hatte, zusammenzutreten. Sein Nachfolger, Papst Paul VI., fand einen gnädigen Weg durch das Dornendickicht. Im Vatikan, wo nichts so wichtig zu sein scheint wie der Präzedenzfall, war die Präzedenz in diesem Fall bereits gegeben. Paul VI. bestätigte die Geburtenkontrollkommission seines Vorgängers Johannes XXIII. und erweiterte sogar ihre Mitgliederzahl. (Seine Verlautbarung vom Juni 1964 besagte aber nichts darüber, wer die ursprünglichen oder die zusätzlich berufenen Mitglieder waren, oder wo sie tagen sollten.) Der Zweck dieser Kommission war, den Papst zu beraten – daher die eindeutige Konsequenz, daß er sich die Entscheidung vorbehalten würde, ob die Kirche ihre Haltung zur Geburtenkontrolle ändern würde oder nicht.
Doch die Tatsache, daß die Kirche sich mit der Geburtenkontrolle befaßte – und die Ankündigung bevorstehender Veränderungen –,

genügte an sich schon, den Kirchenbann über die Pille zu untergraben. Bald wurde auch bekannt, daß das Ordinariat in München an seine Priester die Direktive ausgegeben hatte, sie dürften das Sakrament auch Paaren spenden, die Verhütungsmittel »nicht leichtsinnig und gewohnheitsmäßig, sondern als bedauerliche Notlösung« benutzten. Ein Sprecher der Kirche in München bestätigte, daß Julius Kardinal Döpfner »keinen Einwand« gegen diese Anweisung an die Priester erhoben habe. Pikanter war hingegen die Tatsache, daß Kardinal Döpfner durch eine Nachrichtenpanne als stellvertretender Vorsitzender der neuerlich erweiterten Kommission benannt worden war. Tatsächlich war Döpfner nicht der einzige Befürworter eines Wandels in der erneut bestätigten Kommission. Alle ursprünglich vom guten Papst Johannes berufenen sechs Mitglieder waren Teilnehmer der von Kardinal Suenens regelmäßig in Belgien veranstalteten Konferenzen zu Fragen der Bevölkerungskontrolle gewesen. Wie später bekannt wurde, handelte es sich um Stanislas de Lestapis, einen Motorrad fahrenden französischen Jesuiten mit dem Spezialgebiet Familiensoziologie; John Marshall, einen britischen Mediziner, der die Rhythmusmethode in Verbindung mit Basaltemperaturmessung untersucht hatte; Clement Mertens, einen belgischen Jesuiten und Demographen; Henri de Riedmatten, einen Schweizer Dominikaner; Pierre van Rossum, einen Arzt aus Brüssel; und Jacques Mertens de Wilmars, einen Soziologieprofessor der Universität Löwen in Belgien. Eine überraschende Gemeinsamkeit dieser Kommissionsmitglieder war ihre weltliche Orientierung. Keiner der sechs war von Haus aus Theologe.

Bald begannen sich die neuen dogmatischen Zweifel zum Konzept einer neuen Theologie zu verdichten. An der Universität Toronto vertrat Hochwürden Gregory Baum, ein *Peritus* (theologischer Berater) beim Zweiten Vatikanum, in mehreren Veröffentlichungen den Standpunkt, daß es, solange die Führer der Kirche selbst geteilter Auffassung wären, kein kirchliches Gesetz zur Empfängnisverhütung geben könne. Daher, so folgerte er, stünde es katholischen Laien frei, in der Sache ihrem eigenen Gewissen zu folgen. Er begründete seine Auffassung mit dem Prinzip *Lex dubia non obligat*: Ein zweifel-

haftes Gesetz bindet nicht. Der Gebrauch von Verhütungsmitteln, sagte Father Baum in seiner bahnbrechenden Argumentation, sei eine Frage der Disziplin, die weder die Unfehlbarkeit der Kirche noch die göttliche Offenbarung betreffe, und daher dem Wandel unterworfen. Papst Pauls Direktive, die Katholiken sollten weiterhin die alten Vorschriften befolgen, während neue Gesetze erörtert würden, so sagte Baum, sei eher eine Empfehlung denn ein Befehl.
Es gab auch Reaktionen eminent weltlicher Natur. Am 27. Mai 1964 traf nachmittags an der Wall Street die Nachricht ein, daß die katholische Kirche im Begriff sei, ihre Stellung zu den pharmazeutischen Verhütungsmitteln zu überdenken. Um 1.30 Uhr morgens lief das Gerücht bei Dow Jones über den Fernschreiber. Sofort schnellten die Aktien von Johnson & Johnson, G. D. Searle und Parke-Davis auf eine Höhe, die eine zeitweilige Aussetzung des Handels erforderlich machte.

Tatsächlich waren die sechs Mitglieder der ursprünglichen Kommission schon einmal zusammengetreten, 1963, kurz nach dem Tod Johannes' XXIII., der sie einberufen hatte. Sofort ging die Kommission denn auch über die formal abgesteckte Grenze des Bevölkerungsproblems hinaus – oder der »demographischen Frage«, wie der bevorzugte Ausdruck lautete – und befaßte sich mit der jeweils vertretbaren Moral der verschiedenen Methoden zur Empfängnisverhütung. Papst Paul wünschte Rat und Aufschluß über die Pille. Das Problem dieser Kommission war aber, daß ihre zwei ärztlichen Mitglieder die anderen nicht aufzuklären vermochten, wie die Pille eigentlich funktionierte. 1963 wußte niemand genau Bescheid. Eine der Fragen, mit denen die Kommission sich auseinandersetzte, hatte schon Gregory Pincus, John Rock und die Feldforscher in Puerto Rico nicht losgelassen: Welche biologische Wirkung würde die Pille auf Frauen haben, die sie ein Jahrzehnt und länger genommen hatten? Sollte die Kirche sich aufgrund medizinischer Mutmaßungen festlegen? Außerdem gab es keine Antwort auf die profunderen Fragen nach den moralischen Aspekten, wie die päpstlichen Berater sie verstanden: Löscht die Pille ein menschliches Leben aus?

In einem zweiundzwanzigseitigen Bericht über die erste Sitzung der sechsköpfigen Kommission, im Jahr 1963, faßte ihr Schriftführer Henri de Riedmatten diese Zweifel zusammen. Die Kommission hatte von ihren ärztlichen Mitgliedern erfahren, daß die Pille keinen Foetus vernichtet, da noch keine Empfängnis stattgefunden hat. Wenn die Pille aber, anders betrachtet, die Fähigkeit einer Frau blockierte, ein »warmes Nest« für das befruchtete Ei zu schaffen, so machte dieser Umstand sie inakzeptabel, denn somit war sie »praktisch ein Abtreibungsmittel«. Indem die Pille den Eisprung unterdrückte, war sie tatsächlich für verschiedene therapeutische Zwecke brauchbar, darunter zur Linderung von Endometriose und Dysmenorrhoe. Dadurch aber machte die Pille eine Frau zeitweilig steril. Wie aber, wenn eine Frau, in Kenntnis dieser Tatsache, die Pille mit der bewußten Absicht der Empfängnisverhütung nahm? Dies hatte bereits Pius XII. verboten und als »zeitweilige Sterilisation« verurteilt. Aber mehr als eine Stimme in der sechsköpfigen Kommission bezweifelte dieses Urteil. Die Pille, so gaben sie zu bedenken, schädige weder die Eierstöcke, noch verstopfe sie die Eileiter, weder verändere noch verletze sie auf andere Art irgendwelche Organe, und daher könne sie nicht als »verstümmelnde« Methode der Sterilisation bezeichnet werden, wie Pius XII. sie geächtet hatte.

Die Mitglieder der Gruppe rieten daher zur Vorsicht, bis die damals durchgeführten wissenschaftlichen Forschungen besser erklären könnten, auf welche Weise die Pille die Eierstöcke in einen »Ruhezustand« zu versetzen vermochte. Aus diesem Grund empfahl der Bericht mit allem behutsamen Respekt, es wäre »ratsam auf seiten der Autorität [des Papstes], keine endgültige Stellung bezüglich der moralischen Vertretbarkeit der Anwendung der Pille zu beziehen«. Falls der Papst aber rasche Entscheidungen wünsche, so sollten sich diese gegen Staaten richten, die immer drastischere Maßnahmen androhten, um ein ihrer Meinung nach entgleistes Bevölkerungswachstum unter Kontrolle zu bringen. Sofern solchen Bestrebungen nicht Einhalt geboten werde, sei die Kirche in Gefahr, ihre Aufgabe als »Hüterin des natürlichen Moralgesetzes« zu vernachlässigen.

Diese erste Sitzung hatte viele Fragen aufgeworfen, aber nur wenige beantwortet. Papst Paul VI. bat die Mitglieder, abermals zusammenzutreten, was im April 1964 geschah.
Diesmal wurde die Gruppe von sechs auf dreizehn Mitglieder erweitert. Um mehr theologische Tiefenwirkung zu erzielen als beim ersten Zusammentreffen, hatte der Papst zusätzlich fünf Theologen berufen, vier davon aus Rom: Hochwürden Josef Fuchs und Hochwürden Marcelino Zalba, beide Jesuitenpatres, die Theologie an der Gregorianischen Universität lehrten; Hochwürden Jan Visser von der Lateran-Universität und Hochwürden Bernard Häring, der oft als Leibtheologe des Papstes bezeichnet wurde. Der fünfte war Kanonikus Pierre de Locht aus Brüssel, persönlicher Berater von Kardinal Suenens. Er berief noch zusätzlich zwei Soziologen, Bernard Colombo aus Venedig und Thomas K. Burch, einen Bevölkerungswissenschaftler von der Georgetown University in Washington, D. C.
Diese erweiterte Kommission schien Beweis genug für die Entschlossenheit des Papstes, ein weites Spektrum von Ansichten zu der schwierigen Frage anzuhören. Pater Zalba zum Beispiel hatte als erster vorgeschlagen, daß Nonnen im Kongo, damals im Krieg, die Pille nehmen durften, um die Folgen von Vergewaltigungen zu vermeiden. Der Vatikan gab seine Zustimmung – mit der Begründung, daß Kinder das Ziel der Ehe, nicht aber einer Vergewaltigung wären. Häring und de Locht waren für liberalere Standpunkte als die der anderen bekannt. Den sieben neuen Mitgliedern wurde auferlegt, Freunden und Angehörigen nach Möglichkeit zu verschweigen, daß sie nach Rom fuhren, und niemandem vom Zweck ihrer Reise zu erzählen.
So trafen sie sich mit den sechs ursprünglichen Mitgliedern in der Domus Mariae, einer unbeheizten Privatresidenz. Wie de Riedmattens Neunzehn-Seiten-Protokoll von diesem Treffen ausführt, vertraten de Locht und Häring den Standpunkt, daß die Lehre der Kirche über das »Naturrecht« relativ jungen Datums sei und daß die Kirche zum Thema Geburtenkontrolle eine längerfristige Perspektive entwickeln solle. Sollte die Kirche nicht auf die Bibel zurückgreifen, um den Sinn der Ehe zu ergründen? Die Ehe sollte den Menschen doch helfen, nicht aber Leid verursachen. Warum sollte sich die Kirche als

Werkzeug hergeben, um Eheleute in Schwierigkeiten zu bringen? Einer der Traditionalisten stellte an de Locht und Häring die Frage: Wenn menschliche Schwäche ihr Antlitz zeigte, wer bewies dann Geduld und Gnade, wenn nicht die Seelsorger? Dies bestritt de Locht: Jawohl, Seelsorger wären geduldig und gnädig, nicht aber gegenüber menschlicher Schwäche; vielmehr deshalb, weil sie in Verbindung mit dem wirklichen Leben stünden, weil sie mit eigenen Augen die Pein gutwilliger Menschen sähen, die an der Geltung abstrakter, von Rom erlassener Gesetze zweifelten. Was er da vortrug, war eine in vatikanischen Debatten ungewöhnliche Idee: daß das wirkliche Leben, wie die Menschen es lebten, einen größeren Einfluß auf die Gestaltung des Ideals nehmen sollte.

»Nun aber, Kanonikus de Locht«, hielt eines der Mitglieder mit einer den Raum elektrisierenden Schärfe entgegen, »werft Ihr nicht Fragen der Fundamentaltheologie auf?«

Noch schockierender war de Lochts spontane Antwort: »Ja. Warum nicht?«

Es war ein erleuchtender Augenblick für die an ihrer Aufgabe zweifelnden Mitglieder, besonders die Ärzte und Soziologen. *Ja, warum nicht?*

John Marshall, der Neurologe aus London, erinnerte diese Szene später für Robert Blair Kaiser, dessen Buch *The Politics of Sex and Religion* die Verhandlungen der Kommission minutiös verzeichnet: »Kein anderer hatte es laut ausgesprochen, aber ich glaube, alle sagten sich in diesem Moment, daß es in diesem Augenblick für die Kommission richtig war, Fragen der Fundamentaltheologie aufzuwerfen.«

De Riedmatten, der die Bedeutung des Augenblicks erkannte, aber dessen Tragweite noch ausloten wollte, befahl eine Kaffeepause.

»Wir standen draußen auf dieser großen Terrasse«, fährt Marshall fort, »und ich erinnere mich, daß einige von uns in einer kleinen Gruppe beisammenstanden, ohne recht viel zu sagen, vertieft in Gedanken über das, was de Locht gesagt hatte, und zum anderen Ende der Terrasse hinüberschauten. Dort schritt Kanonikus de Locht auf und ab und betete seinen Rosenkranz. Ob er in diesem Moment eine persönliche Krise erlebte, weiß ich nicht. Aber das war's, was ich dachte.«

Als die Sitzung fortgesetzt wurde, entschuldigte sich Dr. Van Rossum, der belgische Arzt, für seine mangelnden theologischen Kenntnisse und fuhr dann fort, er sähe keinen Unterschied, ob zwei Eheleute in dem Wissen miteinander schliefen, daß sie kein Kind zeugen könnten, oder ob sie aktive Schritte unternähmen, um die Zeugung eines Kindes auszuschließen, während sie lediglich ihrem Impuls folgten, sich zu lieben. Einer der Bischöfe berief sich auf seine Erfahrung: Ein Paar, das die Rhythmusmethode praktiziere, handele nicht »der Natur zuwider«, aber wenn sie absichtlich eine Empfängnis vermieden, vereitelten sie die »Zweckbestimmung des Aktes«.
Unerschrocken formulierte Dr. van Rossum seine Antwort. Zölibatäre versuchten hier, so erklärte er – und sah einigen direkt in die Augen –, verheirateten Leuten ihre Gesetze aufzuzwingen. »Für Sie ist Sex etwas, das Sie meiden müssen, um ihrer Berufung treu zu bleiben. Das mag für Sie in Ordnung sein. Aber unsere Berufung ist, einander zu lieben.«
Worte, Worte, Theorien ... Waren die Worte denn Realität? Waren die Moralgesetze, die Abstraktionen, die Theorien und Dogmen die Realität? Oder war das, was die Menschen taten, die Realität? Wessen Gesetz war das Gesetz? Wenn Fortpflanzung das primäre Ziel der Ehe ist, spielt Liebe dann eine sekundäre Rolle? Wenn gute Menschen sich öfter lieben, als sie sich Kinder wünschen – oder Kinder wünschen sollten –, wie kann Fortpflanzung dann das primäre Ziel dessen sein?
Die Mitglieder der Kommission suchten tastend nach Worten und Formulierungen, von denen sie hofften, daß der Papst sie akzeptieren könne. Schließlich einigten sie sich auf folgendes: »Die Gruppe bekennt sich einhellig zu der Auffassung«, protokollierte de Riedmatten, »daß Liebe der Kern der Ehe ist, und die Mehrheit ihrer Mitglieder ist sich einig darin, daß *die Liebe zwischen den Gatten in keiner Weise zu den sekundären Zielen der Ehe gezählt werden darf.*« (Hervorhebung v. Verf.) Als unerbetener Ratschlag an den Papst war dies eine echte Revolte.
Sodann einigte sich die Versammlung pflichtschuldig auf einen versöhnlichen Konsens, nach dem die Rhythmusmethode gleichwohl »das empfehlenswerteste Mittel sei, um verantwortliche Elternschaft

auszuüben«. Aber ein Teil der Gruppe scheute davor zurück, die Pille zu verurteilen. Sie sei nicht mit Sterilisation gleichzusetzen, beharrten sie. Jeden Monat hätten die Eierstöcke der Frau eine natürliche Ruhepause. Warum sollte sie nicht, unter eigener Verantwortung, diesen *natürlichen* Zustand verlängern? Dies führte zu der unvermeidlichen Frage: Aber was ist *natürlich*? Einige Mitglieder wandten ein, daß Hunger und Krankheit völlig natürlich seien. Niemand in dieser Kommission, oder in der Kirche, würde sich doch den bemerkenswerten Anstrengungen der Wissenschaft widersetzen, Hunger und Leid abzuschaffen. Dies sei denn auch so gut gelungen, daß die Wissenschaft selbst vielleicht für die Bevölkerungskrise der Welt verantwortlich sei. Die Kommission einigte sich darauf, daß das »Naturgesetz allein keine gute Antwort auf diese Frage« bieten könne. Notwendig sei es vielmehr, führte das Protokoll aus, über das Naturrecht hinauszublicken, auf die Erfahrung christlicher Ehepaare. Dies aber würde mehr Zeit erfordern. Und so beschloß man, im selben Jahr noch einmal in Löwen zusammenzutreffen.

In der ersten Juniwoche empfingen die Mitglieder Telegramme von Amleto Cicognani, dem vatikanischen Staatssekretär, die sie nach Rom riefen. Es sei dringend geboten, sofort über die lästigen neuen Denker zu sprechen, die, wie das Kabel besagte, *»l'inquiétude de ses enfants«* säten – »Unruhe unter den Kindern der Kirche«. Kanonikus de Locht schrieb verärgert in sein Tagebuch, daß die beunruhigten Gläubigen keine Kinder wären, sondern Erwachsene, verheiratete Eheleute. Wenn sie beunruhigt wären, so hätten sie allen Anlaß dazu.

Als die Mitglieder am 14. Juni 1964 wieder zusammentrafen, stellten sie fest, daß ihr Kreis wiederum erweitert war, nunmehr auf fünfzehn. Die zwei neuen Mitglieder waren nicht, wie die meisten anderen, Suenens zweifelsbereite Anhänger, sondern intime Vertraute des Papstes selbst. Es handelte sich um Tullo Goffi, einen Priester aus Brescia, der Heimatstadt des Papstes, und Ferdinando Lambruschini, einen vatikanischen Theologen. Noch immer drehte sich die Debatte um die Weigerung einiger Mitglieder, die eheliche Liebe auf den zweiten Platz hinter die Fortpflanzung zu verweisen. Die Traditionalisten warnten: »Wenn die Liebe den ersten Platz einnimmt, ist alles möglich.«

Ein paar Tage später, in einer Sitzung des Ökumenischen Konzils, lauschte Kardinal Ottaviani, höchster Stellvertreter des Papstes, beunruhigt den Reden jener »neuen Denker«, bis er sich gezwungen sah, aufzustehen und seinen bewährten Wahlspruch *Semper idem* zu wiederholen: Immer das Gleiche. Nichts, so beharrte er, habe sich verändert! Und er berief sich in seiner Gewißheit auf seinen eigenen Fall: »Ich bin unglücklich über die Aussage des Textes, daß Eheleute die Zahl ihrer Kinder selbst bestimmen sollten, die sie bekommen wollen. Dies ist unerhört, von Anfang der Zeit bis in unsere Tage. Der Priester, der hier zu Ihnen spricht, ist das älteste von zwölf Kindern, deren Vater nur Arbeiter in einer Bäckerei war – ein Arbeiter, nicht der Besitzer der Bäckerei, sondern der Arbeiter. Er zweifelte nie an der Vorsehung Gottes, dachte nie daran, die Zahl seiner Familienmitglieder zu beschränken, auch wenn schwierige Zeiten kamen ... Kann es sein, daß die Kirche seit Jahrhunderten im Irrtum war?«

Ottaviani, dreiundsiebzig Jahre alt und fast blind, führte seine Herkunft aus der römischen Arbeiterklasse ins Treffen wie andere Priester womöglich ihren lateranischen Doktorgrad. Ottaviani stammte nicht nur aus Rom, sondern aus dem römischen Stadtviertel Trastevere (»Jenseits des Tiber«), dessen Bewohner ihre Herkunft auf die Armeen Cäsars zurückführen. In seiner Kindheit hörte er das mitternächtliche Klipp-Klapp von Pferdehufen auf Pflastersteinen, wie es heute noch zu hören ist, wenn die Kutscher der *Carrozzelle*, Roms offenen Pferdewagen, die zum traditionellen Bild des Viertels gehören, zu ihren Ställen heimkehren. Die Trasteverinos, stolze Außenseiter, die sich *Noianti* nennen, »Wir anderen«, sind stets bemüht, ihren eigenständigen Dialekt zu bewahren, mit seinem selbstironischen Humor und seinen derben Redewendungen. In entspannten Augenblicken verfiel Kardinal Ottaviani selbst in diese vertrauten Sprachmuster. Seine schlichte Direktheit und sein Verzicht auf jede herrische Allüre gereichte diesem zweithöchsten Amtsträger der Kirche zur Ehre. Dies wußte er und nutzte es auch. Als Mitglied der römischen Kurie seit 1929 hatte er sich einmal als den »ältesten Polizisten« der katholischen Kirche bezeichnet. Die Liberalen in dieser Kirche bezeichneten ihn als Inbild der Reaktion und Obstruktion,

aber dies beirrte ihn keineswegs in seiner festen und absoluten Gewißheit, im Besitz von Wahrheit und Recht zu sein.
Vor der nächsten Zusammenkunft der Kommission in Rom, die nunmehr auf Ende März 1965 anberaumt war, ließ Kardinal Cicognani Henri de Riedmatten wissen, daß der Papst abermals eine Erweiterung des Mitgliederkreises angeregt habe, diesmal unter Einbeziehung einiger Ärzte, vielleicht sogar Psychologen. Und wie wäre es, auch einige Ehepaare heranzuziehen? Ob de Riedmatten Namen vorschlagen könne?
Als die Kommission 1965 wieder zusammentrat, waren es nun fünfundfünfzig Mitglieder, darunter vierunddreißig Laien, auch Frauen, und einundzwanzig Kleriker, die meisten von den Fakultäten der großen katholischen Universitäten. Zwei waren Psychiater. Acht stammten aus Belgien, acht aus Frankreich, sieben aus den Vereinigten Staaten; Deutschland und Italien stellten je fünf; drei kamen aus Spanien, elf aus der dritten Welt.
Der Kommission gehörten jetzt auch drei Ehepaare an: Dr. und Mrs. Laurent Potvin aus Ottawa, Kanada; Dr. und Mrs. Henri Rendu aus Paris sowie Patrick und Patricia Crowley aus Chicago. Die Crowleys leiteten eine internationale Organisation mit dem Namen Christian Family Movement. Auch dies war eine beispiellose Neuerung: Zum erstenmal in aller Geschichte wollte die Kirche sich über die Ehe bei Ehepaaren informieren, statt bei zölibatären Klerikern.
Die Crowleys waren von ihrer Berufung völlig überrascht. Am 3. Dezember empfingen sie ohne Vorwarnung einen Brief von Albert Kardinal Meyer in Chicago, der besagte: »Daß diese Berufung geheimzuhalten ist, wurde keineswegs angedeutet, aber zum gegenwärtigen Zeitpunkt würde ich vorschlagen, daß Sie über Ihre Berufung öffentlich nichts verlauten lassen, bis Sie weitere Nachricht erhalten.« Die Neuigkeit begeisterte die Crowleys. Ihr Leben hatte sich stets um die Kirche gedreht. Patrick, ein Anwalt in Chicago, hatte an der Notre Dame-Universität studiert. Eine ihrer Töchter war Benediktinerin geworden.
Patty hatte sechs Schwangerschaften hinter sich und vier Kinder geboren. Ihre letzte Entbindung, deren Komplikationen sie fast das Leben

kosteten, erforderte einen chirurgischen Eingriff, der ihr weiteren Kindersegen versagte. »Wir haben die Lehren der Kirche zur Geburtenkontrolle niemals in Frage gestellt«, erinnerte sie sich viele Jahre nach dem Ruf nach Rom. »Wir glaubten alles, was der Papst sagte.« Trotz der Empfehlung, die Sache geheimzuhalten, berieten sie sich mit Kardinal Mayer und ihrem Seelsorger, Father Reynold Hillenbrand, schließlich auch mit John McKenzie, einem Jesuiten und Bibelgelehrten.

Ihr Unbehagen hinsichtlich der verlangten Geheimhaltung erörterten sie auch mit einem weiteren neuberufenen Mitglied der Kommission, André Hellegers, einem Gynäkologen an der Johns Hopkins-Universität. Zu dritt erarbeiteten sie einen Plan, der, wie sie hofften, nicht allzu unbotmäßig war. Hellegers half ihnen, einen Fragebogen zu entwerfen, für eine Umfrage unter den Mitgliedern der Christian Family Movement, hauptsächlich über die Rhythmusmethode. Deren Ergebnisse, so vermutete Hellegers, würden nicht beweisen, daß die Rhythmusmethode bei ihren Anhängern versagte, sondern daß sie kaum jemals richtig erprobt worden war, weil so wenige sie anzuwenden verstanden. Solch ein Resultat, meinte Hellegers, »könne das Gewissen mancher Priester entlasten, wenn sie wüßten, daß ihre Schäfchen nicht den Rhythmus praktizierten, sondern nur glaubten, es zu tun«.

Die acht nordamerikanischen Mitglieder versammelten sich am 20. Januar 1965 zu einer vorbereitenden Sitzung in Baltimore. Sie sandten einen Bericht nach Rom, mit ein paar typisch amerikanischen Management-Vorschlägen. Zum Beispiel forderten sie Simultanübersetzungen während der Verhandlungen; ferner, daß alle Sitzungen protokolliert und transkribiert werden sollten; daß alle Dokumente allen Mitglieder zugänglich sein sollten; und sie forderten – nun wirklich sehr amerikanisch – einen höheren Etat und mehr Personal für das Sekretariat der Kommission. Die Kosten veranschlagten sie auf eine Million Dollar, erboten sich aber, das Geld aufzubringen, falls dies ein Problem wäre. »Hellegers hatte Verbindungen«, sagte eines der Mitglieder, der Bevölkerungsexperte Thomas Burch von der Georgetown University. »Er war mit den Kennedys bekannt. Auch Pat Crowley hätte helfen können.« Es dauerte mehr als ein Jahr, bis der Vatikan die fehlende Summe bereitstellte.

Sie setzten auch einen Brief auf, der dem Papst anlastete, es an einer festen Führung fehlen zu lassem. Trotz früherer Äußerungen des Heiligen Vaters habe »die Verwirrung unter den Gläubigen nicht abgenommen, sondern eher noch zugenommen«. Bei allzu vielen widersprüchlichen Aussagen zur Geburtenkontrolle sei die Kirche in Gefahr, »der Praxis der Gläubigen zu folgen, statt diese zu bestimmen«.
Aber konnte man so etwas an den Papst schreiben? War es nicht Tradition, daß die Kirche aus der Gesamtheit der Gläubigen bestand? War es eine Gefahr, »der Praxis der Gläubigen zu folgen«? Die Crowleys und einige andere Mitglieder waren nicht glücklich über die Formulierungen dieses Briefes, der die Kirche gegen die Gläubigen zu stellen und dem Papst die Vollmacht zu übertragen schien, jene »Verwirrung« zu beseitigen, bevor Ratschläge von eben der Kommission eingeholt werden konnten, die er »zur umfassenden Klärung dieser Fragen« einberufen hatte. Der Brief wurde nicht abgesandt.
Mitte Januar berief der Papst nochmals zwei Mitglieder: Josef Reuss, Bischof in Mainz, Deutschland, und Verfasser eines provokanten Zeitungsartikels, der ihn an die Seite der belgischen Dissidenten führte, und – wie zum Ausgleich – Leo Binz, Erzbischof von St. Paul, Minneapolis, dem es gelungen war, die Absetzung einer im Auftrag des National Council of Catholic Men produzierten Fernsehserie zum Thema Kirche und Ehe zu verfügen.
Am 24. März trat die Kommission am Stadtrand von Rom zusammen, im Spanischen Kolleg an der Via Torre Rossa, ein Schauplatz, der für eine geheime Versammlung geeignet schien. In einem großen, funkelnagelneuen Gebäude, in das noch keine Seminaristen eingezogen waren, gab es Platz genug für jedermann. Für jeden Mann – bis auf die fünf Frauen. Pater de Riedmatten begrüßte die Versammelten und erklärte, daß die weiblichen Mitglieder im Monte del Gallo schlafen sollten, einem ärmlichen Klosterbau jenseits der Straße. Die Crowleys waren erschüttert. Sie glaubten in die Kommission berufen worden zu sein, *weil* sie verheiratet waren. Nun wurden sie behandelt wie Zölibatäre.
Nun, die Sitzungen sollten nur vier Tage dauern. Die Crowleys schwiegen.

Vergebliche Beratungen

Wenn du die Pille nimmst
ist's wie ein Bergwerksunglück.
Ich denk an all die Menschen,
die in dir verloren sind.
Richard Brautigan: »The pill versus the Springhill mine disaster«

An diesem Abend versammelten sich alle Mitglieder in ihrem »Konferenzsaal«, zwei durch Entfernung einer herausnehmbaren Trennwand vereinigten Klassenzimmern, was den Raum unangenehm lang und schmal erscheinen ließ. U-förmig angeordnete Tische drückten die fünfundsiebzig Konferenzteilnehmer mit dem Rücken an die Wand, mit viel leerem Raum in der Mitte.

Zumindest jenen, die für so etwas empfänglich waren, mußte sich der Gedanke aufdrängen, daß ein neuer Tag angebrochen sei. Die Mehrheit der um den Tisch Versammelten, alle vom Papst berufen, um eine moralische Frage zu erörtern und ihn zu beraten, waren Laien – Männer und Frauen.

Manche fühlten sich tief verunsichert angesichts der Frage, die auf der Tagesordnung stand. Die Ehefrau eines der englischsprachigen Mitglieder (sie nahm nicht an den Sitzungen in Rom teil) nahm bereits die Pille.

»Anfangs, als ich die Pille nahm, hatte ich Vorbehalte«, sagte sie mir in einem Interview, mehr als fünfundzwanzig Jahre später. »Mein Mann wollte, daß ich sie nehme, also nahm ich sie. Er wollte nicht immer noch ein Kind. Die Frage, die mich bewegte, war: Wie funktioniert sie? Und als mein Mann zur Mitarbeit in der Geburtenkontroll-Kommission des Papstes aufgefordert wurde, da war es dies, was sie bei ihren Sitzungen in Rom diskutierten. Ich weiß noch, daß ein Theologe, ein Universitätsprofessor, sich um die moralischen Konsequenzen sorgte. Na, wie sagte er doch gleich? Auch wenn die Pille nur die Empfängnis verhindere, statt den Foetus zu töten, würde dem Geschlechtsverkehr ein Anflug von Sodomie anhaften, als dem kleineren von zwei Übeln. Ja, das war einer von den Erzkonservativen. Hauptsächlich ging es um die Frage: Verhindert die Pille eine Befruchtung? Oder zerstört sie den Foetus, nachdem die Befruchtung stattgefunden hat? Niemand wußte recht, wie die Pille wirkt. Darum saßen auch all diese Ärzte in der Kommission.«

Die erste Sitzung wurde von John Noonan eröffnet, einem Professor der katholischen Universität Notre Dame – und zur Erleichterung der Amerikaner in englischer Sprache. Noonan, ein 32jähriger Junggeselle, der mit dem breiten Akzent der Bostoner Arbeiterklasse sprach, erklärte, er habe eine geschichtliche Studie über die Haltung der Kirche zur Empfängnisverhütung verfaßt, die demnächst bei der Harvard University Press erscheinen werde. In seiner kurzen Rede grenzte er sich als Wissenschaftler von der »richtigen Lehre« der Kirche ab. Zwar herrsche die weitverbreitete Vorstellung, daß »die Kirche seit jeher die Empfängnisverhütung verurteilt« habe, so Noonan; dem aber widerspreche die klassische Literatur, die von »Unfruchtbarkeitselixieren« schon im alten Rom und in Griechenland berichte. Seit Jahrhunderten hätten Menschen, die sich keine Kinder wünschten, überall auf der Welt den Koitus interruptus praktiziert.

Andere moderne katholische Historiker neben Noonan hatten ähnliche Skelette in ähnlich modrigen Kellern entdeckt. Zu den frühen Begründern der katholischen Einstellung gegenüber Frauen, Sex und Ehe zählte etwa der hl. Hieronymus, der die Frau als »Pforte des Teufels, gefährliche Gattung und Stachel des Skorpions« bezeichnet hatte. Johannes von Damaskus nannte die Frau eine »räudige Eselin, einen häßlichen Bandwurm, einen Vorposten der Hölle«. Clemens von Alexandria erklärte, die Frau könne »nur mit Scham daran denken, welcher Natur sie sei«. Papst Gregor der Große sah den »Nutzen« der Frau nur in zwei wesentlichen Dingen: Mutterschaft oder Hurerei. Der hl. Thomas von Aquin erklärte die Frau zu einem »gemeinen Wesen voller Mängel«. Ehepaare, so predigte Franz von Sales noch im 17. Jahrhundert, sollten tunlichst nicht an den Akt denken, den sie vielleicht noch in derselben Nacht ausführen müßten.

Im 6. Jahrhundert hatte Papst Gregor den Geschlechtsverkehr, selbst bei Ehepaaren, für sündig erklärt, nicht weil der Akt als solcher böse sei, sondern weil »das Erlaubte nicht in den Grenzen der Mäßigung bleibt«. Sieben Jahrhunderte später urteilte der hl. Bonaventura schon etwas liberaler. Er bezeichnete den ehelichen Verkehr als gut, wenn er nur vom Wunsch nach Kindern getragen sei. Aus dieser Lehre hat die Kirche ihre Auffassung abgeleitet, daß jedes Vereiteln der Befruchtung böse sei, weil es dem »primären« Zweck der Ehe zuwiderliefe.

Vom 13. bis zum 20. Jahrhundert war das Verbot der Geburtenkontrolle zwar Doktrin, nicht aber als kirchliches Gesetz niedergelegt. Die ungeschriebene Ächtung galt bis zum letzten Tag des Jahres 1930, als Papst Pius XI. in der Enzyklika *Casti Conubii* (Von der keuschen Ehe) definitiv erklärte: »Wird die Ehe in einer Weise vollzogen, daß die natürliche Macht des Aktes, Leben zu erzeugen, absichtlich vereitelt wird, so ist dies ein Verstoß gegen die Gesetze Gottes und der Natur... und eine schwere Sünde.« Um seine Logik unwiderlegbar abzusichern, verwarf Pius XI. auch jede Rechtfertigung solcher Praktiken. »Es gibt gewiß keine noch so schwerwiegenden Gründe, die mit der Natur versöhnen könnten, was seinem Wesen nach der Natur feindlich ist.«

So wurde der Rhythmus zur einzigen von der Kirche gebilligten Methode. Jene aber, denen allein an der Vollkommenheit der Lehre gelegen war, konnten selbst diesen Verstoß gegen die Eindeutigkeit nicht akzeptieren. So beteuerte Father Hugh Calkins, ein amerikanisches Mitglied des missionarischen Servitenordens und seit den 40er Jahren durch seine Wochenkommentare in der katholischen Presse Millionen seiner Landsleute wohlbekannt, daß die Kirche diese Methode »lediglich toleriert«. Im Namen vieler Puristen beklagte Calkins die häßliche Rhythmusmentalität – eine Geisteshaltung, die nicht auf Gott vertraut. Es könnte Gott anwandeln, diese Geschöpfe auszuspeien, die den göttlichen Sinn der Ehe so völlig mißachten … Diese blutenden Herzen, besonders die aufdringlichen Verwandten und Nachbarn, mit ihrem Protestgeschrei: »Wer wird für das nächste Kind sorgen?« Die einfache Antwort ist: derselbe Gott, der für dich sorgt, auch wenn du dich gegen Seinen Willen auflehnst. »Aber wir müssen unseren Kindern Sicherheit und Erziehung bieten.« Nur weil Gott den Eltern und Kindern nicht all die Dinge schenkt, die ein hohler, materialistischer Lebensstandard heute verlangt, heißt dies nicht, daß Er sie im Stich läßt.

Jetzt also trat Noonan, ein junger Wissenschaftler, aufs Podium und erklärte zum Entzücken mancher Mitglieder der päpstlichen Kommission, daß die Kirche völlig im Recht sei, die Geburtenkontrolle zur moralischen Frage zu erheben und die Fortpflanzung zu schützen. Allerdings, fügte er zum Entsetzen mancher Hörer hinzu, habe sie womöglich aus falschen Gründen das Richtige getan: Wenn etwa Augustinus die Geschlechtslust mit Verachtung strafte, dann sei dies eher aus seiner eigenen gefährdeten Sexualität zu verstehen denn aus irgendeinem Christuswort. Solche augustinische Geringschätzung der Sexualität war in das Dogma der Kirche eingegangen, daß eheliche Lust verwerflich sei, sogar für Eheleute – solange kein »höherer Wert« sie rechtfertige. Doch der einzige »rechtfertigende Wert«, den Augustinus gelten lassen mochte, war für ihn die Fortpflanzung.
»Wir hielten uns anfangs zurück«, sagte Patty Crowley später über die Laienmitglieder, die sich an der anschließenden Diskussion beteiligten. »Wir wußten nicht, was die Kirche wollte. Erst später erkannten wir, daß ›die Kirche‹ auch nicht mehr wußte als wir.« Und dann wurde ihr klar: »*Wir* sind die Kirche.«
Am nächsten Tag verteilten die Crowleys ihren Fragebogen, den sie Ehepaaren aus der Christlichen Familienbewegung in den USA und Kanada vorgelegt hatten. Die meisten der befragten Paare hatten sechs oder mehr Kinder, manche bis zu dreizehn. Die schriftliche Aussage eines sechsfachen Vaters mit akademischer Ausbildung fes-

selte die Aufmerksamkeit der Kommissionsmitglieder, der Laien wie der Zölibatäre:

> Die Rhythmusmethode zerstört den Sinn des Geschlechtsakts. Aus einem spontanen Ausdruck geistiger und physischer Liebe verwandelt sie ihn zur rein körperlichen sexuellen Spannungsabfuhr; sie zwingt mich, den ganzen Monat lang zwanghaft an Sex zu denken; sie gefährdet ernstlich meine Keuschheit; sie hat eine bemerkenswerte Auswirkung auf meine Einstellung zu meiner Frau und meinen Kindern ... Ich mußte erleben, wie eine wunderbare spirituelle und physische Einheit sich auflöste und, dank der Rhythmusmethode, in eine angespannte und wechselseitig zerstörerische Beziehung verwandelte. Der Rhythmus erscheint mir unmoralisch und zutiefst unnatürlich. Er erscheint mir teuflisch.

Unabhängig davon berichtete seine Frau von ihren Erfahrungen mit dem Kalender und dem Fieberthermometer:

> Die psychischen Probleme wurden schlimmer ... während wir ein Kind nach dem anderen bekamen. Schließlich mußten wir zu dreiwöchiger Enthaltsamkeit Zuflucht nehmen, und seit damals (vor drei Jahren) hatten wir keine Schwangerschaft mehr. Ich bin verdrossen und voller Wut auf meinen Mann, wenn die Zeit für sexuelle Beziehungen endlich gekommen ist. Ich hasse seine zwangsläufig verhaltenen Liebesbezeugungen während des Monats und finde, daß ich nicht spontan reagieren kann. Auch stelle ich fest, daß meine unbewußten Träume und unbewachten Gedanken unvermeidlich sexueller Art und zeitraubend sind. All dies trotz einer großartigen spirituellen und emotionalen Kameradschaft und einem generell guten Ehe- und Familienleben.

Ein seit zehn Jahren verheiratetes Paar mit drei Kindern, beide dreiunddreißig Jahre alt, berichtete in einer gemeinsamen Stellungnahme:

> Das »Naturgesetz«, oder mit welchem pseudowissenschaftlichen Begriffen unsere physische Vereinigung auch immer bezeichnet werden mag, hat für uns wenig Bedeutung. Wir werden nicht aufhören, einander zu lieben, solange wir diese höchst intime Beziehung nicht mit muffigen Phrasen wie »primärer Zweck«, »auferlegte Pflicht« oder »animalische Zuneigung« befrachten. Als Christen verlangen wir mehr und erwarten uns mehr von unserer Verbindung als nur »Geschenke Gottes«.
> Als Eltern, die von der Erziehung ihrer Kinder in Anspruch genommen sind, kennen wir nur wenige Augenblicke völliger Harmonie und persönlicher Einheit. Und unsere körperliche und geistige Vereinigung, wenn sie stattfindet, ist ein solcher Moment. Sie sollte nicht wissenschaftlicher oder metaphysischer Prüfung unterworfen werden ... Wir glauben nicht, daß jedesmal, wenn Mann und Frau das Bedürfnis empfinden, ihre gegenseitige Liebe auszudrücken, ein »Ruf Gottes« an sie ergeht, noch mehr Kinder großzuziehen. Auch ist es kein Aufflackern eines niederen und selbstsüchtigen Sexualtriebs, der erst durch die reine Liebe besiegt werden müßte. Wir sind verletzliche, einsame Menschen, die einen Halt finden in der einzigen gegenseitigen Liebe und Anteilnahme, die wir wirklich kennen.

Nicht alle Antworten verrieten solche Qual oder brachten einen so starken Wunsch nach Veränderung zum Ausdruck. Unter denen, die an der Umfrage der Crowleys teilgenommen hatten, fand sich auch ein Vater von vierzehn Kindern, seit siebzehn Jahren verheiratet, der den Fragebogen etwas mißverstanden hatte, als ginge es nicht um Erfahrungsberichte, sondern um ein Urteil über das Dogma: »Die Idee, eine Volksbefragung über die Lehren der Kirche abzuhalten, hat uns, ehrlich gesagt, sehr überrascht. Sollen wir demnächst über die Frage der Abtreibung abstimmen, dann vielleicht über die Scheidung? ... Falls natürlich der Papst, geleitet vom Heiligen Geist, zu der Entscheidung gelangt, daß die Lehre der Kirche irrig sei, sollte diese geändert werden. Unsere Stimme aber sollte keinen Einfluß auf diese Entscheidung haben.«

Ein anderes Ehepaar, mit zehn Kindern, antwortete: »Wenn ein Moralgesetz verändert wird, warum dann nicht alle anderen? Warum sollte man dann nicht auch lügen, weil es manche Dinge im Geschäftsleben erleichtern würde?«

Während die Geburtenkontroll-Kommission sich zu ihren Debatten versammelte, gingen Berichte über diese Debatten an das Ökumenische Konzil. Die Debatten des Konzils wiederum wurden dem Papst berichtet.

Und was war mit dem Papst?

Nur einmal gewährte Paul VI. öffentlich Einblick in die Unsicherheit seiner Einstellung zur Geburtenkontrolle und zur Pille.

Päpste pflegen selten Inverviews zu geben, aber Paul VI. fand sich zu einem Gespräch mit dem Mailänder *Corriere della Sera* bereit, das am 4. Oktober 1965 veröffentlicht wurde. Mit Alberto Cavallari, seinem Interviewpartner, saß der Papst am Ende eines langen Tisches in seiner Privatbibliothek beisammen und gab, scheinbar unbedacht, seinen Gedanken über die Geburtenkontrolle und über sein Unbehagen an diesem Thema beredten Ausdruck:

»Wie viele Probleme. Wie viele Probleme gibt es, und wie viele Antworten müssen Wir geben. Wir wollen uns der Welt öffnen, und jeden Tag müssen Wir Entscheidungen treffen, die Konsequenzen für kommende Jahrhunderte haben werden. Nehmen Sie zum Beispiel die Geburtenkontrolle. Die Welt fragt, was Wir darüber denken, und Wir versuchen selbst eine Antwort zu geben. Aber welche Antwort? Wir dürfen nicht schweigen. Und doch ist es wirklich schwierig, etwas zu sagen. Noch nie in ihrer Geschichte war die Kirche mit solch einem Problem konfrontiert.«

Nach einer Pause wollte er etwas hinzufügen, stockte aber dann. Und plötzlich brach es aus ihm hervor: »Dies ist ein sonderbares Thema für Männer der Kirche, um darüber zu diskutieren.« Wieder eine Pause. »Sogar menschlich peinlich.« Wie um sich von dieser überraschenden Einsicht zu erholen, wurde der Papst wieder unpersönlich: »Also – Kommissionen treten zusammen, Protokolle häufen sich, Studien werden veröffentlicht. Oh, es wird viel studiert, wissen

Sie. Aber dann werden Wir die endgültigen Entscheidungen treffen müssen. Und beim Entscheiden sind Wir ganz allein. Entscheiden ist nicht so leicht wie Studieren. Wir müssen etwas sagen. Aber was? Gott wird Uns erleuchten müssen.«

Auch die Kommission, berufen, ihn zu erleuchten, tastete sich zur Erleuchtung vor und wünschte, der Papst möge *sie* dabei führen. Inmitten beiderseitiger Verlegenheit und Erwartung hatten die Kommissionsmitglieder ihre erste Begegnung mit dem Papst. Es war keine Diskussion, wie sich zeigte, sondern eine Audienz, bei der nur der Papst sprach. (Eine der fünf anwesenden Frauen erinnert sich lebhaft daran, daß der Papst die Versammelten als »meine lieben Söhne« ansprach.) Paul VI. gab zu verstehen, wie sehr er unter dem Zwang litt, »Führung ohne jeden Zweifel« zu geben. Die Herde harre seiner Entscheidung, sagte er, aber er habe Verständnis dafür, daß die Kommission mehr Zeit brauche. »Wir sind zuversichtlich«, sagte er, »daß Sie Ihre Sache mutig bis zum Ende weiterführen werden.«

Weiterführen – aber wie weit? Manche Mitglieder machten sich Sorgen, während sie sich schon viel weiter auf den verschlungenen Pfaden von Medizin und Theologie vorangekämpft hatten, als vom Papst ursprünglich vorgesehen. »Bei jedem Schritt voran«, sollte Dr. John Marshall später über diese Zeit sagen, »während wir uns immer tiefer ins Dickicht verstrickten, holte sich de Riedmatten jedesmal, wenn er den Papst aufsuchte, die gleiche Antwort: ›Weitermachen.‹ Man muß das betonen. Die ganze Zeit, während die Kommission um Erkenntnis rang, verlangte der Papst, wir sollten weitermachen, und zwar in ›völliger Unabhängigkeit und Freiheit des Geistes‹. Nie erwartete er, daß wir diesen oder jenen Aspekt der Frage ausklammerten. Papst Paul ist nicht in dem Maß gewürdigt worden, wie er es verdiente.«

So sah Marshall den Papst – als einen Mann des unabhängigen Intellekts. Eine andere Seite seiner Persönlichkeit lauschte den Einflüsterungen Kardinal Ottavianis, des willensstarken Sekretärs der Glaubenskongregation, und dies war Paul, der Hüter der Tradition; Paul, der geschulte Kenner der Geschichte; Paul, der Navigator des großen Schiffes der Kirche. Paul hörte mit beiden Ohren und schien immer

zweierlei Sinnes. Nicht umsonst wurde Paul VI. der Hamlet unter den Päpsten genannt.
Geboren war Paul VI. als Giovanni Battista Montini, Sohn eines italienischen Redakteurs, der seine künftige Gemahlin 1883 nach einer Messe im Petersdom kennenlernte. Der junge Montini, mit zweiundzwanzig Jahren zum Priester geweiht, wurde bald darauf Kaplan einer national gesinnten Studentengemeinde, die sich im Widerstand gegen Benito Mussolini und seine anschwellende Faschistenbewegung befand. Schon 1930 galt er als Insider mit vielfältigen Verbindungen zu Kardinälen, die im Vatikan aus- und eingingen. 1937 wurde er zum Assistenten des vatikanischen Staatssekretärs Eugenio Kardinal Pacelli ernannt, der zwei Jahre später Pius XII. werden sollte. 1954 ernannte der »gute Papst« Johannes XXIII. ihn zum Erzbischof von Mailand, wo Montini, plötzlich befreit aus drei Jahrzehnten vatikanischer Abgeschiedenheit, bald zu einem vertrauten Anblick auf den Straßen wurde. Manch einer lächelte nachsichtig, wenn er mit Schutzhelm auf dem Kopf in Bergwerksstollen stieg, sich Fabriken zeigen ließ, kommunistische Distrikte besuchte, die seine Vorgänger gemieden hatten. Wenn unzufriedene Arbeiter nicht mehr in die Kirche kamen, dachte er, sei es die Pflicht der Kirche, zu ihnen zu gehen. Als sein Förderer Johannes XXIII. im Jahr 1963 starb, erhob das Kardinalskollegium im sechsten Wahlgang Montini zum Papst. Pauls VI. Hang zu untraditioneller Offenheit nach allen Seiten wurde so etwas wie ein päpstlicher Stil. 1964 unternahm er als erster moderner Pontifex eine Pilgerfahrt ins Heilige Land und fuhr dann nach Indien, wo eine Zeitung in Bombay berichtete: »Nie gab es dergleichen seit Menschengedenken, und wird es in kommenden Jahrzehnten nicht mehr geben.« Es war das Vorspiel zu seiner Predigt vom höchsten der Berge, dem Yankee Stadium, wo er 1965 die Messe zelebrierte. Als erste Frauen der Kirchengeschichte machte er Katharina von Siena und Therese von Avila postum zu Kirchenlehrerinnen und empfing auch die weltweite Revolte der Frauen mit offenen Armen, als er 1974 Betty Friedan zu einer aufsehenerregenden Privataudienz begrüßte. Friedan erinnert sich: »Mit beiden Händen ergriff er die meine, als wolle er sein herzliches Mitgefühl mit den Frauen ausdrücken. Er

wirkte irgendwie viel menschlicher, als ich erwartet hatte, voll warmer Anteilnahme: Da war nichts Äußerliches in der Art, wie er mir begegnete. Er schien sonderbar wach, neugierig, interessiert an diesem Treffen, das viel länger dauerte, als man mich zu erwarten ermutigt hatte.«

Bald nach dem Zusammentreffen der Kommission mit dem Papst sprach eines ihrer Mitglieder, Pater Häring, an der Universität Notre Dame in Indiana vor einer Versammlung des Christian Family Movement, dem auch die Crowleys angehörten. Er fand so schlichte wie mutige Worte und versicherte die Eheleute, daß die Art, wie sie in der Ehe ihre Liebe zu einander ausdrücken wollten, nur sie selbst etwas anginge, niemand anderen. Da die Kirche in ihrem Urteil über die modernen Verhütungsmethoden unsicher sei, hätten jene, die aus berechtigtem Grund keine weiteren Kinder wünschten, alles Recht auf ihre Entscheidung, diese nicht zu bekommen, und dürften dabei jede Methode anwenden – bis auf Sterilisation und Abtreibung. Diese überraschend deutliche Aussage des päpstlichen Privattheologen machte in aller Welt Schlagzeilen und wurde als sicheres Zeichen einer baldigen offiziellen Stellungnahme gewertet.
Die fünfte Sitzungsperiode der päpstlichen Kommission begann am 13. April 1966, zweieinhalb Jahre nachdem sie ihre Arbeit aufgenommen hatte. Der Stein war ins Rollen gekommen, und die Welt wartete voller Hoffnung. Bislang hatte der Papst seiner Kommission Sitzungsperioden von drei bis vier Tagen zugestanden. Jetzt räumte er ihr zwei Monate ein – und einen hohen Etat. Bislang mußten die Mitglieder bei den Debatten auf Seminaristen zurückgreifen, die ihnen unzuverlässige Übersetzungen ins Ohr flüsterten. Jetzt konnten sie Dolmetscher vom römischen Hauptquartier der UN Food and Agricultural Organization verpflichten (und auf Geheimhaltung einschwören) sowie Simultananlagen und Kopiergeräte benutzen.
Kardinal Ottaviani drängte den Papst, die Zusammensetzung der Kommission »sicherer« zu machen. In einem klassischen Beispiel vatikanischer Kulissenregie zur Erreichung bestimmter Ziele – ein Stil, den erfahrene Priester als *Romanità* bezeichnen – erweiterte

Paul VI. die Kommission abermals um vierzehn Mitglieder auf insgesamt einundsiebzig, ausgehend von jenen ursprünglichen sechs. Alle neuen Mitglieder waren Kardinäle und Bischöfe, die in den Beratungen »einen neuen pastoralen Schwerpunkt« setzen sollten. Kanonikus de Locht murrte in seinem Tagebuch: »*Wir* hatten bereits einen pastoralen Schwerpunkt.«

Der neue Vorsitzende der Kommision war, unmißverständliches Zeichen des Schwenks zur »sicheren Seite«, Kardinal Ottaviani selbst. Aus Gründen kosmetischer Balance wurden zwei der neuberufenen Kardinäle als Stellvertreter eingesetzt. Einer war ein Liberaler, Kardinal Julius Döpfner von München, der seine Priester unterstützt hatte, wenn sie Ehepaaren, die Verhütung praktizierten, die Kommunion spendeten; der andere war ein Konservativer, John Heenan, jener Erzbischof von Westminster, der Dr. Anne Biezanek vor seinem Altar »nicht erkannt« hatte.

Ein weiteres solches »Gegensatzpaar« von Kardinälen waren Suenens, liberaler Mentor der belgischen Gesprächskreise zur Geburtenkontrolle, und Karol Wojtyla von Krakau in Polen. (Wojtyla, sonst ein verläßlicher Konservativer, hatte einmal den Fehler begangen, sich in einem Aufsatz nachsichtig über die Geburtenkontrolle zu äußern. Konservative in der Kommission überredeten ihn jetzt, um seiner politischen Zukunft willen, auf die Teilnahme an den Sitzungen zu verzichten. Es war ein guter Rat. Er ließ sich niemals blicken. Ein Dutzend Jahre später wurde er Papst Johannes Paul II.)

Die erweiterte Kommission, Laien und Kardinäle in angespannter Partnerschaft, schnitt eine Frage an, die anläßlich der ersten Sitzungsperiode vor zweieinhalb Jahren kaum gestreift worden war: Was war das Wesen des kirchlichen »Gesetzes«? Galt es *bindend* für das Gewissen, wie die Traditionalisten behaupteten? Und band solch ein Gesetz unter Gefahr der Todsünde? Oder war es der Zweck kirchlicher Gesetze, ein Ideal aufzurichten, an dem Katholiken ihre persönlichen Entscheidungen messen konnten?

Und wieder war es der Grundsatz *Lex dubia non obligat* (ein zweifelhaftes Gesetz bindet nicht), der den Papst daran hinderte, jede Art der Empfängnisverhütung durch eine Erklärung *ex cathedra* zu verurteilen. Kanonikus de Locht legte den Finger auf einen zentralen Punkt der Debatte: Das Gesetz *ist* zweifelhaft. Eheleute und Theologen wußten dies, und selbst Bischöfe und Kardinäle hatten auf dem Ökumenischen Konzil ihre Zweifel geäußert. Papst Paul selbst hatte öffentlich seine Unsicherheit bekannt. De Locht brachte die Diskussion aus den abstrakten Höhen der Theologie ins moderne Reich der Wirklichkeit zurück, indem er erklärte: »Falls die Kirche sagte, die Pille sei akzeptabel, dann würde die Pille nicht über Nacht akzeptabel werden, nur weil die Kirche es sagte. Die Pille wäre an sich akzeptabel. Nicht Verkündigungen von höchster Stelle machen die Dinge gut oder böse ... Man kann Moral nicht regeln, indem man Gesetze erläßt.«

Einen weiteren Realitätsschock erlitt die Kommission durch eine neue Umfrage zur »katholischen Art« der Geburtenkontrolle, der Rhythmusmethode. Diese zweite, von den Crowleys vorgelegte Studie bezog dreitausend Ehepaare aus achtzehn Ländern ein, fast allesamt Mitglieder des Christian Family Movement.

Der Rhythmus schnitt nicht gut ab. Die eindeutige Mehrheit, 63 Prozent der Befragten, gab an, daß die Rhythmusmethode sich nachteilig auf ihr Eheleben ausgewirkt habe, indem sie ihnen Spannungen, Frustration, sexuellen Druck, Verlust an Spontaneität, Streitereien, Reizbarkeit, Entmutigung, Unsicherheit und die Furcht vor Schwangerschaft bescherte. Weniger als zehn Prozent räumten ein, daß die Methode funktioniere, oder waren positiv dazu eingestellt. Etwa 65 Prozent pflichteten der Aussage bei: »Die Rhythmusmethode funktioniert nicht, und wir haben dazu eine negative Einstellung.«

Dadurch ermutigt, verschickten die Crowleys Kopien ihrer Studie an den Papst wie auch an Kardinal Ottaviani und seine zwei Stellvertreter. In einem Begleitbrief erklärten sie unumwunden: »Die Rhythmusmethode fördert nicht die Einheit in der Ehe ... Fast alle Ehepaare hoffen, die Haltung der Kirche werde sich ändern.«

Nach Vorlage ihrer Umfrageergebnisse ergriff Patty Crowley das Wort und machte ihr überwiegend männliches Publikum mit gewissen Fakten des Lebens bekannt, von denen die meisten kaum etwas gehört hatten:

> Alle von Männern erfundenen Theorien werden uns Frauen nicht davon überzeugen, daß periodische Enthaltung natürlich sei. Wir haben von Männern gehört, von Ehemännern und Zölibatären, daß der Rhythmus eine Möglichkeit sei, die Liebe zu vertiefen. Aber wir haben kaum Frauen gehört, die dem beipflichten konnten. Immer wieder hören wir Frauen sagen, daß die von Männern dominierte Kirche kein ausreichendes Verständnis für die physischen und psychischen Konsequenzen der Rhythmusmethode habe ... Eine Frau, die in Unsicherheit lebt und eine weitere Schwangerschaft fürchtet, kann keine wahrhaft liebende Partnerin sein, und es kann ihr passieren, daß sie ihren Mann, den Geschlechtsverkehr, überhaupt ihr Leben verabscheut ... Ehepaare wünschen sich Kinder und werden immer Kinder bekommen und sie lieben. Sie brauchen nicht den Befehl von Gesetzen, die sie zur Zeugung anhalten. Es ist der Lebenstrieb selbst, die Liebe, die Sexualität.

Crowleys offene Worte machten Colette Potvin aus Ottawa Mut, die Aufklärung der zölibatären Versammlung noch zu vertiefen. Nachdem sie sich als »einfache Frau« vorgestellt hatte, »mit siebzehn Ehejahren und fünf Kindern«, zusätzlich qualifiziert durch drei Fehlgeburten und eine Hysterektomie, sprach sie in Worten, die jetzt, in der Frühzeit der Frauenrevolte des 20. Jahrhunderts, in den Ohren ihrer klerikalen Zuhörer wie Granaten detonierten: »Um die Frau zu verstehen, müssen Sie aufhören, sie als einen mangelhaften Mann zu sehen, als Gelegenheit zur Sünde oder als Inkarnation des Sexdämons, sondern so, wie die *Genesis* sie darstellt: als Gefährtin des Mannes. Dort, woher ich komme, heiraten wir vor allem deshalb, um mit einem Mann unserer Wahl zusammenzuleben. Kinder sind eine normale Konsequenz unserer Liebe und nicht das Ziel.«
Sie forderte die Kommission auf, sich von den technischen Aspekten der Methoden zu lösen und endlich zu begreifen, was die körperliche Liebe für Ehepaare bedeute – auch für Colette und ihren Mann Laurent: »Wir gestalten unser Leben nicht um eine Methode ..., sondern erleben wunderbare Augenblicke, da jeder den anderen akzeptiert,

dem anderen verzeiht und das Beste in sich dem anderen schenkt.«
Mit einer Direktheit, wie sie in der esoterischen und theoretischen Welt der Kardinäle und Theologen selten vernommen ward, erzählte Potvin vom anderen Morgen nach der Liebe mit ihrem Mann, wenn sie sich viel gelöster fühlte, geduldiger mit den Kindern und voller Liebe für andere Menschen. Nichts, sagte sie, trage mehr zur Harmonie der Familie bei als das spirituelle Gefühl, das aus dem »ehelichen Orgasmus« und dem damit verbundenen »Regenbogen herrlich prickelnder Gefühle« entspringt.
Ihrer Selbstoffenbarung folgte ehrfürchtiges Schweigen, bis de Riedmatten die wahrhaft demütige Bemerkung einwarf: »Dies ist der Grund, warum wir Ehepaare in unserer Kommission wünschten.«
Ein peinlich berührter Zuhörer, der Pater Stanislas de Lestapis, Jesuiten-Theologe aus Paris, wartete bis zum nächsten Tag mit seiner Replik. Die Kommission, mahnte er, sei in Gefahr, einer »Idolisierung« der Paarbeziehung zu verfallen. »Die Paarbeziehung wird zum Gnadenstand erhoben, und die Empfängnisverhütung ist ihr Sakrament ... Die Folge ist eine Art von Trunkenheit, praktisch die Auslöschung des Gefühls für Gott, eine Mystifikation psychologischer Art, eine Abwertung der Zeugung.«
Anfangs, bei den ersten Sitzungen der Kommission, war de Lestapis als abgehobener Intellektueller bestaunt worden. Jetzt fielen seine Aktien. Patrick Crowley kritzelte eine Notiz auf seinen gelben Kanzleiblock: »Der Mann filibustert nur.«
Am 23. Mai 1966, während die Kommission sich studierend und debattierend ins vierte Jahr schleppte, immer tiefer schürfend durch die abgelagerten Schichten der Tradition und der Enzykliken, des »Naturgesetzes« und der überlieferten Weisheit von Augustinus und Thomas von Aquin, stieß sie endlich auf festes Gestein. De Riedmatten erteilte zwei der angesehensten Gelehrten vom Bibel-Kolleg der Jesuiten in Rom das Wort. Pater Ernst Vogt, der Rektor des Instituts, war Alttestamentler. Pater Stanislaus Lyonnet war Experte für das Neue Testament. Beide sollten die Kommission aufklären, was die Heilige Schrift über die Geburtenkontrolle zu sagen habe.
Praktisch nichts – bis auf den göttlichen Auftrag an Adam und Eva, es

sollten »die zwei ein Fleisch sein«, und Gottes Gebot »Seid fruchtbar und mehret euch«, so lautete die Antwort der beiden Gelehrten. Nur eine einzige Stelle im Alten Testament könne man so verstehen, als beträfe sie die Empfängnisverhütung, nämlich die Geschichte von Onan, der seinen Samen auf die Erde fallen ließ. Aber die meisten Bibelexperten seien sich einig, so Vogt, daß dieser Text nichts mit Ehe und Moral zu tun habe, sondern nur mit Onans Weigerung, nach mosaischem Gesetz den Namen seiner Sippe zu vererben. Was das Neue Testament betraf, so zitierte Lyonnet all die Stellen, wo Sexualität als unkeusch oder sündig bezeichnet wird, und meinte, daß aus diesen Textstellen unmöglich ein Hinweis auf die Empfängnisverhütung herauszulesen sei.

Am 3. Juni bewies de Riedmatten wieder einmal seine Meisterschaft der unvoreingenommenen Fragestellung sowie sein hervorragendes Gespür für die Stimmungen in der Kommission, als er den in sich gespaltenen Mitgliedern zwei neue Fragen vorlegte:

Scheint es für die Kirche ratsam, unverzüglich ein Wort zur Geburtenkontrolle zu sprechen? Die Antwort war einstimmig: Ja.

Befindet sich die Kirche im Zweifel hinsichtlich der bislang empfangenen Belehrung über das wesenhaft Böse der Empfängnisverhütung? Fünfunddreißig bejahten dies, fünf sagten nein.

Kardinal Heenan, auch diesmal mehr Taktiker und Politiker denn Seelenhirte, sorgte sich laut um die tiefe Verlegenheit, in die die Kirche geraten könne, wenn sie »Empfängnisverhütung von einer Todsünde zur läßlichen Sünde herabstufte« – von einer Sünde, die Exkommunikation verdiente, zu einer, die durch die bloße Beichte zu sühnen sei. Und er fand einen Weg, wie man den Stein des Anstoßes, den die Pille erregte, jemand anderem in den Schoß werfen könnte: »Die Wissenschaft, die uns das Problem beschert hat ... soll uns auch die Lösung bringen.«

Thomas Burch, ein Laie und Soziologe von der Georgetown-Universität, hatte plötzlich genug. Nie hatte er damit gerechnet, sich in heller Wut mit einem Kardinal anzulegen, aber jetzt nannte er Heenans Standpunkt »eine Heuchelei«. (Er glaubte sogar ein zustimmendes

Nicken der UN-Dolmetscher zu bemerken. Tatsächlich kam am Ende der Sitzung ein Dolmetscher zu Burch herüber und dankte ihm leise, »im Namen von Millionen Menschen überall auf der Welt«.) Fast zwei Jahrzehnte später, in einem Interview mit Arthur Jones vom *National Catholic Reporter*, war Burch noch immer verärgert:

> Ich glaube, meine heftige Reaktion war folgende: »Was zum Teufel geht hier eigentlich vor? Ihr Burschen wollt sagen, daß ihr euch womöglich seit dreißig oder vierzig Jahren in einigen Details über Methoden geirrt habt. Ihr habt Millionen Menschen namenloses Leid und ungewollte Kinder beschert, habt Belastung und Streß und ungeheure Schuldgefühle verursacht. Ihr habt die Leute zur Hölle verdammt, weil sie nicht auf Kondome verzichten wollten, und jetzt wollt ihr sagen, ihr habt euch womöglich geirrt. Aber ihr wollt es auf eine Weise sagen, die euch erlaubt, den Leuten weiterhin vorzuschreiben, was sie im Bett tun sollen? Ich glaube, an diesem Punkt wurde die Absurdität ganz klar. Ich hatte den Eindruck, daß es der Kirche vor allem darauf ankam, ihre Autorität zu wahren. In vieler Hinsicht ging es ihr gar nicht um die Menschen.

Am nächsten Tag versammelten sich die Kardinäle und Bischöfe der Kommission, ohne die Laienmitglieder. Bischof Thomas Morris aus Irland, einer der neu kooptierten Konservativen, lauschte aufmerksam auf Stimmungsnuancen und merkte zu seinem Schrecken, daß von den fünfzehn »zur Sicherheit« jüngst hinzugewählten Bischöfen *ganze neun ins Lager der Veränderung umgeschwenkt waren*. Er sah das dunkle Gespenst eines Widerrufs der Kirche über den Konferenztischen schweben. Morris verblüffte seine Kollegen mit dem Vorschlag, Empfängnisverhütung sei ein zu ernstes Thema, als daß der Papst allein darüber entscheiden könne, trotz aller Ratschläge seiner Kommission. Er forderte eine »kollegiale Entscheidung« – durch geheime Stimmabgabe aller Bischöfe der Welt. Ottaviani schien alle Rücksicht auf den Papst zu vergessen, dem er doch sein Dasein geweiht hatte, und sprang Kardinal Morris bei, um dessen gottgesandte

Erleuchtung zu unterstützen. Das Problem, sagte er, beträfe die ganze Welt; darum sollten alle Bischöfe entscheiden.
Selbst Kardinal Heenan kamen Bedenken: »Vor Jahren wäre dies eine sehr gute Idee gewesen. Jetzt ist es zu spät. Wir könnten [die Abstimmung] nicht geheimhalten. Wir müßten allen Bischöfen die gesamten Unterlagen der Kommission zur Verfügung stellen und ihnen Zeit lassen, sie zu studieren. Das würde mindestens fünf Jahre dauern.«
Kardinal Shehan von Baltimore, auch ein Hinzugewählter, warf einen verblüffenden und ernüchternden Gedanken ein. Solch eine Befragung aller Bischöfe der Welt könne der Entscheidung schließlich die Macht eines unfehlbaren Diktums verleihen. »Wollen wir das?«
Ottaviani verlangte eine geheime Abstimmung der in der Kommission vertretenen Bischöfe. Nur drei der fünfzehn Versammelten unterstützten den Vorschlag von Morris, die Bischöfe der Welt zu befragen. Elf sprachen sich dagegen aus.
Wie jeder im Raum, so wußte auch Ottaviani, daß dies tatsächlich ein Votum von elf zu drei Stimmen war, die Empfehlungen der Kommissionsmehrheit dem Papst direkt vorzutragen. Es war ein Votum für eine veränderte Haltung der Kirche zur Empfängnisverhütung.
Diese Bischöfe, Erzbischöfe und Kardinäle waren in die Kommission berufen worden, um in den Debatten für Ausgewogenheit des Denkens, Einhaltung der Tradition und langfristige Perspektiven zu sorgen. Jetzt aber erschraken sie, als sie merkten, was sie mit ihrer Stimmabgabe angerichtet hatten. Kardinal Lefebvre von Bourges trug dem Rechnung und sprach die drei Unterlegenen in beinah pastoralem Ton an: »Ich weiß wohl, daß ihr in Sorge seid, wie ich es bin, welche unangenehmen Konsequenzen eine Änderung... haben könnte. Vor allem kommt es darauf an, die Wahrheit zu finden ... Die Wissenschaft hat bewiesen, daß die meisten ehelichen Akte unfruchtbar bleiben, daß sie folglich einen anderen Sinn und ein anderes Ziel haben müssen als die Fortpflanzung, und daß diese Akte zu einer Vertiefung von Liebe und Selbstlosigkeit beitragen können. Dies ist kein Widerspruch zur traditionellen Lehre. Vielmehr vertieft es sie.«

Kardinal Suenens hatte sich bis jetzt zurückgehalten, da er wußte, daß seine Seminare damals in Belgien ihm den Ruf eines Neuerers, ja eines Radikalen eingetragen hatten. Jetzt versuchte er den anderen klarzumachen, daß sie sich keineswegs von einer plötzlichen Wende in der Moraltheologie hatten mitreißen lassen. Die Veränderung war nicht erst in den letzten Monaten eingetreten.

> Seit Jahren mußten [die Theologen] Argumente zugunsten einer Doktrin vertreten, der sie nicht widersprechen durften. Sie waren verpflichtet, die empfangene Lehre zu verteidigen, doch meine Vermutung ist, daß sie bereits manche Zweifel hegten. Sobald aber das Problem genauer beleuchtet wurde, gelangte eine ganze Gruppe von Moraltheologen zu einem Standpunkt, wie er hier von der Mehrheit vertreten wird. Wir haben hier Argumente gehört, beruhend auf dem, »was die Bischöfe seit Jahrzehnten lehren«. Nun, die Bischöfe haben den klassischen Standpunkt verteidigt. Dies war aber einer, der ihnen von höchster Stelle auferlegt war. Die Bischöfe konnten das Pro und Kontra nicht untersuchen. Sie empfingen Anweisungen, denen sie folgten, und sie versuchten ihre Gemeinden in diesem Sinn zu unterweisen.

Jemand beantragte, die Sitzung zu vertagen. Während die Würdenträger den Saal verließen, murrte Morris zu de Riedmatten, er habe viele zur Hölle geschickt – für das, was die Versammlung soeben gebilligt habe. Er bat um Entlassung aus der Kommission.
Zwei Tage später, am 24. Juni, versammelten sich die Kardinäle getrennt vom Rest der Kommission. Sie wünschten, *als Kardinäle*, selbst abzustimmen, ob Empfängnisverhütung in jedem Fall von Natur aus verwerflich sei. Nach fünfundvierzig Minuten des Ringens um den Sinn der Frage stimmten sie ab. Morris' vorsichtige Schätzung bestätigte sich: *Neun der fünfzehn Bischöfe stimmten mit Nein, die Empfängnisverhütung sei ihrem Wesen nach nicht verwerflich*; zwei sagten, sie sei es; einer bejahte dies mit Vorbehalt; drei enthielten sich der Stimme.
Nach mehr als drei Jahren der Untersuchung beschloß nun die voll-

zählige Kommission, daß es nicht genüge, dem Papst eine Reihe von Schlußfolgerungen zu unterbreiten. Vielmehr müsse man ihm das Pro und Kontra zu vier Hauptthemen der Studie darlegen: Moraltheologie, medizinische Tatsachen, pastorale Erwägungen und demographische Probleme.

Die von den Ausschüssen der Kommission – den Bischöfen, den Theologen, den Ärzten und den soziologischen Experten – verfaßten Entwürfe wurden binnen weniger Stunden zu einem Text kompiliert, und dieser wurde am 28. Juni von Döpfner und de Riedmatten dem Papst übergeben. Kardinal Ottaviani folgte anschließend mit einem, später so genannten »Minderheitsreport«, obwohl die Kommission sich darauf geeinigt hatte, daß es keine Mehrheits- und Minderheitsberichte geben sollte.

Ottaviani fand aber, daß seine Minderheit verpflichtet sei, den Papst von den Schlußfolgerungen der Kommission abzubringen. (Unter den Befürwortern des »Minderheitsberichts« gehörte, ohne je an den Sitzungen der Kommission teilgenommen zu haben, der künftige Papst, Kardinal Karol Wojtyla aus Polen.)

Damit stand Paul VI. 1966 genau vor dem gleichen Dilemma, das Johannes XXIII. im Jahr 1963 bewogen hatte, die sechs ursprünglichen Mitglieder der Kommission zu berufen. Im wesentlichen unberaten, wenn auch besser informiert, würde der Papst selbst sein Urteil treffen und die Verantwortung dafür übernehmen müssen.

»Jetzt beginnt die Phase der Entscheidung«, sagte de Riedmatten zu Reportern. Die Entscheidung, fügte er hinzu, werde nicht »sensationell« sein. Im Innersten wußte er, daß der Papst die Empfehlungen der Kommission nicht beherzigen würde.

Die katholische Welt wartete – und wartete doch nicht. Die Nachricht von einer bevorstehenden Änderung der kirchlichen Haltung hatte sich so weit und so lange verbreitet, daß die leisen Hinweise, der Wandel könne zum Scheitern verurteilt sein, ungehört blieben. Kardinal Döpfner unterrichtete die Priester seiner Diözese, daß Ehepaare, die Empfängnisverhütung praktizierten, nicht unbedingt im Stand der Sünde lebten und nicht der Kommunion fernbleiben sollten. An der Catholic University of America belehrte Charles Curran, ein 33jähriger Theologieprofessor, seine Seminaristen, daß die Kirche sich im Zweifel befinde. Besonders im amerikanischen Katholizismus war Gewissensfreiheit eine Neuheit, die aber immer vertrauter wurde. Überall in Amerika und in der westlichen Welt sagten Priester den Menschen: In diesem Zustand des Zweifels sollt ihr eurem Gewissen folgen.

Die Welt wartete beinahe fünf Monate lang, während der Vatikan schwieg. In dieser Zeit hatte Bischof Carlo Columbo, Ottavianis engster Verbündeter und nunmehr Privattheologe des Papstes, den schwachen Punkt in Pauls Unentschlossenheit entdeckt und ihm mit Erfolg vorgehalten, daß eine Änderung der Morallehre ein eindeutiger Bruch mit dem Standpunkt seiner päpstlichen Vorgänger wäre. Dies war offensichtlich, in bestem Einklang mit Ottavianis Beschwörungen, das Argument, das alle anderen ausstach.

Endlich, im November 1966, wählte Paul VI. einen Fachkongreß der italienischen Gynäkologen und Geburtshelfer zum Anlaß, um zu sagen, daß er mehr Zeit zur Besinnung brauche, bevor er eine Entscheidung über die Empfängnisverhütung treffen könne, und daß zwischenzeitlich der kirchliche Bann in Kraft bleibe. Seine vorgetragene Begründung stand in der besten Tradition einer hochtrabend-nebulösen Funktionärssprache: »Weil [die Empfehlungen] schwerwiegende Implikationen enthalten, verbunden mit anderen gewichtigen Fragen sowohl im Bereich der Lehre wie auch in der pastoralen und sozialen Sphäre, die nicht isoliert betrachtet oder beiseite geschoben werden dürfen, sondern eine logische Erörterung im Kontext genau dessen erfordern, was es zu untersuchen gilt.«

Einer der führenden Theologen Englands, Charles Davis, war so schockiert, daß er sofort sein Priesteramt niederlegte. Die Äußerung des Papstes, sagte er, »ist ein Beispiel für die Unterordnung der Wahrheit unter das Prestige der Autorität und für die Opferung von Menschen zur Erhaltung einer überholten Instutition«. Einen Monat später trat Davis auch aus der Kirche aus.

Der Vatikan beharrte darauf, daß die alte Doktrin, die eine Geburtenkontrolle verbot, dennoch kein »zweifelhaftes Gesetz« sei. Sein offizieller Pressesprecher, Monsignore Fausto Vallainc, verlautbarte mit wohlabgestimmter Nachrichtensteuerung im Sinne der *Romanità*, daß die gegenwärtige Lehre noch immer als »gewiß« zu gelten habe und daß es, sollte die Kirche ihren Standpunkt ändern, eine Veränderung von »einer Gewißheit zu einer anderen Gewißheit« sein würde. Der Kommissionsbericht, der so lange zu seiner Entstehung gebraucht hatte, schien gestorben.

Jenseits des Tiber wird ein großer, ovaler Brunnen auf der Piazza Navona unentwegt von kräftigen Wasserstrahlen aus den virilen Teilen nackter Putten gespeist. Am Rand dieser Piazza stand das Holländische Dokumentationszentrum, dessen Direktor, Pater Leo Alting von Geusau, sich schon während des Ökomenischen Konzils als geschickter Nachrichtenmakler verdient gemacht und die führenden Presseorgane des Kontinents mit Geheimdokumenten versorgt hatte. Und jetzt hielt er unverhofft eine Kopie des Berichts der päpstlichen Kommission in Händen, zusammen mit dem Bericht der anscheinend triumphierenden Minderheit. Eine innere Stimme befahl ihm, mehr damit anzufangen, als die Papiere in seinem Archiv abzuheften, und Pater von Geusau wußte genau, was er zu tun hatte. »Wissen ist Macht«, sollte Robert Blair Kaiser später schreiben, »und von Geusau wußte, daß die Veröffentlichung dieser Dokumente Millionen von Katholiken mehr Macht auf einem Gebiet geben würde, das bisher den Entscheidungen höherer Autoritäten vorbehalten war.«
Von Geusau kannte einen in vatikanischen Interna bewanderten Journalisten, Henri Fesquet von *Le Monde*, dem er die Papiere anbot. Zu von Geusaus Überraschung schreckte Fesquet davor zurück, sie zu veröffentlichen. Und er verwies von Geusau an einen Herausgeber von *Le Monde*. Während von Geusau auf Antwort wartete, tauchte am 13. Dezember Gary MacEoin, ein amerikanischer Autor und Journalist irischer Abstammung, in Rom auf.
Bestürzt hörte MacEoin aus dem Mund von Geusaus, daß eine überwältigende Mehrheit der päpstlichen Kommission dafür gestimmt habe, die Stellung der Kirche zur Geburtenkontrolle zu verändern – und kraß übergangen worden sei. Er hatte keine moralischen Beden-

ken, die Berichte an die Öffentlichkeit zu bringen, konnte von Geusau aber davon überzeugen, daß *Le Monde* die falsche Adresse sei. »*Le Monde* wird die Berichte nicht in voller Länge abdrucken«, warnte er. »Sie werden eine Nachrichtenmeldung bringen. Und dann wird die Welt eine verstümmelte Version der Geschichte erfahren und alles mißverstehen.« Warum die Papiere nicht, schlug er vor, dem *National Catholic Reporter* anbieten, jenem in Kansas City erscheinenden Störenfried der religiös orientierten Presse Amerikas – unter der Bedingung, daß sie die Berichte dort in voller Länge abdruckten und Kurzfassungen an amerikanische Zeitungen lieferten? Dann mochte *Le Monde* mit seiner Nachrichtenstory am selben Tag Europa »abdecken«.

Der Herausgeber des *Reporter*, Robert G. Hoyt, war begeistert. Aber in voller Kenntnis der zu erwartenden nachteiligen Reaktionen, war es für ihn ein Gebot der Fairneß, die Zustimmung seiner Redaktion einzuholen. Er versammelte seine Mitarbeiter und fragte: »Glauben wir, daß es richtig ist, das zu tun?« Es gab keine Zweifel. Es wäre die größte Nachrichtensensation seit Jahrzehnten und zudem der Inbegriff all dessen, wofür eine Zeitschrift wie der *Reporter* lebte und arbeitete: Informationen zu vermitteln, die der Herde von ihren eigenen Hirten und dem Vatikan vorenthalten wurden.

Am 2. Februar 1967 flog MacEoin von Rom nach New York, in seinem Gepäck die Berichte. Seine Absprache mit Hoyt: Er würde nicht verraten, woher er die Papiere hatte, und wollte selbst anonym bleiben. Falls Einnahmen durch ihre Veröffentlichung erzielt würden, sollten sie einem jungen Freund zukommen, einem Schwarzen, der sich in Südafrika durchs Medizinstudium plagte. Als Hoyt die Papiere sah, zweifelte er nicht an deren Echtheit. Er engagierte zwei amerikanische Priester, Larry Guillot und Phil Tompkins, die Übersetzungen aus dem Lateinischen und dem Französischen besorgten.

Der *National Catholic Reporter* veröffentlichte die vollständigen Texte am Samstag, dem 15. April. Am Montag, dem 17. April, brachte die *New York Times* die Nachricht als erste Meldung auf der Titelseite, mit einer vollen Textseite im Innenteil. An diesem Tag und an den folgenden blieben der Kommissionsbericht und dessen Abschmetterung durch die Minderheit an der Spitze der aktuellen Nachrichten.

Während die Dokumente in Kansas City durch die Druckmaschinen liefen, schickte Hoyt Kopien davon an *The Tablet*, Englands streitbare katholische Wochenzeitschrift mit Sitz an der Londoner Great Peter Street, wo der Herausgeber und Redakteur Tom Burns sie sofort in Satz gab. »Sie kamen einfach mit der Post, ohne Begleitbrief oder Absender«, sagt Burns. »Der Poststempel war aber Kansas City, und so konnte ich vermuten, woher sie kamen. Ich wußte, sie waren echt.« *The Tablet* veröffentlichte die Berichte in Fortsetzungen, beginnend mit dem 22. April.

Kein Mitglied der Kommission äußerte sich zu den Enthüllungen. Der Vatikan wollte die veröffentlichten Texte weder bestätigen noch dementieren, signalisierte aber, daß der Papst zu gegebener Zeit seine Entscheidung verkünden werde.

Im Oktober 1967 saßen 2.500 Delegierte vom Dritte-Welt-Kongreß der Katholischen Laien in der Basilika St. Peter und lauschten den strengen Worten Pauls VI., der davor warnte, »zwei parallele Hierarchien von Laien und Klerikern« zu schaffen: »Wer ohne die Hierarchie oder gegen sie zu handeln versuchte, wäre mit einem Ast zu vergleichen, der verdorrt, weil er nicht mehr mit dem Stamm verbunden ist, der ihm Saft liefert.«

Am nächsten Tag erteilte der Laienkongreß dem Papst eine so scharfe und spontane Abfuhr, daß manche im Plenum wohl selbst erschraken. Während vom Podium ein Diskussionsbeitrag über »die Familie« verlesen wurde, der die geplante Elternschaft befürwortete und sich dafür aussprach, die Mittel hierzu dem Gewissen der einzelnen zu überlassen, brandete Beifall aus der riesigen Menge auf.

Mit Hilfe einiger handverlesener Minderheitsvertreter aus der Kommission übernahm Kardinal Ottaviani selbst die Abfassung der päpstlichen Entscheidung. Das Unternehmen erstreckte sich über mehr als sechs Monate. Noch 1967, und bis Mitte '68, gab es immer wieder Interventionen im Sinn des Mehrheitsstandpunkts der Kommission – und gegen sie.

Am frühen Morgen des 29. Juli 1968, nach tagelangen Dementis, daß Gerüchte über eine bevorstehende Erklärung zur Geburtenkontrolle »absolut falsch« wären, berief Vaillanc, der Sprecher des Vatikans, eine Pressekonferenz ein, um die lange erwartete Enzyklika vorzustellen. Sie trug den Titel *Humanae Vitae* (Vom menschlichen Leben). Ohne die monatelangen Studien von Medizinern und Sozialwissenschaftlern in der Kommission zu erwähnen, kreiste *Humanae Vitae* fast ausschließlich um die dunklen Gefahren der Sexualität und um das Mißtrauen gegen Männer und Frauen, die deren allgegenwärtiger Versuchung ausgesetzt seien. Von zölibatären Männern verfaßt, war es ein Text hauptsächlich über Männer, der erklärte, die künstliche Empfängnisverhütung werde »einen breiten und leichten Weg ... zur ehelichen Untreue und zum allgemeinen Verfall der Moral eröffnen. Der Mann, zunehmend an den Gebrauch von Verhütungspraktiken gewöhnt, kann schließlich den Respekt vor der Frau verlieren und, ohne noch auf ihr körperliches und seelisches Gleichgewicht zu achten, an den Punkt gelangen, da er sie als ein bloßes Werkzeug seiner selbstischen Lust betrachtet und nicht mehr als seine geachtete und geliebte Gefährtin.«

In New York griff ein Nachtredakteur bei Associated Press zum Telefon und rief amerikanische Mitglieder der Kommission an. Er weckte die Crowleys in Chicago. Der nächtliche Anruf verwirrte die beiden. Während Patrick Crowley langsam zu sich kam, lauschte er der Nachricht von der Enzyklika, und um einen Kommentar gebeten, brummte er nur: »Ich kann's nicht fassen.«

Nachdem er aufgelegt hatte, drehte er sich mit müder Resignation zu Patty um: »Mom, warum zum Teufel sind wir immer wieder nach Rom gefahren?«

»Sie kreuzigen die Kirche«

Johannes XXIII. erzählte, daß er während der ersten Monate seines Pontifikats manchmal in der Nacht erwachte und glaubte, er sei Kardinal und in Sorge über eine schwierige Entscheidung, die er treffen müsse, und dann sagte er sich: »Ich werd's mit dem Papst besprechen.« Dann erinnerte er sich, wo er war. »Ich bin ja der Papst«, sagte er sich. Und dann tröstete er sich: »Na, ich werde es mit unserem Herrn besprechen!«
Henri Fresquet, Wit and Wisdom of the Good Pope John

In Washington, wo Streikposten und Demonstranten vor dem Weißen Haus oft unbemerkt bleiben, konnte niemand das Schauspiel an der Catholic University of America übersehen. Eine Demonstration von mehr als zweitausend Menschen strömte vor der McMahon Hall zusammen, Nonnen schwenkten rebellische Plakate, Priester marschierten in schweigender Empörung, Studentinnen und Studenten sangen: »Ain't gonna be no bishops no more, no more«. Walter Schmitz, Dekan der Theologischen Fakultät, erklärte, daß der Lehrkörper sich soeben mit 400 zu 18 Stimmen für den Streik entschieden habe, an dem beinah siebentausend Studenten teilnahmen. Eine Woche lang gab es keine Vorlesungen.

Unmittelbarer Anlaß des Protests war der Beschluß des Kuratoriums, Father Charles E. Curran zu entlassen, einen 33jährigen Theologen, der erst kürzlich einstimmig von der Theologischen Fakultät und dem vollzähligen akademischen Senat der Universität zur Beförderung vorgeschlagen worden war. Der Rektor der Universität, Bischof William J. McDonald, wollte keinen Grund für die Entlassung nennen, doch jeder wußte, daß es geschah, weil Curran seinen Namen unter eine Veröffentlichung gesetzt hatte, die für Empfängnisverhütung eintrat. Das Kuratorium bestand aus dreiunddreißig Kardinälen, Erzbischöfen und Bischöfen sowie elf Laien.

»Es ist nicht das erstemal, daß ein von der Hierarchie gefürchteter Professor der Katholischen Universität gefeuert wurde«, sagte Father Daniel C. McGuire von der Religionspädagogischen Abteilung. Aber es ist das erstemal, daß die ganze Universität *en masse* auf eine Entlassung reagiert hat.« Und Professor Malcolm Henderson, Physiker und Vorsitzender der Fakultätsversammlung, fügte hinzu: »Daß diese Universität wie ein mittelalterliches Kloster geführt wird, ist verdammter Unsinn.« Nicht wenige Traditionalisten waren überrascht, daß Richard Kardinal Cushing von Boston Verständnis für die Proteste bewies: »Ich möchte diesen Mann nicht verurteilen. Er muß alle Seiten der Wahrheit lehren. Das ist Wissenschaft.«

Endlich trat Patrick O'Boyle, der Kanzler der Universität und Erzbischof von Washington, auf die Stufen der Mullen Library und verkündete: »Das Kuratorium hat beschlossen, seine Entscheidung aufzuheben.« Rasch fügte er aber hinzu: »Diese Entscheidung schmälert in keiner Weise die Lehren der Kirche zur Geburtenkontrolle, wie Päpste und Bischöfe sie verkündigt haben.« Father Schmitz trat ans Mikrofon, um – unter heftigem Applaus – zu erklären, daß Curran seine Beförderung im Rang eines außerordentlichen Professors erhalten werde.

Doch der Aufruhr führender Katholiken breitete sich nach allen Richtungen aus. Die Association of Laymen in Los Angeles beschuldigte den Papst eines »antisexuellen Vorurteils« und meinte, er habe *Humanae Vitae* nur geschrieben, um »seine Ängste um die eigene Autorität zu beschwichtigen«. Der Laienverband erklärte, seine Mitglieder »werden nicht aus der Kirche austreten. Wir werden uns nicht hinauswerfen lassen.« Die Deutsche Ärztekammer verlautbarte: »Paul VI. hat völlig den Kontakt zur Realität verloren. Katholische Ärzte leben in dieser Welt, wie sie ist, und nicht in einer idealen Welt, wie der Papst sie ersehnt.«

Etwa 2.600 Wissenschaftler in den USA unterzeichneten einen offenen Brief, der unter anderen Vorwürfen besagte: »Appelle für den Weltfrieden und für Mitleid mit den Armen aus dem Mund eines

Mannes, dessen Taten den Krieg fördern und die Armut unvermeidlich machen, beeindrucken uns nicht mehr.«

Dr. John Marshall, eines der sechs ursprünglichen Mitglieder der päpstlichen Kommission, schrieb einen Brief an die Londoner *Times*, bei der pro Woche tausend Zuschriften zu diesem Thema eingingen. Er bestritt die Aussage der Enzyklika, daß die Geburtenkontrolle der ehelichen Untreue und einem Verfall der Moral die Tür öffne. »Obwohl Empfängnisverhütung seit langem in weiten Kreisen gebräuchlich ist, gibt es keinen wissenschaftlichen Beweis für diese in der Enzyklika getroffene soziologische Feststellung. Außerdem enthält diese Behauptung, zu meinem großen Bedauern, einen unberechtigten Vorwurf gegen zahllose verantwortungsbewußte Eheleute, die Empfängnisverhütung praktizieren und deren Familienleben für uns alle vorbildlich ist.«

Auf dem zweiundachtzigsten Deutschen Katholikentag in Essen forderten fünftausend Teilnehmer lautstark eine »Revision« von *Humanae Vitae*, während nur neunzig gegen die Resolution ihre Hand hoben.

In ganz Europa konnte man den Bruch spüren, der durch die Kirche ging. Die katholischen Bischöfe Österreichs gaben eine gemeinsame Erklärung heraus, die besagte, daß Ehepaare, die »aus ethischen Gründen« die Zahl ihrer Kinder beschränkten und dabei ihrem Gewissen folgten, ihre Verhütungspraxis nicht als Sünde zu beichten brauchten. Die Bischöfe Belgiens und Westdeutschlands vertraten einen ähnlichen Standpunkt und betonten die Bedeutung des individuellen Gewissens bei der Geburtenkontrolle. Die skandinavischen Bischöfe unterrichteten ihre Priester, daß Ehepaare, die der päpstlichen Ächtung der Geburtenkontrolle zuwiderhandelten, nicht als schlechte Katholiken zu gelten hätten. Unter keinen Umständen, sagten die Bischöfe, solle jemand gegen sein Gewissen handeln.

Die 120 Bischöfe der französischen Hierarchie erklärten, daß eine künstliche Empfängnisverhütung »nicht immer schuldhaft« sei. Sie überließen es den Gläubigen zu entscheiden, ob ihre Praxis im einzelnen Fall sündhaft war. Mit eindeutigem Bezug auf die Pille erklärten die französischen Bischöfe: »Die Wissenschaft hat eine erstaunliche

Kontrolle über die Schöpfung gewonnen, selbst über den Menschen, und neuere Studien über Liebe und Sexualität haben neue Ausblicke auf deren Bedeutung eröffnet.«

Kardinal Heenan von London, der wendige Taktiker, wurde in einem Fernsehinterview von David Frost daran erinnert, er selbst könne eines Tages Papst werden. Lachend erwiderte Heenan: »Hoffentlich nicht. Aber ich wäre jedenfalls vorsichtig mit dem Verfassen von Enzykliken.«

In weniger jovialem Ton verfaßte Kardinal Heenan einen Hirtenbrief, der in allen vierzig Kirchen seiner Londoner Diözese verlesen wurde: »Die Kirche erbarmt sich der vielen, denen diese Bestimmung gewisse Härten bringen wird. Jene, die sich an den Gebrauch unzulässiger Methoden gewöhnt haben, werden vielleicht nicht gleich in der Lage sein, der Versuchung zu widerstehen. Sie sollen aber nicht verzagen. Vor allem sollen sie nicht den Sakramenten fernbleiben.«

Denis Hurley, der Erzbischof von Durban, Südafrika, äußerte gegenüber der katholischen Wochenzeitung *Southern Cross*, die Enzyklika sei »die schmerzlichste Erfahrung meines Lebens als Bischof. Noch nie habe ich mich so zerrissen gefühlt.«

In der Republik Irland, die sich oft als »das katholischste Land der Welt« bezeichnet – 93 Prozent der Bevölkerung sind Katholiken und rühmen sich eines wöchentlichen Kirchenbesuchs von 83 Prozent –, ging der Protest gegen *Humanae Vitae* nicht von den Bischöfen aus, sondern, erschreckender, von Teilen einer selbstbewußt gewordenen Herde. »Ein frischer Wind wehte durch die Kirche, die Menschen waren sich des Wandels bewußt, der anderswo stattfand, und erwarteten, daß der Papst seine Einstellung zur Pille ändere«, erinnerte sich Mary Maher, eine Kolumnistin bei der *Irish Times*. In den 60er und 70er Jahren war sie Frauenredakteurin dieses führenden Presseorgans gewesen und hatte sich in der irischen Frauenbewegung engagiert. Knapp ein Vierteljahrhundert später, beim Lunch in einem Dubliner Pub, denkt sie an diese bewegte Zeit zurück. »Wir glaubten, wir wären nur eine kleine Gruppe von Freundinnen, die über Theorie debattierten, aber plötzlich hatten wir es mit einer Massenbewegung zu tun. Unsere wichtigste Forderung war die Empfängnisverhütung. Natürlich war es eine Frage des Geldes – die Frauen der Mittelschicht fuhren einfach nach England hinüber und kauften sich ihre Verhütungsmittel. Schmuggelten sie einfach über die Grenze. Nicht aber diese armen kleinen Arbeiterfamilien. Nein, im Ernst, ich meine Familien mit zwölf, dreizehn Kindern, das war nicht ungewöhnlich, wissen Sie. Wir sagten also: Das ist ein Bürgerrecht, etwas, das jeder haben muß. Senatorin Mary Robinson – sie ist heute Präsidentin von Irland – brachte zweimal ein Gesetz zur Legalisierung der Empfängnisverhütung ein, aber sie scheiterte. Sie war nahe daran, aber nicht nah genug.

Es war eine populäre Forderung. Wir hatten also eine Versammlung: Was konnten wir tun, um Schlagzeilen zu diesem Thema zu bekommen? Und so beschlossen wir, an einem Sonntagmorgen in den Zug von Dublin nach Belfast zu steigen – das ist in Nordirland, im britischen Teil –, dort Verhütungsmittel aller Art einzupacken und sie nach Hause zu bringen und ordnungsgemäß zu verzollen. Unsere Taktik war stark an der amerikanischen Bürgerrechtsbewegung ausgerichtet. Ein friedlicher Protest. Es sollte eine verzweifelt würdige Sache werden. Beim Zoll wollten wir unsere Pillen, Kondome und Pessare auf den Tisch legen und sagen: ›Ich verlange, verhaftet zu werden.‹ Bevor wir von Dublin losfuhren, gab es eine lange Diskussion, ob wir nur verheiratete Frauen mitnehmen sollten. Dies war Irland im Jahr 1971, und wir wollten niemanden vor den Kopf stoßen. Dann aber beschlossen wir, daß wir zwar achtbare Ehefrauen in die vordersten Reihen stellen sollten, daß es aber Heuchelei wäre, uns nur auf Eheleute zu beschränken. Also waren auch ein paar junge Mädchen in Miniröcken dabei. Wir waren etwa dreißig Frauen und ein paar Männer. Wir hatten die Männer nicht eingeladen, aber sie kamen. Bevor wir losfuhren, benachrichtigten wir den Zoll, daß wir mit dem Sechs-Uhr-Zug wiederkommen und all diese Dinge deklarieren würden. Von Belfast aus riefen wir die Dubliner Zeitungen und das Fernsehen an und gaben eine Presseerklärung heraus.

Nun, der Plan lief nicht so wie geplant. Als wir nach Dublin zurückkehrten, erinnere ich mich, standen da die armen Kerle vom Zoll, mit zitternden Händen. Sie waren außer sich und wußten nicht, was sie tun sollten. Sie wollten uns nicht erlauben, die Sachen zu deklarieren. Wir schrien immer lauter und forderten, verhaftet zu werden. Sie taten so, als hörten und sahen sie nichts, und versuchten uns durchzuwinken. Das wollten wir aber nicht. Der Platz wurde ein Irrenhaus. Frauen hielten ihre ›zyklusregulierenden‹ Pillen in der Hand und riefen: ›Schaut her, ich schlucke meine Pille!‹ Manche warfen Pessare wie Frisbies durch die Luft, schleuderten Kondome über die Zollschranke in die Menge auf der anderen Seite, auf die Leute, die gekommen waren, weil sie von unserer Ankündigung gehört hatten. Mehr als fünfhundert Menschen waren da, sie jubelten und applaudierten, es war sensationell. Die BBC war gekommen, internationale Berichterstattung mit Fernsehkameras. Es war ein großer Tag, ein Wendepunkt in mancher Hinsicht. Denn hinterher, nach diesem Happening – es war schamlos und schändlich, wissen Sie, wir hatten ja immer so anständig und respektvoll zu sein versucht –, sprachen alle darüber und gebrauchten Wörter, die sie vorher nicht in den Mund zu nehmen gewagt hätten. Jeder sprach über Verhütung: ›Glaubst du, es ist richtig? Glaubst du, es ist falsch? Glaubst du, es sollte erlaubt sein, Verhütungsmittel zu nehmen?‹ Sehen Sie, Empfängnisverhütung war ein Wort, das die Leute einfach nicht in den Mund zu nehmen wagten. Plötzlich war es etwas, wozu jeder seine Meinung sagen, sich damit auseinandersetzen konnte, statt es als eine so private und persönliche Sache anzusehen, daß man es nur flüsternd dem Beichtvater sagen oder mit der besten Freundin besprechen konnte. Das Klima hatte sich geändert.«

Eine Gallup-Umfrage, nur einen Monat nach Bekanntgabe der Enzyklika, stellte fest, daß 54 von 100 amerikanischen Katholiken den Standpunkt des Papstes ablehnten, während 28 ihn billigten; 18 äußerten keine Meinung. Bedenklicher für die Zukunft der Kirche war, daß 80 Prozent der jungen Katholiken zwischen zwanzig und dreißig den Papst kritisierten.

Der Widerstand gegen den Vatikan bildete aber keine geschlossene

Front, besonders nicht in Amerika. L. Brent Bozell, Chefredakteur der *National Review*, forderte die Exkommunizierung derer, die sich dem Papst nicht beugen wollten, und sagte: »Jene Priester, die Papst Pauls VI. Enzyklika zur Geburtenkontrolle nicht akzeptieren und in ihrem Hirtenamt nicht berücksichtigen wollen, sollten die Kirche verlassen.«

Die sieben amerikanischen Mitglieder der päpstlichen Kommission, sämtlich Laien, hatten nun mit eigenen Augen gesehen, wie Entscheidungen in Rom gefällt wurden. Was sie gesehen hatten, veränderte ihre Haltung für immer; nicht daß es sie von ihrem Glauben abgebracht hätte, aber es bestätigte, was Father Drane, jener unbekannte, scheinbar aufsässige Priester in Little Rock, Arkansas, ein Jahr vorher in *Life* geschrieben hatte: »Dieselbe Art menschlicher Politik, die in den Parlamenten stattfindet, findet auch in Rom statt, und niemand sollte sich darüber empören, daß Menschen sich in einer menschlichen Institution wie Menschen verhalten.«

Zwei Monate nach *Humane Vitae* versammelten sich die sieben amerikanischen Mitglieder in Washington, D. C., um eine Katastrophenbilanz zu ziehen.

»Wir brauchten Zeit, um unseren Standpunkt zu bestimmen«, erinnerte sich John Noonan später. »Wir konnten nicht einfach aufgeben, nur wegen einer Enzyklika, mit der wir nicht übereinstimmten.« Im Namen aller amerikanischen Mitglieder brachte Noonan deren Bestürzung darüber zum Ausdruck, daß der Papst nicht auf seine eigene Kommission gehört hatte, daß er sich nur mit einem Dutzend Würdenträgern seiner alten Garde beraten hatte und daß die Enzyklika im geheimen abgefaßt worden war. Noonan, der Wissenschaftler, sagte zuversichtlich voraus, die Kirche werde *Humanae Vitae* verwerfen, wie sie schon eine Enzyklika aus dem Jahr 1832 verworfen hatte, *Mirari Vos*, die die Gewissenfreiheit verurteilte.

Die »neuen« Standpunkte der plötzlich unabhängig gewordenen Katholiken waren nicht ohne persönliche Opfer zu gewinnen. Abgesehen von Hohn und Verachtung, die sie ertragen mußten, waren die Crowleys traurig darüber, daß ihr langjähriger geistlicher Mentor, Father Reynold Hillenbrand, nichts mehr mit ihnen zu tun haben wollte.

Schon eine Woche nach Noonans Pressekonferenz berichtete die *New York Times* auf der ersten Seite, daß die Hälfte der katholischen Diözesanpriester in den Vereinigten Staaten mit dem ächtenden Urteil des Papstes über die Geburtenkontrolle nicht einverstanden seien. Die Umfrage wurde vom Center for the Study of Man durchgeführt, in Verbindung mit der University of Notre Dame. Das vielleicht aufschlußreichste – und für die Zukunft der Kirche folgenschwerste – Ergebnis war, daß die älteren Seelenhirten zu 95 Prozent zu der in *Humanae Vitae* ausgesprochenen Verurteilung der Empfängnisverhütung standen, die jüngeren Kuraten aber zu 95 Prozent dagegen waren. Ein weiterer Befund wurde sogar von Erzbischöfen und dem Vatikan selbst mit Stirnrunzeln aufgenommen: 51 Prozent der Priester bekundeten, daß sie vor dem Wort des Papstes die künstliche Empfängnisverhütung »unter gewissen Umständen« für zulässig gehalten hätten. Nach dem Urteil des Papstes hielten noch 49 Prozent an ihrer früheren Auffassung fest. Nur ein Prozent der Priester hatten ihren Standpunkt gewechselt, und ein weiteres Prozent war unentschieden. 45 Prozent gaben an, daß sie vor der Botschaft des Papstes den Ehepaaren gesagt hätten, Empfängnisverhütung sei zulässig. Die Enzyklika drückte diesen Anteil auf 41 Prozent, während zwei Prozent zu den Unentschiedenen überwechselten. Weitere vier Prozent sagten, sie könnten nun weder zum einen noch zum anderen raten, sondern zitierten beide Seiten des Problems und überließen den Ehepaaren selbst die Entscheidung.

Die Reaktion auf die Enzyklika fand auf den unwahrscheinlichsten Foren ein Echo. In der von NBC gesendeten *Tonight Show* äußerte Robert Shaw, der temperamentvolle britische Schauspieler und Stückeschreiber, er bewundere Papst Paul für seinen Mut, sich gegen die öffentliche Meinung zu stellen, fügte aber hinzu: »Der Papst ist nicht nur ein Narr, wenn er dies tut, er hat auch kein Recht dazu ... Meiner Meinung nach ist all das Gerede über Unfehlbarkeit ein Unsinn.« David Frost, der für Johnny Carson die Show moderierte, steuerte die Anekdote bei, daß ein Papst im 19. Jahrhundert eines Nachmittags gesagt habe: »Ich bin nicht unfehlbar.« Am selben Abend soll dieser Papst, laut Frost, sich berichtigt haben: »Tut mir leid, ich habe einen Fehler gemacht. Ich *bin* unfehlbar.«

Bei NBC gingen 120 Anrufe und 14 Briefe ein, die gegen solch ein Studiogespräch protestierten. Charles E. Reilly, Leiter des Catholic Office for Radio and Television, schrieb an den Sender, Frost und Shaw hätten »eindeutig gegen fundamentale Anstandsregeln verstoßen, mit ihrer unglücklichen und grausamen Ausbeutung einer Frage, um die viele ernste Menschen heute ringen«.

Während die Wellen weltweiter Revolte gegen den Vatikan brandeten, bekannte sich Papst Paul am 2. April 1962 endlich zu seiner Angst und Sorge. Die Dissidenten, sagte er, »kreuzigen die Kirche«. Er sei bekümmert über »die rastlose, kritische, aufsässige und destruktive Rebellion so vieler ihrer Anhänger, darunter die seinem Herzen Liebsten, die Priester und Lehrer und Laien ..., gegen die Institution Kirche, ihr kanonisches Recht, ihre Überlieferung, ihren inneren Zusammenhalt, gegen ihre Autorität ...«.

Gewissensqual erfaßte auch den Bischof von St. Paul-Minneapolis, James P. Shannon, und dies sollte sein Verhängnis werden. Shannon war Präsident des St. Thomas-Kollegs in St. Paul gewesen, bevor er 1965 Bischof wurde, gerade noch rechtzeitig, um in Rom an der letzten Sitzungsperiode des Ökumenischen Konzils teilzunehmen. Bei seiner Rückkehr erhielt Shannon von Erzbischof Leo Binz den Auftrag, Priestern und Schäfchen seiner Diözese in den Zwillingsstädten die vom Zweiten Vatikanum beschlossenen Reformen zu »übersetzen«. Für ihn war es die »faszinierendste geistige Erfahrung, auf die ich in meinem Leben als Erwachsener je hoffen durfte«.

Mit Freuden verbreitete Shannon die Nachricht, daß das Konzil die Frage der Geburtenkontrolle »zugunsten der Ehepaare« gelöst habe. Dann kam *Humanae Vitae*, für ihn ein Schock. Er suchte Binz auf und gestand ihm seine Vorbehalte gegen die Enzyklika. Binz beschied ihn: »Nachdem der Papst gesprochen hat, ist es gelaufen. Sie sind Bischof und haben Ihr Wort gegeben.« In seine Pfarre zurückgekehrt, strich er – ohne seinem Kaplan eine Begründung zu geben – seinen Namen aus der Liste der regulären Beichtväter.

Ein paar Tage später kam eine junge Frau ins Pfarrhaus. Der Vorfall, sagte Shannon, habe sein Leben verändert, nicht weil er einmalig war, sondern weil dieser Geistliche wußte, daß solche Dinge sich überall auf der Welt in Beichtstühlen und Sakristeien abspielen. Später erinnerte er sich gegenüber Robert Blair Kaiser. Die Frau kam aus einer anderen Pfarrgemeinde und sagte, ihr Mann und sie wären ihr Leben lang gute Katholiken gewesen und hätten die Rhythmusmethode praktiziert. Bald hätten sie ein ungeplantes Kind bekommen, dann noch eines. »Am liebsten hätte ich zehn. Ich bin die glücklichste Mutter, die Sie je gesehen haben«, sagte sie dem Bischof. Ihr Mann hatte »einen untergeordneten Job und wird wahrscheinlich nie einen besseren haben«. Nach dem zweiten Kind sagte der Mann zu seiner Frau: »Wenn dies unsere Zukunft sein soll, kann ich es mir nicht leisten. Schon jetzt schaffen wir es mit knapper Not.«

»Etwas ging schief mit unserer Beziehung«, sagte sie dem Bischof. »Er wurde mir fremd. Und ich wurde ihm fremd. Wir beide sind liebevolle, zärtliche Menschen, und wir mußten lernen, daß dies zu Babys führt.

Gestern hatte mein Mann Geburtstag. Wir haben nicht viel Geld. Nie gehen wir zum Essen aus. Aber gestern habe ich wirklich gepraßt. Ich fütterte die Kinder, damit sie im Bett waren, wenn er nach Hause kam, und richtete alles schön für ihn her. Wir hatten Kerzen auf dem Tisch, ich hatte eine Weinflasche in den Kühlschrank gestellt. Er kam nach Hause und freute sich so sehr. Während ich die letzten Handgriffe am Herd machte, trat er hinter mich, schlang die Arme um mich und zog mich an sich.« Die Frau machte eine Pause, dann brach es aus ihr hervor: »Ich lief ins Schlafzimmer und schlug die Tür zu und weinte mich in den Schlaf. Er hat gestern abend allein gegessen.« Unter Tränen sah sie Shannon an und sagte: »Meine Ehe. Ich weiß nicht, was mit meiner Ehe passieren soll. Er ist der liebste, zärtlichste, süßeste Ehemann. So kann er nicht weiterleben. Ich kann so nicht weiterleben. Ich kann ihn nicht verlassen. Und er kann mich nicht verlassen. Ich weiß nicht, was ich tun soll, ich weiß nicht, wohin ich mich wenden soll.«

Shannon war sprachlos, und dann wiederholte er seine Rede, die er nach dem Zweiten Vatikanum den Priestern gehalten hatte: Es gäbe jetzt neue Vorschriften, die vom Papst gebilligt wären. Sie dürfe tun,

was sie tun zu müssen glaube, und dies guten Gewissens. Shannon erinnert sich, wie ihr Gesicht sich aufhellte.
Sie fragte: »Würde der Papst dem zustimmen, was Sie mir sagen?«
Shannon sagte: »Madam, wenn er jetzt hier wäre, müßte er es, nehme ich an. Er ist ein Seelenhirte. Er ist nicht weniger Seelenhirte, als ich es bin. Er würde sagen müssen, daß der gnädige Gott Ihre Situation kennt und Ihnen beisteht.«
Die Frau schien erleichtert. Shannon brachte sie zu ihrem Wagen hinaus, kehrte ins Haus zurück, zog seine Soutane aus und seinen Straßenanzug an und fuhr direkt zu Erzbischof Binz, der eines der letzten in die päpstliche Kommission berufenen Mitglieder gewesen war.
Shannon sagte zu Binz: »Zum ersten Mal in meinem Leben habe ich einer frommen Katholikin gesagt, daß es ihr erlaubt sei, regelmäßig ein sicheres Verhütungsmittel anzuwenden.«
Binz wußte nicht, was er dazu sagen sollte. Shannon fuhr nach Hause, ließ sich alles durch den Kopf gehen und setzte sich hin, um dem Papst einen Brief zu schreiben. Er schrieb, er könne nicht »guten Gewissens aus innerer Zustimmung, viel weniger aus äußerlicher Zustimmung«, der päpstlichen Lehre zustimmen, daß »jeder eheliche Akt für die Weitergabe menschlichen Lebens offenbleiben müsse«. Er könne nicht glauben, schrieb er, daß Gott die Menschen an so starre Normen binde. Und fügte hinzu: »Zögernd muß ich nun gestehen, daß ich mich schäme für die Ratschläge, die ich manchen dieser guten Leute gegeben habe; mich schäme, weil es schlechte Theologie war, schlechte Psychologie, und weil es kein ehrliches Abbild meiner eigenen inneren Überzeugung war.«
Dann fuhr er wieder zu Binz, der über Shannons Vorhaben, den Papst zu informieren, nicht wenig erschrak. Dieser Brief, sagte Binz, würde zu Shannons Akten im Vatikan kommen. Es wäre keine gute Empfehlung für seine Zukunft in der Kirche. Kläglich pflichtete Shannon bei. Im folgenden Sommer legte er sein Priesteramt nieder, für das er dreiundzwanzig Jahre lang gelebt hatte.
1976, acht Jahre nach der Enzyklika, veröffentlichte das von Father Andrew Greeley geleitete National Opinion Research Center an der

University of Chicago eine Umfrage unter amerikanischen Katholiken, die zu dem interessanten Schluß kam, daß *Humanae Vitae* die Kirche außer einem drastischen Rückgang der Kirchengefolgschaft auch beinah eine Milliarde Dollar an jährlichen Einnahmen koste.
»Es kommt selten vor, daß ein Sozialforscher ein Phänomen so einfach erklären kann. Aber so war es«, beteuert Father Greeley entschieden. »Weder vermuten wir, daß die Entscheidung zur Geburtenkontrolle die Ursache für den Rückschlag des Katholizismus gewesen ist, noch behaupten wir es. Wir beweisen es mit einer Sicherheit, wie man sie bei der Analyse historischer Fakten nur selten erreicht.«
Aufgrund seiner Zahlen wies Greeley nach, daß Katholiken, die den Reformkurs des Zweiten Vatikanums begrüßt hatten, sich aktiver in der Kirche engagierten als dessen Gegner. Erst nach der Enzyklika zur Geburtenkontrolle ging der Kirchenbesuch abrupt zurück. Verglichen mit einer 1963 von Greeleys Institut durchgeführten Umfrage zeigten die Befunde für 1974, daß die Zahl derer, die allwöchentlich die Messe besuchten, von 71 auf 50 Prozent gefallen war. Die Zahl derer, die monatlich zur Beichte gingen, sank von 38 auf 17 Prozent. 1963 hatten 70 Prozent der Befragten geglaubt, der Papst leite seine Autorität in direkter Linie von Jesus Christus ab, 1974 waren nur noch 42 Prozent dieser Ansicht.
Greeley folgerte daraus, daß die Enzyklika zur Geburtenkontrolle ein »vernichtender Schlag« für die Loyalität der Katholiken in den USA gewesen sei, und er sah voraus, daß künftige Wissenschaftler sie als »einen der schlimmsten Fehler in der Geschichte der katholischen Christenheit« betrachten würden.

Buch IV

»Pillen killen!«

Ich gebe dir bittere Pillen in Zuckerguß.
Die Pillen sind harmlos,
das Gift ist im Zucker.
Stanislaw Lec, »Alle unfrisierten Gedanken«

Gerüchte über schädliche Nebenwirkungen der Pille waren schon früh im Umlauf – einzelne, ungewisse Berichte zuerst in der Presse und bald auch in gediegenen medizinischen Fachzeitschriften. Hie und da gab es unter den zehn Millionen Amerikanerinnen – fünfzig Millionen weltweit –, die die Pille nahmen, verwirrende Klagen über Übelkeit, Wassereinlagerungen im Gewebe, Gewichtszunahme und Spannungsgefühle in der Brust, dann auch über weit ernstere Dinge: Venenthrombose (Blutgerinnsel, die tödlich sind, wenn sie in die Lunge geraten), Herzschwäche und Herzinfarkte, Bluthochdruck, Schlaganfälle, Gallenleiden, Lebertumoren und sogar Depressionen.

Schon im Herbst 1961 hatte die Searle Company Daten über 132 Fälle von Thrombose und Embolie bei Frauen gesammelt, die die Pille nahmen, darunter elf Todesfälle. Waren dies Fälle, wie sie normalerweise in der Gesamtbevölkerung zu erwarten wären, und nur zufällig mit der Pille verbunden? Oder waren sie durch die Pille *verursacht*? Wie soll man, wenn Erkrankungen relativ selten und verstreut vorkommen, Zufall und Ursache unterscheiden? Es gab schon Andeutungen, daß die amerikanische Regierung die Lizenzierung der Pille als allgemein zugängliches Verhütungsmittel zurückziehen könnte.

Ein Jahr später, am 6. August 1962, unterband Norwegen den Verkauf der Pille aufgrund eines Artikels im *British Medical Journal*, der von Thrombosen bei vier Pillenkonsumentinnen berichtet hatte, obwohl in Norwegen selbst bislang keine nachteiligen Folgen festgestellt worden waren.

Bald beschlossen auch die Sowjets, die Pille zu verbieten. Um eine Erklärung gebeten, sagte der Gesundheitsminister, Dr. Boris Petrowskij, im Jahr 1967: »Ich lese die gesamte Literatur zur Frage der oralen Verhütung und stelle fest, daß es kein einziges Land gibt, wo orale Verhütungsmittel als absolut unbedenklich gelten.« Nach einer dreijährigen Vergleichsstudie der Sowjetischen Akademie der Medizin billigte Petrowskij 1969 die Spirale als »das geringere von zwei Übeln«.

In den USA stand die FDA unerschütterlich zu ihrer Lizenzierung der Pille und ließ sich nicht überzeugen, daß die geringe Zahl der Fälle von Blutgerinnseln die allgemeinen Vorteile und von Pillenkonsumentinnnen berichteten positiven Folgen überwog. Doch unter dem Druck einer neuen Art von Lobby – Gesundheitsaktivistinnen der Frauenbewegung, angeführt von der Publizistin Barbara Seaman – verlangte die FDA von den Herstellern, ihren Pillenpackungen eine Aufzählung aller bekannten Nebenwirkungen beizufügen, damals noch keine Selbstverständlichkeit.

Inzwischen entstand auch eine Lobby von Verteidigern der Pille, unter ihnen viele niedergelassene Ärzte. Sie verwiesen darauf, daß die Beweise für eine Gefährlichkeit der Pille statistisch nicht stichhaltig seien. Ein Argument war die Zahl der hochgerechneten Todesfälle durch das schwerste bekannte Risiko, nämlich Lungenembolie, das 1,3 von 100.000 Frauen betraf. Eine erheblich größere Zahl von Frauen würde an Komplikationen der Schwangerschaft selbst sterben.

Es mehrten sich auch Anhaltspunkte dafür, daß die Pille gewisse erwünschte Nebenwirkungen hatte. Eine 1962 im *Journal of the American Medical Association* veröffentlichte Studie hatte schon früh Beweise dafür vorgelegt, daß die Pille einen erheblichen Schutz vor

Krebserkrankungen der Fortpflanzungsorgane biete. Dr. Robert A. Wilson berief sich auf eine Studie, bei der 304 Frauen auf Brustkrebs und Krebserkrankungen der Geschlechtsorgane untersucht worden waren. Die Frauen waren im Alter von vierzig bis siebzig Jahren und waren über längere Zeit – bis zu siebenundzwanzig Jahre lang – mit Östrogen behandelt worden. Der statistischen Norm entsprechend, wären achtzehn Fälle von Brust- oder Genitalkrebs in dieser Gruppe zu erwarten gewesen, schätzte der Autor. Statt dessen trat kein einziger Krankheitsfall auf.

In medizinischen Dingen führt Unsicherheit zu neuer Unsicherheit und Unbehagen zu neuem Unbehagen – und in Amerika führt beides zu Prozessen. In den ersten Jahren der Pille wurden mehr als hundert Klagen gegen die Hersteller bei Gericht anhängig gemacht.

Das Unbehagen verstärkte sich bald durch ein neues Element, das nichts – und in gewissem Sinn doch sehr viel – mit der Kontroverse zu tun hatte. 1961, beinah zeitgleich mit der Zulassung der Pille durch die FDA, war in Europa eine weitere Wunderdroge auf den Markt gekommen, die das Los der Frauen erleichtern sollte. Es war ein neues Sedativ, das neben anderen Vorzügen die unangenehmsten Nebenwirkungen der Schwangerschaft, Übelkeit und Erbrechen, wie durch Magie beseitigte. Überall auf dem Kontinent griffen Frauen und Ärzte begeistert nach dem neuen Präparat. Sein Name war Thalidomid, in Deutschland vertrieben als Contergan.

Schon ein Jahr, nachdem die Antibabypille lizenziert worden war, zeigten sich, zum Schrecken der Welt, die unerwarteten Nebenwirkungen von Thalidomid. Etwa zehntausend Babys – fünftausend allein in Deutschland – kamen mit Armen ohne Hände, Händen ohne Arme, ohne Füße oder Beine aus dem Mutterleib. In Amerika hatte die vorsichtige FDA die Zulassung von Thalodomid verzögert, trotz der Beliebtheit des Mittels in Europa und anderswo, und konnte jetzt, im Rückblick auf die knapp vermiedene Katastrophe, erleichtert aufatmen. Während die unermeßliche Thalidomid-Tragödie amerikanischen Babys erspart blieb, hinterließ sie in der Öffentlichkeit eine erhebliche Sensibilisierung gegenüber den Nebenwirkungen neuer Präparate.

In einem 1969 erschienenen Buch, *Ärzte contra Pille*, gab die führende Kritikerin der Pille, Barbara Seaman, einem jahrhundertealten Ärger der Frauen Ausdruck, nämlich von ihren Ärzten nicht ernst genommen zu werden, die ihre Beschwerden als »weibliche Nervosität« übergingen und sie mit dem Zuckerwasser des »Vertrauen Sie mir« abspeisten. Die leichtfertigen Beteuerungen der pharmazeutischen Industrie, daß die mit der Pille verbundenen Beschwerden und Krankheiten »nicht real« wären – »Vertrauen Sie mir« –, brachten einen lange aufgestauten Zorn zum Überkochen. Seaman attackierte die Art, wie die Pille üblicherweise verschrieben wurde, als Verstoß gegen das Prinzip der »informierten Zustimmung« des Patienten.

Tatsächlich ergab 1970 eine Gallup-Umfrage, daß zwei Drittel der Frauen, die Erfahrungen mit der Pille hatten, niemals von ihrem Arzt auf irgendwelche Risiken aufmerksam gemacht worden waren. Auch die Felderprobung der Pille in Puerto Rico kritisierte Seaman als unzulänglich, sowohl hinsichtlich ihrer zeitlichen Dauer als auch der einbezogenen Frauen: Die Entscheidung, mit der 1960 das Präparat Enovid zugelassen wurde, habe sich auf Untersuchungen an »nur 132 Frauen gestützt, die die Pille ein Jahr oder länger regelmäßig genommen hatten«.

Allgemein zugängliche Unterlagen beweisen, daß die Searle Company ihren Antrag auf Lizenzierung der Pille als Verhütungsmittel bereits am 29. Oktober 1959 eingereicht hatte, unter Berufung auf die Erfahrung von 897 Frauen, was 801.6 Frauenjahren bzw. 10.427 Monatszyklen entspräche. Tatsächlich hatten außerdem Zehntausende Frauen schon seit mehr als zwei Jahren, mit Zustimmung der FDA, genau dasselbe Medikament zur Regulierung ihres Zyklus oder aus anderer gynäkologischer Indikation genommen. Dennoch zögerte die FDA vorsichtig, beinah ängstlich, mit der Genehmigung der gleichen Pille als Kontrazeptivum. Sie berief sich auf eine Vorschrift, die es erlaubte, die Entscheidung über einen Antrag sechs Monate hinauszuzögern. Im Fall der Pille wurde diese Verlängerungsklausel tatsächlich zweimal angewandt.

Dr. Pasquale DeFelice, der für den Searle-Antrag zuständige Beauftragte der FDA, rekonstruierte die Episode ein paar Jahre später in einem Interview:

> Als der Antrag auf Zulassung eines neuen Medikaments zur Empfängnisverhütung einging, war das – überflüssig zu sagen – bei dieser Indikation eine revolutionäre Sache. Es war etwas völlig Neues. Bis dahin hatten wir es nur mit Medikamenten zu tun gehabt, die zur Behandlung von Krankheiten dienten. Hier war plötzlich eine Pille, dazu bestimmt, gesunde Menschen langfristig zu behandeln. Wir waren wirklich platt. Obwohl die Pille gründlicher erprobt worden war als jedes andere Medikament in der Geschichte der FDA, gab es viel Widerstand. Jeder hatte Bedenken wegen der Pille. Kein anderes Mittel war so ausgiebig getestet worden wie die Pille ... Die FDA mußte bei dieser Zulassung absolut sauber dastehen. Wir besorgten uns all die Unterlagen der Projekte in Puerto Rico und Haiti, Seite für Seite. Manche der Frauen hatten die Pille sogar fünf Jahre lang genommen. Aber wir hatten keine Eile, den Stempel der FDA unter den Antrag zu setzen ...
> Obwohl ich von Dr. Rock und den Fakten der Studien sehr beeindruckt war, holten wir von [I. C.] Winter [von Searle] die Zusicherung ein, an fünfhundert Fällen detaillierte Labortests über den Mechanismus der Blutgerinnung durchzuführen ... Da die Pille eine Pseudoschwangerschaft hervorrief, dachte ich, wir sollten lieber doppelt vorsichtig sein.

Außerdem war die Pille, die nach ihrer Zulassung durch die FDA im Mai 1960 immer wieder Angriffen ausgesetzt war, nicht dieselbe Pille, die anfangs Kritik auf sich zog. Die Hersteller entdeckten in der Folge, daß immer niedrigere aktive Dosierungen ebenso gut und zudem gefahrloser wirkten als höhere; also wurde die Dosierung immer weiter verringert. In der Anfangszeit, als Searle sein Enovid als orales Verhütungsmittel lizenzieren ließ, handelte es sich um eine Dosierung von zehn Milligramm. Die geringeren Dosen wurden zugelassen, sobald sie im Feldtest ihre Wirksamkeit bewiesen hatten.

Seamans Buch veranlaßte Senator Gaylord Nelson von Wisconsin, 1970 ein Senats-Hearing speziell zur Pille zu beantragen. Es ergab nur wenige neue Fakten, löste aber eine Lawine erschreckender Schlagzeilen aus: EXPERTEN SAGEN VOR DEM SENAT, PILLE KANN SCHLAGANFALL AUSLÖSEN *(Philadelphia Inquirer)*; PILLE UND KREBS – WAS DIE ÄRZTE SAGEN *(San Francisco Chronicle)*; SENATSAUSSCHUSS SAGT, PILLE KANN TÖDLICH SEIN *(New York Post)*. Ein Sensationsblatt brachte es auf die knappe Formel: PILLEN KILLEN! Judie Brown, die Vorsitzende der American Life Lobby, steuerte die Parole bei: »Verhütung heißt besseres Morden mittels Chemie.«
Die Jahrestagung 1969 der amerikanischen Geburtshelfer und Gynäkologen trug dem neuen Gesundheitsbewußtsein der Frauen Rechnung und inszenierte eine »Große Debatte« über die Vorzüge der Pille. Einen besonders streitbaren Beitrag lieferte Dr. Hugh J. Davis von der Johns Hopkins University: »Jeder hat ein Recht darauf, seine [sic] eigene Form des Selbstmords zu wählen ... Es ist wohl wahr, daß wir alle an irgend etwas sterben müssen, aber es ist nicht nötig, sich damit zu beeilen. Als die Apologeten der Pille mir sagten, daß das Risiko, an der Pille zu sterben, ganz unbedeutend sei, weil nicht größer als die Gefahr, bei einem Autounfall umzukommen, fand ich dies mitnichten beruhigend, sondern rannte los, kaufte mir zusätzliche Sicherheitsgurte, verdoppelte meine Invalidenversicherung, kaufte zur Sicherheit eine Christopherus-Medaille und nahm meiner Frau die Pille weg.«
Diesem Arzt und Eiferer gegen die Pille sollte später eine besonders ironische Kalamität beschieden sein. Bei den Nelson-Hearings 1970 trat er als erster Gutachter ins Scheinwerferlicht und erklärte: »Noch nie in der Geschichte haben so viele Menschen so starke Medikamente mit so wenig Informationen über tatsächliche und potentielle Risiken genommen. Die in der Pille enthaltenen synthetischen Chemikalien sind ganz unnatürlich, was ihren Herstellungsprozeß und ihr Verhalten betrifft, sobald sie in den menschlichen Körper eingeführt werden. Mit dem Einsatz solcher Wirkstoffe unternehmen wir tatsächlich ein gigantisches endokrinologisches Experiment an Millionen gesunder Frauen.«

Qualifiziert für solche Aussagen war Dr. Davis, außer durch eine bekannte Gegnerschaft zur Pille, vor allem durch seine Erfahrung mit der Spirale. Tatsächlich sollte eine Spirale, an deren Erfindung er beteiligt war, der Dalkon Shield, bald auf den Markt kommen. Diese Erfindung erwies sich dann als *der* Mißerfolg seines Lebens und, schlimmer noch, als Verhängnis für viele Frauen. Der Hersteller der Spirale, die A.H. Robbins Company, mußte 1974 in Briefen an 120.000 Ärzte mitteilen, daß bei 36 Benutzerinnen des Dalkon Shield während der Schwangerschaft spontane Aborte eingetreten waren, die in vier Fällen zum Tod führten. Die Tragödie der Frauen erwies sich als Goldgrube für auf Schadenersatzklagen spezialisierte Anwälte, die mit ganzseitigen Anzeigen in den Zeitungen im ganzen Land nach Benutzerinnen des Dalkon Shield fahndeten. Nachdem sie Amerika zehn Jahre lang nach Opfern durchkämmt hatten, konnten die Anwälte auf die bestürzende Zahl von 195.000 erfolgreichen Schadenersatzansprüchen verweisen. Ein Bundesgericht verlangte von der Robbins Company, einen Entschädigungsfonds von 2,47 Milliarden Dollar einzurichten. Die Anwälte der Frauen fochten die Höhe des Fonds als unzureichend an. Die Company mußte die Opfer im Stich lassen, indem sie Konkurs anmeldete.*

Drei Jahre nach dem Desaster des Dalkon Shield, und anscheinend durch diesen Fall inspiriert, strengte eine Frau aus Minnesota, Esther

* Ein finanzielles Fiasko erlitten auch die 450 Thalidomid-Kinder und ihre Eltern in England. Die meisten von ihnen hatten bis zu ihrem elften Geburtstag keinen Penny Entschädigung erhalten, weil sich der Prozeß durch die Instanzen schleppte. Die Zeitungen durften unterdessen nicht über ihr Schicksal berichten, weil ein britisches Gesetz die Berichterstattung über ein schwebendes Gerichtsverfahren verbot. Die Thalidomid-Kinder gerieten beinah in Vergessenheit. Empört über den »heimlichen Skandal«, verstieß Harold Evans, Herausgeber der Londoner *Sunday Times*, vorsätzlich gegen das Gesetz (und verzichtete damit auf Werbeeinnahmen von Distillers, dem Thalidomid-Hersteller) und entfesselte eine Kampagne, in deren Verlauf auch ein großformatiges Bild der armlosen Philippa, damals zehn Jahre alt, unter der Schlagzeile veröffentlicht wurde: UNSERE THALIDOMID-KINDER, EINE SCHANDE FÜR DIE NATION. Evans Initiative löste eine juristische Kontroverse aus, bei der es galt, das Knebelgesetz gegen das öffentliche Interesse an einer freien Berichterstattung abzuwägen. Nach langem, weitläufigem Weg durch die Instanzen führte die von Evans und der *Sunday Times* geführte Kampagne schließlich zu einer beträchtlichen finanziellen Entschädigung für die Thalidomid-Opfer und einer historisch bedeutsamen Reform des entsprechenden Gesetzes. Dieser Kampf ist ausführlich dargestellt in Harold Evans' 1983 erschienenem Buch *Good Times, Bad Times*.

R. Kociemba, einen Prozeß gegen die Searle Company an, den Hersteller der Spirale Copper 7. Vor elf Jahren, hieß es im Schriftsatz ihres Anwalts, habe der Arzt bei Mrs. Kociemba eine Copper 7-Spirale eingeführt und zwölf Tage später eine Beckenentzündung festgestellt, die sie für immer unfruchtbar machte. Sie erhielt 8,75 Millionen Dollar zugesprochen, die Searle aufbringen mußte.
Solche rechtlichen Nebenfolgen medizinischer Nebenfolgen spornten die Hersteller natürlich nicht an, neue Spiralen auf den Markt zu bringen. Auch schien ihre Bereitschaft, überhaupt noch die hohen Entwicklungskosten für neue Verhütungsmittel zu riskieren, für immer gedämpft. Ein Fortpflanzungsbiologe meinte damals: »Die USA sind das einzige Land, neben dem Iran, in dem die Uhren der Geburtenkontrolle zurückgestellt wurden.«

Die größte jemals zu diesem Thema durchgeführte Untersuchung – 9.000 Frauen im Alter von zwanzig bis vierundfünfzig Jahren – konnte 1986 den Nachweis erbringen, daß sich das Brustkrebsrisiko durch die Einnahme der Pille nicht erhöht, selbst wenn die Krankheit in der Familie gehäuft vorkam. Die Studie, durchgeführt von Dr. Richard W. Sattin von den Centers for Disease Control, wurde im *New England Journal of Medicine* veröffentlicht. Was die Studie nicht beantwortete, sagt Dr. Sattin, war die Frage nach langfristigen Auswirkungen der Pille, wenn sie von Heranwachsenden genommen wird.

Die Folgen der Pillenfurcht waren unterschiedlich. Während die Pille in den siebziger Jahren Amerikas »Verhütungsmittel der Wahl« blieb, gingen die Umsätze um 20 Prozent zurück. Anders war es jenseits des Atlantik. In England konnte die Family Planning Association, die seit 1961 den Einsatz der Pille überwachte, 1977 berichten, daß es absolut keinen statistischen Beweis für eine sinkende Akzeptanz der Pille bei den Frauen gebe. Vielmehr griffen die Frauen zunehmend nach dem Präparat, weil sie darin »die einzige hundertprozentig zuverlässige Verhütungsmethode sehen. 1969 gab es knapp über eine Million Konsumentinnen. 1976 waren es mehr als drei Millionen.«

In den Vereinigten Staaten nahm das Vertrauen in die Sicherheit der Pille in den 80er Jahren wieder zu. Die FDA stellte fest, daß annähernd 10,7 Millionen Amerikanerinnen die Pille nahmen, bei weitem die populärste Methode der Empfängnisverhütung ohne chirurgischen Eingriff.

Eine weitere wichtige Folge der Pillenfurcht war, daß die Gesundheit der Frauen auf Dauer zu einem wichtigen Thema der aufkommenden Frauenbewegung wurde und Barbara Seaman mit ihrer bahnbrechenden Kritik weitgehend Anerkennung fand. Nicht alle Ärzte haben seither gelernt, ihren Patientinnen zuzuhören und ihre Beschwerden ernst zu nehmen. Aber die Frauen werden immer selbstbewußter und informieren sich über ihre Ärzte, bevor sie ihnen Vertrauen schenken.

1990 gab die FDA in ihrer offiziellen Monatszeitschrift *FDA Consumer* einen Überblick über dreißig Jahre Erfahrungen mit der Pille. Es war ein halboffizielles Inventar dessen, »was jede Frau darüber wissen sollte«. (Die Autorin des wissenschaftlichen Überblicks, Sharon Snider von der FDA, gab sich als Konsumentin der Pille seit fünfzehn Jahren zu erkennen.) Auch auf die Gefahr von Wiederholungen soll der Bericht hier ausführlich zitiert werden, als Überblick über drei Jahrzehnte der Erfahrung mit den Vorzügen und Risiken der Pille.

> Im Lauf der Jahre sind mehr Untersuchungen über die Pille angestellt worden, um schädliche Nebenwirkungen aufzuspüren, als jemals über ein anderes Präparat. Befürchtungen in bezug auf Blutgerinnsel, Herzinfarkte und Schlaganfälle sind durch ungefährlichere, niedrig dosierte Verhütungspillen weitgehend ausgeräumt, und die heutige Forschung zeigt, daß gesunde Nichtraucherinnen kaum stärker, wenn überhaupt, durch diese schweren Erkrankungen gefährdet sind als Frauen, die nicht die Pille nehmen.
> Allerdings bleiben Fragen nach einem Zusammenhang zwischen der Pille und Krebs bestehen. Neuere Untersuchungen, über die die Presse ausführlich berichtete, stützen die Hypothese, daß die

Einnahme oraler Verhütungsmittel bei bestimmten Gruppen von Frauen das Brustkrebsrisiko erhöht. Eine größere Anzahl von Studien hat aber kein signifikant erhöhtes Risiko festgestellt. Auch ist noch nicht eindeutig erwiesen, ob die Pille bei manchen Frauengruppen Zervikalkrebs (Krebs am Gebärmutterhals) verursacht. Bislang konnte eine ursächliche Beziehung nicht festgestellt werden ... Der Gutachterbeirat stellte fest, daß die Pille nicht lange genug in Gebrauch ist, um endgültige Schlußfolgerungen hinsichtlich ihrer karzinogenen Wirkung zu ziehen. Zum Beispiel dürfte es noch zehn Jahre dauern, bis das Risiko von Gebärmutterkrebs exakt beurteilt werden kann.

Die Befunde des Gutachterbeirats über eine mögliche Beziehung zwischen der Pille und Blutgerinnseln bzw. Krebs wurden durch eine Forschungsgruppe der Weltgesundheitsorganisation bestätigt, die unabhängig zu ähnlichen Schlußfolgerungen gelangte ... Es wurde aber festgestellt, daß die Pille dazu beitrug, zwei Arten von Krebs vorzubeugen – Eierstocktumoren sowie Wucherungen des Endometriums (d.h. der Gebärmutterschleimhaut).

Eine Gutachtergruppe der FDA, die sich mit den vergleichsweisen Risiken und Vorzügen heutiger Verhütungspräparate befaßte, hat die Empfehlung ausgesprochen, die frühere obere Altersgrenze von vierzig Jahren für die Einnahme des Medikaments bei gesunden, nicht rauchenden Frauen heraufzusetzen, so daß dieses populäre und effektive Verhütungsmittel bis zur Menopause zur Verfügung steht.

1982 wurde eine neue Version der Pille, die sogenannte »Zwei-Phasen-Pille«, eingeführt. Zwei Jahre später wurden »Drei-Phasen-Pillen« auf den Markt gebracht. Bei diesen multiphasischen oralen Kontrazeptiva handelt es sich um niedrig dosierte Pillen, bei denen das Verhältnis von Progestin zu Östrogen sich während der 21 Tage der Einnahme verändert.

1986 verzeichneten die Verschreibungen hochdosierter Östrogenpräparate einen drastischen Rückgang – auf 3,4 Prozent Marktanteil bei oralen Verhütungsmitteln.

Gleichwohl nahmen etwa 400.000 Frauen noch immer hochdo-

sierte Östrogenpillen. Meist gehörten sie zur Gruppe der Dreißig- bis Neununddreißigjährigen, die am stärksten durch schwerwiegende Nebenwirkungen gefährdet sind.
1988 haben die drei pharmazeutischen Unternehmen, die noch immer hochdosierte Östrogenpräparate zur oralen Verhängnisverhütung herstellen, auf Veranlassung der FDA sämtliche Produkte mit einem Gehalt von über 50 Mikrogramm Östrogen freiwillig vom Markt genommen ...
Die heutigen oralen Kontrazeptiva sind entschieden unbedenklicher als die Pillen der sechziger Jahre, weil sie weniger Östrogen und Progestin enthalten. Im Lauf der Jahre wurde der Östrogengehalt auf ein Drittel oder weniger der in den ersten Verhütungspillen enthaltenen Menge gesenkt, und der Progestingehalt wurde auf ein Zehntel oder noch weniger vermindert ... Die gegenwärtig feststellbaren Vorzüge beziehen sich auf orale Verhütungspräparate, die 50 Mikrogramm Östrogen enthalten. Bislang gibt es keine wissenschaftliche Erkenntnis über die Nebenwirkungen von Präparaten mit 30 bis 35 Mikrogramm oder weniger.
Dennoch ist die heutige Pille nicht für alle Frauen unbedenklich. Bei bestimmten Gruppen besteht ein erheblich gesteigertes Gesundheitsrisiko:
– Raucherinnen – vor allem starke Raucherinnen (mehr als 14 Zigaretten pro Tag) über fünfunddreißig – tragen ein signifikant erhöhtes Risiko von Herzinfarkten und Schlaganfällen. Die Gefährdung steigt mit dem Lebensalter. Frauen, die orale Verhütungsmittel nehmen, sollten auf keinen Fall rauchen.
– Frauen, die an Fettsucht oder konstitutionellen Gesundheitsstörungen wie Diabetes, Bluthochdruck oder hohem Cholesterinspiegel leiden, sind ebenfalls vermehrt durch schwerwiegende Nebenwirkungen der Pille gefährdet.
– Frauen, in deren persönlicher oder familialer Geschichte Krankheiten wie Embolien (Blutgerinnsel), Herzinfarkt, Leberleiden oder Krebs der Brust und der Geschlechtsorgane vorkommen, sollten keine oralen Kontrazeptiva nehmen.
Frauen, die während der Einnahme der Pille schwanger werden,

sollten diese sofort absetzen, weil die Gefahr von Mißbildungen beim Kind gegeben ist.

Es besteht weiterhin Unsicherheit, ob die Pille bei manchen Frauengruppen Brust- oder Zervikalkrebs verursacht. Trotz zahlreicher Untersuchungen im Lauf der Jahre gibt es noch immer keine ausreichenden Befunde, um diese Möglichkeit auszuschließen ...

Ein entscheidender Nachteil aller bisherigen Studien ... ist, daß sämtliche Daten sich auf Effekte der höher dosierten Pillen (mit einem Östrogengehalt von mehr als 50 Mikrogramm) beziehen. Über die neueren, niedrig dosierten Pillen liegen noch keine Untersuchungen vor. Der Zusammenhang zwischen der Pille und Krebs ist sehr kompliziert und daher nur schwer zu untersuchen, und die Forschung ist kostspielig ...

Zwar sind manche Fragen nach der Unbedenklichkeit der Pille noch ungelöst, aber für die meisten gesunden Frauen bietet sie ein sicheres und effektives Mittel der Empfängnisverhütung, mit möglicherweise günstigen Folgen für die allgemeine Gesundheit.

Ende der sechziger Jahre lieferten sich dreizehn große Unternehmen – drei davon in Amerika – einen intensiven Wettbewerb um die Entdeckung besserer Methoden der Geburtenkontrolle. Ende der achtziger Jahre beteiligten sich weltweit nur noch wenige Unternehmen am Wettlauf der Forschung und Entwicklung, darunter Schering und Jenapharm in Deutschland und nur eines – Ortho Pharmaceuticals – in den USA. Ein Gutachten aus dem Jahr 1988 ergab, daß verbesserte Mittel zur Empfängnisverhütung in einem Prioritätenkatalog der fünfunddreißig vorrangigen Forschungsziele überhaupt nicht mehr vertreten waren. Die Ursachen dieses geschwundenen Interesses scheinen auf die ersten Jahre der Pille zurückführbar.

Dr. Gabriel Bialy, der Leiter der Verhütungsforschung beim National Institute of Child Health and Human Development, hat die Haltung der Feministinnen, die gegen die Pille auftraten, als »naiv« bezeichnet: »Jedes Medikament hat gewisse Nebenwirkungen. Dies hätten die Leute erwarten sollen, aber sie taten es nicht.« Im Hinblick auf die Überdosierung der ersten Pille, die auf den Markt kam, meinte Bialy:

»Die Firmen hatten noch keine Erfahrung mit der Wirkung von Hormonen und benötigten ein Produkt von zweifelsfreier Wirksamkeit. Darum griffen sie zu hoch ... Aber schon wurde von einer Verschwörung der Männer gesprochen, die den Frauen den Tod bringen sollte. Wenn Leute sich für solche Dinge engagieren, ist Objektivität im allgemeinen nicht sehr gefragt.«
»Dies ist kein sehr ermutigendes Klima«, sagte Roderick L. Mackenzie, Geschäftsführer der Gynopharma Inc., einem kleinen Hersteller kontrazeptiver Präparate in New Jersey. »Nachdem das Kind mit dem Bad ausgeschüttet wurde, fragt man nun: Hoppla, warum sind alle aus dem Geschäft ausgestiegen?« Peter F. Carpenter, Entwicklungschef bei der Alza Corporation, fügte hinzu: »Was heute geschieht, ist meiner Meinung nach eine Polarisierung der Dinge zu einer Zeit, da alle, bis auf die Entschlossensten, sich aus dem Wettbewerb verabschieden. Ich halte dies für eine unheilvolle Entwicklung, denn in einer Demokratie müssen wir eine gemeinsame Basis finden. Die Frage der Empfängnisverhütung wird politisiert. In unserer Gesellschaft lernen wir nicht, Kontroversen auszutragen, und überlassen den Kampf den Extremisten beider Positionen. Folglich sitzen wir hier in der fortschrittlichsten Gesellschaft der Welt, und eine Frau, die Empfängnisverhütung praktizieren will, hat weniger Alternativen als die Frauen in anderen entwickelten Ländern.«
»Es ist gut vorstellbar«, resümiert Dr. Allan C. Barnes, Vizepräsident der Rockefeller Foundation, »daß das ideale Verhütungsmittel, sollte es heute entwickelt werden, in den Vereinigten Staaten niemals eingeführt würde.«

Als die FDA 1990 ihren *Consumer-Report* veröffentlichte, war klar, daß alle Parteien der Pillen-Debatte einen Teil der Wahrheit auf ihrer Seite hatten. Millionen Verbraucherinnen fanden das Produkt zufriedenstellend, befreiend und offenbar unbedenklich. Eine erhebliche Anzahl stellte unangenehme Nebenwirkungen fest, die die Vorteile überwogen. In einer geringen Zahl von Fällen führte die Pille zu schwerwiegenden Erkrankungen, vor denen alle Verbraucherinnen eindringlich zu warnen sind.

Der lange Weg, den Margaret Sanger beschritten hatte, um das »perfekte Verhütungsmittel« zu finden, hat bislang noch nicht ans Ziel geführt. Und wird dieses Ziel, wie wir in einem späteren Kapitel sehen werden, vielleicht nie erreichen. Es könnte gut sein, daß die Menschheit allenfalls auf immer geringere Risiken der Elixiere hoffen darf, die wir erfinden, ohne jemals den Gral einer von Schwangerschaft befreiten Sexualität zu entdecken.

Die Väter und Mütter der Pille – heute

Die Welt ist es immer wert, gerettet zu werden. Es ist schon viele Male geschehen, und es wird noch vielmals geschehen müssen. Aber es ist kein »Opfer«, an ihrer Rettung mitzuwirken. Es ist Selbstverwirklichung.
Es ist ein interessantes Spiel, diese alte Welt zu retten, und lebendige Menschen können nicht abseits stehen.
Aus Margaret Sangers Notizbuch

Margaret Sanger blieben *Humanae Vitae* und Bücher wie *Ärzte contra Pille* erspart. Am 6. September 1966 starb sie – in Reichtum und in Qual. Der Tod erreichte sie in Tucson, Arizona, wo sie sich in den frühen dreißiger Jahren ein Haus gebaut hatte, nach einem Rückfall in die Tuberkulose, an der sie in ihrer Kindheit gelitten und die ihre Mutter dahingerafft hatte.

Die Quelle ihres Reichtums war vor allem ihr Ehemann, J. Noah H. Slee, der 1943 gestorben war. Er war ihren Söhnen ein liebevoller Stiefvater gewesen, der Geld gab, um den einen nach Yale und den anderen nach Princeton zu schicken und beiden das Medizinstudium zu ermöglichen.

Die Ursache ihrer Qual ist nicht so leicht festzumachen. Nach einer Herzattacke 1953 hatte ein Arzt ihr Demerol verschrieben, um ihre Schmerzen zu lindern. Es war ein neues Medikament, das die Eigenschaft hatte, Sucht zu erzeugen, was man damals noch nicht wußte. Sanger verfiel dem Bann der Droge, und trotz aller Überredungskünste und Tricks ihrer beiden Arztsöhne, die versuchten, das Mittel außer ihrer Reichweite zu halten, blieb sie den Rest ihrer Tage abhängig. So sagte Margaret Lampe, die Tochter des älteren Sohnes Stuart, die in den ersten zwanzig Jahren ihres Lebens beinah Tür an Tür mit Sanger in Tucson wohnte: »Sie lief von Arzt zu Arzt, um sich das Mittel zu beschaffen. Sie fuhr sogar nach San Francisco, um Demerol zu bekommen. Daddy gab es ihr nicht, oder er warf es in die Toilette.«

Lampe war der erklärte Liebling ihrer Großmutter, ihre Vertraute und Gefährtin. In ihren letzten, von Krankheit und Einsamkeit gezeichneten Monaten kam Sanger in ein Pflegeheim, und eines Tages sagte sie zu der jungen Frau: »Sterben ist harte Arbeit. Es ist so schwer, loszulassen und Ruhe zu finden.« Aber sie hielt sich nicht lange mit solchen Gedanken auf. Eines Tages gab sie ihrer Enkelin den Rat, »sich nicht vor Männern zu fürchten und Sex zu genießen, etwas, worüber meine Mutter niemals gesprochen hätte«.

»Früher einmal«, erinnert sich Lampe, »als sie sich von ihrer Herzattacke erholte, fuhren wir zusammen nach Hawaii. Wir hatten ihr einen kleinen Plattenspieler gekauft, aber ihn anzustellen, ging einfach über ihre Kräfte. Also kam ich jeden Morgen, um ihn anzumachen. Ich war zwölf oder dreizehn Jahre, und zum allerersten Mal mit einem Jungen ausgegangen – in eine Kinomatinee, und seine Eltern waren als Anstandsbegleitung dabei. Mimi fragte mich: ›Hat er deine Brust angefaßt? Es ist völlig in Ordnung, wenn er das tun will.‹ Ich war schockiert, einfach sprachlos. Ich meine, schon der Gedanke an Händehalten, geschweige denn Küssen oder andere Dinge, war mehr als – . Dann sagte sie: ›Du sollst wissen, daß Sex ein ganz normaler, wunderbarer Teil des Lebens ist. Genieße ihn einfach und hab keine Angst davor.‹ Später habe ich mich als Erwachsene oft gefragt, ob sie als Kind hören mußte, daß Sex etwas Schreckliches sei, oder ob sie gehört hatte, wie ihr Vater mit ihrer bettlägerigen Mutter schlief und sie schrie: ›Bleib mir vom Leibe‹, oder was immer; denn ihre Mutter war jedes Jahr schwanger gewesen, in dieser letzten Zeit ihres Lebens. Ich weiß, sie erinnerte sich gern an ihre Mutter, eine so zarte und wunderbare Frau, und als Kind fragte ich mich oft, warum mußte ihr Vater Sex mit ihr haben, warum mußte sie so viele Kinder bekommen? Denn ihre Mutter hatte sieben verloren, Totgeburten. Achtzehn Schwangerschaften. Mimi fand die Schwäche ihrer Mutter ganz furchtbar. Schwäche bei Frauen war

etwas, das sie nicht ertragen konnte. Kein Mann sollte Macht über ihr Leben haben – niemals.
Im Alter von zweiundachtzig interessierte sie sich noch immer für Männer. Ich erinnere mich, wie wir eines Abends bei ihr am Tisch saßen, im Speisezimmer, nachdem sie einen männlichen Sekretär angestellt hatte. Er war vielleicht fünfundvierzig und aß mit der Familie zu Abend. Nach dem Essen ging er fort, und ich erinnere mich, wie mein Vater finster meine Großmutter anschaute, unten am Ende der Tafel, und sagte: ›Mutter, wann wirst du endlich damit aufhören?‹ Sie richtete sich auf ihrem Stuhl auf und sagte mit ihrer zauberhaften Stimme: ›Hoffentlich nie, Stuart.‹
Als meine Großmutter starb, war mein Onkel Grant wie vernichtet. Er war Ende fünfzig, vier Jahre jünger als mein Vater, und völlig gebrochen; er weinte und weinte. Was am Ende herauskam, war, daß er *schon immer* so sehr unter seiner Mutter gelitten hatte. Er war unglaublich stolz auf das, was sie geleistet hatte, was sie aus sich gemacht hatte. Aber unter der Oberfläche waren beide Jungen so tief verletzt. Grant, der jüngere, war der Liebling seiner Mutter, auch der sensiblere von beiden, aber sie war niemals für ihn da. Sie war nicht zu Hause, wenn er sie brauchte, und dann ging sie außer Landes, um sich der Verhaftung zu entziehen. Keines der Kinder ging zur Schule oder lernte auch nur Lesen und Schreiben, bis mein Vater elf Jahre alt war. Grant hatte immer das Gefühl, als interessiere sie sich mehr für andere als für ihn. Später erzählte er dann von den Aufregungen seiner Jugend, wie er von einer Tante zur anderen geschoben wurde, wie seine Mutter im Gefängnis saß, wie er sich wegen Zeitungsberichten schämte und von den Kindern in der Schule gehänselt wurde. Er war unglücklich über ihre Affären, die Zahl der Männer in ihrem Leben – und immer dieses lastende Gefühl der Scham.
Wissen Sie, weder Grant noch Daddy wollten zugeben, daß sie teils jüdischer Abstammung waren. Ihr Vater, Bill Sanger, war der Sohn orthodoxer Juden. Er war in einem koscheren Haus aufgewachsen. Doch weder Daddy noch Grant sprachen je davon, sie hätten es um keinen Preis der Welt eingestanden.
Daddy, der ältere Sohn, hat nicht so wie Grant unter Mimis Tod gelit-

ten. Er war fertig mit der Vergangenheit und konnte sich kaum noch an etwas aus seiner Kindheit erinnern. Er blockte das einfach alles ab. Es gab zwei Geschichten, die er oft erzählte – nur zwei, nicht mehr. Die eine ist, wie beide Jungen in den Weihnachtsferien aus dem Internat kommen, um ihren Vater zu besuchen. Bill Sanger holt sie an der Grand Central Station ab und bringt sie in seine Wohnung an der Lower East Side. Er hatte kein Geld, nichts zu essen, keinen Brennstoff. Es war eisig kalt. Sie stiegen aufs Dach des Hauses und sägten einen Fahnenmast ab, den sie im Kamin verheizten. Und die andere Geschichte, die mein Vater manchmal erzählte, war, wie Mimi ihm einmal im Sommer nach Cape Cod schrieb, daß sie nach Truro kommen wolle. Er wanderte also den ganzen Weg von Truro nach Provincetown, um sie abzuholen, und wartete fünf Stunden lang. Sie kam nicht, und er kehrte um und wanderte zurück. Er war ein Rotschopf mit zarter Haut, und am anderen Tag hatte er einen solchen Sonnenbrand an den Beinen, erst vorne, dann hinten, daß er nicht laufen konnte. Das waren die tiefen Enttäuschungen seiner Kindheit. Er mußte lernen, daß ihre Worte nichts bedeuteten. Ihr Engagement für die Bewegung beherrschte alles.

Und doch glaube ich, daß diese beiden Kinder Margaret Sangers auch eine philosophische Art hatten, ihre Mutter zu sehen. Sie wußten, daß am Anfang einer Bewegung nur jemand, der blind an seine Überzeugungen glaubt, die Wahrheit ans Licht bringen kann. Mit der Zeit kommen dann gemäßigtere Leute hinzu. Auch wußten die beiden, daß es unmöglich ist, *einer* Frau all die Rollen einer radikalen Aktivistin, einer guten Mutter und Ehefrau, einer guten Freundin aufzubürden. Das schafft niemand. Und ihre Söhne nahmen es philosophisch. Doch in einer tieferen Schicht konnten sie es nie akzeptieren ...«

Nach dem Tod Margaret Sangers öffneten Stuart und Grant die Schatulle ihrer Mutter und fanden einen Brief, den sie an den Vater der Söhne geschrieben hatte. Er sollte nicht vor ihrem Tod abgeschickt werden, aber Bill Sanger war bereits gestorben. In dem Brief bat sie ihn um Verzeihung dafür, daß sie ihn verlassen und verletzt hatte. Die Söhne vernichteten den Brief. »Sie wollten nicht, daß die Welt noch mehr erfuhr«, sagt Lampe, die es von ihrem Vater erfahren

hatte. »Ich glaube, sie handelten so, weil der Schmerz für die beiden Söhne einfach zu groß war.«
Es war beinah so, als sei ein bestimmtes Gen dieser Margaret Sanger, die gelernt hatte, die Gardinen vorzuziehen, wenn ihr Zug durch das von schmachvollen Erinnerungen erfüllte Corning rollte, an ihre Söhne weitergegeben worden.
Nachdem Druck und Verbreitung von Informationen über Geburtenkontrolle ihr Gefängnis und Flucht ins Exil eingebracht hatten, hätte die Mutter der Pille es mit Verwunderung aufgenommen, daß die Vereinigten Staaten, nur fünf Jahre nach ihrem Tod, eine Briefmarke zu Ehren der Familienplanung herausbrachten. Die *New York Times* sah darin einen »späten Salut an die verstorbene Margaret Sanger…, obwohl die Post einen solchen Zusammenhang abstreiten dürfte«.

Gut ein Jahr nach dem Ende ihrer berühmten Mitstreiterin verstarb Katharine Dexter McCormick am 28. Dezember 1967 in Boston, mit zweiundneunzig Jahren und beinah vergessen. Im Gegensatz zu Sangers Tod, der auf den Titelseiten vermeldet wurde, fand das Hinscheiden der Frau, die eine der gewaltigsten Neuerungen des Jahrhunderts vorausgesehen und persönlich finanziert hatte, keine Würdigung durch einen Nachruf in der *New York Times*, dem *Boston Globe* oder der *Los Angeles Times*.

An einem Samstag zu Anfang des Jahres 1966 ging Anne Merrill, die junge Wissenschaftlerin am Institut der Worcester Foundation, in ihr Labor, um Ordnung zu machen. Gregory Pincus besuchte sie an ihrem Arbeitsplatz. Leicht verlegen und mit der Bitte um Verschwiegenheit, bat er sie, ihm eine Blutprobe zu entnehmen, um die Lymphozyten zu zählen. Nach einer kleineren Schwäche, so erklärte er, brauche er hin und wieder eine Transfusion, und nun wolle er wissen, ob es wieder mal an der Zeit sei.
»In meinem ganzen Leben habe ich kein so merkwürdiges Blut gesehen«, erinnert sie sich. »Ja, tatsächlich, etwas später, als ich noch einmal eine Blutsenkung machte, kurz bevor er zum letztenmal ins Kran-

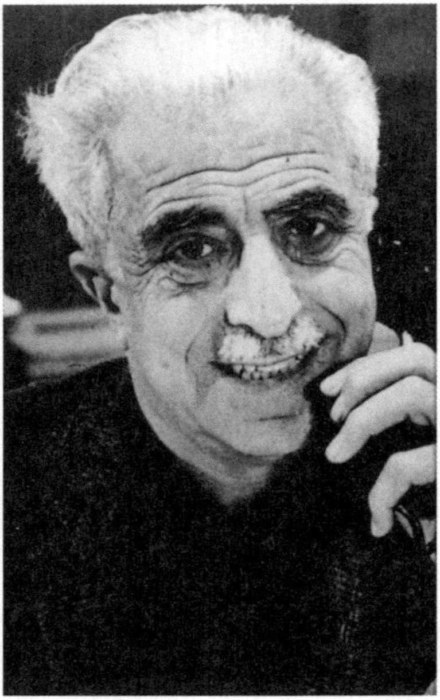

Gregory Pincus, um 1960

kenhaus ging, rief ich dort an und sagte: ›Sie sollten sich das genau ansehen, denn ich kann *überhaupt keine weißen* Zellen finden.‹«

In einem Brief vom 28. März 1966, an seinen Freund Dwight J. Ingle, war Pincus auffällig bemüht, sein traurige Gewißheit zu verbergen: »Oscar Hechter sagt mir, Du hättest gehört, daß ich ein schwerkranker Mann bin. Das ist überhaupt nicht wahr, und ich wünschte, Du würdest alles unternehmen, um dieses Gerücht zu ersticken. Im Augenblick bin ich gesünder, als ich's seit Jahren gewesen bin. Soweit ich sehe, gab ein kleiner Rückfall vor einem Jahr den Anlaß zu diesem haltlosen Gerücht.«

Bald darauf wurde bekannt, daß Pincus an myeloischer Metaplasie litt, einer seltenen Erkrankung der weißen Blutkörperchen. Er wollte seine Freunde überzeugen, schrieb Ingle später, daß moderne Therapien ihm noch noch ein hohes Alter bescheren könnten. Er hörte nicht auf zu arbeiten und zu reisen.

Am 22. August 1967, kaum ein Jahr nach Sangers Tod und vier Monate vor McCormick, starb Gregory Pincus mit vierundsechzig Jahren in einem Bostoner Krankenhaus.

Fünfundzwanzig Jahre später erinnerte sich Mary Ellen Johnson, die technische Assistentin Anne Merrills: »Als wir Pincus' Labor nach seinem Tod aufräumten, fanden wir in kleinen Schachteln diese Pillenröhrchen, tatsächlich die Pillen der Searle Company, die wir damals in Puerto Rico benutzten, und wir mußten sie loswerden, entsorgen. Ich nahm mir eines und sagte zu Anne: ›Das werde ich mir aufheben, als Souvenir‹ – und hätte mir niemals träumen lassen, daß jemand so etwas haben wollte. Ich nahm die Pillen mit nach Hause und legte sie in die Hausapotheke. Jahrelang machten sie jeden Umzug mit. Und vor einer Weile trat die Smithsonian Institution an mich heran und suchte nach dieser Originalpille für eine Ausstellung im Museum, und so stiftete ich sie.«

»Als Pincus anfing«, bemerkte Dr. Howard J. Ringold, der als Chemiker an der Worcester Foundation forschte, bevor er zu Syntex ging, »hätten Sie hundert Leute fragen können, ob ein orales Verhütungsmittel möglich und akzeptabel sei, und zweiundneunzig von ihnen hätten mit Nein geantwortet. Pincus hatte die Vision, um zu erkennen, daß die Idee machbar war, und er hatte die Energie, dafür zu sorgen, daß sie verwirklicht wurde. Natürlich, als es geschafft war, gab es Leute, die sagten: ›Ich habe nachgewiesen, daß Ovulationshemmung bei Ratten möglich ist‹, usw. Aber es ist nicht dasselbe, ob man eine Leistung für möglich hält, oder ob man Phantasie und Vorausblick genug hat, um sie zu vollbringen.«

Oscar Hechter, der mit Pincus zusammen ein klassisches Werk über die Synthese von Nebennierenhormonen verfaßt hat, schrieb kurz nach dem Tod seines Freundes:

> Pincus stellt für mich den Prototyp eines neuen Wissenschaftlers dar, dessen Leben und Leistung einer kritischen Würdigung und Analyse bedürfen. Auf einem Planeten, der durch Wissenschaft und Technik rasch und unwiderruflich auf nicht vorhersehbare Weise verändert wird, brauchen wir dringend Informationen über die Mechanismen, nach denen einzelne Wissenschaftler die Welt

> verändern. Pincus und sein Lebenswerk verdienen eine kritische Fallstudie, denn künftige Wissenschaftler seiner Art werden einen mächtigen Einfluß auf die Welt nehmen ... Vereinfacht könnte man sagen, daß manche Wissenschaftler groß werden, indem sie – durch Entdeckungen im Labor – einen entscheidenden Beitrag zu unserem Wissen leisten. Andere werden groß durch ihre organisatorische Leistung, und indem sie bedeutende Anwendungen dieses Wissens finden. Gregory Pincus gehörte als Wissenschaftsmanager zum letzteren Typ.

Bald nachdem die Pille von der FDA ihre Zulassung erhalten hatte, stand das Thema im Mittelpunkt eines Vortrags, den Katharine McCormick besuchte. Sie schrieb darüber an Margaret Sanger, und ihr Brief berührte den Kern des Konflikts, der ihren Freund Pincus in seiner beruflichen Identität nie losgelassen hatte. In der Welt der Wissenschaft wird immer die Forderung nach »Grundlagen-« oder »zweckfreier Forschung« erhoben – also nach Arbeiten, die einzig dem Motiv gehorchen, den Wissensschatz dieser Welt zu mehren. Die »angewandte« Forschung hingegen, oft in der wissenschaftlichen Welt geringer geachtet, zielt auf spezifische Lösungen für spezifische menschliche Probleme. Der höhere Status der Grundlagenforschung wird seit jeher damit verteidigt, daß die großen technischen Fortschritte der Welt – Wunderpillen, Weltraumsatelliten, Computer-Chips – ohne vorausgegangene Grundlagenforschung niemals erzielt worden wären. So stehen die beiden Richtungen einander geringschätzig gegenüber. Die Wissenschaft, schrieb McCormick an Sanger, habe »seit Jahren Grundlagenforschung über die menschliche Fortpflanzung getrieben, zweifellos im Dienst der Erkenntnis und Gelehrsamkeit, aber im Sinne praktischer Hilfe passierte nichts – und die Abtreibungen gingen fröhlich weiter, vor aller Augen! Ich persönlich bezweifle, ob diese Leute in Harvard jemals ein orales Verhütungsmittel gefunden hätten!«

1967 gab die National Science Foundation, mit einigem Vorbehalt, eine Studie in Auftrag, die ein für allemal bestimmen sollte, in welchem Maß Grundlagen- oder zweckfreie Forschung tatsächlich zu den technischen Neuerungen beigetragen hat, die unser aller Leben veränderten. Die NSF hatte natürlich ein Interesse am guten Abschneiden der Grundlagenforschung. Darum war niemand besonders überrascht, als die Studie feststellte, daß volle 70 Prozent jener »großen Neuerungen«, die zu praktischen Erfindungen führten, aus Forschungen »hervorgegangen« waren, die keinem vorherbestimmten Zweck dienten. Nur zehn Prozent der grundlegenden Entdeckungen, die später praktische Anwendung fanden, wurden, wie die NSF feststellte, in den Labors der profitorientierten Wirtschaft gemacht.

In einer späteren Studie, 1973, wurden zehn große Erfindungen – darunter der Herzschrittmacher, hybride Getreidesorten und die Antibabypille – auf ihren Ursprung zurückverfolgt, was die NSF veranlaßte, ihre Schlußfolgerungen zu berichtigen: Die wissenschaftliche Forschung führte nicht unvermeidlich oder schnell zu praktischen Erfindungen, und gewiß nicht ohne weiteres. Diese neue Einsicht schien unmittelbar auf die Rolle zu verweisen, die Gregory Pincus ausgefüllt hatte. Denn die NSF stellte fest, daß in neun von zehn untersuchten Fällen ein weiteres, entscheidendes Element hinzukam: ein unternehmerisch denkender Techniker, der die Innovation vorantrieb – auch gegen den Widerstand oder die Gleichgültigkeit seiner Kollegen aus der Wissenschaft oder trotz aller pessimistischen Voraussagen aus der Wirtschaft, daß das betreffende Produkt auf dem Markt durchfallen werde. Die »entscheidende Schlußfolgerung« der Studie galt der Bedeutung eines besonderen Typus des wissenschaftlichen Unternehmers, der als »Produkt-Macher« vorgestellt wurde.

»Die Rolle, die Gregory Pincus bei der Entwicklung der Pille spielte«, schreibt James Reed, der Historiker der Geburtenkontrolle von der Rutgers University, »entspricht perfekt dem Modell, wie es in den späteren Studien der NSF skizziert wurde. Er drängte die G. D. Searle Company zu dem Projekt, während andere Pharmakonzerne sich weigerten, die Vermarktung eines Verhütungsmittels auch nur in Erwägung zu ziehen ... Er reiste in der Welt umher und verbreitete die gute Nachricht seiner Erfindung, während viele Wissenschaftler und Ärzte noch skeptisch waren.«

»In der Wissenschaft«, schrieb Walter Spieth vom Georgetown Clinical Research Institute, »gibt es nur gute oder schlechte Forschung, nicht Grundlagen- oder angewandte Forschung. Gute wissenschaftliche Forschung besteht aus eigenständigem Nachdenken über sorgfältige Beobachtungen in interessanten Situationen, und oft geht sie von einer praktischen Frage aus. Die falsche Dichotomie von Grundlagen- und angewandter Forschung bestärkt den frisch promovierten Akademiker oft noch Jahre nach seiner Studienzeit in seiner engen Blickrichtung. Manche erholen sich nie davon.«

Ein Abschnitt aus Dr. Anne Biezaneks Buch wäre eine passende Laudatio auf Gregory Pincus, wie auch auf Margaret Sanger und Katharine McCormick.

> Alle Ehre gebührt jenen ..., die vor vielen Jahren die Geburtenkontrolle als vordringliches Problem der Frauen erkannten und soviel Zeit, Energie und Überlegung für die Vervollkommnung einer Technik einsetzten, die leicht anzuwenden, bequem und zuverlässig wäre und jederzeit unter der Kontrolle der Frauen selbst bliebe. Unter all den großen Taten, die Männer für Frauen vollbracht haben, zählt [die Pille] gewiß zu den edelsten. Die Arbeit wurde zu einer Zeit in Angriff genommen, als finanzielle Gewinne sehr dürftig und die Risiken erheblich waren. Sie wurde getan, trotz gesellschaftlicher Mißbilligung und trotz einer großen Apathie auf seiten der gesamten Ärzteschaft. Diese Männer, die als erste solches ersannen und solche Risiken auf sich nahmen, sollten eines Tages beim Namen genannt und von allen Frauen als »Initiatoren der Revolution« geehrt werden.

Obwohl die Firma G. D. Searle durch die Pille groß und reich wurde, sah ihr Vertrag mit Pincus keinen Penny an Tantiemen für ihn oder die Worcester Foundation vor. Nach seinem Tod bezahlte Searle, von Freunden der Familie zu mehr Großzügigkeit gedrängt, nur dreihundert Dollar monatlich an Pincus' Witwe. 1974, sieben Jahre nach seinem Tod, »ehrte« die Searle Company Pincus mit einer 400.000-Dollar-Stiftung für einen Lehrstuhl auf seinem Spezialgebiet, der Fortpflanzungsbiologie, nicht aber an der Worcester Foundation, wie er es sicherlich gerne gesehen hätte. Searle vergab das Geld an Harvard, wo Pincus' Berufung abgelehnt worden war.

Nachdem Russell Marker – wie er es sah – von seinem Chef und Partner bei der jungen Syntex Corporation betrogen worden war, faßte dieser geniale Alchemist der Progesteron-Synthese 1949 den Entschluß, nie wieder in der Wissenschaft tätig zu werden. Und er hielt sich daran.

Die nächsten zwanzig Jahre kursierte in der überschaubaren Welt der Chemie das Gerücht, daß Marker, der Exzentriker, für immer verschwunden sei. Während die Jahre vergingen und die Zahl derer, die sich an ihn erinnerten, unaufhaltsam schwand, wurden dunkle Vermutungen zu Spekulationen darüber, was wohl aus Russell Marker geworden sei. Zäh hielt sich das Gerücht, Marker sei tot. Wie ein Journalist später schrieb, soll Marker einmal gesagt haben: »Mir war es egal, was die Leute redeten. Ich mußte meinen Lebensunterhalt verdienen und hatte andere Interessen.« Er wollte sich nicht zu diesen Interessen äußern, bot dann aber eine vieldeutige Erklärung: »Manche Dinge waren ganz nützlich für die [mexikanischen] Eingeborenen.« Vielleicht war es diese Bemerkung, die später zu der phantastischen, am Penn State College kursierenden Flüsterparole führte, Marker sei zu den rebellischen Nachfahren eines Pancho Villa übergelaufen.

Fünfundvierzig Jahre nach dem Abbruch seiner wissenschaftlichen Laufbahn, im Alter von zweiundneunzig, brach Marker sein Schweigen und gab mir ein Interview. Darin betonte er immer wieder, als wolle er sich rechtfertigen, er habe – nachdem er die Welt der Wissenschaft verlassen hatte – »seinen Lebensunterhalt verdienen« müssen, um seine Familie durchzubringen. Was mir an dieser Andeutung auffiel, war nicht sein Bedürfnis nach Rechtfertigung, sondern deren ironischer Zusammenhang mit der Geburtenkontrolle, die ihn beruflich nicht weiter interessiert hatte.

Durch einen Bekannten in Mexico City wurde Marker nach dem Krieg als Agent für eine geheime Mission verpflichtet, bei der Amerika, Mexiko und die Schweiz ein diplomatisches Interesse in Österreich verfolgten.

»Gleich nach dem Krieg«, erklärte Marker zögernd, »blieben viele unserer Soldaten als Besatzer in den besiegten Ländern zurück, und eines davon war Österreich. Die Mädchen dort gingen mit schwarzen Soldaten aus, und manche von ihnen wurden schwanger. Aber die Österreicher wollten diese schwarzen Babys nicht haben. Sie wollten sie einfach loswerden. Also schloß die US-Regierung, durch Vermittlung der Schweiz, eine Vereinbarung mit Mexiko. Ein Waisenhaus in Veracruz nahm diese Babys auf. Ich reiste durchschnittlich viermal im Jahr zwischen Österreich und Mexiko hin und her. Der Auftrag dauerte vier oder fünf Jahre. Danach waren meine Frau und ich noch ein paarmal in Wien. Heute sieht man nicht viele Farbige in Österreich.«

Es ging also darum, fragte ich nach, einen sicheren Ort für diese Kinder zu finden?

Ohne auf die Richtung meiner Frage einzugehen, wiederholte er seine Rechtfertigung: »Es geschah mehr oder minder, um Geld für meine Familie zu verdienen. Ich weiß nicht, was aus diesen Kindern wurde. Ich kündigte dort, als ich ins Silbergeschäft einstieg.«

Der »Einstieg ins Silbergeschäft« ist ein weiteres Kapitel von Markers Flucht aus der Wissenschaft – und doch ein Umweg, um wieder Kontakt mit ihr aufzunehmen.

Um das Jahr 1949 war Marker in Mexico City mit dem Besitzer eines Lederwarengeschäfts befreundet, nur ein paar Schritte von seinem Hotel entfernt, einem hochgebildeten Russen, der via Paris emigriert war. Eines Tages führte der Mann ihn in ein Hinterzimmer seines Ladens und zeigte ihm zwei englische Silbergarnituren aus dem Rokoko. Marker war hingerissen, aber der Preis war für ihn unerschwinglich. Der Ladenbesitzer erklärte ihm, daß nur wenige solcher Stücke existierten, die meisten davon in Museen. Marker erkundigte sich bei seinem Freund, ob er womöglich mexikanische Silberschmiede kenne, und der Geschäftsinhaber nannte ihm einige. Marker suchte sie auf, zeigte ihnen Fotos der besten Rokoko-Silberarbeiten der Welt, die er aus Büchern hatte, und beauftragte sie, exakte Kopien anzufertigen. Bald darauf gab er auch Repliken von Schmucktafeln der Maya in Auftrag. Marker, der einst bei Syntex

genügend Beweise für seine Naivität in kaufmännischen Dingen geliefert hatte, als er sich praktisch ohne einen Penny von seinen Partnern trennte, betrieb alsbald einen schwungvollen Handel mit Kunstreproduktionen.
Ja, schwungvoll. Um die Mitte der achtziger Jahre nahm Marker wieder Kontakt mit dem Penn State College – und mit der Wissenschaft – auf, zum erstenmal seit beinah vierzig Jahren, obwohl er in stiller Zurückgezogenheit kaum eine halbe Meile vom Campus der Hochschule entfernt gelebt hatte. Dem Penn State College of Science, das er vor langen Jahren so plötzlich mitten im Semester verlassen hatte, um seiner Yamswurzel in Mexiko nachzujagen, machte er jetzt ebenso plötzlich ein Geschenk – rund eine Viertelmillion Dollar, um alljährlich sechs Vorlesungen zu dotieren, zu denen Wissenschaftler von außerordentlichem Rang geladen werden sollten. (Zum ersten Vortragenden der Russell Marker Lectures bestimmte er Carl Djerassi.) Auch bedachte er den Russell-Marker-Lehrstuhl für Chemie mit einer Stiftung.
Wie um der wissenschaftlichen Welt, die er verlassen hatte – von der er sich aber, umgekehrt, im Stich gelassen glaubte –, trotzig seinen Erfolg vorzuführen, überhäufte er, als ginge es um ein indianisches Potlatch, auch die University of Maryland mit großen Summen, die ihm einst seinen Doktortitel verweigert hatte. Mit dem Geld sollten jährlich zwei Russell-Marker-Vorlesungen in Chemie bezahlt werden. Maryland erwiderte die Aufmerksamkeit mit einem Ehrendoktor. Im Alter von fünfundachtzig Jahren, nachdem drei Wissenschaftshistoriker ihn als »Vater der mexikanischen Steroid-Industrie« bezeichnet hatten, war er nun endlich Dr. Marker.
Um einen letzten Hieb auszuteilen, beschied Marker einen Interviewer: »Warum ich diese naturwissenschaftlichen Vorlesungen gestiftet habe? Weil ich während meiner ganzen Zeit dort an der University of Maryland keinen erstklassigen Wissenschaftler getroffen habe.«

Am 4. Dezember 1984 verstarb John Rock mit vierundneunzig Jahren an seinem Ruhesitz, einem schlichten Farmhaus auf einem einsamen Hügel in Temple, New Hampshire. Mit bescheidener Zurückhaltung, aber zutreffend, hatte er einem Besucher einmal gesagt: »Ich bin nicht der Vater der oralen Verhütung. Allenfalls bin ich der Stiefvater.«

M. C. Chang, der als wichtigster Mitarbeiter an Pincus' Forschungen beteiligt war, starb am 5. Juni 1991, im Alter von zweiundachtzig Jahren. Beigesetzt wurde er in der Nähe seines Labors, auf dem Mt. View Cemetery in Shrewsbury, nicht weit von der Stelle, wo Pincus begraben liegt. Changs Witwe sah ihn in weniger bescheidenem Licht, als Rock sich gesehen hatte. Auf den Grabstein ihres Mannes ließ sie die Worte meißeln: M. C. CHANG, VATER DER ANTIBABYPILLE.

Carl Djerassi ist noch immer äußerst lebendig und kann zusehen, wie seine Vaterschaft an der Pille neue Anerkennung gewinnt. Nachdem er ein Leben lang diese Vaterschaft abgestritten hat, scheint Djerassi jetzt dem Verlangen der Öffentlichkeit nachzugeben – zumindest aber sein Verleger. Auf dem Schutzumschlag seiner 1992 erschienenen Erinnerungen *Die Mutter der Pille* steht als Untertitel zu lesen: »Die bemerkenswerte Autobiographie des preisgekrönten Wissenschaftlers, der die Pille synthetisierte«. Der Rückentext schiebt ihm als »Vater der empfängnisverhütenden Pille« noch mehr Verantwortung zu. Und dann wird der Leser auf die Geschichte eingestimmt, »wie Djerassi im reifen Alter von 28 Jahren, in einem Zeitraum von zwölf Monaten, während er ein kleines Forscherteam in einem obskuren Labor in Mexico City leitete, aus einer dort wachsenden Yamswurzel das erste Kortison synthetisierte, und *dann die Pille*«. (Hervorhebung v. Verf.)

Beinah, aber nicht ganz.

Und Frank B. Colton, der dasselbe Präparat wie Djerassi etwa zur selben Zeit für die G. D. Searle Company synthetisierte, findet kaum je Erwähnung oder Anerkennung – weder als Vater, Stiefvater noch in einem anderen Verwandtschaftsgrad.

Wie lässt man eine Bombe implodieren?

Der Mond ist nichts
Als ein kreiswandelndes Aphrodisiakum
Von Gott gestiftet, um der Welt
Steigende Geburtenraten zu bescheren.
Christopher Fry, The Lady's not for burning (1. Akt), 1949

Im Uni 1992 veröffentlichte die Weltgesundheitsorganisation eine der wohl interessantesten Statistiken in der statistischen Geschichte: Mehr als hundert Millionen mal täglich findet Geschlechtsverkehr statt. (Die WHO machte keine genauen Angaben, wie die Erhebung durchgeführt wurde.) Die Folge sind beinah eine Million empfangener Kinder mit jeder Erdumdrehung. Für all jene, die unter Kontrolle zu bringen versuchen, was sich aus ihrer Sicht als ein entgleistes Bevölkerungsproblem darstellt, wirft der Bericht zweifellos einen Schatten von Vergeblichkeit und Verhängnis auf ihre Arbeit.

Die »einfache Wahrheit ist«, so hatte Dr. Anne Biezanek geschrieben, »daß zwei Menschen, die sich im sexuellen Akt hingeben, nicht in erster Linie die Zeugung von Kindern anstreben, sondern den Orgasmus«.

Eine ebenso einfache Wahrheit ist, daß zwei Menschen, wenn sie dabei Empfängnisverhütung praktizieren – sofern sie ihr Privatleben nicht übermäßig auf eine bindende soziale Pflicht hin ausrichten –, nicht primär beabsichtigen, das Wachstum der Weltbevölkerung zu begrenzen, sondern sich ein Kind zu ersparen.

Margaret Sanger und ihre Verbündeten hatten schon früh herausgefunden, daß sie das Banner der Bevölkerungskontrolle brauchten, um Geburtenkontrolle und Pille in den Status der »Wohlanständigkeit« zu erheben. Aber sie mußten auch feststellen, daß eine Beschränkung der Bevölkerungszahlen mit jedem neuen Jahrzehnt dringender geboten war.

Während die Pille ihrem vierzigsten Geburtstag entgegengeht, muß ihr Erfolg in dieser Hinischt neu bewertet werden: Hat die Pille – oder eine andere moderne Form der künstlichen Empfängnisverhütung – ihren großen sozialen Auftrag erfüllt? Hat sie die explodierenden Geburtenzahlen der Welt gesenkt? Wenn ja, um wieviel? Wenn nein, warum nicht?

Dies sind verwirrende Fragen, denn die Antworten scheinen sich nun im Kreis zu drehen. Eine Antwort zumindest wurde im dritten Jahrzehnt der Pille deutlich sichtbar: Wohl war die Pille ein Segen für das Privatleben ihrer Konsumentinnen, aber als Mittel der Bevölkerungspolitik war sie doch eher ein Flop, besonders in den ärmsten Ländern mit ihren am schnellsten wachsenden Bevölkerungszahlen.

Eine selten hinterfragte Schlußfolgerung ergab sich aus den Bevölkerungsstatistiken der Nachkriegszeit und gelangte durch die Veröffentlichung von Paul Ehrlichs Buch *Die Bevölkerungsbombe* zu hohem Ansehen. Mit mehr Sorge als wissenschaftlichem Vorausblick hatte Ehrlich prophezeit, daß vor der Jahrhundertwende Milliarden – nicht nur Millionen, sondern Milliarden – allgemeinen Hungersnöten, verheerenden Epidemien und Seuchen oder einem Atomkrieg zum Opfer fallen würden, der durch den weltweiten Verzweiflungskampf um den Besitz knapper Ressourcen unvermeidlich werden würde. Die Lösung für das Bevölkerungsproblem wäre, die Völker der dritten Welt aus ihrer Armut zu heben.

Auf der ersten internationalen Bevölkerungs- und Entwicklungskonferenz der Vereinten Nationen, 1974 in Bukarest, als die Weltbevölkerung bereits vier Milliarden erreicht hatte, drängten die Delegierten westlicher Nationen auf Geburtenkontrolle und Zielvorgaben der Wachstumsbegrenzung. Der Block der dritten Welt scheute zurück. Dies sei ein billiger Trick, sagten sie, um die gewaltigen Ungleichheiten zwischen den reichen und armen Ländern zu verdecken. Sie sammelten sich um den Slogan: »Die beste Geburtenkontrolle ist Entwicklung.« Die demographische Geschichte Europas und Nordamerikas zeigt nämlich durchgängig, daß das Bevölkerungswachstum sich im Maß der wirtschaftlichen Entwicklung – und Hand in Hand mit ihr, der Alphabetisierung und der Ausbildung – stetig verlangsamt hat.

Carl Djerassi ging das Problem aus einer anderen Richtung an. In einem Artikel in *Science*, unter dem Titel »Geburtenkontrolle nach 1984«, gebrauchte er 1974 eine Metapher aus der Computerwelt, um zu erklären, warum das Bevölkerungsproblem so unlösbar erschien. Man müsse den Komplex der Geburtenkontrolle, meinte er, in zwei Teile scheiden: die Hardware und die Software. »Unter *Hardware* verstehe ich alle die Methoden, die tatsächlich von Menschen eingesetzt werden – Kontrazeptiva auf Steroidbasis (die Pille), Abtreibung, Kondome, Sterilisation. Unter *Software* sind all die schwierigeren politischen, religiösen, juristischen, ökonomischen und soziokulturellen Fragen zusammengefaßt, die jeder einzelne und letztlich die Staaten lösen müssen, bevor die Hardware der Geburtenkontrolle eingesetzt werden kann.« Wie bei Computern müsse die richtige Software installiert werden, bevor die Hardware wirksam funktionieren könne.

In den neunziger Jahren, nachdem die Bevölkerungswissenschaftler längst die Hoffnung aufgegeben hatten, Verhütungsmittel allein könnten eine Umkehr bewirken, sanken die Zuwachszahlen tatsächlich, und viele begannen die Frage in anderem Licht zu sehen. Die *Kombination* von leicht verfügbaren Verhütungsmitteln und starker politischer Führung – also Hardware und Software zusammen – schien die erste substantielle Veränderung herbeigeführt zu haben:

– In Bangladesch war die Durchschnittszahl von sieben Geburten pro Frau im Jahr 1975 auf etwa fünf in den neunziger Jahren zurückgegangen. In diesem ärmsten Land der Welt hatten drei von zehn Frauen angefangen, Verhütung zu praktizieren. Welch einen Fortschritt dies bedeutet, zeigt ein *Software*-Vergleich mit Pakistan, gleich nebenan und weit weniger arm. In den zwanzig Jahren seit der Teilung der beiden Länder hat die Regierung von Pakistan es aus religiösen Gründen (Pakistan gehorcht einer strengeren Form des Islam) versäumt, die Familienplanung zu fördern. Nur jede zehnte pakistanische Frau praktizierte Verhütung, und die Geburtenziffern blieben hoch.

– In Indien hatte eine Frau 1980 im Schnitt 5,3 Kinder. Bis 1991 ging der Durchschnittswert auf 3,9 zurück. In diesem riesigen Land, wo Geburtenkontrolle noch vor kurzem so aussichtslos erschien, praktizierte beinah die Hälfte aller Ehepaare Empfängnisverhütung.

– In Indonesien ging die durchschnittliche Kinderzahl jeder Frau von 4,6 im Jahr 1980 auf drei im Jahr 1992 zurück.

– In Thailand fiel die Kinderzahl einer durchschnittlichen Mutter von 4,6 im Jahr 1975 auf 2,3 im Jahr 1987.

– In Kolumbien fiel die Geburtenrate von 4,7 im Jahr 1975 auf 2,8 im Jahr 1990.

– Auf den Philippinen trotzen 22 Prozent der Ehepaare der dominierenden katholischen Kirche und benutzen Verhütungsmittel. Verglichen mit fünf Kindern pro Frau im Jahr 1980, lag der Durchschnittswert 1992 bei 4,1.

Laut einer 1990 abgegebenen Schätzung des Population Council leben heute 400 Millionen weniger Menschen auf der Erde, als es ohne Familienplanungsprogramme gäbe. Die Weltgesundheitsorganisation schätzte 1992, daß die Fruchtbarkeitsrate – die Durchschnittszahl der Kinder pro Frau – in den Entwicklungsländern der Welt von 6,1 im Jahr 1970 auf 3,9 im Jahr 1990 zurückgegangen war. Um zu veranschaulichen, wie rasch dieser Wandel in manchen Ländern eingetreten ist, verwies die WHO auf die Tatsache, daß die Vereinigten Staaten achtundfünfzig Jahre brauchten, um ihre Fruchtbarkeitsrate von 6,5 auf 3,5 zu senken. Indoniesien schaffte den gleichen Rückgang in nur siebenundzwanzig Jahren, Kolumbien in fünfzehn Jahren, Thailand in acht Jahren und China in sieben Jahren.

Wiederholen wir also: *Manche* Länder haben sich rasch verändert. Zwischen den einzelnen Ländern der sich entwickelnden Welt bestehen aber krasse Unterschiede in den Fruchtbarkeitsraten. Die besten Erfolge wurden in Ostasien erzielt, wo etwa 70 Prozent aller Ehepaare angeblich die eine oder andere Form von Geburtenkontrolle anwenden. Zwischen 1965 und 1970 hat die Zahl derer, die Verhütungsmittel gebrauchen, sprunghaft von 18 auf 217 Millionen zugenommen.

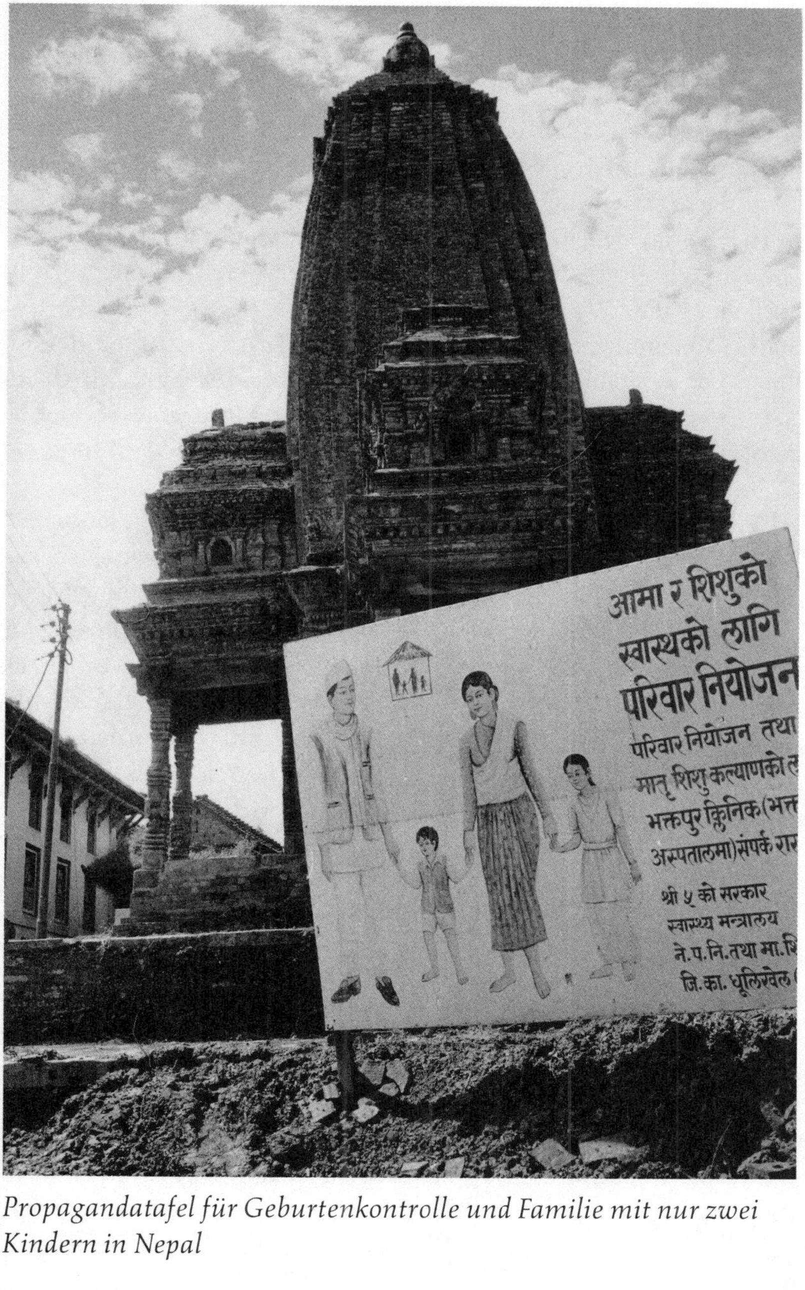

Propagandatafel für Geburtenkontrolle und Familie mit nur zwei Kindern in Nepal

Afrika hat jedoch die geringsten Erfolge vorzuweisen; im selben Zeitraum stieg der Gebrauch von Verhütungsmitteln von fünf Prozent auf nur 14 Prozent.

Ende der sechziger Jahre benutzte nur jede zehnte Frau der dritten Welt irgendeine Form der Verhütung. 1993 nahm die Hälfte aller gebärfähigen Frauen der dritten Welt die Pille oder benutzte andere Mittel. Verglichen mit einem Durchschnitt von sechs Kindern vor zwanzig Jahren, hatten die Frauen der dritten Welt im Schnitt nur noch vier Kinder.

Solche und ähnliche Erfolge in anderen Ländern veranlaßten Bryant Robey von der Johns Hopkins-Universität, Herausgeber der Zeitschrift *American Demographics*, für die neunziger Jahre eine revidierte Parole vorzuschlagen: »Verhütungsmittel sind die beste Verhütung.«

Welche Erwartungen sind an diese veränderten Zahlen zu knüpfen? Wohin werden sie uns führen? Wie weit haben sie uns gebracht?

Vor zehntausend Jahren streiften schätzungsweise eine Million Menschen über die Erde. Vor zweitausend Jahren wurde Christus in eine Welt geboren, die sich auf 275 Millionen vermehrt hatte. Um 1830 überschritten die Bewohner des Planeten die Schwelle zur ersten Milliarde. Bis 1930 waren aus einer Milliarde zwei geworden, 1975 bereits vier Milliarden. Um die Jahrhundertwende wird die Weltbevölkerung, laut einer Prognose der UNO, sich abermals auf acht Milliarden verdoppeln. Bei dem gegenwärtigen exponentiellen Wachstum wird die Weltbevölkerung im Jahr 2050, das die Hälfte der heute lebenden Menschen noch erleben werden, aller Voraussicht nach eine Dichte erreicht haben, die unsere Vorstellungskraft übersteigt: 21 Milliarden.

Auch wenn das Wachstum sich verlangsamen mag, läßt es sich kurzfristig nicht anhalten. Der Grund dafür ist, daß die heute geborenen Babys bald zu einer noch zahlreicheren Elterngeneration heranwachsen werden. Selbst wenn die gebärfähigen Frauen der dritten Welt heute anfingen, nur noch sich selbst zu reproduzieren, würde die Gesamtbevölkerung dieser Länder dennoch um mehr als 50 Prozent zunehmen, bevor die Wachstumskurve abflachen und gegen null tendieren würde.

Mehr als ein Viertel der Weltbevölkerung lebt in nur einem Land der Erde, nämlich der Volksrepublik China, deren Bodenfläche nur um weniges größer ist als die der USA. Und von den Chinesen leben 80 Prozent in agrarischen Regionen. Daher ist jeder fünfte Mensch dieser Welt ein chinesischer Bauer.
1982, nachdem die Bevölkerung dieses Landes eine Milliarde überschritten hatte, nahm der chinesische Volkskongreß eine neue Verfassung an, die Familienplanung als zwingende Staatsbürgerpflicht vorschrieb. Der Staat übersetzte diese Pflicht in den Befehl, daß jedes chinesische Paar nur ein einziges Kind haben dürfe. Aber auch dies würde das Wachstum nicht anhalten. Zu der Zeit, als dieser Befehl erlassen wurde, waren zwei Drittel aller Chinesen unter vierundzwanzig Jahren; sie mußten also noch heiraten und das eine erlaubte Kind bekommen. Selbst wenn diese Politik Erfolg hat, wird die Bevölkerung Chinas deshalb im Jahr 2000 mehr als 1,2 Milliarden zählen – ein *Zuwachs* in der Größenordnung der Gesamtbevölkerung der Vereinigten Staaten, und dies in weniger als zwanzig Jahren.
Nach Chinas verwegenem Plan soll die Ein-Kind-Politik ein Jahrhundert lang beibehalten werden, wodurch die Bevölkerungszahl schließlich halbiert würde. Nach zwei Generationen, wenn alles klappt, wird kein kleiner Chinese mehr mit Bruder und Schwester aufwachsen. Die Kinder dieser Kinder werden nicht nur keine Geschwister haben, sondern auch keine Cousins und Cousinen ersten Grades, Tanten und Onkel; die Familien werden nur noch aus den Eltern und vier greisen Großeltern bestehen.
Für westliches Denken scheint dies unvorstellbar. Nur eine autokratische, despotische Zentralregierung konnte sich solch einen satanischen Plan ausdenken. Oder kann man die Sache auch anders betrachten? Nur eine Gesellschaft, die sich die Drosselung ihrer Bevölkerung *ernstlich* zum Ziel gesetzt hat, konnte so etwas ausdenken. Mochten die schlaffen, denkfaulen, weichherzigen Demokratien des Westens ihre beschwichtigenden ideologischen Phrasen über Bevölkerungskontrolle herunterbeten, bis ihre Stimmen in der unvermeidlichen Flut ihrer eigenen Bevölkerungen untergehen.

Ist Chinas drakonischer Weg schlimmer als die unvermeidliche Alternative – eine Kopfzahl von unvorstellbaren 21 Milliarden?

Chinas kühne Wende – im Sinne der *Software* – übersteigt wahrscheinlich alles, was Djerassi sich ausmalte, als er diese Metapher einführte. Sicher, die Belastung des Landes ist atypisch und extrem. Aber es könnte auf mehr als augenfällige Art veranschaulichen, welche Härten eine Nation auf sich nehmen muß, die wirklich die Absicht hat, ihre Bevölkerungszahl zu begrenzen. Es könnte also lehrreich sein, sich den Preis, den dieses Land unvermeidlich zu zahlen bereit sein muß, näher anzusehen.

»Am Anfang war unsere Politik schwer in die Praxis umzusetzen«, sagte eine Frau, die für die Durchsetzung der Ein-Kind-Politik in Changzhou, einer »vorbildlichen Stadt«, verantwortlich ist. Dr. Chen, eine Funktionärin, die sich 1984 von *Nova* für eine Sendung auf dem PBS-Kanal interviewen ließ, erläuterte, daß Arbeiter nur mit Erlaubnis ihrer Fabriken heiraten dürfen. Um die Erlaubnis zu bekommen, müssen sie über Vierundzwanzig sein, einen Kurs in Familienplanung mitmachen und ihr Ein-Kind-Zertifikat durch eine schriftliche Prüfung erwerben. Das Zertifikat gilt als amtliche Lizenz, schwanger zu werden. Wenn es verlorengeht, kann es nicht ersetzt werden. Ohne dieses Papier verliert die Mutter das Recht auf Arztbesuche vor der Geburt, und das Kind kann nicht bei der Polizei angemeldet werden. Als Gegenleistung für die Verpflichtung der Eltern, nur ein Kind zu bekommen, wird dieses Kind sein Leben lang entscheidende Vorteile genießen: dreißig Dollar jährlich vom Staat, kostenlose Ausbildung und Anspruch auf einen Arbeitsplatz, wenn es erwachsen ist.

»Ich habe Sie dieses Jahr auf die Quote gesetzt«, sagt Dr. Chen zu einer Frau. »Falls Sie nicht schwanger werden, kommen Sie zu mir, und ich setze Sie nächstes Jahr auf die Quote.«

»Manche Leute«, erklärt Dr. Chen, »wünschten sich ein zweites Kind und versuchten es heimlich zu bekommen. Da war eine schwangere Frau in der Wazan-Fabrik. Wir überredeten sie zu einer Abtreibung. Wir brachten sie in die Klinik. Am Abend änderte sie ihre Meinung und floh. Sie verschwand nach Shanghai. Die Behörden in Shanghai halfen uns, sie ausfindig zu machen, und wir brachten sie wieder zur Abtreibung ins Krankenhaus.«

Ein Fabrikleiter führte aus: »Wenn die Leute selbst die Schwangerschaft verschuldet haben, zahlen wir ihnen keinen Bonus. Sind sie nicht schuld, zahlen wir einen Bonus.« Ein Arzt fügte hinzu: »Wenn eine Frau mit der Spirale schwanger wird, sagen wir, es war nicht ihre Schuld. Wenn die Frau aber die Pille nimmt, ist es ihre Schuld. Sie verliert ihren Bonus und ihren Status als vorbildliche Arbeiterin.« Was auch einigen Aufschluß über das amtliche Vertrauen in die verschiedenen Arten von *Hardware* gibt.

Jede Gruppe von jeweils sechzehn Frauen am Arbeitsplatz hat ihre Familienplanungsmitarbeiterin. Sie paßt immer auf, ob jemand schwanger sein könnte oder auch nur daran denkt, ein Kind zu bekommen. Eine von ihnen sagte: »Wir passen auf, ob die Frauen weniger essen oder ob ihnen morgens übel wird. Wenn eine Frau nicht mehr so aktiv ist wie sonst, so ist das ein Zeichen von Schwangerschaft. Es ist sehr schwer, sich der Wachsamkeit von uns Familienplanungsmitarbeiterinnen zu entziehen.«

Gibt das nicht böses Blut?

»Nein, die Arbeiterinnen sind dankbar für meine Anteilnahme. Unsere Beziehung ist gut.«

Außerhalb der Fabrik hat Madame Chen ein zweites Netzwerk wachsamer Augen, meist ältere Frauen auf der Suche nach jüngeren, die womöglich an ein zweites Kind denken. Auch Großmutter Wu gehört zu dieser »Großmütter-Polizei«, und sie sagt: »Man muß herausfinden, was in den Familien wirklich los ist. Besonders wenn der Mann oder die Frau zu ihrem jährlichen Besuch nach Hause kommen. Dieses Verhütungsmittel ist besonders für solche Leute vorgesehen. Es heißt die ›Ehegatten-Besuchspille‹. Am ersten Tag nimmt die Frau zwei davon. Dann täglich eine – jeden Tag. Wir müssen hart arbeiten, nicht nur in unserer Nachbarschaft, sondern bei jeder Frau, die wir treffen.

Frau Wang Shou Ying hatte ihre Pille nicht genommen. Großmutter Yang erzählte es mir, und ich ging an die Arbeit. Zuerst fragte ich sie, ob sie ihre Pillen nähme. Sie sagte ja, das täte sie. Ich bat sie, mir ihre

Pillenpackung zu zeigen, aber das konnte sie nicht. Also gab ich ihr Pillen. Ich sagte ihr, sie solle nach ihrer nächsten Periode anfangen, sie einzunehmen. Ich sagte dem Ehemann, er solle ihr vor dem Zubettgehen ein Glas Wasser geben und ihr sagen, daß sie die Pille nehmen soll.«

Nur selten erleben wir, daß eine Regierung so strenge Maßnahmen ergreift, deren Erfolge noch dreißig, fünfzig oder hundert Jahren auf sich warten lassen werden. Aber nachdem China beschlossen hat, daß die Alternative unannehmbar ist, wurden Frauen wie Dr. Chen in den Dörfern und Stadtvierteln an die Arbeit geschickt. »Unsere Aufgabe könnte leichter sein«, sagte Dr. Chen, »wenn zwei Kinder erlaubt wären. Aber wir denken an die Zukunft unseres Landes. Wir müssen die Zahl unserer Bevölkerung im Jahr 2000 unter 1,2 Milliarden halten.«

Der klaren Botschaft entspricht eine rücksichtslose Durchsetzung. Aus der Provinz Hunan gelangte ein geheimer Polizeibericht, der von den lokalen Behörden bestätigt wurde, in den Westen und wurde 1993 auf der Titelseite der *New York Times* abgedruckt. Es ging um eine junge Frau, Li Quiuliang. Zwei Monate nachdem ihr Baby geboren war, lag es in seinem winzigen Grab. Li hatte von den lokalen Behörden die Erlaubnis bekommen, ihr Kind 1992 zur Welt zu bringen. Aber am 30. Dezember war sie erst im siebten Monat schwanger. Also brachten die Funktionäre sie in eine dörfliche Erste-Hilfe-Station und befahlen dem Arzt, die Wehen einzuleiten.

Lis Arzt protestierte. Ihre Verwandten flehten. Aber die Familienplanungsmitarbeiterinnen beharrten darauf, daß der Termin eingehalten werden müsse. Nach neun Stunden erzwungener Wehen starb das Kind. Mit zweiundzwanzig Jahren war Li körperlich gebrochen und seelisch zerstört.

Bald nach Verkündigung der Ein-Kind-Politik griffen die Behörden manchmal Frauen auf, die unerlaubt schwanger waren, und schleppten sie in Abtreibungskliniken. H. Yuan Tien von der Ohio State University hat Fruchtbarkeit und Empfängnis in vier Distrikten der Provinz Sechuan untersucht und berichtete 1980, daß in Chengdu, der Hauptstadt von Sechuan, 58 Prozent aller Schwangerschaften durch

Abtreibung beendet wurden. Für Peking wurde eine ähnliche Rate festgestellt. Manche Frauen flohen zu Verwandten aufs Land und kehrten erst nach der Geburt ihres Kindes zurück. Dann verlagerte sich der Schwerpunkt auf die Zwangssterilisierung nach dem ersten Kind. Greiftrupps streiften ein- oder zweimal im Jahr durch die Dörfer, trieben Frauen zusammen, die bereits ein Kind hatten, und brachten sie in die nächste Klinik, wo sie mit Spiralen versehen oder sterilisiert wurden.

Proteste aus aller Welt veranlaßten 1990 Tan Sushun, die Leiterin der Schule für Familienplanungsexperten in Sechuan, zu der Erklärung: »Die Regierung erlaubt absolut keine erzwungenen Abtreibungen. Wenn eine Frau außerplanmäßig schwanger wird, bringen wir sie zur Umerziehung und empfehlen ihr, das Kind nicht zur Welt zu bringen. Wenn sie aber wirklich will, so darf sie.« Allerdings gestand sie ein, daß die Funktionäre in manchen Dörfern dennoch, gegen die Bestimmungen, Gewalt anwenden.

Ein besonderes Problem der Ein-Kind-Politik ist, daß sie diametral gegen ein altes Gebot der bäuerlichen Kultur in China verstößt: nämlich Söhne zu gebären. Die männliche Linie der Familie nicht fortzusetzen, heißt, die Ahnen zu entehren. Und für die chinesischen Bauern sind Söhne so etwas wie eine Altersversicherung. Wer sonst würde in späteren Jahren für sie sorgen? Töchter gehen in den Familienverband des Ehegatten ein und tragen also traditionell zur Versorgung der Schwiegereltern bei. Oft wollen Eltern daher nicht ihre Ein-Kind-Ration an ein Mädchen vergeben.

Die Biologie diktiert, daß auf hundert weibliche Geburten etwa 105 oder 106 männliche Geburten kommen sollten. 1989 aber wurden auf hundert neugeborene Mädchen 113,8 Jungen registriert. Dieses Verhältnis legt den Schluß nahe, daß etwa acht Prozent – 900.000 – der neugeborenen Mädchen aus der Statistik verschwunden sind. Irgendwie schaffen die Eltern es, die Geburt nicht anzumelden, und versuchen es noch einmal. Eine andere Erklärung wäre die zunehmende Anwendung von Ultraschalldiagnosen in chinesischen Kliniken. Die Bauern lassen sich, meist gegen eine kleine Bestechung, vom Arzt sagen, ob es ein männlicher oder weiblicher Foetus ist. Ist er weiblich, so

treiben sie ab und versuchen es noch einmal. Ein dritter, weniger verbreiteter Beitrag zu dem genannten Ungleichgewicht ist laut Zeng Yi, einem demographischen Experten, schlichter Infantizid. Die Eltern tragen der Hebamme auf, einen Eimer Wasser bereitzuhalten. Wenn ein Mädchen kommt, ertränkt sie das Baby sofort und meldet eine Totgeburt.
Einen extremen Fall dieser Praxis lieferte ein analphabetischer Bauer namens Liu Chunshan aus der Provinz Shandong. Er hatte bereits eine vierjährige Tochter, als seine Frau feststellte, daß sie entgegen der Ein-Kind-Politik wieder schwanger geworden war. Eine Wahrsagerin sagte Liu, das neue Baby würde ein Sohn werden. Unfähig, der Aussicht auf eine solche Verbesserung seines Schicksals zu widerstehen, stieß Liu seine Tochter in einen Brunnen. »Ohne einen Sohn«, erklärte er später, »kann die Generationenfolge nicht fortgesetzt werden, und wir bleiben kinderlos.« Ertappt und verurteilt, wurde er für fünfzehn Jahre ins Gefängnis geschickt. Es stellte sich heraus, daß die Wahrsagerin geirrt hatte. Lius Frau gebar eine zweite Tochter.

Andere Gesellschaften, wahrscheinlich alle, werden wohl zu zaghaft oder zu human sein, um den chinesischen Weg einzuschlagen. Was aber die Chinesen uns zu bedenken geben, ist, daß es in Ländern, die andere, humanere Wege einschlagen, eines Tages drangvoll eng werden könnte.

Eine Nichtpille für Frauen – für Männer eine Nimmerleinspille

Es gibt keine perfekten Verhütungsmittel.
Machen wir nicht das Perfekte zum Feind des Guten.
Sharon Camp, Population crisis commitee

Auch im Schleichtempo geht die Entwicklung doch weiter, in den Vereinigten Staaten wie anderswo. Im letzten Jahrzehnt gelang eine Veränderung der von Sanger und Pincus entworfenen Pille, die der Entwicklung eine ganz neue Richtung geben könnte. Die ursprüngliche Pille war ja entstanden, nachdem Carl Djerassi und Frank Colton unabhängig voneinander ein Progestin destilliert hatten, das in geschluckter Form wirksam war, und Pincus die neue Formel als Verhütungsmittel – tatsächlich als eine Verhütungs*pille* – übernahm. Die neue Erfindung arbeitet nun mit dem gleichen Progestin, wie es sich in der Pille findet, aber der Vorzug ist, daß sie *keine* Pille ist.
Diese Nichtpille – Norplant – besteht aus sechs weichen Kapseln von der Größe eines Zündholzkopfes, die am Oberarm einer Frau unter die Haut implantiert werden. Dies geschieht durch einen Eingriff von fünfzehn Minuten in der Praxis des Arztes, unter lokaler Betäubung. Daß Norplant die Praxis der Geburtenkontrolle entscheidend verändern könnte, liegt in seiner Fähigkeit begründet, den Wirkstoff nur langsam abzugeben. Das Implantat bleibt nicht nur einen Tag, sondern ganze fünf Jahre lang wirksam. Die Fehlerquote liegt unter einem Prozent. Norplant wurde bereits als »teenagersicher« bezeichnet, weil es

der Konsumentin die Sorge nimmt, sich jeden Tag an die Einnahme der Pille zu erinnern. (Wie die Pille hat es aber einen wesentlichen Nachteil: Es bietet einen Vorwand, kein Kondom zu benutzen, und führt so möglicherweise dazu, den Schutz vor Aids oder anderen beim Geschlechtsverkehr übertragenen Krankheiten zu vernachlässigen.)

Norplant wurde vom gemeinnützig arbeitenden Population Council entwickelt, der 1975 mit der klinischen Erprobung begann, an der eine halbe Million Frauen in sechsundfünfzig Ländern, von Schweden bis Bangladesch, freiwillig teilnahm. Seine erste staatliche Zulassung erhielt das Präparat 1983 in Finnland. 1991 billigte die FDA seine Anwendung in den Vereinigten Staaten. Daraufhin vergab der Population Council eine Lizenz an die Wyeth-Ayerst Laboratories in Philadelphia, die Norplant herstellen und vermarkten sollten. Im ersten Jahr vertrauten mehr als 200.000 Amerikanerinnen dem neuen Mittel, verglichen mit beinah elf Millionen, die die Pille nahmen. In Deutschland ist Norplant bis heute nicht zugelassen.

Etwa 60 Prozent der Frauen, die Norplant anwenden, berichten von Veränderungen der Menstruation, besonders von Blutungen außerhalb des normalen Zyklus' in den ersten sechs bis neun Monaten nach der Implantation. Dann stabilisiert sich der Zyklus. Bei weiteren zehn Prozent kann die Periode völlig aussetzen. Seltenere Nebenwirkungen sind anhaltende Kopfschmerzen und Akne, wie sie auch von manchen Anwenderinnen der Pille berichtet werden. Wie die Pille ist Norplant häufig mit Gewichtszunahme oder, seltener, Gewichtsverlust verbunden. Die Schwankungen sind aber minimal, weniger als fünf Pfund.

Frauen wird von Norplant abgeraten, wenn sie in wenigen Jahren schwanger zu werden hoffen. Norplant kann zwar entfernt werden, bei sofortiger Wiederkehr der Fruchtbarkeit, doch das Entfernen ist schwieriger als die Implantation und kann zwei zusätzliche Arztbesuche erforderlich machen. Auch wenn Frauen erst seit weniger als sechs Wochen stillen, sollten sie Norplant nicht anwenden – und natürlich nicht, wenn sie schwanger sein könnten. Wie die Pille, so ist auch Norplant verboten für Frauen, die Brustkrebs hatten oder an Leberschäden, Blutgerinnseln oder unklaren Vaginalblutungen leiden; auch für jene, die bestimmte Medikamente gegen Epilepsie einnehmen.

Seine Wirksamkeit trug Norplant 1992 ungewolltes Lob von Gouverneur Pete Wilson in Kalifornien ein, der den Vorschlag machte, das Implantat kostenlos oder verbilligt an Frauen niedriger Einkommensgruppen abzugeben. Zu jener Zeit wurde bereits in dreizehn US-Staaten darüber diskutiert, Wohlfahrtsempfängerinnen gesetzlich zur Anwendung des Mittels zu zwingen. Manche Richter und Amtsträger gingen noch weiter und verlangten, Frauen, die wegen Kindesmißhandlung oder Drogenmißbrauch verurteilt waren, zur Anwendung von Norplant zu drängen. In einem solchen Fall hatte Richter Howard Broadmann vom Oberlandesgericht in Tulare County, Kalifornien, einer Mutter von fünf Kindern in Aussicht gestellt, sie brauche eine Gefängnisstrafe, zu der sie wegen Kindesmißhandlung verurteilt war, nicht anzutreten, wenn sie bereit wäre, Norplant zu nehmen. Dieses Zwangsurteil wurde revidiert, aber als die Angeklagte durch einen positiven Kokaintest ihre Bewährung verwirkte, wurde die Revision hinfällig, und die Frau mußte ins Gefängnis. Seither kämpfen die American Medical Association, die amerikanische Bürgerrechtsvereinigung und Gruppen von Fortpflanzungsrechtlern gegen das unfreiwillige »Norping« einkommensschwacher Frauen.

Der Preis für Norplant ist relativ hoch. 1994 kostete ein Set 365 Dollar, wobei viele privat praktizierende Ärzte noch einmal 500 Dollar oder mehr für den Eingriff berechnen. Der hohe Preis wurde von amerikanischen Gesundheitsexperten beanstandet, denn die Firma Wyeth-Ayerst verkaufte das Präparat in anderen Ländern, auch in Europa, für weniger als 100 Dollar. In allen fünfzig Staaten der USA werden die Kosten für Norplant jedoch von Medicaid übernommen. »Weil Norplant von Medicaid bezahlt wird«, merkte Jane M. Johnson von der Planned Parenthood ironisch an, »ist es für arme Frauen heute leichter zugänglich als für berufstätige Frauen mit niedrigem Einkommen oder manche Frauen der Mittelschicht, die den vollen Preis im voraus bezahlen müssen.«

Nachdem bekannt wurde, daß Norplant gerade bei den Einkommensschwachen so beliebt ist, schickte Audrey Ashby, Pressesprecherin bei

Wyeth-Ayerst, eilig die Erklärung nach, daß der Absatz des Mittels in den USA zu 61 Prozent an ärztliche Privatpraxen erfolge. »Wir möchten nicht den Anschein erwecken, als sei das Produkt nur für einen bestimmten Teil der Bevölkerung bestimmt.«

Ein weiteres Langzeit-Verhütungsmittel, aber mit kürzerer Wirkungsdauer und weniger kostspielig als Norplant, ist Depo-Provera, das schon seit beinah dreißig Jahren gegen Krebs eingesetzt wurde, als ein Gutachterkomitee der FDA im Juni 1992 seine Zulassung als Verhütungsmittel befürwortete. Seit seiner Einführung in den sechziger Jahren hatten mehr als zehn Millionen Frauen außerhalb der Vereinigten Staaten es angewendet. Das darin enthaltene synthetische Hormon Medroxyprogesteron-Azetat, entwickelt von der Upjohn Company in Kalamazoo, Michigan, wurde dann im Oktober 1992 als Verhütungsmittel zugelassen.

Depo-Provera oder Depo-Clinovir wird in der Praxis des Arztes intramuskulär gespritzt. Die Injektion bleibt drei Monate wirksam (Drei-Monats-Spritze).

Als Krebsmittel war Depo-Provera zu zwölf Dollar die Dosis auf den Markt gekommen. Kaum war es von der FDA als injizierbares Verhütungsmittel freigegeben, verdreifachte Upjohn den Preis auf fast 34 Dollar die Dosis oder 136 Dollar im Jahr – etwa die Kosten, die für die Pille aufzubringen waren.

Mitte 1993 befürwortete die Weltgesundheitsorganisation zwei neue Präparate, Cyclofem und Mesigyna, die einmal monatlich zu injizieren waren und in der Erprobung weniger Nebenwirkungen gezeigt hatten als das länger wirkende Depo-Provera.

Ein paar Monate zuvor, 1992, hatten Wissenschaftler vom indischen National Institute of Immunology in New Delhi eine andere empfängnisverhütende Spritze für Frauen vorgestellt, die den von Depo-Provera gebotenen Schutz von drei Monaten auf ein ganzes Jahr verlängern sollte. Das entscheidend Neue an dieser Injektion ist, daß hier erstmals das Immunsystem der Frau eingesetzt wird, um die befruchtete Eizelle abzustoßen, bevor sie sich in die Gebärmutterwand einnistet. Viele Frauen geben seither diesem körpereigenen Schutz den Vorzug vor Steroiden oder Hormonen, die chemisch synthetisiert und von außen zugeführt werden. Dr. Gursaran Prasad Talwar, ein führender Immunologe Indiens, der den neuen Impfstoff entwickelt hat, vertritt die Meinung, daß dieser den Frauen »ohne alle Nebenwirkungen« Schutz biete.

Der Population Council hat die klinische Erprobung dieser Impfmethode in Australien und Indien genau verfolgt und bereitete 1994 einen größeren Versuch in Schweden vor. Zu beantworten bleibt allerdings die Frage, ob der Körper geimpfter Frauen zuverlässig ausreichend Antikörper produziert, um ein befruchtetes Ei abzustoßen.

In einem Frühstadium befinden sich auch die Forschungen zur Einführung eines Wirkstoffs, der die *un*befruchteten Eizellen einer Frau angreifen würde. Bonnie Dunbar vom Baylor College of Medicine arbeitet an der Entwicklung solch einer Substanz zur Stimulation von Antikörpern, die sich mit dem Proteinmantel der Eizelle verbinden würden. Diese angelagerten Antikörper wiederum würden eine physische Barriere gegen die Spermien bilden.

Neueste Forschungen zielen darauf, die als »Abtreibungspille« heißumstrittene RU 486 (vgl. das folgende Kapitel »Der Morgen danach«) in anderer Dosierung auch als Verhütungsmittel nutzbar zu machen. Als Anti-Gestagen-Präparat könnte sie eine Alternative zur Minipille als reinem Gestagenpräparat darstellen.

Als eine weitere vielversprechende Methode gelten in der klinischen Forschung neben RU 486 derzeit die sogenannten GNRH(Gonadotropin-Releasing-Hormon)-Agonisten. Sie unterdrücken oder stimulieren – je nach Dosierung – die Gonadotropinausschüttung der Hirnanhangdrüse und können damit die Auslösung eines Eisprungs verhindern oder anregen. Entsprechend werden GNRH-Agonisten heute bereits zur Behandlung von Unfruchtbarkeit und, im Gegenteil, zur Unterdrückung der Eierstockfunktion z.B. bei Brustkrebs angewandt. In anderer Dosierung als Verhütungsmittel eingesetzt, erwarten sich die Forscher von den zukünftigen Präparaten eine gezielte Hemmung des Eisprungs ohne die bei einer Östrogen/Gestagengabe möglichen Nebenwirkungen.

Innovationen wie diese, die langsam, aber stetig aufeinanderfolgen, schüren immer wieder die Hoffnung, die nächste Entdeckung werde das lange gesuchte Wundermittel bringen. Aber Wundermittel werden sich nicht in der »Hardware« finden, meint Dr. Jacqueline Darroch Forrest, Forschungsleiterin am Alan Guttmacher Institute. »Wir betrügen uns selbst, wenn wir glauben, ein technischer Trick werde uns aus dem Dilemma hoher Schwangerschafts- und Abtreibungsziffern herausführen.« Über neue technische und wissenschaftliche Fragestellungen hinaus ist die Suche nach einem idealen Verhütungsmittel auch weiterhin ein gesellschaftliches Problem – woran sich seit der Entdeckung der Pille nichts geändert hat.

Eine neuerdings häufige Klage vieler Frauen resümiert Pepper Schwartz, Sexualwissenschaftlerin an der University of Washington: »Seit es die Pille gibt, nehmen die Männer an, die Frau werde sich um den Schutz kümmern.«

Andererseits: Gibt nicht die Pille einer Frau zumindest die Möglichkeit, die Kontrolle zu behalten und sich vor Schwangerschaft zu schützen? »Frauen, die die Pille nehmen, können wählen, wann sie Sex haben wollen, ob sie Sex haben wollen. Sie können wählen, wann sie Kinder haben wollen, oder ob sie keine Kinder haben wollen«, so – für viele – die Vorsitzende der Familiy Planning Association in England, Dilys Cossey.

Noch weiter verbreitet ist das Unbehagen, daß nur der Frau das Risiko überlassen bleiben sollte, exotische Substanzen zu schlucken, die ungewisse langfristige Folgen haben könnten.

Subtiler und undefinierbar, aber ebenso beunruhigend ist für viele die Frage der Verantwortung. Warum sollte die Frau allein die Verantwortung tragen? Was macht es schon, wenn es Männern *mißfällt*, ein Kondom anzuziehen oder ein bißchen Gefühl zu verlieren, oder was immer? Auch Frauen gefällt es nicht, ein Diaphragma einzusetzen, die Risiken der Pille auf sich zu nehmen – vor allem das größte Risiko, sie zu vergessen.

Dieser Streit ließe sich ewig fortsetzen – jede Antwort darauf kann nur eine individuelle Lösung sein, die beide Partner zufriedenstellt.

In der emotional geladenen Atmosphäre bleibt jedoch die entscheidende Frage unbeantwortet: *Warum gibt es keine Pille für Männer?*
Die Antwort liegt auf der Hand. Zumindest scheint sie vielen offenkundig: Es gibt keine Pille für Männer, weil die Wissenschaft ein von Männern geführter Betrieb ist.
So einfach liegen die Dinge nicht, sagt die höchstrangige Wissenschaftlerin auf diesem Gebiet, Nancy Alexander, die das Entwicklungsprogramm für Empfängnisverhütung an den National Institutes of Health leitet: »Die unentwegte Produktion von 200 Millionen Spermatozoen pro Tag abzustellen, stellt die Wissenschaft vor viel schwierigere Probleme, als die Entwicklung einer Eizelle pro Monat aufzuhalten.«
Zweifellos ist es einfacher, die Produktion einer Eizelle zu unterbinden als die von Millionen Spermatozoen, vor allem nachdem ein Medikament, das die Spermaproduktion um 90 Prozent verringert, einen Mann immer noch zeugungsfähig belassen könnte. Dagegen braucht die Funktion der Ovarien nicht gänzlich unterdrückt zu werden, um eine Ovulation zu verhindern.
Der Prozeß der Empfängnis läßt sich an verschiedenen Punkten unterbrechen: bei der Freisetzung der Eizelle, während der Wanderung der Spermien zum Ei, bei der Befruchtung, bei der Implantation der befruchteten Eizelle in die Gebärmutterwand. Die Fruchtbarkeit des Mannes läßt sich nur dort unterbrechen, wo die Spermien produziert werden, wo sie heranreifen und freigesetzt werden, und selbst diese Punkte können sich als ungeeignet erweisen. Da die Entwicklung des Spermas bis zum Moment der Freisetzung etwa drei Monate dauert, könnte ein Medikament, das die Produktion unterdrückt, außerdem erst nach drei bis sechs Monaten ganz zur Wirkung kommen. Ähnlich verzögert wäre eine Wiederherstellung der Fruchtbarkeit. Ob dies allerdings rechtfertigt, daß die großen Forschungsinstitute auch heute etwa die doppelte Summe für die Entwicklung von Verhütungsmitteln für Frauen ausgeben wie für Männer, erscheint mehr als fraglich.
Das seltene Exemplar eines Wissenschaftlers, der nach der Männerpille forscht, ist Dr. Joseph Clemon Hall, früher Biochemiker an der

Penn State University und heute an der North Carolina State University tätig. Hall hat seine Dissertation über Glykoproteine in Verbindung mit Sperma geschrieben und danach die Eigenschaften der spermatozoischen Plasmamembrane untersucht. Seither erforscht er die Möglichkeit, »ein blindes Spermium« zu schaffen, ein Spermium, das das Ei nicht erkennen kann. 1991 gewann er den alle fünf Jahre verliehenen Presidential Young Investigator Award, eine Auszeichnung für hervorragende junge Forscher.

Im selben Jahr entdeckte er tatsächlich das »Auge« der Samenzelle. Hall identifizierte es als eines der Glykoproteine auf der Oberfläche der Spermazelle, das es dieser erlaubt, das Ei zu erkennen und mit ihm zu verschmelzen. Es könnte genau das Molekül sein, das durch eine Männerpille zu neutralisieren wäre...

»Hätte ich ein Labor in industriellem Maßstab«, sinniert Hall, »dann hätte ich fünfzig Techniker und Wissenschaftler zur Verfügung, die mir helfen würden, die sekretorische Bahn dieser Zellen zu studieren und sie mit anderen Zellen zu vergleichen... Doch für Dinge wie Verhütungspillen, die als Luxusgüter gelten, will die Industrie keine Dollarmillionen in die biologische Forschung stecken.«

Wenn man heute an der Verhütung für Männer arbeitet, so sein Resümee, muß man die Tatsache akzeptieren, »daß man einen großen Teil seines Lebens in der wissenschaftlichen Wildnis verbringt«. Bis die Biologie der am Befruchtungsprozeß beteiligten Enzyme völlig geklärt ist, werden also wohl noch zehn bis fünfzehn Jahre vergehen.

Muß die Suche nach einer Männer-Pille letzten Endes in Enttäuschung münden – ähnlich wie die Pille die (ästhetischen oder medizinischen) Anforderungen vieler Frauen nicht zu erfüllen vermochte?

Um nur eine Möglichkeit ins Auge zu fassen, so könnte eine Pille für Männer in den Imidazolen verborgen sein – Arzneimitteln, wie sie Anwendung finden, um Frauen von vaginalen Pilzinfektionen zu befreien. Im Tierversuch wurde festgestellt, daß diese Substanzen in die männliche Samenflüssigkeit eindringen, wo sie die Spermien abtöten. Eine andere Möglichkeit könnte in einem normalerweise gegen Bluthochdruck verschriebenen Medikament liegen – Nifedipin (in Deutschland als Adalat auf dem Markt). Forscher am North Shore

University Hospital in Long Island haben entdeckt, daß Nifedipin die Membran des Spermatozoons verletzt und es daran hindert, sich mit dem Ei zu verbinden und es zu befruchten. Der Effekt ist reversibel. Eine bedenkliche Nebenwirkung ist jedoch, daß Nifedipin den Blutdruck senkt und den Herzschlag verlangsamt.

Andere Forschungen richten sich auf ein traditionelles chinesisches Heilkraut mit dem Namen *Tripterigium wilfordii*. Männer, die über längere Zeit einen Extrakt dieser Pflanze einnehmen, werden unfruchtbar. Obwohl die Wissenschaftler in Amerika noch keine klinischen Versuche durchgeführt haben, vermuten sie, daß die Fruchtbarkeit wiederkehrt, sobald der Mann die Tabletten absetzt.

All dies mögen hoffnungsvolle Aussichten sein für eine Frau, die sich nach »geteilter Verantwortung« bei der Empfängnisverhütung sehnt. Dennoch steht sie unvermeidlich vor der Frage: Kann sie darauf vertrauen, daß *seine* Pille funktioniert hat – und zwar zuverlässig? Hat sie all die Millionen Spermien ausgeschaltet oder abgetötet, die eine einzige Ejakulation freisetzt, auf daß sie eifrig der Eizelle entgegenschwimmen? Könnte nicht eine besonders hartnäckige es bis ans Ziel schaffen? Wenn aber eine dieser Zellen nun teilweise verletzt ankäme, könnte dann nicht ein Kind mit einem Defekt empfangen werden? Die Schwangerschaft bliebe unweigerlich der Frau überlassen. Läßt sich die Natur überlisten, indem Frauen diese Verantwortung »teilen« – egal mit wem?

Dennoch wird die Männer-Pille, wenn und falls sie kommt, die Palette der empfängnisverhütenden Optionen merklich erweitern.

Der Morgen danach

Jeder von euch ist im Schoß seiner Mutter vierzig Tage lang als Samen aufgehoben, dann wird er für den gleichen Zeitraum ein blutiger Klumpen, dann wieder für die gleiche Zeit ein Stückchen Fleisch, und dann wird der Engel gesandt, der die Seele einhaucht.
Der Prophet Mohammed

Neun Jahre lang hatte M.C. Chang die Idee mit sich herumgeschleppt. Nachdem er und Gregory Pincus sich durch zweihundert und etliche Pillenmischungen gequält hatten, um die richtige für die Tests in Puerto Rico auszuwählen, behielt Chang eine unerledigte Sache im Sinn, die er weiterverfolgen wollte, sobald er frei wäre. Endlich, 1959, glaubte er die Zeit dafür gekommen.

Gewisse Verbindungen, so hatte er beobachtet, bewirkten beim Kaninchen das Ausstoßen einer Eizelle aus dem Eileiter, und zwar *nach* der Befruchtung, aber bevor das Ei sich in der Gebärmutterwand einnistete. Chang hatte Hunderte von Wirkstoffen getestet und zehn gefunden, die diesen Trick zu seiner Zufriedenheit bewerkstelligten. Würden sie auch beim Menschen funktionieren? Wenn ja, dann gäbe es eine Pille, mit der das Problem der Empfängnisverhütung aus einer neuen Richtung anzugehen wäre. Statt Empfängnis zu verhüten, indem man die Eizelle für die Samenzellen unerreichbar machte, könnte diese neue Pille eine Empfängnis verhüten, *nachdem* die Samenzelle mit dem Ei verschmolzen war.

Empfängnis *verhüten*? Wenn das Spermium tatsächlich in die Eizelle eindringt, hat Empfängnis dann nicht bereits stattgefunden? Oder

geschieht Empfängnis erst bei der Implantation der befruchteten Eizelle in das weiche Gewebe des Uterus?
Dies war vielleicht eine wichtige Frage für Philosophie oder Religion, aber Chang war Biologe. Falls es das Ziel war, Schwangerschaft beim Menschen zu verhüten, so konnte diese neue Pille es erreichen.
Chang ging mit seiner Idee zu Pincus, der sich dafür interessierte. Zwar verstanden sie nicht, wie die neue Entdeckung eigentlich funktionierte, aber Pincus stellte klar, was sie zu verstehen glaubten: »Wir gehen von der Theorie aus, daß die Verbindung [entweder] eine Muskelkontraktion des Uterus bewirkt oder eine Sekretion in den Eileitern, die das Ei vorwärtstreibt.«
1966, nachdem die Pille weltweit erfolgreich war, hatten die beiden bereits vier Jahre lang die neue Substanz an Tieren erprobt. Sie isolierten drei Verbindungen, die verläßlich eine Schwangerschaft verhüteten.
Ihre Entdeckung nannten sie die »Neue Pille«. Sie verhieß entscheidende Vorteile. Anders als die alte Pille, die peinlich genau an zwanzig aufeinanderfolgenden Tagen eines jeden Zyklus eingenommen werden mußte, bot die Neue Pille die verblüffende Annehmlichkeit, daß sie nur einmal genommen werden mußte, ein bis zwei Tage nach dem Koitus. Tatsächlich zeigten die ersten Tests, daß die Einnahme der Neuen Pille am »Morgen danach« nicht die einzige Möglichkeit war, deren bemerkenswerten Vorteil zu nutzen. Regelmäßig einmal pro Woche geschluckt, war sie ein zuverlässiges Verhütungsmittel, aber viel weniger beschwerlich als die alte Pille. Außerdem bot die Neue Pille einen entscheidenden Vorteil an Sicherheit: Sie tat ihr Werk lokal und ausschließlich an den Fortpflanzungsorganen, ohne das ganze Hormonsystem zu beeinflussen. »Es ist stets besser«, sagte Chang, »einen bestimmten Zielpunkt zu erreichen, als das ganze System zu verändern.«
Mit dieser Neuen Pille gingen die beiden zu John Rock. Rocks kühle Reaktion machte ihnen klar, daß er nicht ihren Wunsch teilte, die Spur weiterzuverfolgen. Nach katholischem Denken fand die Empfängnis statt, sobald Ei- und Samenzelle sich begegnen, und nicht erst, wenn der Konzeptus implantiert ist. »Darum«, so folgerte Rock, »halte ich diese Pille für ein Abtreibungsmittel.«

So verschwand die Neue Pille aus dem Interessenbereich der Worcester Foundation. Die Ursache dafür war vermutlich die heikle Meinungsverschiedenheit zwischen den alten Freunden Pincus und Rock. Oder vielleicht erschien jedes Projekt, das den Vorwurf der Abtreibung auf sich ziehen konnte, unter dem wachsamen Auge des Gesetzes von Massachusetts einfach zu gefährlich. Auf eine Anfrage bei der Worcester Foundation hin erinnerte sich jedenfalls niemand, was aus der Neuen Pille geworden war, und es existiert auch keine schriftliche Notiz darüber.

Forschungsbiologen erkunden manchmal so winzige Nischen des Lebens und tun dies mit solcher Ausschließlichkeit, daß sie nur wenig über benachbarte Winkel erfahren, in denen ihre Forscherkollegen sich tummeln. Und während sie sich so einsam vorwärtstasten, treffen sie manchmal im Dunkel aufeinander.

1970 war ein französischer Biochemiker und Endokrinologe damit beschäftigt, seine einsame Nische der Wissenschaft zu erforschen. Er wußte so wenig wie sonst jemand auf der Welt über den sogenannten Progesteron-Rezeptor. Hormone, die als Botenstoffe Lebensprozesse steuern, funktionieren nur, wenn sie die entsprechenden Moleküle finden, an die ihre Botschaften gerichtet sind. Letztere nennt man Rezeptoren. Im Körper umherschwimmend, sind die Hormone unablässig auf der Suche nach diesen Rezeptoren, wie Bienen nach den Blumen. Weniger poetisch, aber exakter ausgedrückt, sind sie Schlüssel, die ihr Schloß suchen, und jeder Schlüssel ist nutzlos, bis er das Schloß – den Rezeptor – findet, zu dem er paßt. Steckt ein Schlüssel schließlich im richtigen Schloß, so kann kein anderer Schlüssel dort eindringen.

Falls aber ein Rezeptor sich täuschen läßt und einen anderen Schlüssel akzeptiert als das ihm eigentlich entsprechende Hormon, so verschwindet das Hormon als nutzlos aus dem Körper. Der falsche Schlüssel wird, weil er den richtigen blockiert, als *Antihormon* bezeichnet.

Der französische Biochemiker Étienne-Émile Baulieu, der in den Labors des pharmazeutischen Unternehmens Roussel-Uclaf in Romainville arbeitete, suchte nach solch einem Antihormon für Progesteron. Beflügelt durch einen kurzen Besuch in Worcester und einen Arbeitskontakt mit Gregory Pincus sowie ein mit 750.000 Dollar dotiertes Stipendium der Found Foundation für Forschungen auf dem Gebiet der Bevölkerungskontrolle, suchte Baulieu nach einem Antihormon, das sich in all jene Progesteron-Rezeptoren einschleichen und dann dem echten Progesteron der Zutritt verwehren könnte. Ohne Progesteron wiederum konnte der Uterus die befruchtete Eizelle nicht aufnehmen. Dadurch würde eine Schwangerschaft unmöglich.

Nicht weit von Baulieus Arbeitsplatz bei Roussel führte ein anderer Chemiker, Georges Teutsch, ein Experiment nach dem anderen durch – auf der Suche nach einem Antihormon für Kortison. 1980 gelang Teutsch seine, wie sich zeigen sollte, erfolgreichste Entdeckung. Baulieu erkannte sofort, daß die von Teutsch gefundene Formel – mit der Bezeichnung Roussel-Uclaf 38486, später abgekürzt RU 486 – genau der Rezeptor war, den er seit Jahren gesucht hatte!

Seine Chefs bei Roussel, fast durchweg Katholiken, die solche Arbeit mit Geschlechtshormonen ablehnten, schreckten zurück: Kortikosteroide, *oui*; Progesteron, *non*.

Baulieu sollte bald in das höchste wissenschaftliche Gremium Frankreichs aufgenommen werden, die Akademie der Wissenschaften. Um den Widerstand seiner Arbeitgeber auszumanövrieren, wählte Baulieu diesen erhabenen Anlaß – am 19. April 1982 –, um die Schöpfung dessen anzukündigen, was dann in allen Winkeln der Welt als »die Abtreibungspille« bezeichnet werden sollte. Natürlich nannte Baulieu seine Pille nicht so. Er bevorzugte Wörter wie »schwangerschafts-« oder »empfängnisverhütend«.

Nach jahrelangen Labortests und internem Ringen bei Roussel konnte Baulieu das Mittel an elf jungen Frauen erproben, die eine Abtreibung wünschten und sich freiwillig zur Verfügung stellten, die meisten von ihnen Krankenschwestern oder Medizinstudentinnen im Alter von achtzehn bis vierundzwanzig Jahren. Zwei Tage nach Einnahme des Medikaments erhielt jede der Frauen Prostaglandin injiziert, eine Fettsäure, die Kontraktionen auslösen und die Abstoßung des Embryos beschleunigen sollte. Neun Frauen verloren ihren Foetus ohne Komplikationen. Die zwei anderen brauchten einen chirurgischen Eingriff, eine auch eine Bluttransfusion. Die beiden Fehlschläge, glaubt Baulieu heute, waren durch unzureichende Kenntnis der richtigen Dosierung bedingt. Eine Abstimmung der Dosis verlieh RU 486 dann ein höheres Maß an Zuverlässigkeit.

In Deutschland ist RU 486 bis heute verboten. In Frankreich ist es seit 1988 legal, aber die Abgabe wird streng überwacht und unterliegt genauen Bestimmungen. Das Präparat darf nur binnen sieben Wochen nach dem ersten Tag der letzten Periode verabreicht werden. Eine Frau, die in Frankreich diese Behandlung wünscht, muß eine der 850 zugelassenen Arztpraxen oder Kliniken aufsuchen, und zwar viermal im Zeitraum von vier Wochen. Nach einer gynäkologischen Untersuchung, die sicherstellt, daß die Schwangerschaft sich noch in einem frühen Stadium befindet, wird der Frau empfohlen, sich eine Woche Zeit zum »Nachdenken« zu nehmen. Kehrt die Schwangere dann zum Arzt zurück, muß sie einen förmlichen Antrag auf eine Abtreibung unterschreiben. Außer diesem staatlichen Dokument muß sie auch ein Formular der Firma Roussel unterzeichnen, mit dem sie zur Kenntnis nimmt, daß ein mißgebildeter Foetus entstehen könnte, falls sie die Abtreibung vorzeitig abbricht. (An den wenigen Kindern von Frauen, die RU 486 nahmen, aber die Behandlung abbrachen, wurden bislang keine Defekte festgestellt.)

Nach der Unterschrift erhält die Frau drei Tabletten RU 486. Jede hat etwa die Größe eines Aspirins und enthält je 200 Milligramm des Wirkstoffs. Zweimal in hundert Fällen vermag RU 486 allein praktisch eine sofortige Abtreibung einzuleiten. Abgesehen von diesen Ausnahmefällen kommt die Frau binnen achtundvierzig Stunden wieder in die Praxis, um unter Aufsicht des Arztes oder der Krankenschwester Prostaglandin zu nehmen. Das Timing ist dabei wichtig. Die Frau wird gebeten, vier Stunden beim Arzt zu bleiben, auch wenn Kontraktionen und Austreibung früher eintreten. Den meisten Frauen steht nun eine schwere Zeit bevor, die nach ein paar Stunden einsetzt und etwa zehn Tage dauert. Acht bis zehn Tage nach der Prostaglandingabe kommt die Frau zu einer letzten Untersuchung, um sicherzustellen, daß der Foetus vollständig abgestoßen ist.

Jede Pille wird staatlich registriert, und ihre Verwendung muß genau belegt werden.
Die Arztkosten für eine Abtreibung mit RU 486 belaufen sich auf ungefähr 250 Dollar, verglichen mit 300 Dollar für eine chirurgische Abtreibung in Frankreich, wobei die französische Krankenversicherung jeweils 80 Prozent der Kosten übernimmt.
In England wurde RU 486 im Jahr 1991 für den Schwangerschaftsabbruch zugelassen. Frauen aus anderen Ländern, die sich das Recht ihrer Entscheidung für RU 486 nicht nehmen lassen wollten, bekamen im Februar 1994 eine erste Chance. Damals begann die Marie Stopes Health Clinic in London, RU 486 auch für Ausländerinnen bereitzustellen. Die Kosten für Flug, Hotel und Mahlzeiten, neben der Fünfhundert-Dollar-Gebühr der Klinik, machen die London Connection für viele Ausländerinnen unerschwinglich.
Viele der Frauen, denen vordem der Zugang zu RU 486 verwehrt war, machten sich wohl auch Illusionen über dessen leichte Anwendung. »Man hatte mir gesagt, es könne etwas weh tun, aber ich glaube, ich hatte doch irgendwie mit einer magischen Pille gerechnet, die alles wegmachen würde. Ich war überrascht, wie stark es schmerzte.« So Catherine, eine achtundzwanzigjährige Redakteurin.
Frances Perrow, eine Sprecherin der Marie-Stopes-Klinik, meinte denn auch, ihre Mitarbeiterinnen seien »etwas verwundert«, wieso selbst amerikanische Frauen bereit seien, Flug- und Hotelkosten wie auch die Klinikgebühren für die RU 486-Methode aufzubringen. »Nach einem chirurgischen Eingriff«, so Perrow, »können Krämpfe auftreten. Hier aber ist mit sechs Stunden schwerer Krämpfe zu rechnen«, ähnlich, aber viel schlimmer als Menstruationsschmerzen. »Hinzu kommen Durchfall und Erbrechen und eine weite Reise. Da fragt man sich doch: Ist es das wert?«
Etliche in der Klinik interviewte Frauen bejahen dies.«Das war es mir wert«, sagte die vierundzwanzigjährige Kellnerin Theresa aus Boston, »weil ich die Vorstellung nicht ertragen konnte, daß ein Arzt da ›reingeht‹ und etwas aus meinem Körper zerrt. Es ist ein so gewalttätiger, aggressiver Akt. Dies hier kam mir natürlicher vor. Mein Körper tat die ganze Arbeit.«

Für die siebzehnjährige Aimée waren andere Gründe ausschlaggebend: »Ich wollte nicht einfach hingehen, meine Betäubungsspritze bekommen und wieder weggehen, all dies in zwei Stunden, und fertig. Das wäre in gewisser Weise zu leicht gewesen. Für mich war es eine große und schmerzhafte Entscheidung. Es wäre mir verantwortungslos vorgekommen, hätte ich so etwas einfach hinter mich gebracht. Ich wollte mich mein Leben lang daran erinnern. Ich will es nie wieder tun.«

In der Debatte um die Legalisierung von RU 486 wurde oft auch eine Vereinfachung der Klinik- oder Arztbesuche gefordert. Die Zahl der notwendigen Besuche sollte auf nur zwei verkürzt und die Verabreichung des Medikaments durch Krankenschwestern erlaubt werden – oder gar der Verkauf von RU 486 und Prostaglandin als verschreibungspflichtige Medikamente in den Apotheken, so daß eine Frau sie ohne Arzt- oder Klinikbesuch mit nach Hause nehmen kann.

Baulieu wendet sich entschieden dagegen: »Die Frauen sind im Irrtum, wenn sie glauben, sie könnten [RU 486] unter allen Umständen ohne Aufsicht des Arztes oder der Krankenschwester nehmen. ›Endlich sind die Frauen frei!‹ sagen sie. Aber das stimmt nicht ... Fünf von tausend Frauen haben eine extrauterine Schwangerschaft. RU 486 kann solche Schwangerschaften nicht beenden, die, falls sie unbehandelt bleiben, tödlich sind. Die Abtreibung zu entmedikalisieren, indem man den Arzt ausschaltet, das ist verrückt. Dies ist keine Wunderpille. Es ist nur ein Beispiel für medizinischen Fortschritt. Auch ist es beleidigend für die Frauen, wenn man behauptet, die Abtreibung sei nun so leicht gemacht wie die Einnahme eines Aspirins. Sie ist immer schwierig, psychisch wie physisch, und manchmal tragisch.«

Die Entstehungs- und Wirkungsgeschichte von RU 486 hat viel mit der der Pille gemein und lohnt einen Rückblick.

Baulieu, der heute wie Carl Djerassi in der glanzvollen Welt der politischen und künstlerischen Prominenz verkehrt, schloß sich mit sechzehn Jahren der französischen Résistance an, die aus dem Untergrund die Nazi-Besatzer in Frankreich bekämpfte. Schon in den ersten Kriegsjahren hatte seine Mutter, Anwältin und aktive Suffragette, den leicht als jüdisch erkennbaren Familiennahmen Blum in Baulieu geändert. Sein Vater, der starb, als Étienne-Émile erst drei Jahre war, hatte als bekannter Arzt in Straßburg gewirkt und als erster in Europa Diabetes mit Insulin behandelt. Der Widerstand gegen Hitler führte den jungen Baulieu in die Reihen der Kommunistischen Partei. Enttäuscht vom sowjetischen Einmarsch in Ungarn, trat Baulieu aus der Partei aus, aber dieses Kapitel seiner Vergangenheit sollte ihm noch zu schaffen machen. Später war ihm ein Studium an der Columbia University verwehrt, weil die US-Regierung ihm kein Visum erteilte.

»Nachdem Kennedy zum Präsidenten gewählt war«, erinnert er sich, »bekam ich sofort ein Visum und fuhr nach New York, wo ich Pincus kennenlernte. Tatsächlich hatte ich ihm schon früher einmal die Hand geschüttelt, als er in Paris war. Aber ich fühlte mich durch seine Herablassung abgestoßen. Es war, als schüttelte man Gott selbst die Hand. Und dann war ich enttäuscht, daß Pincus, obgleich ein sehr guter Wissenschaftler, mehr Politik trieb als Wissenschaft. Mir war damals noch nicht klar, daß er eine Revolution machte.

Als er mich einlud, einen Vortrag an seinem Institut [in Worcester] zu halten, tat ich es nicht wegen der Pille, über die ich kaum etwas wußte. Ich tat es, weil er ein berühmter Mann war, der vielleicht meine Karriere fördern konnte. Dank Pincus fand ich Anschluß an ein Netzwerk von Leuten, die sich mit Fruchtbarkeitskontrolle beschäftigten. Er flog auch mit mir nach Puerto Rico ... Er hatte, wie sich zeigte, eine sehr überzeugende Art, aber ich habe Pincus nie versprochen, an der Pille zu arbeiten. Was mich interessierte, war nicht die Biologie der Fortpflanzung, sondern die Mechanismen des Hormonsystems. Ich wollte die Sexualsteroide aus biochemischer Sicht studieren.«

Pincus sorgte dafür, daß Baulieu in einen Ausschuß der Weltgesundheitsorganisation berufen wurde – »ein kluger Schachzug, um mich mit Demographen, Gynäkologen, Sozialwissenschaftlern und anderen Leuten bekanntzumachen, die an der Pille arbeiteten. Pincus glaubte, dies würde meinen Gesichtskreis erweitern und mich eher geneigt machen, meinen Beitrag zur Fruchtbarkeitskontrolle zu leisten. Und er hatte recht. Ich ließ mich zu seiner Denkweise verführen.«

Bald wurde Baulieu weltbekannt durch die Entdeckung des uterinalen Rezeptors für Progesteron. Diese Entdeckung forderte den nächsten Schritt zur Beherrschung der Fruchtbarkeit heraus: ein Antiprogesteron oder Antihormon, das den Uterus daran hindern sollte, ein befruchtetes Ei aufzunehmen.

1965 verschaffte Pincus Baulieu die Gelegenheit, der Ford Foundation die Östrogenrezeptoren bei Ratten vorzustellen – und deren mögliche Konsequenzen für die Fruchtbarkeits- und Bevölkerungskontrolle. »Die Leute bei Ford«, erzählt Baulieu, »waren verblüfft. Ich sagte ihnen, ich wolle über Sexualhormone und deren Rezeptoren arbeiten, doch versprach ich nicht, eine neue Pille zu erfinden. Allerdings könnten sie darauf vertrauen, sagte ich, daß aus der Grundlagenforschung früher oder später etwas in dieser Art entstehen würde. Sie waren dann auch so klug und freundlich, mir Geld zu geben, genug Geld, um zehn Jahre weiterzumachen.«

Baulieu erhielt auch Sitz und Stimme in einem staatlichen Komitee, das die Frage untersuchte, ob Frankreich die Abtreibung legalisieren solle, was 1966 auch geschah. Um dem Einfluß von Roussel-Uclaf entgegenzuwirken, startete er in Frankreich und überall auf der Welt eine Kampagne für die gesetzliche Zulassung von RU 486. Sechs Jahre nachdem er seine Entdeckung bekannt gemacht und an mehr als siebzehntausend Frauen erprobt hatte, verkündete die französische Regierung, daß RU 486 der Allgemeinheit zugänglich gemacht werden solle.

Wütende Reaktionen äußerten sich daraufhin in der Presse besonders in einer wahren Flut von Leserzuschriften empörter katholischer Ärzte. Die Kirche unterstützte einen Massenprotest auf den Straßen von Paris. Einen Monat später, und reichlich angeschlagen, nahm Roussel-Uclaf das Medikament vom Markt und erklärte, das Unternehmen werde sich nicht in »moralische Debatten« verwickeln lassen.

Im selben Monat versammelten sich Tausende von Ärzten zu einem Medizinerkongreß in Rio de Janeiro. Eine Mehrheit der Teilnehmer richtete eine Petition an die Regierung Frankreichs und forderte, Roussel-Uclaf zur Zurücknahme seiner Entscheidung zu zwingen. Kaum achtundvierzig Stunden später gab Gesundheitsminister Claude Evin eine Erklärung heraus, mit der er – bemerkenswert für ein katholisches Land – rechtlich neuen Boden betrat: Nachdem die Regierung das Medikament erstmals auf dem Markt zugelassen hatte, so führte er aus, sei »RU 486 zum moralischen Besitz der Frauen geworden«. Und gestützt auf eine Drittel-Beteiligung des französischen Staates an Roussel, verlangte er, den Verkauf des Präparats wieder aufzunehmen.

Während Kritiker nur darauf warteten, loszuschlagen, stolperte das Medikament in seine erste Krise. 1991 starb eine einunddreißigjährige Frau, eine starke Raucherin, die ihren dreizehnten Schwangerschaftsabbruch versuchte, nach der Prostaglandin-Injektion in Verbindung mit RU 486 an Herzversagen. Daraufhin wurde die Behandlung für starke Raucherinnen und für Frauen über fünfunddreißig verboten. Ferner empfahl das Gesundheitsministerium, eine verringerte Dosis Prostaglandin oral zu verabfolgen.

In den folgenden dreieinhalb Jahren ermöglichte das neue Medikament einhunderttausend Französinnen einen Schwangerschaftsabbruch. Von jenen, die sich früh genug für eine Abtreibung entschieden, zogen 85 Prozent RU 486 der chirurgischen Alternative vor. Auf spätere Befragung äußerten sich beinah alle zufrieden mit ihrer Entscheidung. Bei einer anderen Umfrage unter Frauen, die Erfahrung mit beiden Arten der Abtreibung hatten, gaben 80 Prozent RU 486 den Vorzug.

Bald darauf wurde RU 486 in Schweden und England lizenziert, und Indien begann es zu erproben. China experimentierte mit einer ziemlich genauen Kopie des Präparats. Kanada beobachtete diese Erfolge und wartete ab, was die Vereinigten Staaten tun würden.

In den Vereinigten Staaten sprang die schrille und unversöhnliche Auseinandersetzung, die sich an den Abtreibungskliniken entzündet hatte, auf Baulieus Pille über. Pamela Maraldo, die Vorsitzende der Planned Parenthood Federation of America, gelobte: »Wir werden nicht zulassen, daß Zeloten, die das Recht auf freie Entscheidung bekämpfen, den amerikanischen Frauen RU 486 verweigern.« Reverend Keith Tucci von der Operation Rescue National giftete zurück: »Wenn diese Leute neue Arten erfinden, um Kinder zu töten, werden wir neue Arten finden, sie zu retten.«

Baulieu war erschüttert, daß seine Wohltat für die Frauen der Welt durch die Furchtsamkeit und Eigensucht eines einzigen Unternehmens aufgehalten werden konnte – des Unternehmens allerdings, das die alleinige Vollmacht über seine Erfindung besaß. Mit wahrem Kreuzzugseifer pendelte er nun regelmäßig in die Vereinigten Staaten, hielt Reden, trat im Fernsehen auf, konferierte mit Wissenschaftlern und suchte eine gemeinsame Basis der Empörung unter den Einflußreichen.

Im Sommer 1989 entschlossen sich die organisierten Frauen Amerikas ihrerseits zu einer Herausforderung. Eine Delegation unter Führung von Eleanor Smeal, der früheren Vorsitzenden der National Organization for Women (NOW), flog nach Paris, um den Leuten bei Roussel-Uclaf persönlich den Kopf zu waschen. Das Unternehmen empfing die Damen höflich und mit der tröstlichen Zuversicht, langfristig werde »niemand den wissenschaftlichen Fortschritt aufhalten können«. Im Juli 1990 war Smeal abermals in Frankreich, mit vierhundert Kilogramm Bordgepäck: 115.000 Petitionen, um bei Roussel und Hoechst den Eindruck zu korrigieren, die amerikanische Öffentlichkeit bekämpfe das Recht auf Abtreibung. Auch überbrachte sie eine Resolution der American Medical Association, die eine Erprobung von RU 486 in den Vereinigten Staaten forderte. Diesmal war der Empfang mehr als höflich. Der Vorstandsvorsitzende, Edvart Sakiz, empfing die Gäste, ein hochkarätiges Team von amerikanischen Frauenführerinnen, Ärzten und Wissenschaftlern, darunter kein geringerer als Carl Djerassi.

Von Paris stürmte die entschlossene Gruppe den Gipfel – die Hoechst-Zentrale in Frankfurt. Auch die Deutschen bemühten sich um Artigkeiten, wie Banker beim Ablehnen einer Hypothek.

Zu Hause in Amerika blies das National Right to Life Committee zum Gegenangriff. Es entfesselte eine gewaltige Postkartenkam-

pagne, die einen noch immer wunden Nerv der deutschen Pharmaindustrie berührte, indem die »Todespille« mit Thalidomid verglichen wurde. Etwas anderes berührte Hoechsts Empfindlichkeiten noch schmerzlicher: Die Postkarten brachten die Hoechst-Werke mit deren Vorläufer im Dritten Reich, der I.G. Farben, in Verbindung, dem Hersteller und Lieferanten von Gasen, die in Hitlers Massenvernichtungslagern eingesetzt wurden. Auch die Right to Life-Gruppe verlangte ein Treffen mit Hoechst – und bekam es. An der Spitze der Delegation stand Phyllis Schlafly, die bekannte Gegnerin der Frauenbewegung. »Täuschen Sie sich nicht über die amerikanische Psyche«, warnte sie. Sollte RU 486 den Boden Amerikas erreichen, so würden die Abtreibungsgegner »einen Feuersturm entfesseln«.
Ohne vorgeschützte Höflichkeiten oder diplomatische Ausflüchte beschieden die Leute von Hoechst die Aktivistinnen mit dürren Worten: Solange das Thema Abtreibung in Amerika umstritten sei, würden sie RU 486 dort nicht zulassen. Ob sie es »zulassen« würden, war eine akademische Frage. Die Regierung Bush hatte ihre abtreibungsfeindliche Position bereits dahingehend präzisiert, daß sie die Einfuhr des Präparats verbot.
1992 entschloß sich eine kleine, in New York operierende Gruppe, die Abortion Rights Mobilization unter der Führung von Lawrence Lader, einem Geburtenkontroll-Aktivisten und Biographen Margaret Sangers, das Verbot durch die Gerichte überprüfen zu lassen. Den Testfall sollte die schwangere Leona Benten liefern, eine neunundzwanzigjährige Sozialarbeiterin aus Kalifornien. Die Gruppe um Lader flog mit ihr nach England, half ihr bei der Beschaffung einer Dosis RU 486 und geleitete sie nach New York zurück – über den Kennedy Airport, wo Zollbeamte, aufmerksam geworden durch die Publicity des Testfalls, die Tabletten beschlagnahmten. Der anschließende Rechtsstreit um Bentens Übertretung gelangte, wie erhofft, rasch vor den Supreme Court. Doch das Gericht war nicht bereit, die Rückgabe der RU 486-Tabletten an Benten zu verfügen. Sie eilte dann heim nach Kalifornien, um einen chirurgischen Eingriff vornehmen zu lassen.
Im Januar 1993, zwei Tage nach seiner Amtseinführung, befahl Präsi-

dent Bill Clinton, die Erlaubnis zur »Erprobung, Lizenzierung und Fabrikation« von RU 486 zu erteilen. In dem neuen politischen Klima verkündete Roussel-Uclaf auf Drängen der FDA seine Absicht, eine Lizenz für das Mittel an den Population Council zu vergeben, eine Non-Profit-Organisation in New York, die die klinischen Tests betreuen und später ein Unternehmen finden sollte, um die Produktion und Vermarktung in den Vereinigten Staaten aufzunehmen.
Rasch brachte der Population Council vier Millionen Dollar für die Versuche auf und organisierte auch einen Runden Tisch mit Gesundheitsexpertinnen der Frauenbewegung, um einen ausgewogenen Querschnitt der Einkommens-, Alters- und ethnischen Gruppen unter den Teilnehmerinnen auszuwählen. Bei den amerikanischen Tests wollte man direkt zu der neuen, nur auf Tabletten beruhenden Version von RU 486 übergehen und das injizierte Prostaglandin überspringen.
Dr. Baulieu hat inzwischen auch private Anstrengungen unternommen, das Problem der industriellen Herstellung zu lösen, und ein gemeinnütziges Unternehmen gegründet, das RU 486 produzieren und vertreiben soll, nicht nur in Amerika, sondern auf der ganzen Welt. Da die Firma nur vom Verkauf dieses einzigen Präparats leben soll, dürften Boykottdrohungen wirkungslos bleiben.

Ähnlich wie die Pille ist RU 486 nicht nur geeignet, Frauen von unerwünschter Schwangerschaft zu befreien, sondern kann, umgekehrt, auch gegen weibliche Unfruchtbarkeit helfen. Schon früh hat es sich als aussichtsreiche Therapie bei Endometriose und Bindegewebstumoren erwiesen, verbreiteten Ursachen der Unfruchtbarkeit bei Frauen, die manchmal eine Hysterektomie erforderlich machten. Auch haben Untersuchungen gezeigt, daß RU 486 gegen Brustkrebs und das Cushing-Syndrom – eine lebensbedrohende Stoffwechselstörung – wirksam sein kann und mitunter die Notwendigkeit eines Kaiserschnitts verringert. Außerdem gibt es begründete Hinweise darauf, daß das Antihormon auch bei der Behandlung eines als Meningiom bekannten Hirntumors helfen kann.
Das Studium dieser ganzen Gruppe von Antihormonen könnte

schließlich auch zu einer Waffe gegen den Krebs führen. Bei Formen von Brustkrebs, die einen Progesteron-Rezeptor enthalten, scheint RU 486 in die Tumorzellen einzudringen und den Mechanismus ihrer Zellteilung zu blockieren. Ein zusätzlicher Vorteil ist, daß RU 486 weniger Nebenwirkungen hat als die übliche Chemotherapie, auch wenn Übelkeit und Erbrechen, Müdigkeit und Ausschläge vorkommen können.
Vielleicht täten die Streiter für RU 486 gut daran, einmal die frühe Geschichte der Pille zu betrachten. In den fünfziger Jahren, während ihr Einsatz als Verhütungsmittel noch heftig umstritten war, behauptete sich die Pille erfolgreich am Markt – als Mittel gegen gynäkologische Störungen. Sobald sie diese Etappe erobert hatte, war sie nicht mehr aufzuhalten. Diese Geschichte könnte den Hinweis enthalten, daß der direkteste Weg zur Akzeptanz von RU 486 vielleicht nicht über seine Zulassung als Abtreibungsmittel führen wird, mit all den begleitenden politischen Ängsten und Hindernissen, sondern als Heilmittel gegen Krankheit.

1992 berichtete das *New England Journal of Medicine* über eine in Schottland durchgeführte Untersuchung, die zeigte, daß eine einzige Dosis RU 486, eingenommen binnen zweiundsiebzig Stunden nach einem ungeschützten Geschlechtsverkehr, als *postkoitales Verhütungsmittel* wirken könne, nicht indem sie die Abstoßung einer befruchteten Eizelle einleite, sondern indem sie deren Einbettung verhindere. Nach der von vielen geteilten Definition wäre dies keine Abtreibung.
Inzwischen verbreitet sich aber die Nachricht, daß es eine viel einfachere Pille für den Morgen danach auf dem Markt gibt, erhältlich in jeder Apotheke Amerikas und der meisten anderen Länder, und dies seit gut zwanzig Jahren. Das Mittel wurde nie offen als solches angepriesen und blieb das Geheimnis einer wachsenden Zahl von College-Studentinnen. Viele Gynäkologen behaupten sogar, nichts davon zu wissen.
Zwei Tabletten gewisser Marken der Standard-Verhütungspille – von der älteren, höher dosierten Art – , möglichst bald binnen zweiundsiebzig Stunden nach dem Verkehr eingenommen, plus zwei weitere

Pillen am nächsten Tag, führen eine Menstruationsblutung herbei. Niedriger dosierte Pillen funktionieren ebenfalls, mit etwas abweichender Dosierungsanweisung. Weil ihr Hormongehalt geringer ist, wird die Dosis erhöht – z.B. vier Tabletten nach dem Verkehr, vier weitere nach zwölf Stunden. Das Timing ist dabei wichtig. Falls mehr als zweiundsiebzig Stunden nach dem Verkehr verstreichen, funktioniert die Methode einfach nicht mehr. Richtig angewandt, ist sie aber zu 70 bis 80 Prozent erfolgreich. Damit ist die Methode weniger effektiv als jedes andere Verhütungsmittel, aber meist wird sie angewandt, wenn keine andere Alternative akzeptabel erscheint.

Noch hat kein Hersteller in Amerika die Genehmigung der FDA beantragt, die Pille zur Verhütung »am Morgen danach« einzusetzen. Warum sollten sie sich freiwillig auf das gefährliche Terrain von Abtreibungs-Vorwürfen wagen? Das ist auch gar nicht nötig. Sobald ein Medikament für einen Zweck zugelassen ist, dürfen Ärzte es legal für andere Zwecke verschreiben – wie sie auch jahrelang die Pille, zugelassen als Mittel gegen Menstruationsbeschwerden, stillschweigend als Verhütungsmittel verschrieben haben.

Am »Morgen danach« wird die Pille nun schon seit Jahren in vielen Ländern genommen, darunter in England, Frankreich, Deutschland, Kanada, Schweden und Ungarn. Anscheinend ist sie der Hauptgrund dafür, daß die Abtreibungsrate in den Niederlanden nur ein Fünftel der amerikanischen beträgt.

Frauen, denen aus Gesundheitsgründen von der Pille abgeraten wurde, sollten diese Methode nicht anwenden Auch treten häufig starke Nebenwirkungen wie Übelkeit oder Erbrechen, Vergrößerung der Brust und Schwellungen auf.

Falls RU 486 in weiteren Ländern zugelassen werden sollte, wird es wahrscheinlich das bevorzugte Mittel für den Morgen danach sein. Verglichen mit den hohen Dosierungen der Pille sind die Nachwirkungen von RU 486 (ohne die Prostaglandin-Injektion) erheblich weniger unangenehm, und Fehlschläge sind praktisch ausgeschlossen.

In seinem Krankenhaus von Bicêtre, südlich vor den Toren von Paris, dirigiert Étienne-Émile Baulieu heute einen Stab von 60 Mitarbeitern.

Baulieu sinniert über die Pille, die er als »wichtigste medizinische Entdeckung des 20. Jahrhunderts« bezeichnet, und ihre mögliche Nachfolgerin, *seine* Pille: »Unter Tausenden von Medikamenten wird sie allein ›die Pille‹ genannt. [Aber] die Pille hat insofern versagt, als ein Mittel, das wirksam und im allgemeinen so gut verträglich ist, von einem so geringen Prozentsatz der Frauen genutzt wird. Von einer Milliarde Frauen weltweit, die in gebärfähigem Alter sind, nehmen nur 50 Millionen, oder fünf Prozent, die Pille. Die Leute finden es ermüdend, sie Monat für Monat zu nehmen ... Die Pille hat bewiesen, daß Wissenschaft unser Leben verändern kann. Sie ist Vorläuferin anderer Chemikalien, die – ob zum Guten oder Schlechten – unsere Gehirnfunktionen und unser Verhalten verändern werden.
Weil die Pille, das Kondom, das Diaphragma und alle anderen Verhütungsmittel gescheitert sind, wird RU 486 *leider* nicht scheitern ... Weil alle übrigen Verhütungsmethoden unvollkommen sind, wird es immer Bedarf an RU 486 geben.«

Im Zeitalter der Biointervention

Wir haben bereits die Schwelle zum nächsten halben Jahrhundert überschritten, mit neuen ethischen Konflikten und moralischen Befürchtungen, auf die uns nichts Bisheriges vorbereitet hat. Wir sind in das Zeitalter der Biointervention eingetreten.

Die Erfindung der Pille hat uns allen, in einem ganz persönlichen Sinn, eine neue Epoche der Herrschaft über uns selbst und unseren Körper eröffnet. Als erstes Produkt der Wissenschaft hat sie zu unserer Lust und Annehmlichkeit die Funktionsweise der menschlichen Fortpflanzung verändert. Und die Geschichte dessen, was wir bereits geschafft haben, hilft uns vielleicht, besser zu verstehen, wozu wir bald fähig sein werden.

Schon sind wir in der Lage, ein Kind zur Welt zu bringen, dessen Mutter ihren Schoß zur Verfügung stellt, während eine andere die Eizelle geliefert hat. Rasch könnten Väter entbehrlich werden, da anscheinend nur ihr Sperma in einer Plastikschale benötigt wird. Schon können wir das Geschlecht eines Babys vor der Geburt feststellen – und wie weit ist es noch bis zur Voraus*bestimmung* seines Geschlechts? Werden die Menschen diesem Geschenk der Wissenschaft widerstehen können? Und wie lange wird es dauern, bis die neue

Fähigkeit, unsere Gene zu spalten und umzugestalten – in gewissem Sinn eine Neuerschaffung der menschlichen Spezies –, uns vor exotische Entscheidungen stellen und soziale, religiöse und ethische Prüfungen auferlegen wird, die wir uns nicht einmal vorstellen können?

Unlängst hat in Los Angeles ein gewisser William Everett Kane sein Sperma in einem Gefäß deponiert, es einfrieren lassen und seiner siebenunddreißigjährigen Freundin, Deborah Hecht, testamentarisch vermacht. Dann brachte Mr. Kane sich um.
Seine erwachsenen Kinder, eine Tochter und ein Sohn im Alter von zwanzig bzw. zweiundzwanzig Jahren, gingen vor Gericht und verlangten, das Sperma zu vernichten. Ihre Mutter, die Kane vor neunzehn Jahren verlassen hatte, vertrat sie als Anwältin. Die Klage wurde damit begründet, daß Kanes Wunsch nach einem Kind mit seiner Freundin ihm erst nach seinem Vorsatz zum Selbstmord gekommen sei, was offensichtlich auf psychische Instabilität schließen lasse. Der Richter stimmte zu.
Aber die Freundin wandte ein, daß Kanes Kinder einfach nicht das von ihm hinterlassene Vermögen mit einem neuen Geschwisterchen teilen wollten, und rief ein höheres Gericht an. Das Sperma blieb eingefroren.
Zweieinhalb Jahre später, im März 1994, zitierte Arnold Gold, Richter am kalifornischen Superior Court, einen Präzedenzfall, bei dem Sperma zum Vermögenswert eines Erblassers erklärt worden war, und bestimmte, daß Kanes Sperma Teil seiner Erbmasse sei. Das Gericht sprach Hecht 20 Prozent des Spermas zu und erlaubte dem Sohn und der Tochter, den Rest zu vernichten.
Ms. Hecht gab sich widerwillig zufrieden. »Zwanzig Prozent ist besser als nichts«, sagte sie. »Vielleicht schaffe ich es mit drei Phiolen statt mit fünfzehn.«
Auch das folgende Beispiel zeigt, daß die Gründerväter in Philadelphia vielleicht nicht alle verfassungsmäßig relevanten Aspekte tiefgekühlten Spermas im Auge hatten: Im Zuchthaus von Mecklenburg, Virginia, sitzt Joseph Roger O'Dell III., um die fünfzig, unverheiratet und kinderlos, und wartet auf den elektrischen Stuhl – wegen Verge-

waltigung und Mord an einer Sekretärin aus Virginia Beach. Als gefühlvoller Mann weint er jedesmal, sagt er, wenn er Fernsehen schaut und »all die herzigen Babys in der Werbung für Huggies oder Pampers« sieht. Nachdem O'Dell keine Geschwister hat, wird die Hinrichtung seine Erblinie beenden. Darum wandte er sich mit einer Petition an das Gericht, sein Sperma vor der Exekution einfrieren zu lassen, damit es später seiner Freundin zu einer künstlichen Befruchtung diene.

Der Supreme Court in Virginia verwarf das Gesuch als »frivol«, aber O'Dell wandte sich, unter Berufung auf die Verfassung, an den Obersten Gerichtshof der Vereinigten Staaten. Die Verweigerung seines Rechts, Kinder zu haben und seine Erblinie fortzusetzen, so behauptete er, ginge über das verhängte Urteil hinaus und stelle eine unangemessen grausame Bestrafung dar. In Ketten und Handschellen sagte O'Dell unlängst zu einem Interviewer: »Sie haben das legale Recht, mich umzubringen, aber sie haben kein Recht, meine Erblinie zu vernichten.«

Seine Freundin Sheryl, eine Versicherungsagentin, hat sich noch zu keinem Entschluß durchgerungen, ob sie O'Dells Sperma benutzen will, aber sie besteht entschlossen auf ihren Rechten. »Wir sollten das Recht auf ein gemeinsames Kind haben«, sagt sie. »Ich möchte nicht die Gelegenheit verlieren, nur weil man ihm das Leben nimmt.«

Die Konflikte und Belastungen, die das Zeitalter der Biointervention mit sich bringt, übersteigen den Rahmen schlichter Gesetze. Sie entführen uns in die unübersichtlicheren und beunruhigenderen Sphären ethischer Werte.

Millionen Fernsehzuschauer waren unlängst gefesselt von einem Film, der auf den wahren Erlebnissen einer Arlette Schweitzer aus Aberdeen, South Dakota, beruhte. Schweitzer war glückliche Mutter von Zwillingen geworden. Damit wurde sie zur ersten Amerikanerin, die ihren eigenen Enkelkindern das Leben schenkte.

Schweitzers Tochter, die zweiundzwanzigjährige Christa Uchytil, war ohne Gebärmutter zur Welt gekommen. Ihr Frauenarzt, Dr. Greg Carlson, verfiel also auf den Gedanken, ihren Ovarien ein Ei zu entnehmen, es *in vitro* mit dem Sperma ihres Ehemannes zu befruchten und in den Uterus ihrer zweiundvierzigjährigen Mutter Arlette zu implantieren. Als die Zwillinge geboren wurden, saß Christa neben ihrer Mutter und sah, unter Freudentränen, ihre Kinder zur Welt kommen.

In einem ähnlichen Fall von wissenschaftlichem Fortschritt war Mary Shearing aus Anaheim, Kalifornien, eine dreiundfünfzigjährige Großmutter, mit Zwillingen schwanger geworden. Shearing, deren Ehemann erst zweiunddreißig war, hatte die Menopause schon hinter sich. Sie war also einverstanden damit, daß ihr Mann das Ei einer jüngeren Frau befruchtete, und ließ sich das Implantat in die Gebärmutter einsetzen.

Der bekannteste Fachmann Amerikas für biomedizinische Ethik, Arthur Caplan von der Pennsylvania-Universität, vertritt in der Frage der Abtreibung entschieden das Recht der persönlichen Entscheidungsfreiheit. Aber in diesem Fall ist er nicht so sicher, ob ein Recht auf Entscheidung gelten sollte. Vielleicht, meint er, sollten Frauen wie Mariy Shearing in Zukunft verpflichtet sein, vor unabhängigen Ethik-Kommissionen zu erscheinen, bevor man ihnen *erlaubt,* Kinder zu gebären, die in den Kindergarten gehen werden, wenn ihre Mütter vielleicht schon sechzig sind. (Weder Caplan noch andere, die in diesem Fall Partei ergriffen, haben sich über sechzigjährige Väter beschwert.)

Um das Recht auf freie Entscheidung bei der Fortpflanzung noch komplexer zu gestalten, haben zwei englische Ärzte unlängst in London die »Gender Clinic« eröffnet, wo Ehepaaren – gegen eine Gebühr von tausend Dollar – geholfen wird, ihr Kind auf eine Weise zu zeugen, die eine vorherige Geschlechtsbestimmung nach eigenem Wunsch zumindest wahrscheinlicher macht. Die Methode besteht darin, Spermatozoen mit Y-Chromosomen von solchen mit X-Chromosomen *in vitro* zu isolieren und die Eizelle der Mutter mit dem erwünschten Teil zu befruchten, um sie dann in deren Gebärmutter zu implantieren.

Noch ist es ungewiß, ob solche Vorausbestimmung des Geschlechts von Kindern zuverlässig ist. Doch wenn sie heute noch keine sichere

Sache ist, so wird sie dies bald sein. Alle bekannten Umfragedaten verweisen darauf, daß die freie Wahl des Geschlechts eines Kindes dazu führen würde, daß erheblich mehr Knaben als Mädchen geboren werden. Nicht voraussehbar ist allerdings die Auswirkung eines solchen Ungleichgewichts zwischen den Geschlechtern auf die Ehe und Familie der Zukunft, ganz zu schweigen von den Folgen für den Arbeitsmarkt. Sind wir bereit, vom Gesetzgeber ein Verbot der freien Entscheidung über das Geschlecht unserer Kinder zu verlangen? Und sind diejenigen, die dazu bereit sind, auch bereit zur Auseinandersetzung mit den vielen, die ihnen entgegentreten werden?

Jeffrey A. Fisher, Arzt und Autor des Buches *RX 2000: Breakthroughs in Health, Medicine and Longevity by the Year 2000 and Beyond*, trifft Vorhersagen, die unsere Vorstellungskraft strapazieren und eher dem Reich der Fiktion als der Wissenschaft anzugehören scheinen – aber genau dies sagte man noch vor kurzem über die Aussicht, ein Herz zu transplantieren, über die Schaffung neuer Organismen durch Jonglieren mit gespaltenen Genen und gewiß über die Landung eines Irdischen auf dem Mond.
Die Erzeugung von »Designer-Kindern« wird uns schon im Jahr 2014 möglich sein, prophezeit Fisher, und den Möglichkeiten, die uns erwarten, sind nur durch unsere Phantasie Grenzen gesetzt. Abgesehen von der äußeren physischen Ausstattung, wie blondes Haar, blaue Augen und hoher, schlanker Körperbau, wird es neben anderen faszinierenden Dingen möglich sein, durch genetische Manipulation gewisse Begabungen vor anderen erblichen Merkmalen zu fördern, je nachdem, wie es die zeitweilige Mode verlangt: Intelligenz oder sportliche Fähigkeit oder musikalische Begabung.
Bis zum Jahr 2019, so sagt Fisher voraus, wird die Vervollkommnung einer künstlichen Plazenta, zusammen mit der In vitro-Befruchtung, die Tür zu einer Fortpflanzung ganz außerhalb des menschlichen Körpers aufstoßen. (Und in der Tat, warum sollten Sie die Unannehmlichkeiten einer Schwangerschaft auf sich nehmen? Holen Sie sich Ihr Baby am Auto-Schalter der Entbindungsstation ab.) Nie-

mand wird damit rechnen, daß solche Geburtspraktiken die Welt im Sturm erobern oder daß allzu viele Menschen Entscheidungen treffen werden, wie Mary Shearing es tat. Aber, wollen wir überhaupt Mutterschaft nach der Menopause erlauben? Wenn nicht, wer wird dann für Mary Shearings Recht auf freie Entscheidung bei der Fortpflanzung eintreten?

Wenn schon die Eintrittspforte der Geburt nach bestimmten Regeln bewacht werden sollte, so verlangt auch die Ausgangstür einige Aufmerksamkeit.

Im Jahr 2030 werden, wiederum Dr. Fishers Zeitplan folgend, Krebs und Herzinfarkt als Todesursachen zu 99 Prozent verschwunden sein. Die maximale Lebensspanne des Menschen, sagt er voraus, wird auf 150 Jahre verlängert werden. Es wäre töricht, mit Dr. Fischer zu streiten, ob dieses Datum richtig ist, oder ob er um ein Vierteljahrhundert danebenliegt. Krebs und Herzinfarkt *werden* eines Tages verschwunden sein. Experten der Altersphysiologie mögen mit Dr. Fisher über die Frage von 150 Lebensjahren diskutieren. Die meisten behaupten, die natürliche Grenze des Lebens liege bei 120 bis 125 Jahren. Unsere Gene haben eine eingebaute Uhr, deren Batterien anscheinend an diesem Punkt leer sind, falls wir nicht vorher durch Krankheit, Gewalt oder fettreiche Ernährung zugrunde gehen.

Eine Senkung der Geburtenziffern durch die Pille oder andere Verhütungsmittel kann also nicht mehr als Heilmittel gegen die drohende Übervölkerung gelten. Wenn immer mehr Menschen sich ihrer Pflicht zum Sterben entziehen, wird die Welt noch übervölkerter werden, als es ihr ohnehin bestimmt ist.

Heute sind Menschen über fünfundachtzig die am schnellsten wachsende Gruppe der Bevölkerung. Eines Tages werden wir gewiß den Vorschlag hören, daß Renten erst ab einem Alter von fünfundsiebzig, achtzig oder fünfundachtzig Jahren ausgezahlt werden sollten. Können wir erwarten, daß die Wohlstandsrentner der Industrienationen diese Herausforderung passiv hinnehmen werden?

Wenn eines Tages Sozialversicherungsbeiträge in doppelter oder dreifacher Höhe vom Lohn abgezogen werden, um zunehmende Millionen von pensionierten Eltern und Großeltern zu ernähren, wird dann der heutige Große Krieg um die Abtreibung durch den »Großen Krieg der Generationen« abgelöst werden? Dies ist keine müßige Frage. Die Blüte des wissenschaftlichen und sozialen Fortschritts hat eben erst begonnen.

Manche sind mit Lösungen für die Probleme des Zeitalters der Biointervention schnell zur Hand. Sie sagen: »Warum haben wir kein Gesetz gegen dies und das? Warum haben wir keine Vorschriften für dieses und jenes?«

Schön. Warum kann es kein Gesetz geben, das vorschreibt, daß ein junges Mädchen bei einem positiven Schwangerschaftstest ihr Kind zur Welt bringen muß? Millionen Menschen glauben, es sollte solch ein Gesetz geben. Aber Millionen anderer widersprechen dem. Warum können Gerichte nicht ein für allemal feststellen, daß das, was eine schwangere Frau mit ihrem Körper tut, nur sie selbst etwas angeht und niemand anderen? Millionen Menschen glauben, so sollte es sein. Aber Millionen andere sagen, es dürfe nicht so sein.

Für beide Standpunkte wurden überzeugende moralische Gründe ins Treffen geführt. Und wir haben beide Seiten bis zum Überdruß angehört. Doch die Vorstellung des einen vom richtigen moralischen Standpunkt vermag einen anderen, der die Dinge anders sieht, nicht zu befriedigen. Der Große Krieg um die Abtreibung hat sein Schlachtfeld immer weiteres ausgedehnt. In gewissem Sinn wird und wurde er als »Heiliger Krieg« geführt, denn es geht ausschließlich um religiöse, moralische und ethische Positionen. Jede Seite behauptet, daß die andere nicht nur im Irrtum, sondern fundamental böse sei. Aus diesem Grund hat, zumindest in Amerika, nur selten ein Austausch widersprüchlicher Ansichten über die Abtreibung stattgefunden, der sich durch Umsicht, Vernunft und Versöhnlichkeit ausgezeichnet oder ehrlich nach einem für beide Seiten akzeptablen Frieden gesucht hätte. Auch wenn man Fanatiker und Terroristen außer acht läßt, wird kaum eine der beiden Seiten respektvoll anerkennen, daß die andere überhaupt aus einem moralischen Impetus heraus spricht. Beide Seiten verkünden lauthals ihre Positionen. Keiner hört zu. So wird dieser schreckliche Disput wohl noch einige Zeit weitergehen.

Die moralischen Konflikte, in die unsere neuen Technologien uns stürzen, sind nicht da, weil die Technologien verderbt wären oder das Böse ausbrüteten. Sie sind einfach da, weil wir nicht lange genug mit den Folgen gelebt haben, um Traditionen im Umgang mit ihnen zu entwickeln. Wir haben noch keine gemeinsamen Wertmaßstäbe dafür gefunden, was wir bei den Entscheidungen, vor die unsere Technologien uns stellen, als richtig oder falsch empfinden. Werte führen zu Gesetzen, nicht umgekehrt. Werte führen zu religiösen Überzeugungen, nicht umgekehrt. Werte brauchen Zeit. Sie setzen Konflikt und Leiden voraus. Und während der Wandel sich beschleunigt, ist es die Frage unserer Zeit, ob wir bereit sind, uns Zeit zu nehmen.

Lösungen für die Probleme des Zeitalters der Biointervention zu finden, darf nicht den Ärzten und Beamten, den Richtern und Geschworenen überlassen bleiben. Würden Menschen in großer Zahl durch deren Expertenentscheidungen unglücklich, so wären die Konflikte vorprogrammiert und explosiv. Die Probleme müssen in der politischen Arena ausgetragen werden. Vielleicht ist diese aber am wenigsten dafür gerüstet, solche Fragen zu diskutieren. Sehen wir doch, was passierte, als die Pille zum politischen Thema wurde – und, schlimmer noch, zum religiös-politischen. Sehen wir, was passierte, als der Konflikt um die Abtreibung auf der Straße ausgetragen wurde.

Und doch bleibt die Wahrheit bestehen: Das politische Forum ist das einzige demokratische Spiel, das wir haben.

Was das Zeitalter der Biointervention verlangt, ist eine neue Art, das Paradoxe zu betrachten, eine neue Art des Gesprächs, mit der Bereitschaft zum Zuhören, mit Verständnis für den gegnerischen Standpunkt, mit intellektuellem Respekt für unterschiedliche moralische Haltungen, der noch nicht Bestandteil unserer Kultur ist.

In früheren Jahren, in den letzten Jahrhunderten haben die Fortschritte der Wissenschaft uns neue Möglichkeiten eröffnet, die stets mit neuen Gefahren verbunden waren und immer wieder mit schweren Entscheidungen:

Hat die Gesellschaft ein Recht zu fordern, daß *meine* Kinder die Keime von Pocken oder Polio in ihren zarten Körper aufnehmen, in

Form irgendeines neumodischen Impfstoffs, dem ich nicht vertraue? (Erinnern wir uns?)

Können *sie* meine Familie zu medizinischer Vorsorge oder zur Schulpflicht zwingen, während ich und die Anhänger meiner Religion nicht daran glauben? (Erinnern wir uns?)

Dürfen sie Fluor ins Trinkwasser meiner Stadt schütten? (Erinnern wir uns?)

Mit jedem Jahrzehnt ist der Einsatz, der auf dem Spiel stand, schneller gewachsen, und heute stehen wir erst am Anfang.

Was wir brauchen, ist eine neue Definition der Persönlichkeitsrechte und des Begriffs der Entscheidungsfreiheit – wann eine persönliche freie Entscheidung eine gute Sache sein mag, und wann sie eine antisoziale Idee ist. Diese neue Definition, die für alle oder doch die meisten akzeptabel wäre, scheint nicht so bald in Sicht.

Die Epoche der Biointervention, mit ihren wissenschaftlichen und lebenspendenden Wundern, wird uns den hohen Preis unbequemer Entscheidungen abverlangen. Für viele wird sie das Leben nicht leichter gestalten. Doch für die meisten wird sie gewiß einen Fortschritt gegenüber den vielen Jahrhunderten bringen, da der Mensch litt und starb und zwischendurch Kinder bekam – ohne jede Möglichkeit, frei entscheiden zu können.

Anhang

Dies ist der Text der von Gregory Pincus schriftlich niedergelegten Anweisungen für die Durchführung der Tests mit der Pille. Es war das Standardverfahren für die Felderprobung in Puerto Rico, Haiti und Mexiko.

Verfahrensweise für Progesteron-Tests

Die Erforschung der Reproduktionsprozesse an der Worcester Foundation und dem Free Hospital for Women (in Brookline) bezweckt das Auffinden eines allgemein akzeptablen Mittels zur zeitweiligen und vorsätzlichen Aufhebung der menschlichen Fortpflanzungsfähigkeit, ohne Störung des physischen und mentalen Wohlergehens.

Im weiblichen Organismus kann Schwangerschaft durch Hemmung der ovularen Reifung und Ovulation verhütet werden, ohne daß die Menstruation beeinträchtigt würde. Weil Progesteron beim Reproduktionsprozeß im weiblichen Organismus produziert wird, wurden dessen Auswirkungen zum Gegenstand gezielter Forschungen auf dem Gebiet der Empfängnisverhütung gewählt. Experimente an Tieren haben gezeigt, daß Progesteron bei diesen Tieren die Ovulation ohne schädliche Nebenwirkungen unterbindet. Nunmehr sind Experimente mit Progesteron an Frauen beabsichtigt. Die chemische Substanz wird in Form von Pillen, Injektionen oder Vaginalsuppositorien verabreicht, um die Wirkung von Progesteron sowie dessen Katabolismus, Verarbeitung und Ausscheidung durch den Körper zu beobachten. Um die Wirkung von Progesteron klinisch zu beobachten, wird jede Frau nach einem genau festgelegten Verfahren behandelt; detaillierte Aufzeichnungen über jede Versuchsperson werden von einer Sekretärin in der Praxis des Arztes geführt; sie bilden zusammen mit den Aufzeichnungen der Versuchsperson selbst das offizielle Dossier für all diese Fälle.

Das Verfahren ist folgendes:

1. Untersuchungen werden in vier Perioden zu je drei Monaten durchgeführt. Der erste der drei Monate ist der »Kontrollmonat«, in dem kein Progesteron verabreicht wird. Während des zweiten und dritten Monats wird Progesteron in bestimmten Dosierungen verabreicht.
2. Jede Frau wird (bevor sie als Versuchsperson aufgenommen wird) auf folgende Voraussetzungen hin untersucht:
   a. Ist sie ausreichend intelligent, um zu kooperieren?
   b. Ist sie bereit zu kooperieren?
   c. Lebt sie unter häuslichen Bedingungen, die ihr eine Kooperation ermöglichen?
   d. Wäre eine unerwartete Schwangerschaft für sie eine Katastrophe?
   Auch muß festgestellt werden:
   a. Folgt ihre Menstruation dem normalen Vier-Wochen-Zyklus?
   b. Hat sie eine klassische zweiphasige Oraltemperatur?
   c. Weist ihr Uterus eine normale Schleimhaut auf? (zu bestimmen durch Biopsie)

d. Hat sie normale Zellveränderungen in Proben ihrer vaginalen Schleimhaut? (zu bestimmen durch Abstriche)
e. Zeigt ihr Urin eine normale Ausscheidung von Pregnandiol und anderen Steroiden?

3. Außerdem ist die Versuchsperson zu befragen:
Können Sie ein Thermometer ablesen? Falls nicht, gibt es in Ihrem Haushalt jemanden, der es tun kann und bereit dazu ist? Erlaubt Ihnen Ihre häusliche Situation, jeden Morgen beim Erwachen und täglich zur gleichen Zeit Ihre Temperatur zu messen? Können Sie Ihre Temperatur an der richtigen Stelle der Tabelle eintragen?
Können Sie, und sind Sie bereit, jeden Tag einen vaginalen Abstrich auf einen Objektträger aufzubringen; können Sie diesen genau zum richtigen Zeitpunkt in ein Gefäß mit Fixativ legen; können Sie ihn an der richtigen Stelle der Träger-Box ablegen? Sind Sie bereit, einmal im Monat in einer Flasche, die wir Ihnen geben werden, Ihren gesamten Urin im Zeitraum von 48 Stunden zu sammeln, zu einem Zeitpunkt, den wir Ihnen angeben werden, und diesen in die Klinik zu bringen? Sind Sie bereit, einmal auf Verlangen zu einer Biopsie in die Klinik zu kommen?
Während des zweiten und dritten Monats werden wir Ihnen Tabletten zur Einnahme geben – sechs oder acht jeden Tag (alle sechs oder acht Stunden etwa eine), beginnend mit dem fünften Tag Ihres Menstruationszyklus' (dem fünften Tag nach Beginn der Menstruation), und damit bis zum 25. Tag fortfahren. Werden Sie diese einnehmen und auf der Tabelle, die wir Ihnen geben werden, die Zeit vermerken, zu der Sie die Tabletten nehmen, und auch die Male, an denen Sie versäumt haben, Tabletten zu nehmen? Können Sie, und sind Sie bereit, die Tabellen exakt zu führen?
Werden Sie diese Routine für einen Zeitraum von drei Monaten einhalten, genau nach unseren Anweisungen?

Falls die nach obigen Fragen geprüfte Frau angenommen wurde, ist folgende tägliche, wöchentliche und monatliche Routine einzuhalten, bei der sie während der Kontrollmonate wie auch während der anderen zwei Monate kooperieren muß:

1. Temperaturtabelle (*tägliche* Oraltemperatur, die von der Versuchsperson beim Erwachen, und jeden Tag zur selben Zeit, zu messen und aufzuzeichnen ist).
2. Tägliche Vaginalabstriche (von der Versuchsperson jeden Tag beim Erwachen durchzuführen, auch während der Menstrualperiode; die Versuchsperson wird dazu angeleitet und mit der notwendigen Ausrüstung versehen). Die Versuchsperson entnimmt mittels einer in die Vagina eingeführten Pipette eine Probe des Vaginalsekrets; bringt sie auf einen speziellen Objektträger auf, dessen Numerierung mit den numerierten Schlitzen in der Objektträger-Box übereinstimmt; legt den Objektträger für die Dauer von mindestens zwanzig Minuten in ein Gefäß mit Fixativ; nimmt den Objektträger aus dem Gefäß und schiebt ihn in den entsprechend numerierten Schlitz der Box. Diese Objektträger werden von der Versuchsperson während des gesamten Zyklus' (von 28 Tagen) aufbewahrt und sodann für die Laboruntersuchung zu ihrem Arzt gebracht. (Die kor-

rekte Interpretation dieser Objektträger zur Bestimmung des Ovulationszeitpunkts erfordert spezielle Schulung.)

3. Endometrische Biopsien werden monatlich vom Arzt durchgeführt, am neunten bis zehnten Tag nach der Ovulation (individuell für jede Versuchsperson bestimmt aufgrund des Tages, an dem das Ovum aus den Ovarien austritt). Der Arzt nimmt eine Probe der Unterusschleimhaut, wenn das erwartete sekretorische Endometrium (normale Schleimhautbeschaffenheit) vorliegt.
4. Einmal im Monat wird der gesamte, am vierten bis sechsten post-ovulatorischen Tag (siehe oben) binnen 48 Stunden ausgeschiedene Urin von der Versuchsperson gesammelt. Der gesamte Urin wird von der Versuchsperson in einem großen Gefäß gesammelt, und dieses Gefäß wird sodann zum Arzt gebracht, zu speziellen Laboruntersuchungen, einschließlich Tests auf Pregnandiol und andere Steroide, die in gewöhnlichen Urinanalyse-Labors nicht durchführbar sind.
5. Progesteron-Dosierungen in bestimmten Mengen müssen in bestimmten Intervallen nur während des zweiten und dritten Monats genommen werden, nicht aber während des Kontrollmonats. Die Wirkung des Progesteron variiert je nach Dosierungsmenge sowie danach, ob es oral, durch Impf-Injektion oder Suppositorium verabreicht wird.
6. Tabellen für die Aufzeichnung von Temperatur, Progesteron-Dosierung, Zeitpunkt von Biopsie und Sammeln des Urins werden jeder Versuchsperson ausgehändigt und sind von ihr korrekt zu führen.

Geeigneten Patientinnen, die sich (aus nicht mit Progesteron-Experimenten verbundener Ursache) einer Unterleibsoperation unterziehen müssen, kann Progesteron vor dem Eingriff verabreicht werden, damit der Chirurg Gelegenheit hat, direkt am Körper die Wirkung von Progesteron auf die Ovulation zu beobachten und dadurch seine vorher gesammelten klinischen Befunde zu überprüfen.

Bibliographie und Quellenangaben

Dieses Buch stützt sich dankbar auf die vorzüglichen Werke früherer Autoren, unter ihnen vor allem (in alphabetischer Reihenfolge):

Étienne-Émile Baulieu, *The »Abortion Pill«*. New York: Simon & Schuster, 1990; dt.: *RU 486, die Abtreibungspille: medizinische und ethische Fragen*. Berlin, 1994.
Anne Biezanek, *All Things New*. New York: Harper & Row, 1965.
Carl Djerassi, *The Pill, Pygmy Chimps and Degas' Horse*. New York: Basic Books, 1992; dt.: *Die Mutter der Pille: eine Autobiographie*. Zürich, 1992.
David Halberstam, *The Fifties*. New York: Villard Books, 1993.

Robert Blair Kaiser, *The Politics of Sex and Religion*. Kansas City, Mo.: Leaven Press (National Catholic Reporter Publishing Inc.), 1985.
David M. Kennedy, *Birth Control in America: The Career of Margaret Sanger*. New Haven, Conn.: Yale University Press, 1970.
Loretta McLaughlin, *The Pill, John Rock, and the Church*. Boston: Little, Brown and Co., 1982.
James Reed, *From Private Vice to Public Virtue: The Birth Control Movement and American Society Since 1830*. New York: Basic Books, 1978.
Paul Vaughan, *The Pill on Trial*. New York: Coward-McCann, Inc., 1970.

In den folgenden Verweisen wird jedes der oben aufgeführten Bücher nur mit dem Familiennamen des Autors zitiert (Baulieu, Biezanek, Djerassi etc.); die Seitenangaben beziehen sich auf die Originalausgabe. Innerhalb jedes Kapitels und Themenkreises erscheinen bibliographische Angaben etwa in der Reihenfolge, wie die Quellen im Text angeführt sind.
Außerdem hat der Autor zahlreiche Archivquellen herangezogen, um Briefe, Dokumente etc. anzuführen. Dies waren vor allem die Library of Congress, Washington, D.C., für die Margaret Sanger Papers (im folgenden abgekürzt MS-LC) und die Gregory Pincus Papers (GP-LC); sowie die Sophia Smith Collection, Smith College, Northampton, Mass., für die Margaret Sanger Papers, aus denen die im Prolog abgedruckten Briefe an Sanger entnommen sind.
Aufschlußreiches Material wurde vom Autor und anderen durch Interviews zusammengetragen, jeweils entsprechend in den Verweisen zitiert. Besondere Erwähnung verdient ein Oral History-Projekt in London, durchgeführt von Sharon Goulds, Marilyn Wheatcroft und dem Television History Workshop. Dieses kreative Team hat Dutzende von gewöhnlichen und ungewöhnlichen Menschen interviewt, viele schon in den Siebzigern, Achtzigern oder Neunzigern und überwiegend Frauen, die über ihre Erfahrungen mit Sex und Geburtenkontrolle sprachen. Nur ein kleiner Teil dieser interessanten Tonbandaufzeichnungen fand Eingang in die dreiteilige Fernsehserie des Workshops über Empfängnisverhütung im 20. Jahrhundert, aber die ungenutzten Texte blieben glücklicherweise erhalten. Zitate aus diesen Interviews sind in den Verweisen als TVHW kenntlich gemacht.

Prolog – Stimmen

Briefe an Margaret Sanger, aus der Sophia Smith Collection. Die Initialen der Verfasser sind fiktiv.
Zitate aus den Erinnerungen von »Rick Parsons« (Name fiktiv) und Dilys Cossey, aus TVHW.

Buch I

Eine Kopfgeburt

»Mütter der Pille«, Zitat: McLaughlin, S. 93.
Erste Begegnungen zwischen Sanger, McCormick und Pincus: McLaughlin, S. 96–98, 104–107; Reed, S. 337–345; Vaughan, S. 23–26.
Ausserdem zu Sanger, McCormick, Pincus und Pille: Margaret Sanger, *My Fight for Birth Control* (New York: Farrar and Rinehart, 1931); *Margaret Sanger: An Autobiography* (New York: Norton, 1938); Margaret Sangers Tagebuch, Sophia Smith Collection; Dwight J. Ingle, »Gregory Pincus«, National Academy of Sciences, *Biographical Memoirs* 42 (1969); Loretta McLaughlin, »Dr. Rock and the Birth of the Pill«, *Yankee*, September 1990, S. 72–77, 152–55; Lois Mattox Miller, »Margaret Sanger: Mother of Planned Parenthood«, *Reader's Digest*, July 1951, S. 27–31; Margaret Sanger, »My Fight for America's First Birth-Control Clinic«, *Reader's Digest*, Februar 1960, S. 49–54; Nachruf auf Margaret Sanger, *New York Times*, 7. September 1966, S. 1.
Baulieu, Begegnung mit Pincus: Baulieu, S. 51.
Erste Forschungen zur Pille: McLaughlin, S. 103–9; Reed, S. 311–75; Vaughan S. 19-35; Interview des Autors mit Russell Marker, Frühjahr und Sommer 1991.

Spurensuche

Forschungen zum weiblichen Fortpflanzungssystem: Shirley Green, *The Curious History of Contraception* (London: Ebury Press), S. 132f, 138f; McLaughlin, S. 98–107; Raphael Kurzrok, »The Prospects for Human Sterilization«, *Journal of Contraception* 2 (Februar 1937), S. 27–29.
Albrights Prophezeiung, Zitat: Reed, S. 315f.

Zwei Mütter

Biographische Information zu Margaret Sanger: ihre veröffentlichten autobiographischen Schriften (unter ihrem Namen erschienen, aber weitgehend von Ghostwritern verfaßt): *My Fight for Birth Control* (New York: Farrar and Rinehart, 1931); *Margaret Sanger: An Autobiography* (New York: Norton, 1938); Margaret Sangers unveröffentlichtes Tagebuch, in Sophia Smith Collection; Ellen Chesler, *Woman of Valor* (New York: Simon & Schuster, 1992); Lawrence Lader, *The Margaret Sanger Story and the Fight for Birth Control* (New York: Doubleday, 1955);Kennedy; McLaughlin; Reed, S. 67-139; Vaughan, S. 5–6, S. 23–32.
Ausserdem zu Sanger: Lois Mattox Miller, »Margaret Sanger: Mother of Planned Parenthood«, *Reader's Digest*, Juli 1951, S. 27–31; Margaret Sanger, »My Fight for America's First

Birth-Control Clinic«, *Reader's Digest*, Februar 1960, S. 49–54; Nachruf auf Sanger, *New York Times*, 7. September 1966, S. 1; »Doctors on Contraception«, *Time*, 24. Februar 1937.
»Ich lief und lief ...«, Zitat Sanger, aus ihrer Autobiographie, S. 77.
Sangers Frisieren der Fakten: Kennedy, S. 18–20.
Zusätzliche Eindrücke zu Sangers frühen Lebensjahren vermittelte ein Rundgang durch ihre Heimatstadt, Corning im Staat New York, geführt von Dick Peer, dem einstigen Lokalredakteur und informellen Historiker der Stadt. Peer bot auch Einblick in die unveröffentlichte Autobiographie von Mary Olive Byrne, Tochter der Sanger-Schwester Ethel Byrne. Sie wurde ihm von Margaret Lampe aus Arlington, Virginia, überreicht, Sangers Enkelin, die mir auch ein wertvolles Interview gab.
Eine andere, aus dem Familienkreis stammende Quelle war eine Diplomarbeit von Alexander Campbell Sanger, »Margaret Sanger: The Early Years, 1910–1917«, vorgelegt an der historischen Abteilung der Princeton University, 1969. Er ist ein Enkel Margaret Sangers und arbeitet gegenwärtig als Präsident der Planned Parenthood Federation, New York.
Biographische Information zu Katharine McCormick, die ihre Anonymität ebenso eifrig wahrte, wie Sanger ihr Bild in der Öffentlichkeit pflegte und förderte, stammen aus McLaughlin, S. 93–107; Reed, S. 335–39; und Vaughan, S. 24–28. Briefe und andere Papiere zu ihrem Engagement für die Pille, siehe MS-LC und GP-LC.

Ein Ladenlokal in Brooklyn

Eröffnung der Klinik und Ethels Hungerstreik: Margaret Sanger: *An Autobiography* (New York: Norton, 1938), S. 216–23, 238–50; »My Fight for America's First Birth-Control Clinic«, Margaret Sanger, *Reader's Digest*, Februar 1960.
Heirat mit Slee: Interview des Autors mit Margaret Lampe, 1992; Kennedy, S. 98 f, 106.
Sanger und die Comstock-Gesetze: Kennedy, S. 21–26, 72–82.
Zitate von Dilys Cossey, Nancy Raphael, Dr. Faith Spicer und Dr. Sylvia Dawkins: TVHW. Lady Helen Brook: Interview des Autors, 1992.
McCormicks anfängliches Interesse für Geburtenkontrolle: Reed, S. 334–41.

Warten

Dieses Kapitel ist insbesondere Shirley Green verpflichtet, für ihr umfassendes und unterhaltsam geschriebenes Buch, *The Curious History of Contraception* (London: Ebury Press). Ebenso John M. Riddle, *Contraception and Abortion from the Ancient World to the Renaissance* (Cambridge: Harvard University Press, 1992); John M. Riddle and J. Worth Estes, »Oral Contraceptives in Ancient and Medieval Times«, *American Scientist*, Mai-Juni 1992; Grace Naismith, »The Racket in Contraceptives«, *The American Mercury*, Juli 1950, S. 3–13; »A Husband ... a Wife and Her Fears«, *McCall's*, Juli 1933.

Ein Abenteuer in Mexiko

Obwohl Russell Marker sehr zurückgezogen lebt, seit er seine Karriere als Chemiker kurz nach dem Zweiten Weltkrieg abbrach, hat er in späteren Jahren zwei Interviewern ausführlich seine Geschichte erzählt: dem Autor selbst, am State College, Penn., im Frühjahr und Sommer 1991; und Jeffrey L. Sturchio, am 17. April 1987, für das Beckman Center for the History of Chemistry, Philadelphia. Ein kurzes Interview gab er auch Carl Djerassi, am 3. Oktober 1979 an der Stanford University, aufgefunden in Russell Marker Papers, Pattee Library, Penn State University.

Ein autobiographisches Manuskript Markers (16 S.), datiert 15. Mai 1969, findet sich in Russell Marker Papers, Pattee Library, Penn State University.

Marker und die Geschichte der Steroide: Leonard Engel, »Cortisone and Plenty of It«, *Harper's*, September 1951, S. 56–62; Russell Marker, »The Early Production of Steroidal Hormones«, *CHOC News* (Center for the History of Chemistry), Vol. 4, No. 2, Sommer 1987; Pedro A. Lehmann, Antonio Bolivar und Rodolfo Quintero, »Russell E. Marker: American Steroid Chemist and Founder of the Mexican Steroid Industry«, *Journal of Chemical Education*, Vol. 150, S. 195, März 1973; Carl Djerassi, »Progestins in Therapy – Historical Developments«, in *Progestins in Therapy*, G. Benagiano et al., Hg. (New York: Raven Press, 1983), S. 1–6; Norman Applezweig, »Dioscorea – The Pill Crop«, *Crop Resources* (New York: Academic Press, 1977), S. 149–52; Jim Elder, »Modest Man with a Strut to his Past«, *Pennsylvania Mirror*, 18. September 1977; Barbara Hale, »The Weight of Personal Goals«, *Science Journal*, Penn State University Science Alumni Society, Vol. 8, No. 1, Frühjahr/Sommer 1990; Norman Applezweig, »The Development of Systematic Chemical Contraceptives«, *Response to Contraception*, Maxwell Roland M. D., Hg. (Philadelphia: W. B. Saunders Co., 1973), S. 17–20; Norman Applezweig, »The Steroid Revolution«, a Science Year Report, *The World Book Encyclopedia*, 1961, S. 105–17; *A Corporation and a Molecule: The Story of Research at Syntex* (Palo Alto, Calif.: Syntex Laboratories, 1966), S. 21–34; Vaughan, S. 10–15. Diagramm der Steroid-Struktur, übernommen aus *Corporation and a Molecule*, S. 5.

Sprung über die Grenzen der Natur

George Rosenkranz, Zitate aus Referat bei der Tagung der American Chemical Society, 1991, vom Autor auf Band aufgezeichnet; Djerassi, S. 25 f.

Somlo und Syntex, Geschichte: Interview des Autors mit Marker, 1991; Vaughan, S. 15 f; Dwight J. Ingle, »Gregory Pincus«, *National Academy of Sciences, Biographical Memoirs* 42 (1969); *A Corporation and a Molecule: The Story of Research at Syntex* (Palo Alto, Calif.: Syntex Laboratories, 1966).

Djerassi und Syntex: Djerassi, S. 33–48, 56–65; Djerassi, *Steroids Made It Possible* (Washington, D. C.: American Chemical Society, 1990); Djerassi, *The Politics of Contraception* (New York: W. W. Norton & Co., 1980); Djerassi, »The Making of the Pill«, *Science 84*, November 1984, Vol. 5, S. 127–29; Djerassi, »Drugs from Third World Plants: The Future«

(Brief an Herausgeber), *Science*, 9. Oktober 1992, Vol. 258, S. 203 f; Rudy M. Baum, »Stanford's Carl Djerassi Wins 1992 Priestley Medal«, *Chemical & Engineering News*, 3. Juni 1991, S. 28–31; Scott Winokur, »Hearts & Minds«, *Image*, Magazinbeilage *San Francisco Examiner*, 29. März 1992.
Djerassi-Colton, Konfrontation auf der Tagung der American Chemical Society, 1991: vom Autor auf Band aufgezeichnet.

»In der Wissenschaft, Lizuska, ist alles möglich«

Pincus und G. D. Searle: Reed, S. 331–33; Vaughan, S. 20 f; Djerassi, S. 59 f.
Pincus' Jugend, und Pincus an den Universitäten Harvard und Clark: McLaughlin, S. 104–6; Reed, S. 317–28; Halberstam, S. 288–94; Ingle, S. 229–39.
Gründung der Worcester Foundation und Entwicklung der Pille: McLaughlin, S. 93–106; Reed, S. 25–42; Vaughan, S. 21–22; Halberstam, S. 289–94, 600.
Zahlreiche Passagen aus *Nova*-Programm, »The Pill for the People«, BBC und WGBH-TV, Boston, gesendet auf PBS, 9. März 1977.
Aufschlussreiche technische Details in Norman Applezweig, »The Development of Systematic Chemical Contraceptives«, *Response to Contraception*, Maxwell Roland, M. D., Hg. (Philadelphia: W. B. Saunders Co., 1973), S. 17–35.
Zitate von John Rock: McLaughlin, S. 14 f.
»Lizuska«-Anekdote: Vaughan, S. 5 f.
Dr. Horst Witzel (von Schering): Interview des Autors, Berlin, 1992.

Buch II

Auf dem Prüfstand: Feldversuche

Entscheidung für Puerto Rico: Reed, S. 3, 56–66; Vaughan, S. 37–57; McLaughlin, S. 128–33, 138 f; Hudson Hoagland, *The Road to Yesterday* (Worcester, Mass.: Privatdruck, 1974), S. 92–95.
Vorbereitung der Versuche, weitgehend entnommen aus Briefwechsel: Pincus an McCormick, 5. März 1954, 11. März 1957, 26. August 1957; Pincus an Sanger, 23. März 1956; McCormick an Pincus, 28. Februar 1957; Edris Rice-Wray an Pincus, undatiert (aus Mexiko-Stadt), aber eindeutig Anfang März 1957; Pincus an Felix Laraque, 11. März 1957; Pincus an McCormick, 27. Juli 1957, alle aus GP-LC. Diese Sammlung enthält auch Pincus' Anweisungen für die Feldversuche, abgedruckt im Anhang.
Rice-Wray, Interview: *Nova*-Programm, »The Pill for the People«, BBC und WGBH-TV, Boston, gesendet auf PBS, 9. März 1977.
Zitate von Anne Merrill und James Balog: Interviews des Autors, 1992 und 1993.
Baulieu, Zitat: Baulieu, S. 57–58.

Der Wettlauf um die Pille

Pharma-Unternehmen und Zulassung durch FDA: Reed, S. 343–45, 358–66; Robert Sheehan, »The Birth-Control 'Pill'«, *Fortune*, April 1958, S. 222; Djerassi, S. 62–63; Vaughan, S. 48–51; McLaughlin, S. 140–42; *A Corporation and a Molecule: The Story of Research at Syntex* (Palo Alto, Calif.: Syntex Laboratories, 1966). Ebenso Norman Applezweig, »The Development of Systematic Chemical Contraceptives«, *Response to Contraception*, Maxwell Roland, M. D., Hg. (Philadelphia: W. B. Saunders Co., 1973); Carl Djerassi, »The Making of the Pill«, *Science 84*, November 1984, Vol. 5, S. 127–29; und eine Werbebroschüre von Syntex, »Oral Contraceptives at Root of Syntex«.
Zitate von James Berlog, Marvyn Carton und Dr. Friedmund Neumann (von Schering, Berlin): Interviews des Autors, 1991; Irwin aus Vaughan S. 20 f; Djerassi, S. 62 f; Rock, Winter, DeFelice aus McLaughlin, S. 140, 142–45.
Empörung über Abgabe von Verhütungsmitteln in New Yorker Krankenhäusern und Arztpraxen, aus zahlreichen Berichten in der *New York Times* zwischen Februar 1952 und Ende 1958.

Die Pille verändert dein Leben

Gebrauch der Pille vor der Zulassung durch FDA: McLaughlin, S. 139; Beipackzettel von Schering für Ärzte, zu Anovlar, Februar 1961; Interview des Autors mit anonymer Informantin, 1992.
Umfragen von Westoff-Ryder sowie weitere Eindrücke von der ersten Akzeptanz der Pille: Jane E. Brody, »The Pill: Revolution in Birth Control«, *New York Times*, 31. Mai 1966, S. 1; Steven M. Spencer, »The Birth Control Revolution«, *Saturday Evening Post*, 15. Januar 1966; »Contraception: Freedom from Fear«, *Time*, 7. April 1967 (Titelgeschichte), 15. Dezember 1961; *Ladies' Home Journal*, Juni 1960; *New York Times*, 8. September 1974; *Newsweek*, 6. Juli 1964.
Interview des Autors mit Dr. Horst Witzel, Berlin, 1991.
Sylvia Ponsonby, Madeline Simms: TVHW.
Interview mit tom Davidson, von Pat McNees, 1991.
Karriereplanung und Pille: »Some Women Find Themselves Penalized for Having Babies, Outside Interests«, *Washington Post*, 8. August 1983; zur Umfrage von Swiss und Walker, *New York Times*, 11. Februar 1968.
Dreissigster Geburtstag der Pille: Ann Marie Cunningham, *Ladies' Home Journal*, Juni 1990.

Gab es eine sexuelle Revolution?

Marshall McLuhan und Geroge B. Leonard: ›The Future of Sex«, *Look*, 25. Juli 1967.
David Boroff: *Esquire*, Juli 1961.
Eindrücke vom Vormarsch der Pille: »'The Arrangement' at College«, *Life*, 31. Mai 1968; Gloria Steinem, »The Moral Disarmament of Betty Coed«, *Esquire*, September 1962; »Facts About Sexual Freedom«, *PTA Magazine*, April 1968; *Saturday Evening Post*, 15. Januar 1966; »The Pill: How It Is Affecting U.S. Morals, Family Life«, *U. S. News & World Report*, 11. Juli 1966, ebenso 25. November 1963; »Co-Ed Living«, von Betty Rollin, *Look*, 23. September 1969; Isadore Rubin, »Sex and Morality: A Challenging Point of View«, *Redbook*, Oktober 1966; *Time*, 16. August 1968; Muggeridge, *New York Times*, 15. Januar 1968; Reiss' Ergebnisse in »No Moral Revolution Discovered, Yet«, *Science News*, Vol. 93, 20. Januar 1968, S. 60f.
»Sehr junge« Teenager: Jane E. Brody, »The Pill: Revolution in Birth Control«, *New York Times*, 31. Mai 1966.
Interview mit Dr. Faith Spicer, TVHW.
Zitate aus »Ladies' Home Journal«, Juni 1990.
Interviews mit Andrea Warren, Maxine Brady und »Tina Mariello«, vom Autor, alle 1992.

Buch III

Die Regeln selber finden: Der Fall Anne Biezanek

Interview mit Anne Biezanek, vom Autor, 1992.
Biezaneks Kampf: Biezanek, S. 1–64; Joseph Roddy, »A Lady Doctor Defies Her Church«, *Look*, 10. August 1965; *New York Times*, 21. Mai, 1964.
Der Damm bricht: Kaiser, S. 15, 22, 28.
Rock: Loretta McLaughlin, »Dr. Rock and the Birth of the Pill«, *Yankee*, September 1990, S. 72–77, 152–55; John Rock, *The Time Has Come: A Catholic Doctor's Proposals to End the Battle Over Birth Control* (New York: Knopf, 1963).
Michael Novak, Brief an die Herausgeber: *Amerika*, 25. Mai 1963.
Father Drane und andere katholische Reaktionen: *Science*, Mai 1963, S. 791; McLaughlin, S. 215; Jack Star, »Catholics Take a New Look at the Pill«, *Look*, 8. September 1964. »The Voice and Torment of a Rebel Priest«, *Life*, 8. September 1967, S. 33–39.

John F. Kennedy: *New York Times*, 28. November 1959, 20. April 1960, 10. November 1960.
Eisenhower: *New York Times*, 3. Dezember 1959, S. 18, und 23. Juni 1965, S. 23.
Bundesregierung unterstützt Geburtenkontrolle: *New York Times*, 25. April 1963, S. 16, 23. Juni 1965, S. 23, 16. April 1984, 24. September 1990; *U. S. News & World Report*, 10. September 1973.
Sterilisierung: *New York Times*, 5. Juli 1985, S. 1.
»Genozid«: Hannah Lees, »The Negro Response to Birth Control«, *The Reporter*, 19. Mai 1966, S. 46–48; *U.S. News & World Report*, 7. August 1967; *New York Times*, 17. Dezember 1967, 11. August 1968 und 12. Oktober 1971; Dr. Mary Smith, »Birth Control and the Negro Woman«, *Ebony*, März 1968, S. 29–37; Ralph Z. Hallow, »The Blacks Cry Genocide«, *The Nation*, 28. April 1969, S. 535–37.
Scheu vor Veröffentlichung: *Newsweek*, 18. September 1961.
Connecticut und die Aufhebung der Comstock-Gesetze: McLaughlin, S. 206–7; cf. *Time*, 1961 sowie John Rock-Zitat; Loretta McLaughlin, »Dr. Rock and the Birth of the Pill«, *Yankee*, September 1990, S. 72–77, 152–55; John Cogley, »The Catholic Church Reconsiders Birth Control«, *New York Times Magazine*, 20. Juni 1965; *New York Times*, 11. November 1961, 9. Dezember 1961, 3. Januar 1962, 31. März 1965, 8. Juni 1965, 23. März 1972 und 29. November 1974 sowie Leitartikel vom 9. Juni 1965; *Newsweek*, 21. Juni 1965.
Kreditbeschränkungen: *New York Times*, 19. Dezember 1972, 12. Oktober 1973 und 17. Oktober 1975.
Telefonbuchreklame: *New York Times*, 8. Januar 1976 und 29. Januar 1976.
Thurgood Marshall, Zitat: *New York Times*, 25. Juni 1983.
Steuerlich absetzbar: *New York Times*, 11. April 1973.

Ein Beben erschüttert Rom

Dieses und das folgende Kapitel schulden Robert Blair Kaiser besonderen Dank, für seine hervorragende Darstellung des öffentlichen wie privaten Ringens der katholischen Kirche um ihren Standpunkt gegenüber der Pille, dargelegt in seinem viel zu wenig beachteten Buch, *The Politics of Sex and Religion*.
Ebenso Peter Hebblethwaite, *Paul VI: The First Modern Pope* (New York: Paulist Press, 1993); Loretta McLaughlin, »Doctor Rock and the Birth of the Pill«, *Yankee*, September 1990, S. 72–77, 152–55, sowie Rückblick auf *Humanae Vitae*, *New York Times*, 1. August 1993.
Meinungsumfragen: J. Anthony Samenfink, »Sex, Marriage and Young Catholics«, *Catholic World*, Juni 1957; *Time*, 10. April 1964; *New York Times*, 13. März 1967; »Contraception: Freedom from Fear«, *Time* (Titelgeschichte), 7. April 1967, cf. Westoff and Ryder; *Newsweek*, 13. November 1967; *Time*, 22. November 1968, cf. Fred and Cathy; *Newsweek*, 20. März 1967.

REBELLION, WELTWEITE: Paul Blanshard, »Population and Poverty«, *Nation*, 25. November 1950; *New York Times*, 25. März 1967, 12. April 1967, 7. August 1967, 30. July 1968; »Contraception: Freedom from Fear«, *Time*, (Titelgeschichte), 7. April 1967.
DEBATTE IN USA: *America*, Leitartikel, 29. Oktober 1960, S. 141; *New York Times*, 11. April 1960, 28. Mai 1964; *Newsweek*, 6. Juli 1964, 18. Januar 1965, 31. März 1966, 20. März 1967, 6. Juli 1964; *Time*, 10. April 1964, 22. April 1966, 6. November 1964; Kaiser, S. 1–2.
VATIKAN: Kaiser, S. 24, 39–46, Fußnote, S. 53, 54, 67, 70–72, 78. Ausführlich dargestellt auch bei Hebblethwaite, S. 295–407, 429–78. Ebenso *Time*, 22. April 1966; *New York Times*, 17. Mai 1968.
OTTAVIANI UND DIE KOMMISSION: Kaiser, S. 39–46, 54, 67, 70–123, 129–77; Hebblethwaite, S. 444–56, 469–72; *Newsweek*, 9. November 1964; »Man in the News«, *New York Times*, 3. März 1966.
PAUL VI: Kaiser, S. 104–54; *New York Times*, 8. Juni 1966; *Time*, 18. November 1966.

VERGEBLICHE BERATUNGEN

SCHILDERUNG UND BERICHTE DER SITZUNGEN: Kaiser, S. 39–46, 54–58, 60–122, 187–215.
GESCHICHTE KATHOLISCHER STANDPUNKTE ZU SEXUALITÄT UND GEBURTENKONTROLLE: John T. Noonan, Jr., *Contraception: A History of Its Treatment by the Catholic Theologians and Canonists* (Cambridge, Mass.: The Belknap Press of Harvard University Press, 1966); *Newsweek*, 6. Juli 1964, 7. Juni 1948; McLaughlin, S. 25–27; *Time*, 31. Mai 1948; »Contraception: Freedom from Fear«, *Time* (Titelgeschichte), 7. April 1967.
REBELLION: *Newsweek*, 6. Juli 1964; *New York Times*, 20. Oktober 1966, 12. April 1967, 7. August 1963, 29. Mai 1967, 23. September 1967, 15., 18. und 19. Oktober 1967; Kaiser, S. 26, 37, 195; *Time*, 27. Oktober 1967.

»SIE KREUZIGEN DIE KIRCHE«

FATHER CURRAN: *Newsweek*, 1. Mai 1967, und Kaiser, S. 187–91.
»HUMANAE VITAE«, NACHWIRKUNGEN: *Newsweek*, 1. Mai 1967; Kaiser S. 187–91, 197–214; Thomas J. Fleming, »Confrontation in Washington«, *New York Times Magazine*, 24. November 1968, S. 54; *New York Times*, 1. August 1993, 4. August 1968, 1. September 1968, 7. September 1968, 24. September 1968, 8. Oktober 1968, S. 1, 11. Oktober 1968, 17. Oktober 1968, 9. November 1968; *Washington Post*, 1. November 1992, S. 40; *Newsweek*, 23. August 1993.
INTERVIEW MIT MARY MAHER, vom Autor, 1992.
SHANNON: Kaiser, S. 211–14.
GREELEY: *New York Times*, 24. März 1976; *Newsweek*, 5. April 1976; *Time*, 5. April 1976.

»Pillen killen«

Searle-Dossier über Thrombose, auch Norwegen und Sowjetunion: Barbara Seaman, *The Doctors' Case Against the Pill* (New York: Peter H. Wyden, 1969), S. 241, 245, 251; dt. Ausgabe: *Ärzte contra Pille* (Frankfurt/Main: Ullstein, 1970).
Blutgerinnsel in der Lunge: Reed, S. 358–66.
»The Roles of Estrogen and Progesterone in Breast and Genital Cancer«, von Dr. Robert A. Wilson, *JAMA* 182, 27. Oktober 1962, S. 327–31; Reed, S. 358–66; Djerassi, S. 61–62, 120–37.
Gallup-Umfrage: *Newsweek*, 9. Februar 1970.
»Nur 132 Frauen«: Seaman, S. 237–38.
»897 Frauen« und DeFelices Bericht: McLaughlin, S. 140–45; ebenso Reed, S. 358–66, zahlreiche Briefe und Berichte in GP-LC.
Schlagzeilen: *Newsweek*, 2. Februar 1970; *Time*, 26. Februar 1990.
Hugh J. Davis und die »Grosse Debatte«: Seaman, S. 12, 27; Barbara Seaman und Gideon Seaman, M. D., *Women and the Crisis in Sex Hormones* (New York: Rawson Associates Publishers, Inc., 1978), S. 196; Djerassi, S. 130; Karen Southwick, »Beyond the Pill«, *This World*, Rubrik der *San Francisco Chronicle*, 2. August 1992; *New York Times*, 30. Mai 1974, 15. September 1988, 5. März 1975; *Time*, 26. Februar 1990; Djerassi, S. 61–62.
Fussnote: Harold Evans, *Good Times, Bad Times* (Great Britain: Weidenfeld & Nicholson Ltd., 1983), S. 86–111.
Wirkung der Pillenfurcht: Deborah Franklin, »The Birth Control Bind«, *Health*, Juli/August 1992, S. 49–50; *London Daily Mail*, 15. Juni 1977.
Überblick der FDA: Sharon Snider, »The Pill: 30 Years of Safety Concerns«, *FDA Consumer*, Dezember 1990, S. 9–11.
Die Zukunft der Verhütungsforschung: Djerassi, S. 120–37; *Ladies' Home Journal*, Juni 1990; *New York Times*, 5. März 1975, 19. August 1977; *Newsweek*, 6. Juli 1964; Philip J. Hilts, »Birth-Control Backlash«, *New York Times Magazine*, 16. Dezember 1990, S. 73–74.

Die Väter und Mütter der Pille – heute

Sanger: *New York Times*, 7. September 1966, S. 1, und 30. Januar 1972; Interview mit Margaret Lampe, vom Autor; Mary Olive Byrne, unveröffentlichtes autobiographisches Manuskript.
McCormick: *New York Times*, 13. Januar 1968.
Pincus: Interview mit Anne Merrill, vom Autor; Dwight J. Ingle, »Gregory Pincus«, National Academy of Sciences, *Biographical Memoirs* 42 (1969), S. 238; Brief, Pincus an Ingle, 28. März 1966, PP-LC; Vaughan, S. 36; Interview mit Mary Ellen Johnson, vom Autor; Oscar Hechter, »Homage to Gregory Pincus«, *Perspectives in Biology and Medicine*, Frühjahr 1988.

Zweckfreie oder zweckgerichtete Forschung: McCormick, Brief an Sanger, MS-LC; Reed, S. 346–48; National Science Foundation, *Technology in Retrospect and Critical Events in Science*, 15. Dezember 1968, und 30. Januar 1969; National Science Foundation, *Science, Technology, and Innovation*, Februar 1973; Walter Spieth, *Science*, 17. Januar 1964, Brief an Herausgeber; Halberstam, S. 606; Reed, S. 346–48.
Marker: Interview des Autors mit Russell Marker, 19. April 1991; Jim Elder, »Modest Man with a Strut to his Past«, *Pennsylvania Mirror*, 18. September 1977; Brief, Frank Koch an Russell Marker, 29. April 1983; Marker an Koch, 16. Mai 1983.
Nachruf auf Rock: *New York Times*, 5. Dezember 1984 S. 1.
Nachruf auf Chang: *New York Times*, 7. Juni 1991.
Djerassi: Aus dem Klappentext zu Djerassis Buch.

Wie lässt man eine Bombe implodieren?

Bericht der Weltgesundheitsorganisation: »Report: 150.000 abortions daily«, Associated Press-Meldung, in *Centre Daily Times* (State College, Penn.), 25. Juni 1992.
Biezanek, Zitat: Biezanek, S. 122.
Entwicklung der Bevölkerungskrise: Paul Ehrlich, *The Population Bomb* (New York: Ballantine Books, 1968), dt.: *Die Bevölkerungsbombe* (München: Hanser, 1971); Betsy Carpenter, »Defusing the Bomb«, *U. S. News & World Report*, 8. Februar 1993; *New York Times*, 2. Januar 1994; Dr. Charles F. Westoff, *New York Times Magazine*, 6. Februar 1994, S. 30–32.
Hardware oder Software: Djerassi, »The Making of the Pill«, *Science 84*, November 1984, Vol. 5, S. 127–29; sowie Djerassi, S. 241–63.
Wende der Bevölkerungsentwicklung: Carpenter, »Defusing the Bomb«; *New York Times*, 2. Januar 1994; »Steep Decline in World Fertility Rates«, *World Health Organization Press Release WHO: 45*, 22. Juni 1992, S. 2.
Wachstum: »The Avalanche of Babies«, *Newsweek*, 27. April 1959, S. 67–69.
China: Nathan Keyfitz, »The Population of China«, *Scientific American*, Februar 1984, S. 38–47; »The Pill for the People«, Fernsehprogramm für die *Nova*-Serie, produziert von BBC und WGBH-TV, Boston, gesendet auf PBS, 9. März 1977; »China's Only Child«, *Nova*, PBS, 14. Februar 1984; »The Population of China«; *New York Times*, 25. April 1993, S. 1; *Scientific American*, November 1980, S. 80; *Newsweek*, 30. April 1984.

Eine Nichtpille für Frauen – Für Männer eine Nimmerleinspille

Norplant: Karen Southwick, »Beyond the Pill«, und »Use Norplant, Don't Go to Jail«, *This World*, Rubrik der *San Francisco Chronicle*, 2. August 1992; *Newsweek*, 24. Dezember 1990 und 15. Februar 1993; Marian Segal, »Norplant: Birth Control at Arm's Reach«, *FDA Consumer*, Mai 1991, S. 9–11; *New York Times*, 17. Dezember 1992.
Depo-Provera: Southwick; *Newsweek*, 29. Juni 1992; *Science*, 26. Juni 1992.

Cyclofem und Mesigyna: *New York Times*, 6. Juni 1993, S. 1.
Talwar: *Newsweek*, 15. Februar 1993; Associated Press dispatch, in *Centre Daily Times* (State College, Penn.), 10. Oktober 1992; *New York Times*, 6. Juni 1993, S. 1.
Dunbar, und Sperma-Impfstoff: Southwick.
Forrest, Zitat: Philip J. Hilts, »Birth-Control Backlash«, *New York Times Magazine*, 16. Dezember 1990, S. 55.
Innovationen: *New York Times*, 22. Februar 1989.
Schwartz, Zitat: *Ladies' Home Journal*, Juni 1960.
Dilys Cossey, Zitat: TVHW.
Pille für Männer: Jane E. Brody, »Why a Lag in Male-Oriented Birth Control«, *New York Times*, 16. Oktober 1983; Alexander, Zitat: UPI, 3. Januar 1994; *Newsweek*, 15. Februar 1993; »Hypertension Drug Doubles as Male Contraceptive«, *The Journal of NIH Research*, Januar 1994, S. 27–28.
Mehr über Bluthochdruck: *Time*, März 1994; »Pill Contains Synthetic Hormones«, 2. Februar 1994, Reuters.
Dr. Joseph Clemon Hall: Nancy Marie Brown, »The Eye of a Sperm«, *Research/Penn State*, Juni 1993.

Der Morgen danach

Die »Neue Pille«: Lawrence Lader, »Three Men Who Made a Revolution«, *New York Times Magazine*, 10. April 1966.
RU 486: Baulieu, S. 51–103; Thomas A. Bass, *Reinventing the Future: Conversations with the World's Leading Scientists* (New York: Addison-Wesley, 1994), S. 89–107; Jill Smolowe, »New, Improved and Ready for Battle«, und David Van Biema, »But Will It End the Abortion Debate«, *Time*, 14. Juni 1993, S. 48–51; *New York Times*, 20. April 1982; Carol Pogash, »Science vs. Religion«, *Image*, Magazinbeilage *San Francisco Examiner*, 14. April 1991; Joannie M. Schrof, »Reproduction Showdown«, *U. S. News & World Report*, 22. März 1993, S. 32–34; *Newsweek*, 22. November 1993, S. 53.
RU 486 in England: Nina Darnton, »Surprising Journey for Abortion Drug«, *New York Times*, 23. März 1994; »UK Clinic to Give U.S. Women RU-486«, Associated Press, 18. Februar 1994.
Baulieu, Zitate: Bass, S. 89–107.
Baulieu, biographische Information: Bass, S. 89–107; Baulieu, S. 51–66; Pogash.
RU 486 als Pille am »Morgen danach«: Schrof; Jan Hoffman, »The Morning-After Pill: A Well-Kept Secret«, *New York Times Magazine*, 10. Januar 1993, S. 13–16, 30–32.

Der Fall Kane/Hecht, Erbstreit um Sperma: *Centre Daily Times* (State College, Penn.), 10. Dezember 1992; Associated Press, 29. März 1994; *New York Times*, 6. Juni 1993, 29. April 1994.
Der Fall Joseph Roger O'Dell: »Death Row Inmates Want to Be Fathers«, *Washington Post*, 18. August 1991.
Schweitzer/Uchytil: »The Woman Who Bore Her Own Grandchildren«, *Washington Post*, 13. Oktober 1991.
Mary Shearing: »Miraculous Babies«, *Life*, Dezember 1993, S. 76; Arthur Caplan, *Centre Daily Times* (State College, Penn.), 7. Dezember 1992.
Londoner Gender Clinic: »Girl or Boy«, *The Times*, London, 23. Januar 1993; Jeffrey A. Fisher, *RX 2000: Breakthroughs in Health, Medicine and Longevity by the Year 2000 and Beyond* (New York: Simon & Schuster, 1992), S. 129–31; dt. Ausgabe: *Die Medizin von morgen: Krankheiten werden heilbar. Ein Report* (München: Heyne, 1993).

Bildnachweis

Sophia Smith Collection, Smith College: S. 44, 71
The MIT Museum: S. 53, 89
Schering AG, Scheringianum: S. 79, 370
Russell Marker Collection, Pennsylvania State University Archives: S. 116, 118
Chemical Heritage Foundation: S. 150
Worcester Foundation for Biomedical Research: S. 162
Harvard Medical Liberary: S. 167
The Press Association Ltd: S. 261
Ullstein Bilderdienst: S. 383

Danksagung

Neben den schon im Text und in der Bibliographie genannten Informanten, haben auch viele andere wertvolle Beiträge geleistet, sei es in Form von Interviews oder der Vermittlung von Fachinformationen. Zu ihnen gehören Patricia Caron (Patty) Crowley, Beverly Henshaw, Christine Intagliata, Mary Ellen Johnson, Dorothy Leroux, Ann Prendergast, Nancy Rubin und Valerie Wilkinson. In Dublin, Irland, waren es neben den im Text zitierten, Rita Burtenshaw, Leiterin von Well Woman; Frank Crummey; und Jon O'Brien von der Family Planning Association.

Meine Suche unterstützten ferner Lenore (Mrs. Norman) Applezweig; Toni Belfield von der Family Planning Association, London; James J. Bohning vom Beckman Center for the History of Chemistry, Philadelphia; Roy Forey von der Britischen Botschaft, Washington; Neil Foster und Philip McIntyre, die mich als Apotheker berieten; Professor Leon Gortler, Department of Chemistry, Brooklyn College, City University of New York; Virginia M. Hubbs; Pat Martin, Jeanne Kissane und Deborah Bieri, alle von der Worcester Foundation for Experimental Biology; Professor Robert Newnham von der Penn State University; Alexandra Oleson von der American Academy of Arts and Sciences, Cambridge, Massachusetts; Bonnie Ortiz; David Pacchioli; Frances Perrow, International Planned Parenthood Federation, London; Rosemary Schley und Christine Thor, Schering A. G., Berlin; Barbara Seaman; Margery Sly, Sophia Smith Collection, Smith College; Nancy Spear; Leon Stout und Jackie Esposito, Penn State Room, Pattee Library, Penn State University; Dr. Jeffrey L. Sturchio, Merck and Co., Inc.; Heidi Syropoulos, M. D.; Dr. Thomas Wartik, Dekan emer., Penn State College of Science; und Reinhard Wiemer, Kulturattaché an der Deutschen Botschaft, Washington.

Dankbar bin ich dem Penn State University College of Liberal Arts und seinem English Department für ein Forschungsjahr, das mich von allen akademischen Pflichten befreite und die Recherchen für große Teile dieses Buches ermöglichte.

Mehrere Assistenten, die während der Entstehung des Buches nacheinander für mich arbeiteten, haben sich mit Fleiß, Intelligenz und Hingabe für mich eingesetzt; insbesondere Sheila Sullivan, Sandra Uzmack, Carolyn (Nicki) Nicholson, Donna L. Baney, Carla Molina und Susan L. Kerr.

Kaum gebührend danken kann ich meiner Frau, Jean Brenchley, die mich stets mit der Wissenschaft und mit dem Leben in Verbindung hält.

Register